SÉRIE MANUAL DO MÉDICO-RESIDENTE

DERMATOLOGIA

SÉRIE MANUAL DO MÉDICO-RESIDENTE

Coordenadores da Série
José Otávio Costa Auler Junior
Luis Yu

- *Alergia e Imunologia*
- *Cardiologia*
- *Cirurgia*
- *Cirurgia de Cabeça e Pescoço*
- *Cirurgia do Aparelho Digestivo*
- *Cirurgia Pediátrica*
- *Cirurgia Plástica*
- *Cirurgia Torácica*
- *Dermatologia*
- *Endocrinologia*
- *Endoscopia*
- *Gastroenterologia e Hepatologia*
- *Genética Médica*
- *Geriatria*
- *Ginecologia e Obstetrícia*
- *Medicina de Família e Comunidade*
- *Medicina Legal e Perícia Médica*
- *Neurocirurgia*
- *Neurologia*
- *Neurologia Infantil*
- *Nutrologia*
- *Ortopedia*
- *Otorrinolaringologia*
- *Patologia*
- *Pediatria*
- *Pneumologia*
- *Radiologia e Diagnóstico por Imagem*
- *Radioterapia*
- *Reumatologia*
- *Transplante*
- *Urologia*

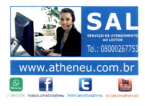

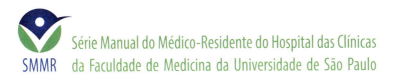

Série Manual do Médico-Residente do Hospital das Clínicas da Faculdade de Medicina da Universidade de São Paulo

Coordenadores da Série
JOSÉ OTÁVIO COSTA AULER JUNIOR
LUIS YU

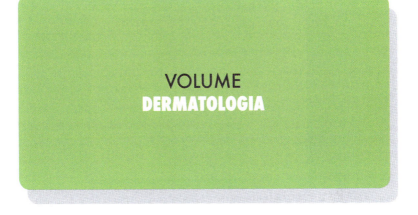

VOLUME
DERMATOLOGIA

Editores do Volume
JOSÉ ANTONIO SANCHES
CLAUDIA GIULI SANTI

Coordenadora do Volume
PAULA SILVA FERREIRA

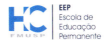
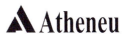

EDITORA ATHENEU

São Paulo	—	*Rua Avanhandava, 126 - 8º andar*
		Tel.: (11) 2858-8750
		E-mail: atheneu@atheneu.com.br
Rio de Janeiro	—	*Rua Bambina, 74*
		Tel.: (21) 3094-1295
		E-mail: atheneu@atheneu.com.br

CAPA: Equipe Atheneu
PRODUÇÃO EDITORIAL: Texto & Arte Serviços Editoriais

CIP-BRASIL. CATALOGAÇÃO NA PUBLICAÇÃO
SINDICATO NACIONAL DOS EDITORES DE LIVROS, RJ

S19d

    Sanches, José Antonio
        Dermatologia/José Antonio Sanches, Claudia Giuli Santi; coordenadora do
volume Paula Silva Ferreira; coordenadores da série José Otávio Costa Auler Junior,
Luis Yu. - 1. ed. - Rio de Janeiro: Atheneu, 2019.
        536 p.; 18 cm. (Manual do médico-residente do Hospital das Clínicas
da Faculdade de Medicina da Universidade de São Paulo)

        Inclui bibliografia e índice
        ISBN 978-85-388-1031-5

        1. Dermatologia. 2. Pele - Doenças. 3. Pele - Cuidado e higiene. I. Santi, Claudia
Giuli. II. Ferreira, Paula Silva. III. Auler Junior, José Otávio Costa. IV. Yu, Luis. V.
Título. VI. Série.

19-58213	CDD: 616.5
	CDU: 616.5

Vanessa Mafra Xavier Salgado - Bibliotecária - CRB-7/6644
08/07/2019   12/07/2019

SANCHES, JA; SANTI, CG.
Série Manual do Médico-Residente do Hospital das Clínicas da Faculdade de Medicina da
Universidade de São Paulo – Volume Dermatologia.

© *Direitos reservados à EDITORA ATHENEU – São Paulo, Rio de Janeiro, 2019.*

Coordenadores da Série

José Otávio Costa Auler Junior
Professor Titular da Disciplina de Anestesiologia da Faculdade de
Medicina da Universidade de São Paulo (FMUSP).
Diretor da FMUSP (2014-2018).

Luis Yu
Professor-Associado de Nefrologia da Faculdade de Medicina da
Universidade de São Paulo (FMUSP). Ex-Coordenador-Geral da
Comissão de Residência Médica (COREME) da FMUSP.

Editores do Volume

José Antonio Sanches

Professor Titular do Departamento de Dermatologia da Faculdade de Medicina da Universidade de São Paulo (FMUSP). Diretor Técnico de Serviço de Saúde da Divisão de Clínica Dermatológica do Hospital das Clínicas (HC) da FMUSP. Supervisor do Programa de Residência Médica em Dermatologia da FMUSP.

Claudia Giuli Santi

Médica-Assistente do Departamento de Dermatologia da Faculdade de Medicina da Universidade de São Paulo (FMUSP). Doutora em Dermatologia pela FMUSP. Médica Supervisora do Serviço de Dermatologia do Hospital das Clínicas (HC) da FMUSP. Coordenadora da Comissão de Residência de Dermatologia da FMUSP.

Coordenadora do Volume

Paula Silva Ferreira

Médica-Assistente do Departamento de Dermatologia do Hospital das Clínicas da Faculdade de Medicina da Universidade de São Paulo (HCFMUSP). Doutora em Dermatologia pela FMUSP. Membro Titular da Sociedade Brasileira de Dermatologia (SBD). Médica-Assistente do Serviço de Dermatologia do HCFMUSP e Membro da Comissão de Residência de Dermatologia da FMUSP.

Colaboradores

Ana Lúcia Monteiro Guimarães

Dermatologista. Membro da Sociedade Brasileira de Dermatologia (SBD). Médica Preceptora da Graduação do Departamento de Dermatologia da Faculdade de Medicina da Universidade de São Paulo (FMUSP), em 2017.

Anderson Alves Costa

Médico graduado pela Faculdade de Medicina da Universidade de São Paulo (FMUSP). Residência Médica pelo Hospital das Clínicas (HC) da FMUSP. Médico Pesquisador do Ambulatório de Micoses Profundas do HCFMUSP. Membro da Sociedade Brasileira de Dermatologia (SBD).

André Luis da Silva Hirayama

Médico Dermatologista. Membro da Sociedade Brasileira de Dermatologia (SBD). Médico Dermatologista do Hospital das Clínicas da Faculdade de Medicina da Universidade de São Paulo (HCFMUSP). Pesquisador Clínico no Departamento de Dermatologia do HCFMUSP.

Caroline Maris Takatu

Médica pela Faculdade de Medicina da Universidade de São Paulo (FMUSP). Residência em Dermatologia pelo Hospital das Clínicas (HC) da FMUSP. Médica Preceptora do Departamento de Dermatologia da FMUSP.

Celina Wakisaka Maruta

Professora-Doutora do Departamento de Dermatologia da Faculdade de Medicina da Universidade de São Paulo (FMUSP).

Cyro Festa Neto

Professor Titular e Chefe do Departamento de Dermatologia da Faculdade de Medicina da Universidade de São Paulo (FMUSP).

Denis Miyashiro
Médico Dermatologista pela Faculdade de Medicina da Universidade de São Paulo (FMUSP). Doutorando da FMUSP.

Elisa Coelho
Médica-Residente do terceiro ano de Dermatologia do Hospital das Clínicas da Faculdade de Medicina da Universidade de São Paulo (HCFMUSP).

Eugênio Raul de Almeida Pimentel
Mestre e Doutor em Dermatologia pela Faculdade de Medicina da Universidade de São Paulo (FMUSP). Responsável pela Cirurgia Dermatológica da Divisão de Dermatologia do Hospital das Clínicas (HC) da FMUSP e pela Cirurgia Micrográfica de Mohs.

Isabelle I. Hue Wu
Médica Dermatologista graduada pela Faculdade de Medicina da Universidade de São Paulo (FMUSP). Preceptora do Departamento de Dermatologia do Hospital das Clínicas (HC) da FMUSP.

Isadora Miotto
Médica-Residente de Dermatologia do Hospital das Clínicas da Faculdade de Medicina da Universidade de São Paulo (HCFMUSP).

Isadora Rosan
Médica-Residente de Dermatologia no Hospital das Clínicas da Faculdade de Medicina da Universidade de São Paulo (HCFMUSP).

Jade Cury Martins
Médica Dermatologista e Doutora em Ciências pela Universidade Federal de São Paulo (Unifesp). Docente do Departamento de Dermatologia da Faculdade de Medicina da Universidade de São Paulo (FMUSP). Médica-Assistente do Instituto do Câncer do Estado de São Paulo (Icesp). Orientadora da Pós-Graduação do Departamento de Dermatologia da FMUSP.

João Avancini

Médico da Divisão de Dermatologia do Hospital das Clínicas da Faculdade de Medicina da Universidade de São Paulo (HCFMUSP).

Klícia Novais Quental

Médica Dermatologista com Residência Médica pelo Centro de Referência Nacional em Dermatologia Dona Libânia, em Fortaleza – Ceará. Título de Especialista em Dermatologia pela Associação Médica Brasileira e Sociedade Brasileira de Dermatologia (AMB/SBD). Complementação Especializada em Dermatologia Pediátrica no Departamento de Dermatologia da Faculdade de Medicina da Universidade de São Paulo (FMUSP). Graduada pela Faculdade de Medicina de Juazeiro do Norte (FMJ).

Luciana de Paula Samorano

Médica-Assistente do Departamento de Dermatologia do Hospital das Clínicas da Faculdade de Medicina da Universidade de São Paulo (HCFMUSP). Médica Doutoranda do Departamento de Dermatologia da FMUSP. Membro Efetivo da Sociedade Brasileira de Dermatologia (SBD), da Sociedade Brasileira de Cirurgia Dermatológica (SBCD) e da Sociedade Brasileira de Pediatria (SBP).

Marcella Pincelli

Médica Dermatologista. Médica Preceptora dos Residentes do Departamento de Dermatologia do Hospital das Clínicas da Faculdade de Medicina da Universidade de São Paulo (HCFMUSP).

Marcello Menta Simonsen Nico

Professor-Associado e Adjunto do Departamento de Dermatologia da Faculdade de Medicina da Universidade de São Paulo (FMUSP).

Marcelo Arnone

Médico Dermatologista. Especialista pela Sociedade Brasileira de Dermatologia (SBD). Mestre em Dermatologia pela Faculdade de Medicina da Universidade de São Paulo (FMUSP). Coordenador do Ambulatório de Psoríase do Hospital das Clínicas (HC) da FMUSP.

Maria Angela Bianconcini Trindade

Pesquisador Científico VI no Laboratório de Imunodermatologia. Responsável pela Hansenologia no Hospital das Clínicas da Faculdade de Medicina da Universidade de São Paulo (HCFMUSP). Professora do Mestrado Profissional em Saúde Coletiva do Instituto de Saúde da Secretaria de Estado da Saúde de São Paulo.

Maria Cecilia Rivitti-Machado

Médica Supervisora da Divisão de Dermatologia do Hospital das Clínicas da Faculdade de Medicina da Universidade de São Paulo (HCFMUSP). Professora de Dermatologia da Faculdade de Medicina da Universidade Metropolitana de Santos (Unimes).

Maria Isabel Ramos Saraiva Rocha

Membro Titular da Sociedade Brasileira de Dermatologia (SBD), Sociedade Brasileira de Cirurgia Dermatológica (SBCD) e International Society of Dermatology (ISD). Complementação Especializada em Oncologia Cutânea pela Faculdade de Medicina da Universidade de São Paulo (FMUSP). Dermatologista do Hospital Alemão Oswaldo Cruz, São Paulo.

Mariana Colombini Zaniboni

Médica Dermatologista. Mestre pelo Departamento de Dermatologia do Hospital das Clínicas da Faculdade de Medicina da Universidade de São Paulo (HCFMUSP).

Natasha Favoretto Dias de Oliveira

Médica pela Faculdade de Medicina da Universidade de São Paulo (FMUSP). Dermatologista pela FMUSP. Preceptora do Departamento de Dermatologia da FMUSP entre 2014 e 2015. Pesquisadora do Departamento de Dermatologia da FMUSP.

Nelise Hans Bittner

Dermatologista. Membro Titular da Sociedade Brasileira de Dermatologia (SBD) e da Sociedade Brasileira de Cirurgia Dermatológica (SBCD).

Neusa Yuriko Sakai Valente

Mestre e Doutora do Departamento de Dermatologia da Faculdade de Medicina da Universidade de São Paulo (FMUSP). Médica Pesquisadora do LIM-53 da FMUSP. Dermatopatologista do Laboratório de Dermatopatologia do Hospital das Clínicas (HC) da FMUSP.

Ninoska Paola Nieto Salazar

Médica-Residente do Hospital das Clínicas da Faculdade de Medicina da Universidade de São Paulo (HCFMUSP).

Paula Yume Sato Serzedello Corrêa

Dermatologista pela Sociedade Brasileira de Dermatologia (SBD). Médica Preceptora da Cirurgia Dermatológica do Departamento de Dermatologia do Hospital das Clínicas da Faculdade de Medicina da Universidade de São Paulo (HCFMUSP).

Paulo Ricardo Criado

Livre-Docente em Dermatologia pela Faculdade de Medicina da Universidade de São Paulo (FMUSP). Pesquisador Pleno da Pós-Graduação da Faculdade de Medicina do ABC (FMABC). Professor do Programa de Pós-Graduação em Ciências (Dermatologia) do Departamento de Dermatologia da FMUSP.

Raquel Leão Orfali

Médica-Assistente do Departamento de Dermatologia do Hospital das Clínicas da Faculdade de Medicina da Universidade de São Paulo (HCFMUSP). Mestre e Doutora pelo Departamento de Dermatologia do HCFMUSP.

Renato Pazzini

Médico Dermatologista. Membro da Sociedade Brasileira de Dermatologia (SBD). Médico-Assistente da Residência de Dermatologia da Universidade Federal da Fronteira Sul (UFFS). Pesquisador e Colaborador do Ambulatório de Hanseníase do Hospital das Clínicas da Faculdade de Medicina da Universidade de São Paulo (HCFMUSP).

Ricardo Romiti
Coordenador do Ambulatório de Colagenoses do Departamento de Dermatologia do Hospital das Clínicas da Faculdade de Medicina da Universidade de São Paulo (HCFMUSP).

Roberta Vasconcelos Berg
Doutora pela Faculdade de Medicina da Universidade de São Paulo (FMUSP). Médica Dermatologista do Instituto do Câncer de São Paulo (Icesp). Médica Pesquisadora pelo Departamento de Dermatologia do Hospital das Clínicas da Faculdade de Medicina da Universidade de São Paulo (HCFMUSP).

Roberto Takaoka
Médico-Assistente da Divisão de Dermatologia do Hospital das Clínicas da Faculdade de Medicina da Universidade de São Paulo (FMUSP).

Tatiana Villas Boas Gabbi
Médica graduada pela Faculdade de Medicina da Universidade de São Paulo (FMUSP). Especialista em Dermatologia pela Sociedade Brasileira de Dermatologia (SBD). Responsável pelo Ambulatório de Onicopatias do Departamento de Dermatologia do Hospital das Clínicas (HC) da FMUSP.

Tiara Souza Magalhães
Graduação em Medicina pela Universidade Federal da Bahia (UFBA). Residência Médica em Dermatologia pelo Hospital das Clínicas da Faculdade de Medicina da Universidade de São Paulo (FMUSP).

Valéria Aoki
Médica graduada pela Faculdade de Medicina da Universidade de São Paulo (FMUSP). Pós-Doutorado (*Fellowship*) em Imunodermatologia pela Medical College of Wisconsin, Milwaukee, EUA. Bolsista nos anos de 1992 a 1994 da Dermatology Foundation, EUA. Mestrado e Doutorado em Medicina pela FMUSP. Livre-Docente do Departamento de Dermatologia da FMUSP, em 2012. Professora-Associada (MS-5) da FMUSP. Coordenadora do Programa de Pós-Graduação do Departamento de Dermatologia da FMUSP. Diretora do Laboratório de Imunopatologia Cutânea da FMUSP. Bolsa de Produtividade CNPq-2.

Vanessa Rolim Bessa
Médica-Residente em Dermatologia pelo Hospital das Clínicas da Faculdade de Medicina da Universidade de São Paulo (HCFMUSP).

Vítor Manoel Silva dos Reis
Professor-Associado do Departamento de Dermatologia da Faculdade de Medicina da Universidade de São Paulo (FMUSP).

Walmar Roncalli Pereira de Oliveira
Mestre e Doutor em Dermatologia pela Faculdade de Medicina da Universidade de São Paulo (FMUSP). *Fellow* em Oncologia Cutânea pela University of Texas, EUA. Médico-Assistente do Serviço de Dermatologia da FMUSP.

Walter Belda Junior
Livre-Docente em Dermatologia pela Faculdade de Medicina da Universidade de São Paulo (FMUSP). Livre-Docente pela Universidade Estadual de Campinas (Unicamp). Doutor em Dermatologia pela FMUSP. Membro da Academia de Medicina de São Paulo. Membro do Grupo de Dermatologia Infecciosa, Parasitária e Inflamatória do Laboratório de Patologia de Moléstias Infecciosas (LIM-50) do Hospital das Clínicas (HC)da FMUSP. Responsável pelo Ambulatório de Micoses Profundas da Divisão de Dermatologia do HCFMUSP. Professor-Associado do Departamento de Dermatologia da FMUSP.

Zilda Najjar Prado de Oliveira
Professora-Doutora de Dermatologia do Hospital das Clínicas da Faculdade de Medicina da Universidade de São Paulo (HCFMUSP). Chefe do Ambulatório de Dermatologia Pediátrica do HCFMUSP.

*Dedicamos esta obra aos pacientes, razão inicial
e destino final do exercício da Dermatologia.*
Os Editores

Apresentação da Série

A *Série Manual do Médico-Residente do Hospital das Clínicas da Faculdade de Medicina da Universidade de São Paulo (HCFMUSP)*, em parceria com a conceituada editora médica Atheneu, foi criada como uma das celebrações ao centenário da Faculdade de Medicina. Trata-se de uma justa homenagem à instituição e ao hospital onde a residência médica foi criada, em 1944. Desde então, a residência médica do HCFMUSP vem se ampliando e aprimorando, tornando-se um dos maiores e melhores programas de residência médica do país. Atualmente, os programas de residência médica dessa instituição, abrangem quase todas as especialidades e áreas de atuação, totalizando cerca de 1.600 médicos-residentes em treinamento.

A despeito da grandeza dos programas de residência médica, há uma preocupação permanente da instituição com a qualidade do ensino, da pesquisa e da assistência prestada por nossos residentes. O HCFMUSP, maior complexo hospitalar da América Latina, oferece um centro médico-hospitalar amplo, bem estruturado e moderno, com todos os recursos diagnósticos e terapêuticos para o treinamento adequado dos residentes. Além disso, os residentes contam permanentemente com médicos preceptores exclusivos, médicos-assistentes e docentes altamente capacitados para o ensino da prática médica.

Esta Série visa à difusão dos conhecimentos gerados na prática médica cotidiana e na assistência médica qualificada praticada pelos professores e assistentes nas diversas áreas do HCFMUSP.

Este volume de *Dermatologia*, editado pelo Prof. Dr. José Antonio Sanches, Professor Titular de Dermatologia, e pela Dra. Claudia Giuli Santi, Coordenadora da Residência Médica em Dermatologia da FMUSP e coordenado pela Dra. Paula Silva Ferreira, constitui-se em mais um manual para os médicos-residentes desta Série comemorativa da FMUSP. O presente volume é conciso e focado na semiologia dermatológica e nas dermatoses classificadas conforme a etiologia, servindo como um guia prático no diagnóstico e conduta nas diferentes afecções dermatológicas. Este manual, de cunho prático e objetivo, servirá ao treinamento dos médicos-residentes em Dermatologia e também ao médico clínico, que se depara frequentemente com alterações e doenças dermatológicas. Este volume vem integrar uma série de manuais para os médicos-

-residentes, que certamente se constituirá em grande sucesso editorial, assim como ocorreu com os demais manuais desta Série já lançados com grande repercussão e sucesso.

José Otávio Costa Auler Jr.
Luis Yu
Coordenadores da Série

Prefácio

O Volume de Dermatologia da *Série Manual do Médico-Residente do Hospital das Clínicas da Faculdade de Medicina da Universidade de São Paulo (HCFMUSP)*, sob responsabilidade dos Editores da Série, Professores Doutores José Otávio Costa Auler Junior e Luis Yu, dos Editores do Volume, Professores Doutores José Antonio Sanches, Claudia Giuli Santi e da Coordenadora, Doutora Paula Silva Ferreira, representa um marco, coroando o trabalho desenvolvido pela Divisão de Clínica Dermatológica do HCFMUSP ao longo de seus anos de existência.

Diversos médicos dermatologistas e de outras especialidades tiveram significativa contribuição na formação dos autores dos capítulos deste Volume, como os Professores Doutores Sebastião A. P. Sampaio, Carlos da Silva Lacaz, Guilherme V. Curban, Norberto Belliboni, Vinicio A. Zamith, Estevam de Almeida Neto, Raymundo Martins de Castro, Evandro A. Rivitti, José Eduardo Costa Martins, Luiz Carlos Cucé, Benjamin Golcman, Helena C. B. Muraco, Maria Apparecida C. Vilela, Maria Denise F. Takahashi, Mirian N. Sotto, entre muitos outros, aos quais prestamos nossas homenagens como mestres inspiradores.[*]

Os editores deste Volume de Dermatologia, professores com profundo e reconhecido saber, optaram, de maneira didática, por abordar as afecções dermatológicas, incentivando o raciocínio clínico dos médicos-residentes de Dermatologia.

Esperamos que este livro possa contribuir para a formação dos médicos residentes de Dermatologia no nosso país e para a divulgação da Dermatologia.

Celina Wakisaka Maruta
Docente do Departamento de Dermatologia da Faculdade de Medicina da Universidade de São Paulo (FMUSP)

---

[*] Agradecimentos: Luiz Dias Patricio, Waltênio Vasconcelos, Alice Parreira, Elemir M. de Souza, Cecy Barros, Silvia Maria de Aguiar, Luiz Gonzaga de Castro e Souza Filho, Selma S. Cernea, Rejane Abbud, Leontina C. Margarido, Dacio Broggiato Jr, Djalma A. Carmignotto, Ciro R. Martins, Soledad A. Sugai, Eliane B.O. Ribeiro, Luiz Guilherme M. Castro, Maria Cristina L. M. Gallinella, Davi A. de Lacerda, Ana Cristina F. Alves, Gustavo A. Pereira, Juliana N. M. Godinho, Alice Z. C. L. Siqueira, Ilana Halpern, Regia C. P. de Sica, Marcelo A. Giannotti, Ana Paula G. Meski, Beni M. Grinblat, Fernanda C. Menezes, Luis A. R. Torezan, Nuno E.G.S. Osório, Reinaldo Tovo Filho, Susana L.C. Wu, Fátima M. J. Vieira, Mariana F. Careta, Nelson M. Ferrari Jr. e Paulo Barbosa.

Apresentação do Volume

Este Manual é uma obra voltada para aqueles que iniciam seus estudos em Dermatologia. É livro conciso e objetivo, mas que, a despeito de seu tamanho, visa abranger toda a abordagem inicial de uma consulta dermatológica.

A fisiopatologia, as técnicas auxiliares diagnósticas e as condutas terapêuticas em Dermatologia estão em constante mudança e acompanham a evolução da ciência. Por outro lado, a semiologia, como foi fundamentada por Robert Willan, em 1798, organizada por meio das lesões elementares, é o fundamento e o início do raciocínio lógico de uma consulta dermatológica. A propedêutica em Dermatologia é essencial para a elaboração das hipóteses e da conclusão diagnóstica e, portanto, da conduta terapêutica.

Sendo assim, esta obra tem como foco principal a semiologia dermatológica e, para todos que se iniciam na carreira, é uma oportunidade de aprendizagem junto ao exame dermatológico.

Os Editores

Sumário

» Parte 1: Dermatoses classificadas por meio do conjunto de lesões elementares e sintomas

1. Mácula, 3
Caroline Maris Takatu

2. Púrpura, 17
Paulo Ricardo Criado

3. Urtica, 45
Isabelle I. Hue Wu
Marcello Menta Simonsen Nico

4. Pápula, 65
Celina Wakisaka Maruta

5. Vesícula e bolha, 81
Claudia Giuli Santi

6. Pústula, 97
Paula Silva Ferreira

7. Nódulo, 115
Tiara Souza Magalhães
Luciana de Paula Samorano

8. Eritema e descamação, 131
André Luis da Silva Hirayama
Marcelo Arnone

9. Vegetação, 149
Marcella Pincelli

10. Verrucosidade, 161
Paula Yume Sato Serzedello Corrêa

11. Úlcera, 177
João Avancini

12. Esclerose, 191
Isadora Rosan
Isadora Miotto
Ricardo Romiti

13. Atrofia, 201
Ana Lúcia Monteiro Guimarães

14. Poiquilodermia, 211
Ana Lúcia Monteiro Guimarães

15. Fístula, 223
Maria Cecilia Rivitti-Machado

16. Eczema, 233
Valéria Aoki
Raquel Leão Orfali
Nelise Hans Bittner
Mariana Colombini Zaniboni

17. Eritrodermia, 247
Denis Miyashiro
José Antonio Sanches

18. Sine materia, 259
Jade Cury Martins

» Parte 2: Dermatoses classificadas por meio da etiologia

19. Afecções congênitas, hereditárias e vasculares da infância, 271

Zilda Najjar Prado de Oliveira
Klícia Novais Quental

20. Doenças autoimunes do tecido conectivo, 299

Marcelo Arnone
André Luis da Silva Hirayama

21. Doenças autoimunes dos vasos e vasculopatias, 311

Paulo Ricardo Criado

22. Tumores benignos, 331

Cyro Festa Neto
Elisa Coelho

23. Tumores pré-malignos e malignos sólidos, 345

Eugênio Raul de Almeida Pimentel
Paula Yume Sato Serzedello Corrêa

24. Tumores malignos de linhagem hematológica, 363

José Antonio Sanches
Jade Cury Martins

25. Dermatoses paraneoplásicas, 379

Roberta Vasconcelos Berg
Denis Miyashiro

26. Erupções por drogas, 393

João Avancini

27. Alterações metabólicas e avitaminoses, 409

Vítor Manoel Silva dos Reis

28. Afecções psicogênicas, 419

Isabelle I. Hue Wu
Marcello Menta Simonsen Nico

29. Infecções bacterianas, 433

Paula Silva Ferreira

30. Infecções micobacterianas, 445

Renato Pazzini
Maria Angela Bianconcini Trindade

31. Doenças sexualmente transmissíveis, 461

Walmar Roncalli Pereira de Oliveira
Maria Isabel Ramos Saraiva Rocha

32. Dermatoviroses, 479

Natasha Favoretto Dias de Oliveira

33. Micoses superficiais, 491

Raquel Leão Orfali
Caroline Maris Takatu
Mariana Colombini Zaniboni

34. Micoses profundas e leishmaniose, 505

Anderson Alves Costa
Ninoska Paola Nieto Salazar
Walter Belda Junior

35. Doenças zooparasitárias, 517

Vanessa Rolim Bessa
Roberto Takaoka

» Parte 3: Dermatoses classificadas por topografia

36. Cabelos, 533

Neusa Yuriko Sakai Valente

37. Unhas, 547

Tatiana Villas Boas Gabbi

38. Afecções das mucosas, 561

Isabelle I. Hue Wu
Paula Silva Ferreira
Claudia Giuli Santi
Marcello Menta Simonsen Nico

Índice remissivo, 583

Parte 1

Dermatoses classificadas por meio do conjunto de lesões elementares e sintomas

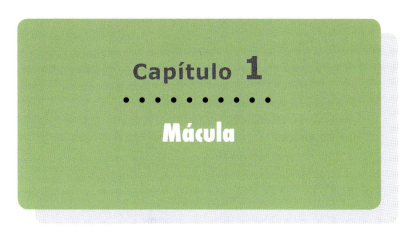

Caroline Maris Takatu

Conceito

Mácula ou mancha é definida como alteração da cor da pele, sem alteração de relevo ou de textura associada.

As máculas são classificadas em dois grupos: as manchas vasculossanguíneas e as manchas pigmentares. No primeiro grupo, a alteração de cor é resultante de vasodilatação, de vasoconstrição ou de extravasamento de hemácias. Já no segundo grupo, as lesões decorrem de aumento ou diminuição de melanina, ou ainda, de depósitos de outros pigmentos.

Com relação às manchas vasculossanguíneas, tem-se:
» Eritema: mancha vasculossanguínea derivada de vasodilatação e que, portanto, desaparece à vitropressão ou à digitopressão. Nesse grupo, tem-se alguns tipos especiais de eritema, que recebem nomenclaturas diferenciadas. São eles:
   – Cianose: eritema azulado derivado de congestão venosa; rubor, eritema vermelho vivo, derivado da congestão arterial.

- Enantema: eritema localizado nas mucosas.
- Exantema: eritema disseminado, agudo e efêmero. Os exantemas podem ser morbiliformes (quando há áreas de pele sã por entre o eritema) e escarlatiniformes (quando o eritema é uniforme). Os exantemas são decorrentes, em sua maioria, de infecções ou de reações a drogas.
- Eritemas figurados: nessa categoria, temos as lesões vasculossanguíneas com bordas muito bem delimitadas, de formas e tamanhos variados.
- Mancha lívida: lesão decorrente de isquemia, com aspecto pálido e azulado.
- Eritrodermia: eritema generalizado, crônico e persistente, associado à descamação.

» Mancha angiomatosa: mancha permanente, que não some ou some à dígito ou à vitropressão fortes, decorrente do aumento de capilares em uma área da pele.

» Mancha anêmica: lesão branca, permanente, decorrente de diminuição ou ausência do número de capilares em uma área da pele.

» Púrpuras: as lesões purpúricas decorrem do extravasamento de hemácias na derme e não somem à dígito ou à vitropressão e serão melhores explicadas adiante.

Com relação às manchas pigmentares, tem-se:

» Leucodermia: manchas brancas derivadas de diminuição ou ausência de melanina. Denomina-se hipocromia, quando há apenas a diminuição da melanina, e acromia, quando há total ausência de pigmento.

» Hipercromia: cor variável, por aumento de melanina ou de outros pigmentos, tais como hemossiderina, caroteno, pigmentos biliares ou lipídeos. Denomina-se tatuagem, quando se introduz pigmento na derme de maneira proposital.

» Pigmentação externa: manchas do cinza ao preto podem aparecer temporariamente por meio de aplicações tópicas de substâncias, como alcatrões, nitrato de prata e permanganato de potássio.

A partir de agora, com as máculas conhecidas e classificadas, destacam-se quatro casos clínicos para ilustrar essas lesões.

Caso clínico 1

Paciente do sexo masculino, 12 anos de idade, trazido pela mãe à consulta dermatológica por queixa de lesão há dois anos (Figura 1.1). Ao exame físico, observou-se mácula acrômica, bem delimitada, de cerca de 20 cm em seu maior diâmetro, de contornos irregulares, na região do abdome direito, que não ultrapassa a linha média. Na região interior da lesão, algumas áreas de repigmentação presentes. O paciente negava sintomas associados. Referia antecedente pessoal de hipotireoidismo em tratamento e antecedente materno de vitiligo.

Figura 1.1. Vitiligo – mácula hipocrômica com áreas de repigmentação no abdome à direita

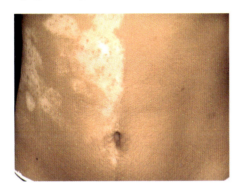

Fonte: Acervo do Departamento de Dermatologia do HCFMUSP.

Vitiligo

Definição e epidemiologia

O vitiligo é uma doença caracterizada pela despigmentação da pele, decorrente da perda de melanina, que afeta cerca de 1% da população mundial. A doença pode aparecer em qualquer idade, mas com tendência maior a aparecer antes dos 20 anos.

Patogênese

O mecanismo exato e todas as suas vias patogênicas ainda não são completamente estabelecidos. De maneira sucinta, cinco fatores estão implicados:

1. Fatores genéticos, o que explica a concordância de 23% da doença em gêmeos monozigóticos, bem como o maior risco de parentes de pacientes apresentarem maior probabilidade de desenvolver outras doenças autoimunes (tireoidite autoimune, *diabetes mellitus* tipo I, anemia perniciosa e doença de Addison), sugerindo que o vitiligo é uma doença autoimune.
2. Estresse oxidativo: estudos sugerem que os melanócitos dos pacientes com vitiligo têm defeitos intrínsecos, que dificultam a resposta ao estrese oxidativo.
3. Fatores extrínsecos: múltiplos estudos sugerem que os defeitos intrínsecos de melanócitos associados à exposição de alguns fatores ambientais específicos, tais como derivados de fenóis, desempenham um papel fundamental no surgimento da doença.
4. Imunidade inata: a desregulação da imunidade inata em resposta ao estresse melanocítico também ocupa papel importante na fisiopatologia da doença.
5. Imunidade adaptativa: por último, a imunidade adaptativa também tem papel fundamental, gerando destruição dos melanócitos pelos linfócitos T CD8[+] citotóxicos.

Manifestação clínica dermatológica

As máculas hipocrômicas ou acrômicas, que podem ser pruriginosas inicialmente, com predileção para locais sujeitos a traumas ou a fricções repetidas, tais como cotovelos, joelhos e ao redor dos olhos. Pode poupar os folículos, mas a poliose também pode acontecer, indicando uma doença mais grave, de pior prognóstico.

A doença é classificada de acordo com a distribuição das lesões, podendo ser: vitiligo focal (despigmentação em apenas uma área do corpo), vitiligo segmentar (despigmentação em uma área segmentar), vitiligo acrofacial (despigmentação na face e nas extremidades), vitiligo vulgar (várias áreas de despigmentação pelo corpo) e vitiligo universal (despigmentação do corpo todo). Geralmente, o vitiligo é acompanhado de outras desordens autoimunes, tais como hipotireoidismo de Hashimoto e anemia perniciosa, e seu curso e prognóstico são imprevisíveis.

O vitiligo pode se associar à doença oftalmológica, como ocorre na síndrome de Vogt-Koyanagi-Harada e na síndrome de Alezzandrini.

Diagnósticos diferenciais

Nevos acrômicos e hipocrômicos, nevos anêmicos, hanseníase indeterminada, lúpus eritematoso cutâneo subagudo variante vitiligoide, hipocromia pós-inflamatória, pitiríase versicolor e leucodermias associadas a melanoma ou a esclerodermia.

Diagnóstico e exame histopatológico

O diagnóstico da doença é clínico, mas o exame da pele com a lâmpada de Wood pode ajudar a identificar lesões sutis ou não aparentes. Diante de dúvida diagnóstica, pode-se realizar biópsia com estudo anatomopatológico, que revela, a depender da fase, dermatite de interface, com linfócitos agredindo a junção dermoepidérmica e diminuição de melanócitos, que pode ser melhor evidenciada pelas técnicas de imuno-histoquímica para marcação dessas células dendríticas.

Conduta

Deve-se orientar o paciente de que se trata de uma doença crônica, exclusivamente cutânea, de curso imprevisível, que piora com estresse e com traumas físicos e emocionais. Em vista da associação com outras doenças autoimunes, recomenda-se pedir periodicamente os exames de função tiroidiana, anticorpos antitireoidianos, glicemia e hemograma.

Com relação ao tratamento farmacológico, a terapêutica depende da extensão e da velocidade de progressão da doença.

Nos casos de poucas lesões, de tamanho pequeno, recomenda-se a terapêutica tópica com imunossupressores, especialmente os corticoides, associados ou não aos análogos de vitamina D. Os inibidores da calcineurina (tacrolímus e pimecrolímus) também são utilizados.

Em casos de lesões muito extensas ou com progressão rápida, os tratamentos sistêmicos são recomendados: fototerapia (preferencialmente, UVB *narrow band*), considerada primeira opção, helioterapia e corticoides sistêmicos. O metotrexato também pode ser utilizado com a finalidade de impedir a progressão das lesões. Os inibidores da calcineurina sistêmicos e os imunobiológicos ainda não são liberados no Brasil para uso em pacientes acometidos pela doença.

Nos pacientes com lesões refratárias, a camuflagem com maquiagem de alta cobertura pode ser sugerida, bem como procedimentos de micropigmentação. *Laser excimer* e enxertos de pele também podem ser realizados em pacientes com doença fora de atividade. Para os pacientes com vitiligo muito extenso, refratário a tratamento, a monobenzona (éter monobenzil de hidroquinona) a 20% tópica é utilizada para despigmentação total e uniforme do corpo; no entanto, o fármaco não está disponível para uso no Brasil.

Caso clínico 2

Paciente do sexo feminino, 42 anos de idade, refere manchas na face há 20 anos, que se acentuaram após suas duas gestações. Ao exame dermatológico, máculas hipercrômicas, acastanhadas, simétricas, reticuladas e bem definidas, de contornos irregulares, nas regiões malar, frontal, nasal e supralabial (Figura 1.2).

Figura 1.2. Melasma – máculas acastanhadas simétricas na face

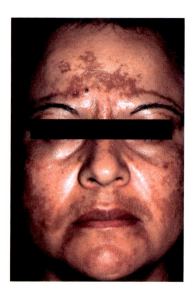

Fonte: Acervo do Departamento de Dermatologia do HCFMUSP.

Melasma

Epidemiologia

O melasma, também conhecido como cloasma, é uma condição adquirida, em que ocorre hiperpigmentação simétrica, tipicamente da face. Sua prevalência varia de 1 a 50%, a depender da localização geográfica e é mais encontrado em mulheres de fototipos mais altos. A média de idade de aparecimento varia entre 20 e 30 anos.

Patogênese

A etiologia do melasma é multifatorial. Predisposição genética, história de exposição solar e influências hormonais são alguns dos fatores implicados. O melasma extrafacial tem sido associado com período perimenopausal. Associações com condições endocrinológicas, tais como doenças tireoidianas, já foram investigadas e não demonstraram relevância.

Manifestação clínica dermatológica

Máculas hipercrômicas, acastanhadas, usualmente simétricas e na face.

Diagnósticos diferenciais

Ocronose, líquen plano pigmentoso, hipercromias pós-inflamatórias, hiperpigmentação por uso de drogas, nevo de Ota, amiloidose macular, fitofotodermatose.

Diagnóstico e exame histopatológico

O diagnóstico de melasma é essencialmente clínico, mas o exame histopatológico pode ser realizado em casos de dúvida diagnóstica.

Do ponto de vista histológico, o melasma apresenta três variantes: melasma epidérmico, melasma dérmico ou melasma misto. Na variante epidérmica, há aumento de pigmento na epiderme, em especial nas camadas basal e suprabasal, com melanócitos maiores que os usuais. A maioria dos estudos não evidencia aumento, em número, dos melanócitos. Já na dérmica, encontram-se melanófagos na derme superior e profunda, e pode-se ver infiltrado linfocítico, além de elastose e aumento no número de vasos. No subtipo misto, encontramos elementos de ambas as variantes supracitadas.

A lâmpada de Wood acentua a pigmentação epidémica, podendo ajudar na distinção entre os melasmas dérmicos e epidérmicos.

Conduta

Primeiramente, é indispensável a orientação de que o melasma é uma condição estética, sem danos para outros órgãos que não a pele, que piora com a exposição ao sol e à luz visível. Os tratamentos incluem medicações tópicas, sistêmicas, procedimentos estéticos em consultório e os combinados.

Os tópicos, incluindo a fotoproteção, são a primeira linha de tratamento para o melasma, sendo a combinação deles superior à monoterapia. Os filtros solares com bloqueio de raios UVA e UVB e luz visível são os mais recomendados. A hidroquinona, usualmente prescrita na porcentagem de 4%, é uma medicação classicamente utilizada, mas seu uso pode causar dermatite irritativa e ocronose exógena. Os corticoides também são medicações clássicas para o melasma, por inibir a melanogênese e por ser um agente anti-inflamatório, mas seu uso isolado e em longo prazo deve ser evitado, por conta dos inúmeros efeitos colaterais. Os retinoides tópicos, por aumentar o *turnover* de queratinócitos, também são amplamente utilizados. A combinação de hidroquinona, corticoide tópico e ácido retinoico tem eficácia superior a dos agentes em monoterapia.

Outros agentes tópicos também estão disponíveis para o tratamento do melasma, tais como ácido ascórbico, ácido kójico, niacinamida, ácido azelaico, 4-n-butilresorcinol e ácido tranexâmico. A camuflagem com maquiagens de alta cobertura também é um artifício utilizado nessa condição, bem como no vitiligo.

Com relação às terapêuticas orais, o ácido tranexâmico, um agente antiplasmina, vem sendo amplamente estudado, mas o rastreamento para trombose venosa profunda deve ser realizado, se optada pela introdução da medicação. Medicações alternativas, tais como *Polypodium leucotomos* e glutationa, têm sido estudadas, sempre como opções adjuvantes.

Procedimentos estéticos também podem ser realizados, com concomitante uso de terapêuticas tópicas e fotoprotetores. Dentre as opções, temos: *peelings* químicos, microagulhamento, *lasers*, luz intensa pulsada e radiofrequência.

Caso clínico 3

Paciente do sexo feminino, 30 anos de idade, procura o dermatologista por lesão na face desde o nascimento. Ao exame, paciente de fototipo III-IV, com máculas azul-acinzentadas, de limites mal definidos e irregulares, na região da hemiface esquerda, nos dois terços superiores, com acometimento da região da esclera ipsilateral (Figura 1.3).

Figura 1.3. Nevo de Ota – mácula azulada na face

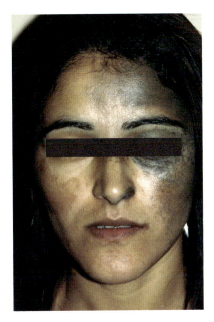

Fonte: Acervo do Departamento de Dermatologia do HCFMUSP.

Nevo de Ota

Definição

O nevo de Ota é um hamartoma de melanócitos que pode ser encontrado na pele, nos olhos e no sistema nervoso central.

Epidemiologia

O nevo de Ota acontece especialmente em indivíduos com pigmentação mais escura, principalmente asiáticos e negros. Tem maior prevalência entre as mulheres e tem dois picos de início: nos primeiros meses de vida (sendo a maioria presente ao nascimento) e o segundo pico em torno da puberdade.

Patogênese

Nessa condição, há a possível participação de influências hormonais e de mutações genéticas.

Manifestação clínica dermatológica

Máculas de diversos tamanhos, azul-acinzentadas, de limites irregulares, geralmente de acometimento unilateral, favorecendo a distribuição dos dois primeiros ramos do nervo trigêmeo. Cerca de dois terços dos pacientes apresentam acometimento da esclera ipsilateral, o que aumenta o risco de glaucoma e de melanoma uveal no olho acometido.

O nevo pode aumentar de tamanho ao longo do tempo e se mantém por toda a vida. Flutuações na intensidade da coloração foram descritas, principalmente em períodos com maiores fluxos hormonais. O surgimento de melanoma sobre o nevo de Ota, bem como outras malignidades, é raro.

Diagnósticos diferenciais

Mancha mongólica, nevo azul, melasma, nevo *spilus* associado a nevo azul, equirnoses e má-formações venosas.

Diagnóstico e exame histopatológico

O diagnóstico desse tipo de lesão é clínico, mas, se realizado exame histopatológico, há presença de melanócitos dendríticos pigmentados e alongados entre os feixes de colágeno.

Conduta

Apesar de rara a associação de nevo de Ota com melanoma, os pacientes com a condição beneficiam-se do seguimento dermatológico e oftalmológico, para facilitar o diagnóstico e o tratamento precoces da malignidade. Lesões suspeitas, tais como nódulos subcutâneos novos sobre a mancha, devem ser biopsiadas. Qualquer queixa neurológica deve ser investigada.

Para fins estéticos, o tratamento com *lasers Q-switched* pode ajudar no clareamento das lesões cutâneas; porém, o risco de melanoma ou glaucoma permanecem inalterados. O uso de camuflagens também pode ser realizado.

Caso clínico 4

Paciente do sexo feminino, 61 anos de idade, refere lesões nas regiões malares há anos. Ao exame dermatológico, manchas acinzentadas (em alguns locais com tonalidade azulada) nas regiões malares bilateralmente (Figura 1.4). A paciente refere que as lesões apareceram após a última gestação e que se acentuaram com o uso contínuo, por anos, de formulações com substâncias clareadoras, prescritas anteriormente.

Figura 1.4. Ocronose exógena – máculas castanho-azuladas nas regiões malares, bilateralmente

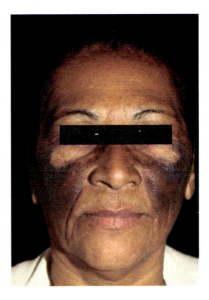

Fonte: Acervo do Departamento de Dermatologia do HCFMUSP.

Ocronose exógena

Definição

A ocronose é uma desordem incomum, caracterizada pela pigmentação castanho-azulada ou cinza-azulada, que é derivada de depósitos de pigmentos na derme. Pode afetar a pele, as cartilagens auriculares e a esclera dos olhos.

A ocronose é classificada em dois tipos: endógena (ocronose por alcaptonúria) e exógena. A primeira é derivada de uma doença autossômica e, a segunda, é uma condição adquirida em que não há manifestações sistêmicas. Neste capítulo, abordaremos apenas a ocronose exógena.

Epidemiologia

A maior incidência da ocronose exógena ocorre em negros da África do Sul, onde a prevalência é estimada entre 28 e 35% da população. A exata incidência, tanto no Brasil quanto no mundo, é desconhecida.

Patogênese

Alguns fatores são necessários para o desenvolvimento da ocronose exógena, tais como exposição solar desprotegida, uso de agentes clareadores como hidroquinona, fenol e resorcinol. Do ponto de vista microscópico, várias teorias foram propostas e a mais aceita é a de que a hiperpigmentação ocorre por conta da inibição competitiva da enzima oxidase do ácido homogentísico na pele pela hidroquinona, o que acarreta no acúmulo local de ácido homogentísico, que se polimeriza em pigmento ocronótico na derme papilar.

Manifestação clínica dermatológica

Na ocronose exógena, há máculas e, mais raramente, pápulas ou nódulos simétricos, bilaterais, castanho-azulados ou cinza-azulados, geralmente na face e na região cervical. Tais manifestações são derivadas, usualmente, de uso de medicações, tanto tópicas quanto sistêmicas, sendo a principal delas a hidroquinona, presente nos cremes clareadores. Outros agentes incluem resorcinol, fenol, mercúrio, ácido pícrico e antimaláricos.

Diagnósticos diferenciais

Melasma, hiperpigmentação pós-inflamatória, líquen plano pigmentoso, nevo de Ota.

Diagnóstico e exame histopatológico

O exame anatomopatológico é o padrão de referência no diagnóstico. As fibras marrom-amareladas em forma de banana são vistas na derme papilar. Nas lesões mais graves, há degradação das fibras ocronóticas e formação de mílio coloide, além de infiltrado inflamatório, com células plasmáticas, histiócitos e células gigantes multinucleadas.

Conduta

O tratamento da ocronose exógena é extremamente difícil e o diagnóstico precoce é importante para a parada do uso dos agentes causadores suspeitos.

Não existem ensaios clínicos na literatura para o tratamento da ocronose exógena. Os estudos existentes são pequenos e têm resultados diversos. Contudo, estudos recentes utilizando *lasers Q-switched*, isoladamente ou em combinação com os de CO_2, ou dermoabrasão, em combinação com *lasers* ablativos, podem oferecer alternativas aos agentes tópicos, que apresentam falha terapêutica importante.

Referências consultadas

Carmen HA. Memorandum on the use of skin lightening cream in South Africa, with specific reference to hydroquinone-containing preparations. Integument. 1987;2:8-11.

Franceschini D, Dinulos JG. Dermal melanocytosis and associated disorders. Curr Opin Pediatr. 2015;27(4):480-5.

Hoshaw RA, Zimmerman KG, Menter A. Ochronosislike pigmentation from hydroquinone bleaching creams in American blacks. Arch Dermatol. 1985;121(1):105-8.

Kang WH, Yoon KH, Lee ES, Kim J, Lee KB, Yim H et al. Melasma: histopathological characteristics in 56 Korean patients. Br J Dermatol. 2002;146(2):228-37.

Lutfi RJ, Fridmanis M, Misiunas AL, Pafume O, Gonzalez EA, Villemur JA et al. Association of melasma with thyroid autoimmunity and other thyroidal abnormalities and their relationship to the origin of the melasma. J Clin Endocrinol Metab. 1985;61(1):28-31.

Ogbechie-Godec OA, Elbuluk N. Melasma: an Up-to-Date Comprehensive Review. Dermatol Ther (Heidelb). 2017;7(3):305-18.

Ritter CG, Fiss DV, Borges da Costa JA, de Carvalho RR, Bauermann G, Cestari TF. Extra-facial melasma: clinical, histopathological, and immunohistochemical case-control study. J Eur Acad Dermatol Venereol. 2013;27(9):1088-94.

Rivitti EA. Dermatologia. 4. ed. São Paulo: Artes Médicas; 2018.

Simmons BJ, Griffith RD, Bray FN, Falto-Aizpurua LA, Nouri K. Exogenous ochronosis: a comprehensive review of the diagnosis, epidemiology, causes, and treatments. Am J Clin Dermatol. 2015;16(3):205-12.

Tamega AeA, Miot LD, Bonfietti C, Gige TC, Marques ME, Miot HA. Clinical patterns and epidemiological characteristics of facial melasma in Brazilian women. J Eur Acad Dermatol Venereol. 2013;27(2):151-6.

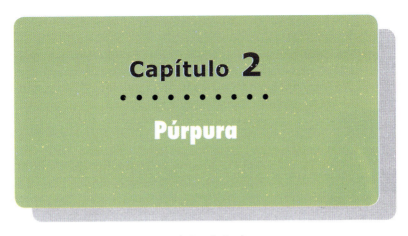

Paulo Ricardo Criado

Conceito

A púrpura é definida como o extravasamento de hemácias na pele ou nas mucosas a partir do compartimento intravascular para o extravascular. Dessa maneira, por definição, as lesões de púrpura não esmaecem à digito ou à vitropressão, o que as diferencia dos eritemas (vasodilatação cutânea) ou enantemas (vasodilatação mucosa). Com base no tamanho da lesão, pode ser denominada "petéquia" (hemorragia puntiforme, menor que 2 mm de diâmetro, que geralmente ocorre em agrupamentos), "púrpura *per se*" (2 mm a 1 cm), a qual pode ser não palpável ou palpável, ou "equimose" (> 1 cm). Clinicamente, manifesta-se como lesão avermelhada ou de tonalidade purpúrea. Embora a púrpura, por si só, não seja perigosa, ela pode constituir um sinal dermatológico de doença subjacente potencialmente grave.

A integridade do sistema vascular depende da interação, portanto, de três elementos: plaquetas, fatores de coagulação e vasos sanguíneos. Todos os três elementos são necessários para a manutenção do equilíbrio hemostático, mas o padrão do sangramento depende, de alguma maneira, da especificidade do defeito. Em geral, desordens plaquetária manifestam-se como petéquias, sangramento mucoso (púrpura úmida) ou, raramente, sangramento no sistema nervoso central; defeitos da cascata de coagulação apresentam-se como equimoses, por vezes extensas, ou derrames articulares (hemartroses), defeitos dos vasos (inflamação dos vasos, vasculites) geralmente como púrpura palpável (pápula eritemato-purpúrea).

Assim, a púrpura pode decorrer de três anormalidades distintas: distúrbios plaquetários, fatores de coagulação sanguínea ou dos vasos sanguíneos.

Clinicamente, as púrpuras podem ser divididas em duas formas principais: palpáveis e não palpáveis.

As púrpuras palpáveis constituem lesões purpúreas elevadas; em geral, acompanhadas por lesões de aspecto clínico polimorfo, tais como eritema, urticas, vesículas, nódulos com necrose central, pústulas, ulcerações e/ou livedo reticular/livedo racemosa.

As púrpuras não palpáveis caracterizam-se por manchas hemorrágicas não infiltradas ou sem relevo. Podemos classificá-las de acordo com sua etiopatogenia, secundária a uma ou mais alterações dos fatores hemostáticos: distúrbios plaquetários, desordens teciduais perivasculares ou alterações coagulativas-fibrinolíticas.

A púrpura ocorre frequentemente relacionada com alterações plaquetárias ou do tecido conectivo vascular ou perivascular ou ambos, determinando, com frequência, sangramento gengival e hematúria microscópica. Os distúrbios da coagulação determinam hemorragias internas (viscerais, intra-articulares), de curso mais prolongado. Dados da anamnese, do exame clínico (Tabela 2.1) e exames laboratoriais (Tabela 2.2) orientam o diagnóstico. Na Tabela 2.3, pode-se consultar as diferentes formas de púrpura, com ou sem distúrbio hemorrágico associado.

Tabela 2.1. Dados da anamnese e exame físico na púrpura

Parâmetro	Distúrbios plaquetários	Distúrbios do tecido vascular ou perivascular	Distúrbios da coagulação
Sexo	Ambos	Geralmente mulheres	Geralmente homens
História familiar	Geralmente negativa	Frequentemente presente	Geralmente positiva
História de sangramento prévio	Geralmente negativo	Frequentemente positivo	Geralmente positivo
Início	Espontâneo ou pequeno trauma	Espontâneo ou pequeno trauma	Traumático ou espontâneo
Acometimento extracutâneo	Gengivas, gastrointestinal ou geniturinário	Membrana mucosa nasal	Grandes articulações, vísceras, músculos
Tipo de sangramento	Súbito, curta duração	Curta duração	Duração longa (dias)

Fonte: Adaptada de Lotti et al., 1994.

Tabela 2.2. Exames laboratoriais nas doenças hemorrágicas

Exame	Distúrbios plaquetários	Distúrbios do tecido vascular ou perivascular	Distúrbios da coagulação
Tempo de sangramento	Prolongado	Normal ou prolongado	Normal
Contagem de plaquetas	Às vezes diminuídas	Normal	Normal
Deficiência funcional de plaquetas	Possível	Ausente	Ausente
Teste de resistência capilar: • teste de pressão negativa	Positivo	Positivo	Negativo
• teste de Hammer	Positivo	Positivo	Negativo
• teste de Hess	Negativo	Frequentemente positivo	Negativo
Provas de coagulação (TTPa, TAP)	Normal	Normal	Alteradas

TAP: tempo de atividade da protrombina; TTPa: tempo de tromboplastina parcial ativada.
Fonte: Adaptada de Lotti et al., 1994.

Tabela 2.3. Classificação das púrpuras quanto a sua etiologia e associação ou não com distúrbios hemorrágicos em outros órgãos além da(s) pele/mucosas

Associada a histórico de hemorragias em outros órgãos ou sistemas, ou com hemorragia ativa		
Trombocitose		Doença mieloproliferativa (leucemias)
		Hemoglobinúria paroxística noturna
		Púrpura trombocitopênica idiopática (situação rara)
Trombocitopenia (plaquetopenia)	Emergencial	Síndrome antifosfolípide (SAF)
		Púrpura fulminante (*purpura fulminans*); geralmente associada à sepse
		Púrpura trombocitopênica idiopática
		Trombocitopenia associada ao uso da heparina
		• Virais (febres hemorrágicas): dengue, Zika vírus, Chikungunya, febre amarela, febre de Lassa, Crimeia-Congo, hantavirose (vírus Hantaan) • Bacterianas: leptospirose, meningococcemia, infecções por Rickettsias, febre tifoide • Parasitárias: malária, leishmaniose visceral

(Continua)

Tabela 2.3. Classificação das púrpuras quanto a sua etiologia e associação ou não com distúrbios hemorrágicos em outros órgãos além da(s) pele/mucosas (*Continuação*)

Associada a histórico de hemorragias em outros órgãos ou sistemas, ou com hemorragia ativa

Trombocitopenia (plaquetopenia)	Outras	Hemodiluição
		Uso de cateter
		Medicamentosa (ácido acetilsalicílico, clopidogrel, anti-inflamatórios não hormonais, abciximab, antibióticos, antifibrinolíticos etc.)
Distúrbio da coagulação	Congênitos	Hemofilia A ou B
		Doença de von Willebrand
		Deficiência dos fatores de anticoagulação (proteínas C, S, antitrombina)
		Afibrinogenemia
		Necrose pela varfarina
	Adquiridos	Infecções
		Insuficiência hepática
		Insuficiência renal
		Deficiência da vitamina K
		Coagulação intravascular disseminada (CIVD)
		Hemodiluição pró-coagulante
		Medicamentos (antagonistas do fator Xa, antagonistas da trombina etc.)

(Continua)

Tabela 2.3. Classificação das púrpuras quanto a sua etiologia e associação ou não com distúrbios hemorrágicos em outros órgãos além da(s) pele/mucosas (*Continuação*)

Ausência de histórico de hemorragias em outros órgãos ou sistemas, ou com hemorragia ativa		
Púrpuras pigmentosas crônicas	Doença pigmentar progressiva de Schamberg	
	Púrpura anular telangiectásica de Majocchi	
	Dermatite liquenoide pigmentada de Gougerot e Blum	
	Púrpura eczematoide de Doucas e Kapetanakis	
	Líquen áureo	
Vasculites cutâneas (existência de necrose fibrinoide da parede vascular e infiltrado inflamatório permeando a parede vascular)	Pequenos vasos	Podem se manifestar como púrpura palpável (eventualmente, não palpável), vesículas, pústulas
	Médios vasos	Pode haver púrpura palpável, nódulos, úlceras e livedo racemosa
	Grandes vasos	Livedo racemosa e nódulos Raramente púrpura palpável pelo acometimento excepcional da derme
Síndromes vasculares oclusivas (vasculopatias ou pseudovasculites)	Embolia vascular	Embolia por colesterol (ateroembolia), embolia por mixoma cardíaco, embolia por êmbolos sépticos – bacterianos, parasitários (como na estrongiloidíase disseminada) e fúngicos

(Continua)

Tabela 2.3. Classificação das púrpuras quanto a sua etiologia e associação ou não com distúrbios hemorrágicos em outros órgãos além da(s) pele/mucosas (Continuação)

Ausência de histórico de hemorragias em outros órgãos ou sistemas, ou com hemorragia ativa	
Síndromes vasculares oclusivas (vasculopatias ou pseudovasculites)	Calcifilaxia (doença renal em estágio avançado)
	Doenças mieloproliferativas com paraproteinemias
	Acidente pela aranha marrom (Loxoscelismo)
	Crioglobulinemia
	Fenômeno de Lúcio na hanseníase
	Tromboflebite superficial (doença de Mondor)
Alterações no suporte vascular	Púrpura senil ou de Bateman (dermatoporose)
	Escorbuto
	Amiloidose
	Síndrome de Ehlers-Danlos
	Doenças do tecido conectivo
	Aumento de pressão intravascular (p.ex., púrpura do esforço evacuatório)
Entidades de classificação incerta	Abuso infantil
	Trauma
	Manobra de Valsalva
	Medicamentos
	Síndrome de Diamond-Gardner (púrpura psicogênica)
	Eritema pérnio

Fonte: Adaptada de Lamadrid-Zertuche et al., 2018; Hapsari Putri et al., 2018.

Caso clínico 1

Paciente do sexo masculino, 47 anos de idade, fototipo III de Fitzpatrick, natural e procedente de São Paulo (SP), procurou atendimento dermatológico em decorrência do surgimento abrupto de lesões nos pés há quatro dias. Bom estado geral, exame físico geral normal, normotenso, sem outras queixas. Refere que há cerca de um mês iniciou condicionamento físico em academia de ginástica onde faz prática, entre outras atividades, de corrida e esporte de impacto. Ao exame dermatológico, apresentou as seguintes lesões: (i) pontos vinhosos-enegrecidos na região plantar dos calcâneos (Figuras 2.1 e 2.2); (ii) presença de queratose subungueal nas unhas dos pés e mácula de cor negra-vinhosa subungueal em alguns dedos dos pés. Sem outras lesões dermatológicas.

Petéquias calcâneas

As petéquias calcâneas são constituídas pelo agrupamento de lesões puntiformes, cuja configuração se enquadra dentro da definição de petéquias (hemorragia puntiforme, menor que 2 mm de diâmetro, que geralmente ocorre em agrupamentos), as quais se tornam confluentes em coloração enegrecida, arranjadas linearmente ou ovaladas, comumente na porção posterior ou lateral, ou mesmo inferior da região do calcanhar (Figura 2.1). No exame dermatoscópico, a coloração vinhosa é característica, em glóbulos (Figura 2.2), diferenciando-a das lesões melanocíticas enegrecidas, as quais são arranjadas no padrão de sulcos e cristas, típico da região palmo-plantar.

As petéquias calcâneas constituem uma condição bem conhecida na literatura dermatológica, caracterizada por lesões maculosas hipercrômicas na porção queratósica lateral da borda dos calcanhares, as quais recebem ampla sinonímia na literatura de língua anglo-saxônica ou portuguesa, tais como *black heel*, *talon noir*, hemorragia puntuada cutânea pós-traumática, *hell basketball*, *tennis heel*, *tennis toe*, *hyperkeratosis haemorrhagica*, *disseminated punctate intraepidermal haemorrhage*, *subcorneal haematoma*, *pigmented palmar petechiae*, *black palmar macules*, *black palm*, *Playstation thumb*, *plantar chromhidrosis*, *pseudochromhidrosis*. Alguns desses termos têm sido aceitos por sua acurácia descritiva, apesar de, por vezes, sua localização não coincidir com a aqui apresentada; porém, demonstram um significado claro.

Figura 2.1. Pontos enegrecidos agrupados na região do calcanhar

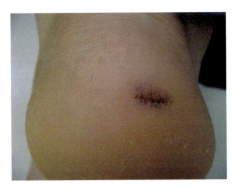

Fonte: Acervo do autor.

Figura 2.2. Exame dermatoscópico da lesão, demonstrando a presença de glóbulos purpúricos (aumento 10×, DermaLite®, dermatoscopia de contato). Observar que as petéquias tem, no máximo, 1 mm de tamanho em relação à régua do aparelho

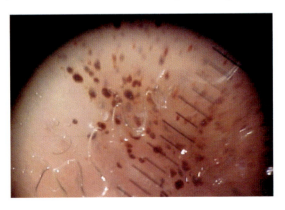

Fonte: Acervo do autor.

Epidemiologia

Comum. Especialmente frequente em jogadores, adolescentes ou adultos jovens jogadores de basquete, tênis, futebol e outros, nos quais os movimentos de início rápido e parada súbita nos pés predispõem a essa condição benigna e transitória. Um estudo demonstrou que a frequência dessa condição foi de 2,85% entre 596 jogadores jovens de diferentes práticas esportivas.

Patogênese

Trauma cutâneo, principalmente às forças de cisalhamento (ruptura horizontal dos vasos capilares arteriolares por repetidas forças laterais na epiderme), quando, durante uma corrida, ocorre a parada abrupta, com o deslizamento da derme sob uma epiderme estática aprisionada pelo calçado, ocorre a ruptura de capilares da derme papilar com extravasamento de hemácias na derme, que ascendem íntegras ou degradas (hemoglobina) à epiderme, na camada córnea espessa. Além disso, as forças gravitacionais atuam sobre a rígida e espessa camada córnea das plantas ou palmas, resultando na eliminação transepidérmica, ou, eventualmente, na penetração ou ruptura por meio dos ductos sudoríparos, como vias preferenciais, pela menor resistência, resultando em depósitos intracórneos de sangue. Alguns dos nomes empregados nas diversas sinonímias denotam sua origem traumática, ou como causa à prática esportiva, enquanto outros incluem na definição sua natureza hemorrágica, e ainda outros a diferenciam quando ocorrem nas mãos.

Manifestação clínica dermatológica

Lesões maculosas hipercrômicas na porção queratósica lateral da borda dos calcanhares, uni ou bilaterais.

Quadro clínico geral

As lesões são geralmente assintomáticas e surgem como hemorragias puntiformes agrupadas, frequentemente arranjadas em um padrão linear, acometendo a porção posterolateral de um ou dos dois calcanhares, e, eventualmente, todo o calcanhar. As lesões surgem na porção convexa do calcanhar, entre a inserção do tendão de Aquiles (onde o coxim gorduroso subcutâneo é menos espesso) e as tuberosidades do calcâneo, onde o tecido subcutâneo é mais espesso. De modo similar, as *black palms* são constituídas por máculas hipercrômicas ou hemorragias puntiformes na porção tenar das palmas de esportistas, como ginastas, jogadores de golfe, levantadores de peso, esportes com raquetes e escaladores de montanha, ou de pessoas em atividades manuais repetidas, como nos jogadores de videogame, que exibem o denominado *Playstation thumb*, em que, nesses casos, pode produzir dor, bolhas e hemorragias nos polegares.

Diagnóstico diferencial

As petéquias calcâneas podem ser confundidas com lesões melanocíticas ou impregnações por elementos exógenos. A propedêutica adequada afasta essas condições. O mecanismo envolvido pode não incluir práticas esportivas, de modo que lesões similares podem ser observadas por outros agentes, como o calor pelo contato dos pés com o solo quente, fricção nas bordas de piscinas, tênis apertados ou hemorragias autoinduzidas após a perfuração de bolha com agulha.

Exame laboratoriais diagnósticos

O diagnóstico é eminentemente clínico e epidemiológico (atividades do indivíduo). Eventualmente, em casos extensos e persistentes, ou se houver púrpura em outras áreas do corpo, exames de coagulação como tempo de sangramento (TS), tempo de coagulação (TC), tempo e atividade da protrombina (TAP), tempo de tromboplastina parcialmente ativada (TTPa) e contagem das plaquetas no sangue periférico podem ser solicitados a fim de se excluir alguma existência de estado de distúrbio do sistema de coagulação, embora isso seja excepcional.

Exame histopatológico

Geralmente desnecessário, especialmente com a propedêutica armada pela dermatoscopia. No entanto, quando executado, a lesão se caracteriza pela presença de hemácias ou hemoglobina na camada córnea hiperqueratósica, e, eventualmente, extravasamento de hemácias na derme papilar, ainda presentes. O encontro de material pigmentado, que não é secreção écrina pigmentada, e sim sangue na porção intracórnea dos ductos sudoríparos das glândulas sudoríparas, levaram esses casos a serem denominados cromo-hidrose plantar ou pseudocromo-hidrose. Assim, a característica histopatológica dessa condição é a hiperqueratose com lagos de pigmento no estrato córneo. Há depósitos focais de sangue coagulado na camada córnea, identificados como coleções circulares de material amorfo eosinofílico. Hemácias extravasadas e hemossiderófagos dispersos podem ser encontrados na derme papilar.

Conduta

Expectante. Não requer tratamento.

Exames complementares

O diagnóstico é facilmente confirmado pela retirada do estrato córneo da área afetada com uma lâmina de bisturi, após assepsia da pele no local, um procedimento pelo qual a cor enegrecida pode ser parcialmente removida durante delicada remoção de sucessivas camadas da pele pigmentada, sem haver sangramento ativo na pele. Os *shavings* realizados dessa forma podem ser enviados à histopatologia, e a coloração histoquímica pela benzidina é proposta como um método eficiente para demonstrar os depósitos de hemoglobina nos cortes histológicos das petéquias calcâneas e dos hematomas subungueais. A dermatoscopia é outro recurso diagnóstico de valor, a qual revela como principal achado a pigmentação homogênea negro-avermelhada, com glóbulos vermelho-enegrecidos satélites na periferia da lesão, descontinuados do corpo principal da lesão (Figura 2.2).

Caso clínico 2

Paciente do sexo feminino, 78 anos de idade, fototipo II de Fitzpatrick, natural e procedente de Santos (SP), referindo surgimento de manchas nos antebraços aos mínimos traumas na pele, tais como ao contato com pulseira do relógio, ou batidas nas quinas de móveis da casa.

Ao exame dermatológico, observaram-se equimoses nos antebraços (Figura 2.3).

Figura 2.3. Presença de equimoses na pele fotodanificada do antebraço da paciente

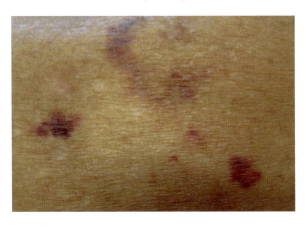

Fonte: Acervo do autor.

Púrpura actínica ou púrpura senil de Bateman

A púrpura actínica ou púrpura senil de Bateman é um distúrbio do tecido conjuntivo da derme decorrente do dano promovido pela exposição solar crônica. Inicialmente, foi descrita por Bateman, em 1818, sendo conhecida também como doença de Bateman. Em geral, ocorre em indivíduos idosos e se caracteriza pelas manchas purpúreas escuras ou enegrecidas sobre áreas fotoexpostas, especialmente no dorso das mãos e na superfície extensora dos antebraços. O termo "púrpura solar" tem sido utilizado como sinonímia por alguns autores, mas a denominação púrpura solar é melhor empregada às lesões de origem no dano solar agudo.

Epidemiologia

Extremamente comum. Especialmente frequente em indivíduos idosos com pele clara (fototipos de Fitzpatrick I e II), os quais são mais sensíveis à exposição solar. Sua prevalência aumenta com a idade, de modo que se estima estar presente em cerca de 12% dos indivíduos com 50 anos de idade e, em cerca de 30%, após 75 anos de idade. Ocorre igualmente em ambos os sexos.

Patogênese

A púrpura actínica resulta do extravasamento de sangue na derme após traumas pequenos, que frequentemente são omitidos na história clínica. Constitui um dos sinais da dermatoporose, a qual indica fragilidade cutânea, bem como atrofia da pele e cicatrizes estreladas. Os vasos sanguíneos cutâneos nos indivíduos idosos são frágeis e isso é exacerbado pela exposição solar crônica. Mais comum ocorrerem nos antebraços, na face e pescoço. A atrofia cutânea na dermatoporose é decorrente de alterações do colágeno, similares as que ocorrem na osteoporose. Essa atrofia cutânea pronunciada causada pelo fotoenvelhecimento torna a rede vascular da derme muito sensível ao mínimo trauma ou a forças de tração. A passagem de hemácias para o interstício da derme resulta em depósitos de hemossiderina. Não há infiltração da parede dos vasos sanguíneos e geralmente não ocorre reação inflamatória na derme. A ausência de fagocitose resulta em reabsorção tardia do sangue extravasado. Desse fato, resulta a formação de manchas purpúreas de aspecto equimótico (ver Figura 2.3).

Manifestação clínica dermatológica

Geralmente se apresenta como manchas com bordas irregulares, com tamanho variando em média entre 1 e 4 cm. As lesões demonstram uma tonalidade purpúrea enegrecida e formam, por vezes, extensas equimoses. Frequentemente, são localizadas nos antebraços e dorso das mãos, mas, eventualmente, podem surgir em outras áreas, como nas pernas, no pescoço e na face. A pele que as circunda apresenta sinais de uma qualidade alterada (afinada, inelástica e pigmentada), e podem estar evidentes outros sinais de fotodano, como lentigos solares e queratoses actínicas.

As lesões equimóticas persistem por cerca de 1 a 3 semanas antes de se resolverem espontaneamente. Entretanto, essas lesões não sofrem fases inflamatórias, de modo que o aspecto acastanhado se deve à deposição residual de hemossiderina na derme, que deixa um tom acastanhado. As lesões equimóticas formadas podem ser causa de queixa estética e tem um impacto psicológico; porém, não há riscos de complicações graves.

Diagnóstico diferencial

Equimoses por distúrbios primários da coagulação (deficiências de fatores da coagulação), uso de antiagregantes plaquetários ou anticoagulantes injetáveis ou orais.

Exame laboratoriais diagnósticos

O diagnóstico é eminentemente clínico e epidemiológico (idade e fototipo, exposição solar recreacional e/o laboral). Eventualmente, em casos extensos e persistentes, ou se houver púrpura em outras áreas do corpo, exames de coagulação, como TS, TC, TAP, TTPa e contagem das plaquetas no sangue periférico podem ser solicitados, a fim de se excluir alguma existência de estado de distúrbio do sistema de coagulação, embora isso seja excepcional.

Exame histopatológico

Geralmente desnecessário. No entanto, quando executado, demonstra epiderme retificada e afinada sobre uma derme alterada com redução quantitativa de fibras colágenas, as quais são substituídas por fibras elásticas anormais. A parede dos vasos da derme tem uma estrutura tênsil normal; porém, há extravasamento de hemácias e depósitos de hemossiderina revelados pela coloração histoquímica de Perls. Em torno de 10% dos casos, pode haver um infiltrado dérmico de neutrófilos, o qual pode confundir o diagnóstico de púrpura actínica com uma dermatose neutrofílica ou vasculite leucocitoclástica.

Conduta

A púrpura actínica constitui uma condição benigna que não necessita de tratamento específico, já que outras lesões continuarão a surgir ao longo da vida do paciente. A melhor abordagem, na verdade, é a fotoproteção, uma vez que as opções terapêuticas são muito restritas, incluindo hidratantes com lactato de amônio a 12%, compostos tópicos de vitamina K, 1 a 5%, a qual é frequentemente um composto que produz dermatite de contato alérgica. A laserterapia não é indicada na púrpura actínica.

Exames complementares

Não necessários. Eventualmente, biópsia cutânea e imunofixação de proteínas séricas, na possibilidade remota das equimoses estarem associadas com paraproteinemia ou mieloma múltiplo, ocasionando amiloidose sistêmica, com material amiloide depositado na pele.

Caso clínico 3

Paciente do sexo feminino, 52 anos de idade, fototipo III de Fitzpatrick, procurou atendimento médico em decorrência do surgimento de lesões nas pernas e coxas há duas semanas. Referia dor na coluna há vários meses, para a qual fazia uso recorrente de diclofenaco potássico, via oral, de modo intermitente há duas semanas. Inicialmente, as lesões surgiram nas pernas e ascenderam em direção às coxas dentro de uma semana (Figura 2.4). Referia sensação ora de prurido, ora de queimação nas lesões. Negou febre, queixas em outros aparelhos, bem como artralgia. Não utilizava qualquer medicação para outras doenças e negava comorbidades.

Figura 2.4. Presença de pápulas purpúreas ora isoladas, ora confluentes na coxa

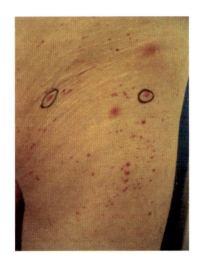

Fonte: Acervo do autor.

Púrpura palpável

As vasculites sistêmicas e as de órgão único (cutâneas) se manifestam frequentemente na pele, decorrentes do suprimento vascular abundante da derme e do tecido celular subcutâneo, da pressão hidrostática dentro desses leitos vasculares e da proximidade das influências ambientais do meio externo. A presença de púrpura, urticária, livedo reticular/racemosa, nódulos, placas necróticas e úlceras constituem sinais comuns, que devem levar ao médico a pensar em vasculite.

Patogênese

As vasculites cutâneas podem ser limitadas à pele, ou ocorrerem como uma manifestação de uma vasculite sistêmica, ou, ainda, constituírem um importante sinal de uma doença subjacente interna, tal qual uma paraneoplasia. Em geral, a púrpura palpável resulta do dano endotelial provocado por uma reação de imunocomplexos que ativam o sistema do complemento e polimorfonucleares neutrófilos, que agridem as células endoteliais, promovendo, por fim, necrose fibrinoide da parede dos vasos de pequeno calibre da pele.

Manifestação clínica dermatológica

A morfologia das lesões cutâneas correlaciona-se com o tamanho dos vasos sanguíneos acometidos pelo processo inflamatório, de modo que as diferentes vasculites são classificadas de acordo com o diâmetro ou calibre do vaso acometido. Deve-se lembrar de que os vasos sanguíneos nutridores mais calibrosos que emergem verticalmente em direção à superfície cutânea, a partir do tecido subcutâneo, acabam por irrigar uma espécie de hexágono da pele suprajacente. Para cada tipo de vasculite, o diagnóstico se suporta sob achados clínicos histopatológicos e laboratoriais.

Os sinais cutâneos das vasculites diferem de acordo com o diâmetro do vaso acometido. A lesão cutânea mais comum é a púrpura palpável. A púrpura resulta do extravasamento de hemácias do lúmen vascular para a derme.

A púrpura é preferencialmente distribuída simetricamente nas áreas pendentes do corpo, em especial, as pernas e dorso, em razão da pressão hidrostática. Nem sempre a púrpura é palpável, pode ser plana, sem relevo, de dimensão petequial (até 2 mm de diâmetro) ou púrpura *per se* (de 2 mm até 1 cm), ou denominada equimose (> 1 cm). A púrpura não esmaece sua cor vermelho ou vinhosa quando à vitropressão, ao contrário do eritema resultante de apenas vasodilatação arteriolar, ou da cianose (eritema arroxeado resultante da venodilatação). A resolução da púrpura frequentemente origina hiperpigmentação pós-inflamatória; porém, o surgimento de cicatriz é raro se não ocorreu ulceração. A lesão purpúrica pode ser assintomática, pruriginosa ou ocasionar sensação de queimação.

Diagnóstico diferencial

A púrpura palpável também pode ocorrer em situações que não são vasculites verdadeiras. Eventos vaso-oclusivos, coagulopatias ou trombocitopenia podem ocasionar o extravasamento de hemácias, que é indistinguível da púrpura que ocorre no contexto das vasculites. Por exemplo, esse mimetismo é aparente na síndrome do anticorpo anti-fosfolípide e na coagulação intravascular disseminada que se apresentam por vezes como púrpura palpável, mas constituem geralmente as denominadas pseudovasculites. No entanto, a biópsia cutânea dessas outras entidades não demonstrará a vasculite leucocitoclástica, assim indicando a importância do estudo histopatológico no diagnóstico das vasculites.

Exame histopatológico

Embora existam múltiplas e diversas etiologias, as manifestações histopatológicas das vasculites são limitadas. As vasculites cutâneas, atualmente denominadas "vasculites de órgão único" (cutânea), por definição, constituem um processo patológico caracterizado pela inflamação da parede do vaso sanguíneo, com dano de necrose, do tipo fibrinoide, a qual causa alteração em seu fluxo, isquemia e dano isquêmico aos tecidos circunjacentes (Figura 2.5).

A execução de biópsias cutâneas para estudo pela técnica da imunofluorescência direta (IFD) também é recomendada nos casos em que há suspeita de vasculites de vasos de pequeno calibre, particularmente como uma forma de auxílio ao diagnóstico da vasculite por IgA (antiga púrpura de Henoch-Schönlein), a qual está associada com maiores taxas de acometimento renal, articular e gastrintestinal.

Encontra-se achados positivos na IFD em cerca de 50% dos pacientes. A IFD tem demonstrado deposição granular de IgM > IgG > C3 dentro e ao redor da parede dos vasos sanguíneos. Esses achados podem variar de acordo com a série de doentes estudados. Alguns autores relatam a IgA como imunoglobulina mais comumente encontrada (82% dos casos), seguida pela IgM (56%) e IgG (20%).

Figura 2.5. Histopatologia da vasculite leucocitoclástica com necrose fibrinoide da parede dos pequenos vasos da derme, infiltrado inflamatório com polimorfonucleares, leucocitoclasia (fragmentação dos polimorfonucleares), poeira nuclear e extravasamento de hemácias (clinicamente conferindo o aspecto de púrpura palpável) (Hematoxilina-eosina, 400×)

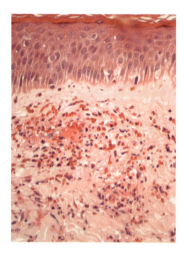

Fonte: Acervo do autor.

Com base na anamnese e no exame físico geral, o diagnóstico diferencial das vasculites pode ser mais direcionado. Mesmo que frequentemente a vasculite cutânea seja, em grande parte dos casos, de órgão único (limitada à pele) e idiopática, ela, inicialmente, sempre deve ser confrontada com outros diagnósticos diferenciais, e considerada um sintoma/sinal de uma doença, até que se comprove que seja uma doença estritamente limitada à pele. Quando da presença de lesões já descritas, desde púrpuras até livedo racemosa e necroses digitais, o diagnóstico diferencial com as pseudovasculites é essencial, o que se faz especialmente por meio das biópsias cutâneas, além de que a simples presença de uma erupção purpúrica inclui não somente diferentes tipos de vasculites, mas também outras condições como vasculopatias, entre elas a vasculopatia livedoide, coagulopatias, picadas de artrópodos, trauma, fragilidade cutânea, uso de anticoagulantes ou antiplaquetários, disfunção ou deficiência plaquetária, dermatoses purpúricas pigmentadas crônicas e até efeitos adversos medicamentosos.

Recomenda-se, em todos os doentes que apresentem púrpura palpável, o exame físico completo, com aferição da pressão arterial sistêmica nos dois membros superiores, pulsos periféricos, ausculta cardíaca, pulmonar, exame do abdome e palpação de cadeias ganglionares. Na Figura 2.6, há um fluxograma orientando o exame geral do paciente, bem como a investigação etiológica das possíveis causas da vasculite de pequenos vasos que se manifesta como púrpura palpável.

Tratamento

Com relação ao tratamento das vasculites cutâneas (órgão único), após a exclusão de fatores etiológicos que possam ser manejados adequadamente, ou seja, eliminados ou tratados, indica-se repouso e elevação dos membros inferiores sempre que possível, evitando-se o ortostatismo prolongado, de modo que corticosteroides tópicos possam ser usados para aliviar os sintomas de prurido ou queimação, bem como o uso de anti-histamínicos orais, mas não previnem novas lesões.

Para doentes que não tenham doença arterial periférica, o uso de meias compressivas pode ser útil com a finalidade de diminuir a estase venosa e a deposição de imunocomplexos, acelerando a resolução das lesões. Mais de metade dos doentes podem não necessitar de tratamento sistêmico, especialmente se as lesões são púrpuras, pequenas e localizadas (doença leve e/ou autolimitada), sem vesículas ou ulcerações. O tratamento sistêmico é indicado para formas cutâneas graves (lesões extensas, bolhas hemorrágicas, ulcerações) ou recorrentes. Assim, a presença de desconforto, ulceração e impacto psicossocial impele à intervenção farmacológica.

Para os doentes com vasculite crônica dos pequenos vasos cutâneos, a resolução completa da doença ou cura pode parecer às vezes intangível, mas frequentemente medicações com ação anti-inflamatória podem funcionar sem a necessidade de corticosteroides sistêmicos por tempo prolongado. Assim, podem ser utilizadas, uma vez excluída gestação em mulheres, a colchicina (0,5 mg a cada 8 horas), ou dapsona (na ausência de deficiência da glicose-6-fosfato-desidrogenase, G6PD, na dose de 50 a 200 mg ao dia), a qual pode ser combinada com a colchicina, quando a monoterapia não é satisfatória.

Figura 2.6. Avaliação propedêutica clínica e laboratorial para doentes com vasculite com acometimento cutâneo

Avaliação inicial

Avaliação do acometimento sistêmico (inclui exame físico completo)

Avaliação da etiologia

Avaliação hematológica:
- hemograma completo
- palpação dos linfonodos

Avaliação renal:
- ureia e creatinina séricas
- urina tipo I
- proteinúria de 24 horas
- *clearance* de creatinina

Avaliação hepática:
- palpação do fígado
- provas de função hepática

Avaliação neurológica:
- sistema nervoso central e periférico

Avaliação do trato respiratório:
- estudo radiológico do tórax

Avaliação do trato digestório:
- colonoscopia, se o sangue oculto nas fezes for positivo ou dor dispéptica e/ou anemia sem causa aparente, indica-se endoscopia digestiva alta

Etiologia medicamentosa:
- história clínica detalhada (medicamentos e vacinas)

Etiologia infecciosa:
- sorologia hepatites virais (A, B e C)
- sorologia para o HIV
- sorologia para citomegalovírus
- protoparasitológico seriado
- RX dos seios da face
- ASLO
- urocultura e antibiograma

Etiologia inflamatória:
- provas de atividade inflamatória (proteína C-reativa, VHS, complemento total, C3, C4, FAN, anti-DNA dupla hélice, fator reumatoide, anti-Ro, anti-La, anti-Sm)
- crioglobulinas séricas

Etiologia neoplásica:
- anamnese e exame físico rigorosos
- hemograma completo
- eletroforese de proteínas
- sangue oculto nas fezes

ASLO: anticorpos antiestreptolisina O;
FAN: fator antinuclear.

Fonte: Elaborada pelo autor.

Na urticária vasculite, a hidroxicloroquina (200 a 400 mg ao dia), bem como a pentoxifilina (400 a 1.200 mg ao dia), podem ser combinadas com a dapsona.

Em casos com lesões necróticas, extensas bolhas hemorrágicas ou manifestações sistêmicas, tais como alterações renais ou gastrintestinais, os corticosteroides orais, como a prednisona na dose de 0,5 a 1 mg ao dia, podem ser empregados, pela resposta rápida ao tratamento; porém, devem ser reduzidos lentamente após controle da doença, pelo risco de reagudização da vasculite.

Caso clínico 4

Paciente do sexo feminino, 40 anos de idade, referiu surgimento de manchas nos membros inferiores há três meses, ora arroxeadas, ora avermelhadas, formando desenhos na pele dos membros inferiores e abdome, sem quaisquer sintomas. Há cerca de três semanas, as manchas foram ficando mais escuras com tonalidade de sangue e dor local. Passou a apresentar dor local e alteração da sensibilidade na perna esquerda. Há uma semana, a urina adquiriu cor de sangue. Paciente portadora de hipertireoidismo em uso de propiltiouracil há 14 meses. Referia que há cerca de seis meses tinha episódios não esclarecidos de artralgias nos punhos e cotovelo, dor de garganta e febre de 38,5°C, os quais duravam cerca de 2 a 4 dias e desapareciam espontaneamente. Ao exame dermatológico, apresentou-se com equimoses e eritema perilesional. As lesões adquiriram contornos geográficos nos membros superiores, nariz e orelhas (Figura 2.7).

Púrpura retiforme

A púrpura retiforme (PR) é uma forma incomum de púrpura em um padrão livedoide, reticulado ou arciforme, com contornos geográficos, que morfologicamente reflete a oclusão da vasculatura dérmica e subcutânea, com subsequente hemorragia secundária a um período de isquemia. Assim, a PR constitui o resultado de um infarto cutâneo e um bloqueio completo da passagem do fluxo sanguíneo na vasculatura cutânea, resultando no aspecto de lesões estreladas ou serpiginosas, frequentemente acompanhada de necrose cutânea. Constitui uma emergência dermatológica e requer hospitalização e adequada investigação e suporte de vida.

Figura 2.7. Lesões purpúricas confluentes formando padrão retiforme

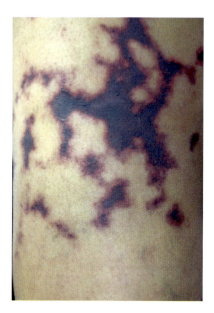

Fonte: Acervo do autor.

O diagnóstico diferencial da PR é amplo e complexo. Assim, na verdade, trata-se de um diagnóstico sindrômico, sob o qual se incluem doenças inflamatórias e não inflamatórias da vasculatura cutânea. As duas principais causas de PR incluem: as vasculites de médios vasos ou pequenos e médios vasos da pele, e as síndromes de oclusão microvascular causadas por fenômenos trombóticos, infecciosos ou embólicos.

O espectro da PR inclui a calcifilaxia, a necrose cutânea induzida pela varfarina, pela heparina e pelos anticorpos antifosfolípides, além de variadas entidades clínicas decorrentes de vasculites, oclusão vascular, coagulação sanguínea alterada e alterações hematológicas, como a crioglobulinemia. A PR não palpável (não inflamatória) pode estar relacionada com tamponamento plaquetário da microvasculatura, embolização, oclusão por eritrócitos, microrganismos angioinvasivos, criopreciptinas, síndrome antifosfolípide (SAF), outras trombofilias e alterações no controle da coagulação, como coagulação intravascular disseminada, púrpura fulminante ou uso de cocaína. Todas essas condições podem ser motivo de uma consulta a um dermatologista e podem ser constituídas pelo acometimento multiorgânico e implicações terapêuticas longas e complexas.

Há fortes evidências da ocorrência de púrpura retiforme decorrente de vasculite associada ou não a anticorpos anticitoplasma de neutrófilos (Anca) ao uso da hidralazina, propiltiouracil (como no caso clínico apresentado) e derivados, minociclina, penicilamina, alopurinol ou sulfasalazina. Outros fármacos relacionadas são: metimazol, fenitoína, tiazidas, cefotaxima e retinoides.

As lesões dermatológicas comuns a esse grupo são placas e nódulos purpúricos acrais (face, mamas, extremidades e orelhas) e gangrena digital. As áreas de infarto podem originar bolhas hemorrágicas tensas ou ulcerações. As lesões frequentemente são dolorosas pela oclusão vascular.

A PR pode ocorrer em qualquer área do tegumento com um padrão que varia de acordo com a etiologia. Um exame físico completo deve ser realizado, incluindo as membranas mucosas, cavidades oral e nasal, genitália e couro cabeludo. Deve-se, especialmente, dar atenção a todas as lesões retiformes, procurando-se por púrpura. O exame das lesões cutâneas deve ser executado precocemente durante seu curso para se verificar se são palpáveis ou não. PR palpável, tipicamente é constituída além da necrose, por edema ou exsudação serosa, sugerindo o diagnóstico diferencial ser mais focado às causas inflamatórias de PR, nas quais se inclui as vasculites leucocitoclásticas. Sempre será necessária a biópsia cutânea, representando até a hipoderme, para um diagnóstico adequado do tipo de PR presente.

No Quadro 2.1, relaciona-se as principais condições patológicas que podem se manifestar como púrpura retiforme.

O tratamento da púrpura retiforme é direcionado a sua causa.

Quadro 2.1. Doenças ou entidades que podem se manifestar como púrpura retiforme

Síndrome antifosfolípide (SAF) (associada à síndrome de Sneddon, SAF catastrófica, lúpus eritematoso sistêmico, outras doenças autoimunes do tecido conjuntivo)

Calcifilaxia

Coagulação intravascular disseminada (gangrena simétrica periférica, púrpura fulminante associada à septicemia)

Púrpura trombocitopênica trombótica (como manifestação da síndrome hemolítica urêmica)

Necrose por cumarínicos

Necrose cutânea pela varfarina

Doenças mieloproliferativas (trombocitose essencial, policitemia vera, eritromeralgia secundária)

Hemoglobinúria paroxística noturna (pode se associar à síndrome de Budd-Chiari)

Crioglobulinemia (tipo I por doença mielo ou linfoproliferativa e tipo II/III (mista) pela hepatite C, HIV, lúpus eritematoso sistêmico ou síndrome de Sjögren)

Outras doenças hematológicas: anemia falciforme, aglutininas ao frio, doença de Degos, anemia hemolítica grave e criofibrinogenemia

Infecções fúngicas angioinvasivas (mucormicose, *Absidia*, *Rhizopus*, *Aspergillus*)

Estrongiloidíase disseminada

Meningococcemia

Ecthyma gangrenosum

Fenômeno de Lúcio na hanseníase (hanseníase virchowiana)

(Continua)

Quadro 2.1. Doenças ou entidades que podem se manifestar como púrpura retiforme (*Continuação*)

Fasciíte necrotizante (estreptococo beta-hemolítico, enterococo, *Pseudomonas* e *Bacteroides*)

Embolo de colesterol (ateroembolia)

Endocardite

Embolia gordurosa (pós-cirurgia ortopédica, fraturas, diabete melito, pancreatite, queimaduras, lipossucção)

Embolia gasosa

Deposição de cristais de oxalato (oxalúria)

Síndrome hipereosinofílica

Embolia de mixoma atrial

Vasculites associadas ao Anca

Poliarterite nodosa cutânea (arterite cutânea) ou sistêmica

Vasculite pela associação de cocaína e levamisol (em geral Anca positivas)

Púrpura hipergamaglobulinêmica de Waldenström

Vasculite associada a artrite reumatoide

Anca: anticorpos anticitoplasma de neutrófilos.
Fonte: Adaptado de Wysong e Venkatesan, 2011.

Referências consultadas

Baselga E, Drolet BA, Esterly NB. Purpura in infants and children. J Am Acad Dermatol. 1997;37(5 pt 1):673-705.

Criado PR, Tres GFM, Morita TCAB, Sotto MN, Valente NYS. Vasculites na abordagem dermatológica: revisão e sinais cutâneos de alerta ao diagnóstico. Rev Paul Reumatol. 2018;17:13-26.

Criado PR. Púrpuras. In: Belda Jr, Di Chiacchio N, Criado PR. Tratado de dermatologia. 3. ed. Rio de Janeiro: Atheneu; 2018. p. 399-414.

Hafsi W, Badri T. Actinic Purpura. [Updated 2018 Dec 5]. In: StatPearls [Internet]. Treasure Island (FL): StatPearls Publishing; 2019 Jan. [cited 2019 Mar 4]. Available from: https://www.ncbi.nlm.nih.gov/books/NBK448130/.

Hapsari Putri I, Tunjungputri RN, De Groot PG, van der Ven AJ, de Mast Q. Thrombocytopenia and platelet dysfunction in acute tropical infectious diseases. Semin Thromb Hemost. 2018;44(7):683-90.

Lamadrid-Zertuche AC, Garza-Rodriguez V, Ocampo-Candini JJ. Pigmented purpura and cutaneous vascular occlusion syndromes. An Bras Dermatol. 2018;93(3):397-404.

Leung AKC, Chan KW. Evaluating the child with purpura. Am Fam Physician. 2001;64:419-28.

Lotti T, Ghersetich I, Panconesi E. The purpuras. Int J Dermatol. 1994;33(1):1-10.

Pingel C, McDowell C. Subungual Hematoma Drainage. StatPearls [Internet]. Treasure Island (FL): StatPearls Publishing; 2019 Jan. [cited 2019 Mar 4]. Available from: https://www.ncbi.nlm.nih.gov/books/NBK482508/.

Piraccini BM, Dika E, Fanti PA. Tips for diagnosis and treatment of nail pigmentation with practical algorithm. Dermatol Clin. 2015;33(2):185-95.

Urbina F, Len L, Sudy E. Black heel, talon noir or calcaneal petechiae. Austral J Dermatol. 2008;49(3):148-51.

Wysong A, Venkatesan P. An approach to the patient with retiform purpura. Dermatol Ther. 2011;24;151-72.

Zalaudek I, Argenziano G, Soyer HP, Saurat JH, Braun RP. Dermoscopy of subcorneal hematoma. Dermatol Surg. 2004;30:1229-32.

Capítulo 3

Urtica

Isabelle I. Hue Wu
Marcello Menta Simonsen Nico

Conceito

Urtica é a lesão elementar que apresenta as seguintes características:
- Centro edematoso, rosa pálido, podendo estar circundada por eritema reflexo ou por palidez.
- Pruriginosa.
- Fugaz (duração de 30 minutos a 24 horas).
- Causada, principalmente, por edema da derme superficial.

O mecanismo básico de formação da urtica segue a tríplice reação de Lewis:
1. Eritema inicial: por dilatação capilar.
2. Eritema reflexo: por dilatação arteriolar secundária a reflexos nervosos axonais.
3. Urtica: por aumento de permeabilidade vascular e extravasamento de plasma para o extravascular.

Angioedema é a lesão elementar que apresenta as seguintes características:
- » Edema súbito da derme profunda ou tecido celular subcutâneo.
- » Dor é mais comum do que prurido.
- » Acometimento frequente de mucosas.
- » Resolução mais lenta que a urtica, pode levar até 72 horas.

Várias doenças podem cursar com surgimento de urtica e angioedema, como urticária, vasculite urticariforme, edema angioneurótico familiar, síndrome de Wells, penfigoide bolhoso, síndromes autoinflamatórias (p. ex.: síndrome de Muckle-Wells, síndrome de Schnitzler e febre familiar do mediterrâneo), entre outras.

Caso clínico 1

Paciente do sexo feminino, 35 anos, queixa-se de lesões pruriginosas recorrentes há cinco meses. Ao exame dermatológico, apresenta placas eritematoedematosas rosadas, figuradas, que esmaecem à digitopressão, disseminadas no corpo (Figura 3.1). As lesões desaparecem no mesmo dia, sem deixar mancha residual enquanto novas lesões surgem em outros locais.

Figura 3.1. Urticária crônica espontânea

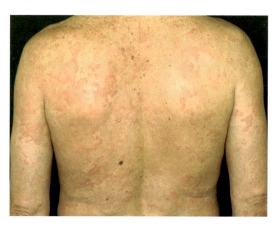

Fonte: Acervo do Departamento de Dermatologia do HCFMUSP.

Urticária crônica

Definição

Urticária é uma doença caracterizada por surgimento de urticas, angioedema ou ambos. Ela é classificada em aguda e crônica, segundo a duração do quadro.

» Aguda: duração menor que seis semanas.
» Crônica: duração maior que seis semanas.

Também pode ser classificada, segundo a etiologia, em:

» Urticária crônica idiopática ou por alguns denominada "espontânea" (UCE): surgimento de urtica, angioedema ou ambos, com duração maior que seis semanas, em decorrência de causas conhecidas ou não.
» Urticária física ou por alguns denominada "induzível":
  − dermografismo sintomático;
  − urticária de contato ao frio;
  − urticária de pressão tardia;
  − urticária solar;
  − urticária de contato ao calor;
  − angioedema vibratório;
  − urticária colinérgica;
  − urticária de contato;
  − urticária aquagênica.

Epidemiologia

A prevalência estimada varia de 0,1 a 5% na população em geral, incidência de 1,4% por ano. É mais comum em mulheres adultas. Há relatos ocasionais de associação à autoimunidade (tireoide, vitiligo, diabete melito), *Helicobacter pylori*, parasitoses e candidíase.

Quanto à evolução, cerca de 50% continuarão a apresentar a doença após um ano, e 20% apresentarão episódios recorrentes por mais de 20 anos.

Fisiopatologia

O mecanismo central é a degranulação de mastócitos liberando mediadores pré-formados: histamina, triptase, heparina e mediadores neoformados: fator ativador de plaquetas (PAF), prostaglandina, leucotrienos, além de outras citocinas que são produzidas com a persistência do estímulo desencadeante. Esses mediadores resultarão na tríplice reação de Lewis, citada anteriormente.

A degranulação dos mastócitos pode ocorrer por mecanismos:

» Imunes – envolvimento de anticorpos (Ac) ou linfócitos T:
  - Tipo I – IgE-dependente (látex, alguns alimentos): minoria dos casos.
  - Tipo II – citotoxicidade (UCE autoimune): auto-Ac IgG contra IgE ou fração Fc do receptor de IgE de alta afinidade.
  - Tipo III – imunocomplexos (urticária vasculite, lúpus eritematoso sistêmico – LES, infecções): o imunocomplexo interage com receptores de IgG ou de complemento dos mastócitos.
  - Tipo IV – hipersensibilidade tardia: mastócito funcionando como célula apresentadora de antígeno, com consequente recrutamento de linfócitos T.
» Não imunes (não alérgica):
  - Toxicidade direta: drogas (opiáceos, aspirina, anti-inflamatórios não esteroides – AINE, inibidores da enzima conversora de angiotensina – iECA, tiamina, dextram, contraste iodado), alimentos (morango, crustáceos, corantes), alimentos ricos em histamina (café, chá, tomate, kiwi, chocolate).
  - Receptores de membrana de neuromediadores (substância P), complemento isolado (C3a e C5a), Toll-*like*, quimiocinas e citocinas.
  - Estímulos físicos (calor, frio, vibração, pressão, água).
  - Infecções.

Manifestações clínicas

O quadro clínico caracteriza-se pelo surgimento abrupto de urticas com ou sem angioedema associado. Cerca de 50% dos casos de UCE está associado a angioedema. As urticas têm tamanhos, distribuição e formatos variados, muitas vezes adquirindo aspecto figurado. A UCE pode estar acompanhada de algum tipo de urticária física.

Exames laboratoriais

A indicação de investigação laboratorial varia na literatura, bem como os exames a serem solicitados. Sugerimos a investigação laboratorial complementar nos casos não responsivos a anti-histamínicos (Tabela 3.1).

Tabela 3.1 Exames laboratoriais na urticária crônica espontânea

	Consenso americano	Consenso europeu
Exames iniciais	• HMG • VHS e/ou PCR • Enzimas hepáticas • TSH	• HMG • VHS e/ou PCR
Exames complementares a serem solicitados de acordo com cada caso	• Biópsia de pele • Testes para urticária física • C3, C4, CH50 • PPF • Exame de urina • Sorologia para hepatite B e C • Radiografia de tórax, outros exames de imagem • FAN • Fator reumatoide • Crioglobulinas séricas • Teste de hipersensibilidade imediata (tipo 1) no sangue (RAST) e na pele (*prick test*) • Autoanticorpos contra tireoide • Eletroforese de proteínas	• Investigação de doenças infecciosas (p. ex.: *H. pylori*) • Autoanticorpos funcionais: teste cutâneo do soro autólogo • Doenças da tireoide: hormônios e autoanticorpos • Alergia: *prick test*, testes de afastamento do alérgeno (p. ex.: dietas de exclusão) • De urticária física associada: testes de provocação – frio, calor, água, pressão, vibração, radiação ultravioleta, contato e dermografismo • Outros: biópsia de pele

FAN: fator antinuclear; HMG: hemograma; PCR: proteína C-reativa; PPF: protoparasitológico de fezes; TSH: hormônio estimulante da tireoide; VHS: velocidade de hemossedimentação.

Fonte: Adaptada de Zuberbier et al., 2018; Bernstein et al., 2014.

- » Hemograma: utilizado para detecção de neoplasias hematológicas e eosinofilia associada a infecções helmínticas.
- » Velocidades de hemossedimentação (VHS) ou proteína C-reativa (PCR): geralmente são normais na UCE, mas aumentadas na urticária vasculite ou na síndrome de Schnitzler.
- » Protoparasitológico de fezes (PPF): utilizado para detecção de infecções helmínticas.
- » Autoanticorpos contra tireoide: antitireoperoxidase, antitireoglobulina.
- » Endoscopia digestiva alta e a pesquisa de *H. pylori*: podem ser realizadas se houver sintomas gástricos.
- » Teste cutâneo do soro autólogo: é a injeção intradérmica de soro do paciente com urticária em atividade (resultado positivo se urtica > 1,5 mm). Indica presença de fatores liberadores de histamina séricos de qualquer tipo, não necessariamente autoanticorpos. Não é realizado de rotina.
- » Teste cutâneo IgE específico (*prick test*) e o RAST (detecção de anticorpos IgE específicos no sangue): não têm utilidade nas urticárias.

Outros exames que podem ser realizados:
- » Teste de ativação de basófilos *in vitro*: avalia a liberação de histamina pelos basófilos, quando estimulados pelo soro de pacientes com UCE. Pode ser utilizado para avaliar a atividade da UCE. Não é realizado de rotina.
- » D-dímero: um preditor de gravidade que pode ser utilizado no seguimento.

Não se indica rastreio de malignidades de rotina, apenas se dados da história forem muito sugestivos.

O exame histopatológico é indicado somente em casos de suspeita de vasculite urticariforme ou dúvida diagnóstica. Apresenta como principais achados: edema da derme superior, com infiltrado perivascular de intensidade variável, e proporção variável de linfócitos, eosinófilos e neutrófilos.

Diagnósticos diferenciais

Síndrome de Sweet, eritema polimorfo, vasculite urticariforme, estrófulo/picada de inseto, lúpus eritematoso, penfigoide bolhoso, dermatite de contato, erupções urticariformes/morbiliformes por drogas.

Tratamento

Orientações

» Remover agente causal.

» Evitar fatores agravantes: estresse, período pré-menstrual, gestação, roupas muito apertadas, calor, álcool, ácido acetilsalicílico, anti-inflamatórios não hormonais, opiáceos, infecções. Dietas de exclusão de pseudoalérgenos, como aditivos alimentares (corantes e conservantes como benzoato, sulfito, tartrazina), não são recomendadas de rotina, apesar de mostrarem benefício em alguns casos.

» Se houver angioedema: evitar iECA.

Tratamento farmacológico

O tratamento farmacológico baseia-se, primordialmente, na utilização dos anti-histamínicos. Os esquemas terapêuticos mais utilizados são os apresentados nas Figuras 3.2 e 3.3.

Figura 3.2. Tratamento da urticária crônica espontânea, segundo o consenso europeu de 2018

PASSO 1: anti-H1 de 2ª geração

Se controle inadequado depois de 2 a 4 semanas ou antes se os sintomas forem intoleráveis

PASSO 2: aumentar a dose do anti-H1 de 2ª geração em até 4 vezes a dose da bula

Se controle inadequado depois de 2 a 4 semanas ou antes se os sintomas forem intoleráveis

PASSO 3: acrescentar omalizumab

Se controle inadequado depois de 2 a 4 semanas ou antes se os sintomas forem intoleráveis

PASSO 4: acrescentar ciclosporina

Fonte: Zuberbier et al., 2018.

Figura 3.3. Tratamento da urticária crônica espontânea, segundo o consenso americano de 2014

> **PASSO 1: monoterapia com anti-H1 de 2ª geração**

↓

> **PASSO 2: realizar um ou mais dos seguintes itens**
> - **Aumentar a dose do anti-H1 utilizado no Passo 1**
> - **Associar outro anti-H1 de 2ª geração**
> - **Associar anti-H1 de 1ª geração antes de dormir**
> - **Associar antileucotrieno**
> - **Associar anti-H2**

↓

> **PASSO 3: acrescentar ou aumentar a dose de anti-histamínicos potentes como hidroxizine e doxepina, conforme tolerância do paciente**

↓

> **PASSO 4: Acrescentar outra medicação:**
> - **Omalizumab ou ciclosporina**
> - **Outro agente anti-inflamatório, imunossupressor ou biológico**

Fonte: Bernstein et al., 2014.

Os anti-histamínicos (anti-H1) de segunda geração são: fexofenadina, loratadina, desloratadina, cetirizina, levocetirizina e ebastina.

Os anti-H1 de primeira geração, por sua vez, são: clorfeniramina, hidroxizine e doxepina.

Omalizumab é um anticorpo monoclonal humanizado contra IgE, utilizado na dose de 300 mg/dose, a cada quatro semanas, permitido a partir de 12 anos de idade.

Tratamento de resgate nas crises

» Consenso europeu: corticoides sistêmicos, como prednisona em doses altas (20 a 30 mg/dia), por no máximo dez dias.
» Consenso americano: corticoides sistêmicos por 1 a 3 semanas.

Tratamentos alternativos

Antagonista do receptor de leucotrieno (montelucast), danazol, dapsona ou colchicina (podem ser considerados se histopatológico com infiltrado rico em neutrófilos), levotiroxina 1,7 mcg/kg/dia (se paciente com autoanticorpos tireoideanos em títulos elevados), metotrexato, azatioprina, sulfassalazina, ciclofosfamida, hidroxicloroquina.

Seguimento

Para avaliar a atividade da doença, é possível utilizar a ferramenta do *score* de atividade da urticária (UAS 7 – Tabela 3.2). Pedir ao paciente para que preencha o formulário todos os dias por sete dias, totalizando um máximo de 6 pontos por dia e 42 pontos em uma semana.

Tabela 3.2. *Score* de atividade da urticária (UAS 7)

Pontos	Urticas	Prurido
0	Nenhuma	Nenhum
1	Leve (< 20 urticas/24 horas)	Leve (prurido presente, mas não incômodo)
2	Moderado (20 a 50 urticas/24 horas)	Moderado (prurido incômodo; porém, sem interferir nas atividades diárias ou no sono)
3	Grave (> 50 urticas/24 horas)	Intenso (prurido que interfere nas atividades diárias ou no sono)

Fonte: Bernstein et al., 2014.

Caso clínico 2

Paciente do sexo feminino, 30 anos, queixa-se de lesões no corpo há dois meses. Ao exame dermatológico, apresenta máculas acastanhadas de aspecto residual, urticas e manchas purpúricas no tronco e membros (Figura 3.4). Nega comorbidades prévias, mas refere investigação recente de quadro de artralgia com o reumatologista.

Figura 3.4. Vasculite urticariforme

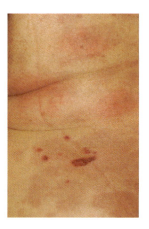

Fonte: Acervo do Departamento de Dermatologia do HCFMUSP.

Vasculite urticariforme

A vasculite urticariforme (VU) faz parte do grupo das vasculites predominantes de pequenos vasos, nas quais há um processo inflamatório da parede vascular determinando dano funcional e estrutural da parede de vasos de pequeno calibre. A pele é o órgão mais comumente afetado, mas pode haver lesão de outros sistemas, como o musculoesquelético, o pulmonar, o renal e o gastrointestinal.

Epidemiologia

É mais frequente em mulheres na meia-idade.

Quanto à causa, a maior parte dos casos é idiopática, mas a VU pode ser:

- » Relacionada com doenças autoimunes: síndrome de Sjogren, LES.
- » Relacionada com o uso de medicações: anti-inflamatórios não hormonais, metotrexate, inibidores de TNF-alfa, cimetidina, fluoxetina, iodeto de potássio.

- » Relacionada com malignidades: leucemia, linfomas, gamopatias monoclonais.
- » Relacionada com infecções como hepatites B/C, vírus Epstein-Barr, borrélia.

Fisiopatologia

É uma reação de hipersensibilidade tipo III, na qual indivíduos com predisposição genética, quando expostos a certos antígenos, formam imunocomplexos que interagem com receptores de IgG ou de complemento dos mastócitos, resultando na degranulação destes.

Manifestações clínicas

O paciente apresenta quantidade variável de urticas de diversos tamanhos e formatos, mais comumente em tronco e membros. Individualmente, essas lesões têm duração maior que 24 horas, podendo estar associadas a púrpura, e caracteristicamente evoluem com pigmentação pós-inflamatória; porém, a ausência desse sinal não exclui o diagnóstico de VU. O sintoma mais frequente é de queimação/dor em vez de prurido. O angioedema pode estar presente em até 51% dos casos.

Classificação

- » Normocomplementêmica (VUN): corresponde a 70 a 80% dos casos. A vasculite é limitada à pele, os níveis de complemento são normais e é considerada idiopática.
- » Hipocomplementêmica (VUH) ou síndrome de McDuffie: apresenta níveis reduzidos de complemento e anticorpos anti-C1q elevados. Apresenta manifestações extracutâneas da vasculite, podendo apresentar artralgia, artrite, asma, dor abdominal, náuseas, vômitos, proteinúria, hematúria, irite, uveíte, episclerite, entre outras. A VUH pode estar associada a LES.

Exames laboratoriais

Solicitar fator antinuclear (FAN), anti-DNA, fator reumatoide, C3, C4, CH50, anticorpo anti-C1q, exame de urina para avaliar glomerulonefrite, hemograma completo, função renal, VHS (elevado), sorologia para hepatite B e C.

Exame histopatológico

Na suspeita de vasculite urticariforme, é importante a realização da biópsia para exame anatomopatológico e imunofluorescência direta (IFD). O exame histopatológico mostra sinais de vasculite leucocitoclástica, alterações fibrinoides na parede dos vasos, edema dérmico e extravasamento de hemácias.

Frequentemente, a IFD apresenta fluorescência positiva para IgG, C3 e fibrinogênio na parede dos vasos ou na zona da membrana basal (ZMB). A presença de banda lúpica (IgG, IgM, IgA e C3 granular ou contínuo na ZMB) aumenta o risco de LES na VUH.

Tratamento

» Na VU normocomplementêmica: anti-histamínicos, anti-inflamatórios não hormonais, curso curto de corticoide sistêmico, colchicina.
» Na VU hipocomplementêmica: hidroxicloroquina 400 mg/dia ou colchicina 1 a 2 mg/dia são considerada tratamento de primeira linha.
» Alternativas em casos graves: rituximab, corticoide sistêmico, dapsona, micofenolato de mofetila, anakinra.

Caso clínico 3

Paciente do sexo masculino, 22 anos, queixa-se de inchaço recorrente nos lábios e região periorbitária há cinco anos. Ao exame dermatológico, apresenta edema de lábio superior (Figura 3.5), sem outros achados na pele. Refere vários episódios prévios de dor abdominal, sendo necessário procurar o pronto-socorro em duas ocasiões.

Figura 3.5. Angioedema hereditário

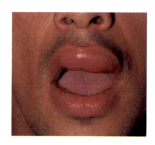

Fonte: Acervo do Departamento de Dermatologia do HCFMUSP.

Angioedema hereditário

Definição

Angioedema hereditário (AEH) ou angioedema de Quincke ou edema angioneurótico familiar é uma doença autossômica dominante caracterizada por crises de angioedema recorrentes de diversos órgãos, em decorrência de um excesso de bradicinina.

Epidemiologia

Prevalência de 1:50.000 (variando de 1:10.000 – 1:50.000). Pacientes não tratados adequadamente têm uma mortalidade estimada de 25 a 40%, em razão do edema de laringe.

Fisiopatologia

Deficiência quantitativa ou qualitativa, hereditária, do inibidor de C1 (C1-INH). A C1-INH é uma serinoprotease envolvida na inibição do sistema complemento, regulação do sistema de contato (sistema calicreína-cinina), de coagulação e de fibrinólise. A deficiência de C1-INH resulta em ativação desses sistemas e em aumento na produção de bradicinina, considerada o principal mediador do AEH.

A bradicinina liga-se aos receptores B2, localizados nas células endoteliais, ocasionando aumento da permeabilidade vascular e estimulação da produção de óxido nítrico (vasodilatador).

Em 2000, famílias de pacientes com AEH foram identificados com C1-INH normal e mutação no gene codificador do fator de coagulação XII (FXII). Nesse grupo de pacientes, as mutações no gene do FXII resultariam em um ganho de função e consequente aumento da síntese de bradicinina.

Classificação

» AEH com deficiência quantitativa de C1-INH (e consequente diminuição da atividade funcional): corresponde a 80 a 85% dos casos.
» AEH com disfunção de C1-INH: quantidade de C1-INH normal, mas a função está alterada.
» AEH com C1-INH normal: mais comum em mulheres, associada a situações de níveis séricos de estrogênio aumentados, como gestação e terapia de reposição hormonal. É subdividida em dois grupos:
  1. AEH com C1-INH normal e mutação de FXII.
  2. AEH com C1-INH normal e defeito genético desconhecido.

Manifestação clínicas

Caracterizado por episódios recorrentes de edema da pele e mucosa em vários órgãos. Os locais mais frequentemente afetados são: face, extremidades, genitália, orofaringe, laringe, sistema digestório. Raramente, podem ocorrer cefaleia intensa, retenção urinária e pancreatite aguda.

Os pacientes não melhoram com anti-histamínicos, corticoides ou epinefrina e não apresentam urticária ou prurido.

As crises podem ocorrer espontaneamente ou associadas a fatores desencadeantes, como trauma, estresse, infecção, menstruação, gravidez, consumo de álcool, mudanças extremas de temperatura, uso de iECA e uso de estrogênio.

A história familiar ajuda no diagnóstico, mas pode estar ausente em até 25% dos casos.

Exames laboratoriais

Pacientes com suspeita clínica e/ou antecedente familiar de AEH devem ser investigados.

A triagem deve ser iniciada com dosagem de C4, uma vez que a deficiência quantitativa e/ou qualitativa de C1-INH conduz à ativação do sistema complemento e consumo de C4, mas não de C3 (pois sua produção é mais intensa e também ocorre por via alternativa do complemento).

O algoritmo diagnóstico do AEH, segundo as diretrizes brasileiras para diagnóstico e tratamento do AEH de 2017, está apresentado na Figura 3.6.

Conduta

» Educação e orientação acerca da doença. Entregar ao paciente um plano de ação por escrito para tratamento da crise. Oferecer aconselhamento genético. Investigar parentes de primeiro grau.
» Evitar fatores desencadeantes, como estresse e trauma. Esportes de alto impacto são contraindicados.
» Não utilizar medicamentos que possam induzir ou prolongar a crise de AEH, como inibidores da ECA e bloqueadores de receptores de angiotensina II (BRA), medicamentos contendo estrogênio e gliptinas.

Figura 3.6. Algoritmo diagnóstico

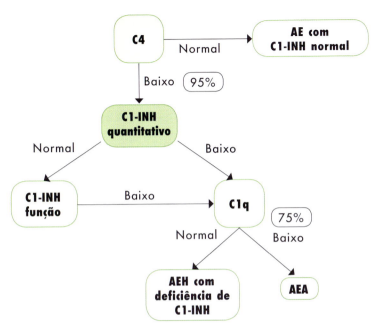

AE: angioedema; AEH: angioedema hereditário; AEA: angioedema adquirido.
Se o nível de C4 for normal e a suspeita clínica permanecer, a dosagem de C4 deve ser repetida, preferencialmente durante uma crise de angioedema.

Fonte: Adaptada de Giavina-Bianchi et al., 2018.

» A profilaxia de longo prazo, visando reduzir a frequência e a gravidade das crises, deve ser avaliada caso a caso. Em geral, está indicada em pacientes com sintomas frequentes ou história de angioedema envolvendo vias aéreas. Podem ser utilizados agentes antifibrinolíticos (ácido tranexâmico e ácido épsilon-aminocaproico), andrógenos atenuados (danazol, estanazolol e oxandrolona) e concentrado de C1-INH derivado de plasma (pouco disponível). O danazol apresenta melhor eficácia que o ácido tranexâmico no geral, sendo o tratamento mais utilizado no Brasil.

» A profilaxia de curto prazo é indicada para pacientes que serão submetidos a cirurgias envolvendo a região cervicofacial, por exemplo, extração dentária, amidalectomia, endoscopia, cirurgia facial etc. A medicação é prescrita algum tempo antes do procedimento e pode ser mantida por alguns dias, se necessário. Os agentes mais utilizados são: concentrado de C1-INH derivado de plasma, andrógenos atenuados e plasma fresco congelado.

» O tratamento das crises tem como objetivo inibir a síntese de bradicinina e manter as vias aéreas pérvias. A primeira escolha é o concentrado de C1-INH intravenoso. A segunda escolha é o plasma fresco congelado, e a terceira escolha é a utilização de andrógenos atenuados.

Caso clínico 4

Paciente do sexo masculino, 31 anos, queixa-se de lesão na face há um mês. Ao exame dermatológico, apresenta área mal delimitada de eritema e edema na região periorbital direita (Figura 3.7). Fez uso de antibioticoterapia por dez dias, prescrita no pronto-socorro no início do quadro, porém, sem melhora.

Figura 3.7. Síndrome de Wells

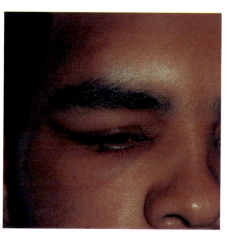

Fonte: Acervo do Departamento de Dermatologia do HCFMUSP.

Síndrome de Wells

Definição

Dermatose eosinofílica rara com cerca de 200 casos descritos, também conhecida como celulite eosinofílica. A apresentação clínica é bastante variada, sendo o quadro em placas o mais comum, e a presença "figuras em chama" a característica histopatológica mais típica.

Epidemiologia

Sem predileção por sexo ou etnia, mas com predomínio em pacientes adultos.

Fisiopatologia

A etiologia é desconhecida, mas a hipótese mais aceita é de uma hipersensibilidade tipo IV em resposta a vários agentes endógenos e exógenos. Seria uma reação de hipersensibilidade local a diversos desencadeantes, como distúrbios mieloproliferativos e tumores sólidos malignos, infecções/infestações (dermatófitos, vírus e *Toxocara canis*), picada de insetos e fármacos (antibióticos, imunobiológicos, anti-hipertensivos, diuréticos, analgésicos, agentes citostáticos, hormônios tireoidianos, anestésicos, vacinas).

Os exames de imunofenotipagem mostram um predomínio de linfócitos do tipo Th2 nas lesões, os quais ativam os eosinófilos via IL-5, citocina considerada chave nessa doença. Os eosinófilos ativados liberarão, entre outras substâncias, a proteína catiônica eosinofílica, que provoca desnaturação de fibras de colágeno e destruição tecidual.

Manifestações clínicas

A apresentação clínica é polimórfica e caracteristicamente apresenta um curso autolimitado, porém, recidivante. Pode haver um pródromo com prurido e/ou queimação local, febre em 1/4 dos pacientes e mal-estar.

O quadro inicial mais comum é a formação de placas eritematoedematosas que podem parecer lesões de urticária ou celulite. Com a evolução, adquirem aspecto infiltrado, granulomatoso ou esclerodermiforme, e a cor deixa de ser um vermelho vivo, restando um tom acastanhado ou acinzentado. As placas podem adquirir configuração anular ou arciforme e bordas violáceas. Apresentações menos frequentes são pápulas, vesículas e bolhas.

As localizações mais comuns são extremidades, tronco e face.

Exames complementares

A eosinofilia é um achado comum (15 a 67%).

Exame anatomopatológico

Na histologia, observa-se um infiltrado intersticial de eosinófilos, linfócitos e histiócitos mais proeminente na derme profunda, com envolvimento ocasional do tecido subcutâneo, da fáscia e do músculo esquelético. A derme superficial pode apresentar edema maciço da derme papilar, podendo formar bolha subepidérmica. Pode haver espongiose epidérmica e vesiculação intraepidérmica. As características "figura em chama" são fibras colágenas hialinizadas cobertas por grânulos proteicos de eosinófilos. Não é um achado específico. Outras doenças que apresentam as "figuras em chama" são: picadas de artrópodes, mastocitomas, escabiose e outras infestações parasitárias, prurigo nodular, eczema e dermatofitoses.

Diferencial

Os diagnósticos diferenciais incluem: celulite bacteriana e erisipela, urticária, urticária vasculite, pródromo de doença bolhosa autoimune, morfeia, *erythema elevatum diutinum*, reações exageradas a picadas de artrópodes, síndrome hipereosinofílica.

Tratamento

Por ser uma doença rara, de caráter recorrente e pela tendência natural das lesões se resolverem espontaneamente em 2 a 8 semanas, é difícil avaliar se um tratamento é realmente eficaz.

Se um fator desencadeante for identificado, a melhor opção de tratamento é o seu afastamento.

Se nenhum fator desencadeante for detectado, a primeira opção é o uso de corticoides tópicos ou sistêmicos. Vários esquemas foram testados, com taxas de sucesso variáveis. A maioria dos casos resolve-se com cursos curtos de corticoide sistêmico, em caso de recorrência ou contraindicação ao uso desse medicamento, os corticoides tópicos são alternativas seguras e bem-sucedidas.

Sugere-se iniciar com prednisona 1 a 2 mg/kg/dia por 1 a 2 semanas e realizar o desmame em 2 a 3 semanas. Doses diárias de 5 mg também mostraram resultados satisfatórios.

Anti-histamínicos, dapsona (100 mg/dia por duas semanas; depois, 50 mg por seis semanas; depois, reduzir para 50 mg, três vezes por semana) e ciclosporina (1,25 a 2,5 mg/kg/dia por 3 a 4 semanas) são opções alternativas aos corticoides ou que podem ser combinadas ao uso do corticoide oral ou tópico.

Outras opções de tratamentos consideradas experimentais são: azatioprina, doxiciclina, minociclina, colchicina, antimaláricos, griseofulvina, interferon-alfa e interferon-gama, inibidores do TNF-alfa e fototerapia com radiação ultravioleta A e psoraleno (PUVA).

Referências consultadas

Bernstein JA, Lang DM, Khan DA, Craig T, Dreyfus D, Hsieh F et al. The diagnosis and management of acute and chronic urticaria: 2014 update. J Allergy Clin Immunol. 2014;133(5):1270-7.

Criado PR, Criado RFJ, Maruta CW, Martins JEC, Rivitti EA. Urticária. Anais Brasileiros de Dermatologia. 2005;80(6):613-30.

Giavina-Bianchi P, Arruda LK, Aun MV, Campos RA, Chong-Neto HJ, Constantino-Silva RN et al. Brazilian Guidelines for Hereditary Angioedema Management-2017 Update Part 1: Definition, Classification and Diagnosis. Clinics (Sao Paulo). 2018;73:e310.

Hamad A, Jithpratuck W, Krishnaswamy G. Urticarial vasculitis and associated disorders. Ann Allergy Asthma Immunol. 2017;118(4):394-8.

Räßler F, Lukács J, Elsner P. Treatment of eosinophilic cellulitis (Wells syndrome) – a systematic review. J Eur Acad Dermatol Venereol. 2016;30(9):1465-79.

Weins AB, Biedermann T, Weiss T, Weiss JM. Wells syndrome. J Dtsch Dermatol Ges. 2016;14(10): 989-93.

Zuberbier T, Aberer W, Asero R, Abdul Latiff AH, Baker D, Ballmer-Weber B et al.; Endorsed by the following societies: AAAAI, AAD, AAIITO, ACAAI, AEDV, APAAACI, ASBAI, ASCIA, BAD, BSACI, CDA, CMICA, CSACI, DDG, DDS, DGAKI, DSA, DST, EAACI, EIAS, EDF, EMBRN, ESCD, GA²LEN, IAACI, IADVL, JDA, NVvA, MSAI, ÖGDV, PSA, RAACI, SBD, SFD, SGAI, SGDV, SIAAIC, SIDeMaST, SPDV, TSD, UNBB, UNEV and WAO. The EAACI/GA²LEN/EDF/WAO guideline for the definition, classification, diagnosis and management of urticaria. Allergy. 2018 Jul;73(7):1393-414.

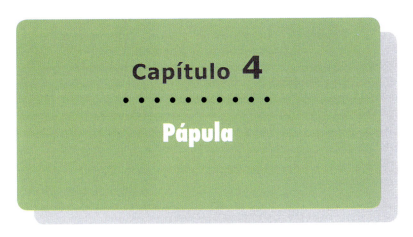

Celina Wakisaka Maruta

Conceito

Pápula é uma lesão sólida, elevada, circunscrita, com tamanho menor que 1 cm de diâmetro. Pode apresentar outros elementos semiológicos associados, como alterações de cor (eritema, hipercromia, hipocromia, acromia, cor vinhosa, cor violácea e outras) ou alterações de superfície (escama, queratose, verrucosidade, crosta).

A pápula pode ser decorrente de alterações na epiderme, na derme ou ser dermoepidérmicas (Quadro 4.1).

As pápulas podem ser localizadas ou generalizadas (Quadro 4.2).

Quadro 4.1 Exemplos de doenças papulosas e correspondência histopatológica

Pápula	Exemplos de doenças que apresentam pápulas
Alterações epidérmicas	Verruga vulgar, molusco contagioso, queratose seborreica, queratose actínica, escabiose
Alterações pigmentares	Nevo melanocítico, melanoma
Alterações dérmicas	Hemangioma, dermatofibroma, neurofibroma, xantoma eruptivo
Alterações dermoepidérmicas	Dermatofitose, pitiríase rósea, sífilis secundária, psoríase, micose fungoide, lúpus eritematoso cutâneo crônico, líquen plano, carcinoma espinocelular, carcinoma basocelular

Fonte: Adaptado de Lookingbill e Marks, 1992.

Quadro 4.2. Exemplos de doenças papulosas localizadas e generalizadas

Pápulas	Exemplos de doenças que apresentam pápulas
Localizadas	Verruga vulgar, molusco contagioso, queratose seborreica, queratose actínica, nevo melanocítico, melanoma, hemangioma, dermatofibroma, dermatofitose, psoríase, lúpus eritematoso cutâneo crônico, carcinoma espinocelular, carcinoma basocelular, micose fungoide
Generalizadas	Líquen plano, sífilis secundária, escabiose, psoríase, micose fungoide

Fonte: Adaptado de Lookingbill e Marks, 1992.

Pápulas localizadas
Caso clínico 1

Paciente do sexo feminino, 8 anos, apresenta há dois meses pápulas róseas, brilhantes, em forma de domo, localizadas no braço esquerdo (Figura 4.1). As lesões são assintomáticas. A mãe refere que o irmão de 6 anos apresenta lesões semelhantes.

Figura 4.1. Lesões papulosas, milimétricas, de 1 a 4 mm, róseas ou da cor da pele, superfície lisa, brilhantes, algumas com umbilicação central no braço esquerdo

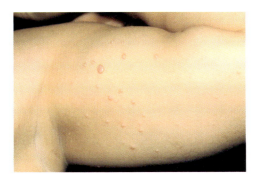

Fonte: Acervo do Departamento de Dermatologia do HCFMUSP.

Molusco contagioso
Epidemiologia

Molusco contagioso é uma doença universal, mais frequente na infância. A prevalência de infecção por molusco contagioso é de 5 a 11%, com pico de incidência entre 2 e 5 anos de idade. Lesões nos adultos de localização genital podem estar relacionadas com transmissão sexual.

Patogênese

Molusco contagioso é uma doença infecciosa causada por Poxvírus, pelo vírus do molusco contagioso (MCV). Há dois tipos, MCV-1 e MCV-2, e a maior parte dos casos ocorre pelo MCV-1. Nos adultos com HIV, parece haver predomínio de MCV-2. O vírus do molusco contagioso, por meio de contato, assenta-se na epiderme basal, com aumento de divisão celular e proliferação epidérmica. As células epidérmicas no centro da lesão apresentam massas citoplasmáticas contendo material viral (*molluscum bodies*).

Manifestação clínica dermatológica

O período de incubação, desde o contágio até o desenvolvimento de lesões é de 14 dias a 6 meses. A lesão característica é pápula brilhante, rósea ou da cor da pele, hemiesférica, umbilicada, de tamanho variando de 1 a 10 mm. Podem ocorrer poucas lesões, que podem aumentar de tamanho, ou lesões disseminadas. Ocorrem em qualquer localização – na face, no couro cabeludo, na região cervical, no tronco, nas axilas, nos membros (incluindo raramente regiões palmoplantares) e, raramente, nas mucosas. Nos doentes atópicos, pode haver eczematização ao redor das lesões, com eritema, escamas e liquenificação.

Lesões disseminadas na face ou lesões maiores podem ser observadas nos pacientes com HIV ou imunossuprimidos. Lesões nas regiões anogenitais podem ocorrer por transmissão sexual.

Quadro clínico geral

Habitualmente, as lesões não se acompanham de manifestações sistêmicas. Nos doentes imunocomprometidos, pode haver manifestações sistêmicas relacionadas com a imunossupressão.

Diagnóstico diferencial

Molusco contagioso pode apresentar como diagnósticos diferenciais granuloma piogênico, verruga plana, queratoacantoma, carcinoma espinocelular e criptococose cutânea.

Exames laboratoriais diagnósticos

O diagnóstico de molusco contagioso é clínico, pela presença das lesões características. Raramente se solicita o exame histopatológico, que evidencia hiperplasia epidérmica com a presença de inclusões citoplasmáticas virais do molusco contagioso.

Conduta

A doença é autolimitada, com períodos de 6 a 9 meses para remissão espontânea, podendo, por vezes, persistir por 3 a 4 anos. O tratamento indicado é a retirada das lesões, sob anestesia local tópica com prilocaína e lidocaína, por meio de curetagem e aplicação de tintura de iodo. Outros métodos de tratamento são imiquimode tópico, hidróxido de potássio 5 a 10% tópico ou criocirurgia com nitrogênio líquido.

Caso clínico 2

Paciente do sexo masculino, 24 anos de idade, apresenta há três meses lesões papuloverrucosas, com pontos enegrecidos nos quirodáctilos e regiões periungueais (Figura 4.2). As lesões são assintomáticas.

Figura 4.2. Lesões papulosas, superfície verrucosa, com pontos enegrecidos nos quirodáctilos e regiões periungueais

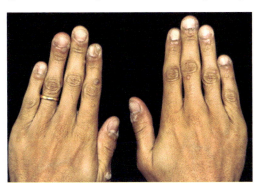

Fonte: Acervo do Departamento de Dermatologia do HCFMUSP.

Verruga vulgar
Epidemiologia

Um estudo realizado na Holanda mostrou prevalência de 33% de escolares de 4 a 12 anos com verrugas vulgares, sendo 20% plantares, 9% nas mãos e 4% nas mãos e plantas. Questionários realizados nesse estudo mostraram aumento de risco para o desenvolvimento de verrugas vulgares com a presença de familiar com verruga vulgar e naquelas crianças com alta prevalência de verrugas vulgares nas classes escolares; não mostrou correlação da presença de verrugas vulgares com atividades físicas sem calçados, uso de chuveiros públicos ou frequência às piscinas.

Um estudo realizado com 14.608 adultos de hospital terciário mostrou 268 (1,8%) pacientes com verrugas vulgares na faixa etária acima de 19 anos de idade.

Patogênese

As verrugas vulgares são causadas por vírus HPV, tipos não oncogênicos (1, 2, 4, 26, 27, 28, 29, 30, 41, 57, 60, 63, 65, 95 e outros). A presença das lesões está relacionada com a exposição viral (contato), a localização, a resposta imune específica ao HPV e o *status* imune do indivíduo. A diminuição da frequência de verrugas vulgares nos adultos e idosos estaria relacionada com a resistência adquirida. Alterações da imunidade, por doenças ou imunossupressão dos transplantados renais e de outros órgãos, podem contribuir para o aparecimento ou a manutenção prolongada das lesões de verrugas vulgares.

Após inoculação experimental de HPV, ocorre o aparecimento de verruga vulgar após 2 a 9 meses.

Manifestação clínica dermatológica

A lesão da verruga vulgar é pápula ou nódulo firme, de superfície queratósica ou verrucosa, com a presença de pontos pretos ou escuros, correspondendo a capilares trombosados. Podem ocorrer uma ou várias lesões em qualquer localização. São sítios frequentes de acometimento o dorso de mãos e quirodáctilos (leito ungueal ou periungueal). Lesões plantares, denominadas verrugas plantares, são pouco salientes, com áreas queratósicas, dolorosas à deambulação, únicas ou múltiplas, às vezes formando placas queratósicas, em mosaico.

Quadro clínico geral

Habitualmente, nos indivíduos saudáveis não ocorre comprometimento sistêmico nas verrugas vulgares, com exceção de possíveis manifestações associadas nos doentes imunocomprometidos. Malignização de verrugas periungueais é extremamente rara, sendo descritos doença de Bowen e carcinoma espinocelular.

Diagnóstico diferencial

Podem fazer diagnóstico diferencial com verrugas vulgares: nevo epidérmico, queratose actínica, doença de Bowen, carcinoma espinocelular e calosidades.

Exames laboratoriais diagnósticos

O diagnóstico de verruga vulgar é clínico. O exame histopatológico de lesão cutânea de verruga vulgar não é realizado na rotina clínica. Mostra epiderme com hiperqueratose com paraqueratose, acantose, papilomatose, hipergranulose e coilocitose (células da camada granulosa com vacuolização e núcleos escuros achatados). Nas células com coilocitose e demais células da camada granulosa pode haver corpos de inclusão nuclear basofílicos. As células da epiderme superior apresentam inclusões eosinofílicas e grânulos de querato-hialina irregulares.

Tratamento

Regressão espontânea de verrugas vulgares é frequente, podendo ocorrer desaparecimento espontâneo em 65% de crianças em dois anos. Os tratamentos que podem ser indicados para verrugas vulgares são aplicação tópica de ácido salicílico associado ao colódio elástico, criocirurgia com nitrogênio líquido, cirurgia com curetagem e eletrocoagulação ou aplicação tópica de ácido nítrico fumegante ou ácido tricloroacético pelo médico.

Uma revisão sistemática de tratamento de verrugas vulgares mostrou que aplicação tópica com ácido salicílico, criocirurgia com nitrogênio líquido e imunoterapia com dinitroclorobenzeno podem ser benéficas; outros tratamentos, como cirurgia com curetagem e eletrocoagulação, *pulse dye laser*, bleomicina intralesional e terapia fotodinâmica, apresentam eficácia indeterminada.

Pápulas generalizadas

Caso clínico 3

Paciente do sexo feminino, 46 anos de idade, apresenta há cinco meses lesões papulosas, disseminadas, de coloração violácea, brilhantes, pruriginosas, disseminadas na pele (Figura 4.3). Apresenta também placas esbranquiçadas arboriformes na mucosa jugal, bilateralmente. Como antecedentes pessoais, relata ser portadora de hepatite C.

Líquen plano

Epidemiologia

Líquen plano ocorre em 0,22 a 1% (forma cutânea) e 1 a 4% (forma oral) da população adulta.

Figura 4.3. Lesões liquenoides, pápulo-violáceas, brilhantes, pruriginosas, disseminadas no tronco e membros. Algumas lesões são confluentes, formando placas papulosas

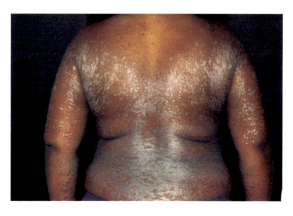

Fonte: Acervo do Departamento de Dermatologia do HCFMUSP.

Patogênese

Líquen plano apresenta evidências de imunidade mediada por linfócitos T, por meio da expressão de antígenos na superfície de queratinócitos basais. Exposição a agentes exógenos, como contactantes (restaurações dentárias metálicas com mercúrio, cobre e ouro; contato com níquel em crianças), medicamentos (captopril, enalapril, propranolol, cloroquina, quinacrina, sais de ouro, hidroclorotiazida, penicilamina, entre outros), bactérias (sem evidências específicas para *Helicobacter pylori*), vírus (HCV, HHV-6, HHV-7) e vacinas (HBV), tem sido relacionada com o desenvolvimento de líquen plano.

Manifestação clínica dermatológica

A lesão característica do líquen plano é uma pápula achatada, plana, com formato poligonal, violácea, com brilho leve. Sua superfície apresenta uma rede fina de estrias esbranquiçadas, denominadas estrias de Wickham. As lesões podem ser localizadas ou disseminadas, e seu aparecimento pode ocorrer em surtos. O sintoma mais proeminente é o prurido. Fenômeno de Koebner geralmente está presente com lesões lineares. Os locais mais frequentes de acometimento são as faces flexoras de punhos, antebraços, dorso das mãos, regiões anteriores das pernas, pescoço e região lombossacra, podendo ocorrer lesões disseminadas. A mucosa oral está acometida em mais de 50% dos doentes, podendo ser o único local de acometimento. As lesões mais frequentes na mucosa oral são placas esbranquiçadas de aspecto arboriforme. Lesões na glande podem ter aspecto anular ou erosivo. Podem ocorrer lesões hipertróficas, especialmente nos membros.

Quadro clínico geral

Os doentes de líquen plano não apresentam, habitualmente, manifestações sistêmicas, exceto quando ocorrem outras doenças associadas.

Diagnóstico diferencial

Líquen plano pode apresentar como diagnósticos diferenciais: reação liquenoide por contactantes, reação liquenoide por medicamentos, lúpus eritematoso, líquen nítido, líquen estriado, sífilis secundária, psoríase, pitiríase rósea, reação enxerto *versus* hospedeiro (forma liquenoide), eritema discrômico persistente, líquen escleroso e atrófico, líquen plano penfigoide e pênfigo paraneoplásico (lesões liquenoides).

Exames laboratoriais diagnósticos
Exame histopatológico

Evidencia hiperqueratose, hipergranulose focal, acantose irregular em "dente de serra", disqueratose, degeneração vacuolar da camada basal, infiltrado inflamatório linfocítico em faixa na junção dermoepidérmica e incontinência pigmentar com presença de melanófagos.

Conduta
Exames complementares

Imunofluorescência direta inespecífica, com corpos citoides fluorescentes para IgM e IgA, raramente IgG e C3.

Variantes

As variantes de líquen plano mais observadas são:
» Líquen plano actínico: ocorre nas áreas expostas ao sol.
» Líquen plano agudo: forma eruptiva, com rápido aparecimento de lesões disseminadas, especialmente no tronco, punhos e pés.

- » Líquen plano anular: ocorre expansão periférica das lesões, com clareamento central, nas axilas, no pênis, nas extremidades e nas virilhas.
- » Líquen plano atrófico: as lesões apresentam atrofia central e hiperpigmentação, mais comuns nos membros inferiores.
- » Líquen plano hipertrófico: as lesões tornam-se queratósicas, espessadas, e são muito pruriginosas; afetam simetricamente os membros inferiores.
- » Líquen plano inverso: ocorrem nas áreas flexurais de axilas, virilhas e regiões inframamárias, menos frequentes nas pregas antecubitais e poplíteas.
- » Líquen plano bolhoso: ocorre o aparecimento de lesões bolhosas nas regiões previamente afetadas por líquen plano.
- » Líquen plano pigmentoso: ocorre hiperpigmentação difusa ou reticulada nas áreas fotoexpostas.
- » Líquen planopilar: lesões acometendo o folículo piloso, com alopecia cicatricial.
- » Líquen plano linear: lesões espontâneas nas linhas de Blaschko.
- » *Overlap* líquen plano-lúpus eritematoso: lesões nas áreas acrais, com coexistência de achados laboratoriais das duas doenças.
- » Líquen plano ungueal: 10% dos doentes de líquen plano apresentam lesões ungueais, com afinamento lateral das lâminas ungueais, cristas longitudinais, pterígio e anoníquia.
- » Líquen plano oral: pode apresentar-se com lesões reticulares, erosivas, atróficas, papulosas, pigmentadas ou em placas. A forma reticular é a mais frequente, com lesões lineares, levemente elevadas, esbranquiçadas, com aspecto arboriforme ou anular na mucosa oral, geralmente simétrica. Pode haver acometimento de gengivas, com gengivite descamativa.
- » Líquen plano ulcerativo: lesões ulceradas palmoplantares, dolorosas. Pode haver desenvolvimento de carcinoma espinocelular nas lesões de evolução crônica.
- » Líquen plano vulvovaginal: acometimento de mucosa oral acompanhado de lesões erosivas vulvovaginais, que podem evoluir com sinéquias.
- » Líquen plano medicamentoso: desenvolvimento de lesões semelhantes ao líquen plano desencadeado pelo uso de um medicamento, com período de latência de vários meses.

Conduta

O tratamento indicado é o uso de corticoides sistêmicos, habitualmente prednisona 0,5 a 1 mg/kg/dia, até a remissão das lesões e redução gradual e lenta da medicação. O uso associado de anti-histamínicos sedantes com hidroxizina pode ser indicado para alívio de sintomas.

Caso clínico 4

Paciente do sexo masculino, 37 anos de idade, apresenta há três semanas lesões papuloeritematosas, de coloração róseo-acobreadas, de 3 a 5 mm, arredondadas e ovaladas, simétricas, com colarete descamativo na periferia das pápulas, disseminadas na face, tronco e membros (Figura 4.4). Nega prurido ou sintomas cutâneos. Relata astenia, cefaleia, artralgias e apresenta-se afebril ao exame físico, com presença de gânglios indolores, fibroelásticos, não supurativos, cervicais, axilares, inguinais e epitrocleanos. Refere que apresentou lesão ulcerada genital, indolor, assintomática, com duração de um mês e desaparecimento espontâneo seis semanas antes do aparecimento dessas lesões.

Figura 4.4. Lesões papulosas eritematosas, com escamas finas, disseminadas no tronco e membros

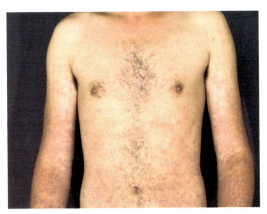

Fonte: Acervo do Departamento de Dermatologia do HCFMUSP.

Sífilis secundária

Epidemiologia

Sífilis ocorre em todas faixas etárias, sendo mais comum nos adultos jovens. Nos Estados Unidos, em 2011, havia relato de 1 caso de sífilis a cada 100.000 habitantes.

Patogênese

Doença infecciosa causada pela espiroqueta *Treponema pallidum*, geralmente adquirida a partir de contato sexual, com exceção da forma congênita, de transmissão transplacentária.

Manifestação clínica dermatológica

As lesões de sífilis secundária caracterizam-se por uma erupção inicialmente maculosa e posteriormente maculopapulosa, com coloração eritematosa-acobreada, com pápulas descamativas de até 0,5 cm, arredondadas e ovaladas, generalizadas, simétricas, não pruriginosas. Lesões papulosas, eritematosas e descamativas podem estar presentes nas regiões palmoplantares (Figura 4.5). Lesões papulosas erodidas, queratósicas, coalescentes podem estar presentes nas regiões anogenitais, virilhas e vulva e são conhecidas como condiloma plano. Alopecia em clareira, paroníquia e lesões ulceradas nas mucosas também podem estar presentes.[13,14]

Figura 4.5. Lesões palmares de sífilis secundária

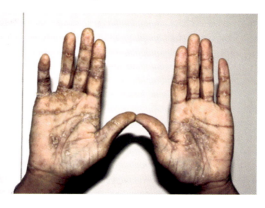

Fonte: Acervo do Departamento de Dermatologia do HCFMUSP.

Quadro clínico geral

Cefaleia e artralgias podem acompanhar as lesões cutâneas. Linfadenomegalia generalizada pode ocorrer em 50% dos casos, alterações neurológicas (com alterações de líquido cefalorraquidiano), panuveíte, periostite, glomerulonefrite, hepatite, gastrite, miocardite e alterações articulares podem ocorrer. As lesões secundárias ocorrem 2 a 6 meses após o início da infecção, ao redor da 6ª à 8ª semana após o surgimento da lesão de cancro duro, manifestação inicial da sífilis adquirida. O quadro pode ter resolução espontânea em um período variável, podendo ocorrer a forma de latência tardia no primeiro ano de infecção.

Diagnóstico diferencial

A sífilis secundária pode apresentar como diagnósticos diferenciais pitiríase rosa, dermatite seborreica, psoríase, líquen plano; para as lesões de condiloma plano da sífilis secundária, o condiloma acuminado; para as lesões alopécicas da sífilis secundária, alopecia areata e tricotilomania.

Exames laboratoriais diagnósticos

Na sífilis secundária, os testes não treponêmicos são positivos em 94 a 100% dos casos (reação de floculação: *venereal disease research laboratory* – VDRL; reações de fixação de complemento: reação de Wassermann, *rapid plasma reagin* – RPR), com títulos altos e diminuição ou negativação na fase de latência ou neurosífilis. Os testes não treponêmicos são positivos a partir de três semanas após o surgimento do cancro duro, geralmente positivos na sífilis secundária. O tratamento da sífilis secundária resulta na negativação desses testes em um período de 18 a 24 meses. Fenômeno pró-zona ocorre em 2% dos casos, por excesso de anticorpos, com necessidade de diluição do soro dos doentes.

Os testes treponêmicos são positivos em 96 a 100% dos casos de sífilis secundária e incluem: *Treponema pallidum immobilization* (TPI), *fluorescent treponemal antibody absorption* (FTA-Abs), *fluorescent treponemal antibody absorption double staining* (FTA-Abs DS), *Treponema pallidum haemagglutination* (TPHA), *Treponema pallidum particle agglutination* (TPPA), *enzyme immunoassay* (EIA). Os testes treponêmicos são positivos 10 a 15 dias após o aparecimento do cancro duro. Habitualmente, na sífilis secundária esses testes são positivos. Testes treponêmicos podem persistir positivos por toda a vida.

Exame histopatológico

O exame histopatológico de lesão cutânea mostra hiperqueratose, paraqueratose, infiltrado inflamatório linfoplasmocitário perivascular e tumefação e proliferação de vasos da derme.

Conduta

O tratamento de escolha da sífilis secundária é penicilina benzatina 2.400.000 UI intramuscular, repetida após uma semana. Doentes alérgicos à penicilina podem ser tratados com tetraciclina 500 mg, via oral, 6/6 horas por 15 dias; doxiciclina, 100 mg, via oral, 12/12 horas por 15 dias; eritromicina, 500 mg, via oral, 6/6 horas por 15 dias; ou ceftriaxona, 1 g/dia, intramuscular por 10 dias.

Reação de Jarisch-Herxheimer, considerada reação de hipersensibilidade, pode ocorrer de 8 a 24 horas após o início do tratamento, com febre, cefaleia, mialgias, artralgias e exacerbação das lesões cutâneas. A utilização de corticoides sistêmicos previamente ao tratamento pode inibir essa reação.

Os doentes de sífilis secundária devem ser investigados para outras doenças sexualmente transmissíveis, particularmente HIV. Os controles sorológicos devem ser realizados 3, 6 e 12 meses após o tratamento da sífilis.

Referências consultadas

Androphy EJ, Kirnbauer R. Human papiloma vírus infection. In: Goldsmith LA, Katz SI, Gilchrest BA, Paller AS, Leffel DJ, Wolff K. (eds.). Fitzpatrick's dermatology in general medicine. 8.ed. New York: McGraw Hill Medical; 2012. p.2421-33.

Belda Jr W. Sífilis adquirida e congênita. In: Belda Jr W, di Chiacchio N, Criado PR (eds.). Tratado de dermatologia. 2.ed. São Paulo: Atheneu; 2014. p.1305-22.

Bertanha F, Nelumba EJ, Freiberg AK, Samorano LP, Festa CN. Profile of patients admitted to a triage dermatology clinica at a tertiary hospital in São Paulo. An Bras Dermatol. 2016;91(3):318-25.

Forbat E, Al-Niaimi F, Ali FR. Molluscum contagiosum: review and update on management. Pediatric Dermatol. 2017;34(5):504-15.

Kirnbauer R, Lenz P, Okin MM. Human papillomavirus. In: Bolognia JL, Jorizzo JL, Rapini RP, Callen JP, Horn TD, Mancini AJ et al. (eds.) Dermatology. 2.ed. Barcelona: Mosby Elsevier; 2008. p.1183-98.

Liu H, Han Y, Chen X, Bai L, Guo S, Li L et al. Comparison of efficacy of treatments for early syphilis: a systematic review and network meta-analysis of randomized controlled trials and observational studies. PLoS One. 2017;28:e0180001.

Loo SK, Tang WY. Warts (non-genital). BMJ Clin Evid. 2014;12.pii 1710.

Lookingbill DP, Marks Jr JG. Principles of clinical diagnosis. In: Moschella SL, Hurley HJ (eds.) Dermatology. 3.ed. Philadelphia: W.B. Saunders; 1992. p.165-239.

Mancini AJ, Shani-Adir A. Other viral diseases. In: Bolognia JL, Jorizzo JL, Rapini RP, Callen JP, Horn TD, Mancini AJ et al. (eds.). Dermatology. 2.ed. Barcelona: Mosby Elsevier; 2008. p.1219-38.

Rivitti EA. Dermatoses por vírus. In: Manual de dermatologia clínica de Sampaio e Rivitti. São Paulo: Artes Médicas; 2014. p.55-71.

Shiohara T, Kano Y. Lichen planus and lichenoid dermatoses. In: Bolognia JL, Jorizzo JL, Rapini RP, Callen JP, Horn TD, Mancini AJ, Salasche SJ, Schaffer JV, Scharz TS, Stingl G, Sotne MS. (eds.) Dermatology. 2.ed. Spain: Mosby Elsevier; 2008. p.159-180.

Stary A. Sexually transmitted infections. In: Bolognia JL, Jorizzo JL, Rapini RP, Callen JP, Horn TD, Mancini AJ et al. (eds.) Dermatology. 2.ed. Barcelona: Mosby Elsevier; 2008. p.1239-62.

Sterling JC. Viral infections. In: Griffiths C, Barker J, Bleiker T, Chalmers R, Creamer D (eds.). Rook's textbook of dermatology. 9.ed. Chichester: Wiley Blackwell; 2016. p.25.1-25.95.

van der Wouden JC, van der Sande R, Kruithof EJ, Sollie A, van Suijlekom-Smit LW, Koning S. Interventions for cutaneous molluscum contagiosum. Cochrane Database Syst Rev. 2017;17(5):CD004767.

Van Haalen FM, Bruggink SC, Gussekloo J, Assendelft WJ, Eekhof JA. Warts in primary schoolchildren: prevalence and relation with environmental factors. Br J Dermatol. 2009;161(1):148-52.

Capítulo 5
Vesícula e bolha

Claudia Giuli Santi

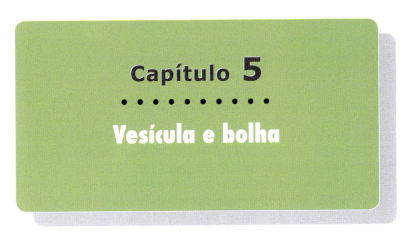

Conceito

As lesões vesicobolhosas são lesões elementares que fazem parte do grupo das coleções líquidas. A vesícula é uma elevação circunscrita de até 1 cm de tamanho contendo líquido claro. As bolhas diferenciam-se das vesículas pelo tamanho maior que 1 cm (Figura 5.1). O conteúdo das coleções líquidas pode ser seroso, hemorrágico ou purulento. As lesões de conteúdo purulento de até 1 cm são denominadas pústulas.

Lesões vesicobolhosas podem ser encontradas em dermatoses com processos patogênicos diversos. Vesículas e bolhas são encontradas, por exemplo, nas doenças de etiologia infecciosa, como o impetigo bolhoso e a síndrome da pele escaldada estafilocócica, causada por *Staphylococcus aureus*. O herpes simples e o herpes-zóster, causados por vírus da família herpes vírus, também são exemplos de doenças infecciosas que apresentam lesões de conteúdo líquido. As erupções medicamentosas também podem apresentar lesões vesicobolhosas, como o eritema fixo e o espectro síndrome de Stevens-Johnson e necrólise epidérmica tóxica. As queimaduras por agentes físicos ou químicos e doenças metabólicas, como porfirias e *diabetes mellitus*, também têm lesões elementares de conteúdo líquido. Genodermatoses, como as epidermólises bolhosas adquiridas e o pênfigo benigno familiar, também apresentam vesículas e bolhas.

As doenças vesicobolhosas autoimunes caracterizam-se pela presença de autoanticorpos dirigidos contra antígenos localizados na epiderme ou na zona de membrana basal. De acordo com o sítio de formação da bolha, as doenças vesicobolhosas autoimunes classificam-se em intraepidérmicas e subepidérmicas (Figura 5.2).

Figura 5.1. (A) Bolhas flácidas de conteúdo seroso e (B) bolhas tensas de conteúdo seroso

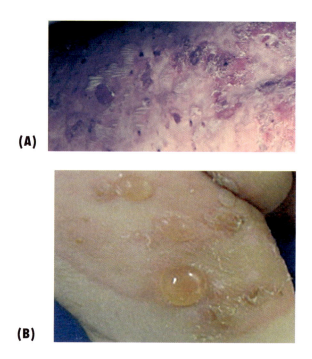

Fonte: Acervo do Departamento de Dermatologia do HCFMUSP.

Figura 5.2. Classificação das dermatoses vesicobolhosas autoimunes

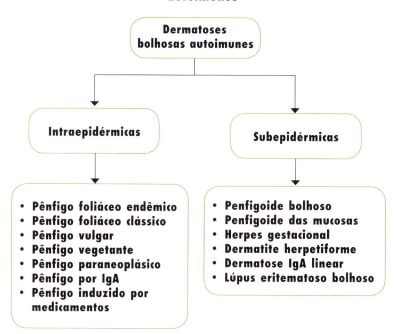

Fonte: Elaborada pela autora.

Caso clínico 1

Paciente do sexo feminino, 20 anos de idade. Natural e residente em Franco da Rocha – SP. Refere aparecimento de bolhas na pele há dois anos.

Exame dermatológico

Dermatose generalizada acometendo couro cabeludo, face, tronco, membros superiores e inferiores, caracterizada por bolhas flácidas, de conteúdo seroso, erosões, crostas e escamas (Figura 5.3). Ausência de lesões mucosas. Sinal de Nikolsky positivo (Figura 5.4).

Figura 5.3. Bolhas flácidas de conteúdo seroso, erosões e crostas hemorrágicas

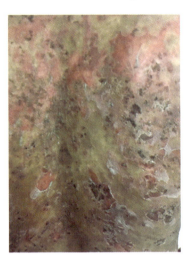

Fonte: Acervo do Departamento de Dermatologia do HCFMUSP.

Figura 5.4. Sinal de Nikolsky (pressão tangencial na pele "sã" perilesional): positivo (descolamento da epiderme)

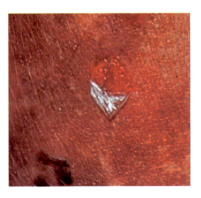

Fonte: Acervo do Departamento de Dermatologia do HCFMUSP.

História pregressa da doença atual

No início, o quadro era restrito ao couro cabeludo, face e tronco superior, mas há dois meses as bolhas generalizaram-se, acometendo até as pernas. Tem forte ardor na pele, o que dificulta o uso de roupas. Não apresenta lesões na boca. Refere doença semelhante no vizinho.

Diagnóstico – pênfigo foliáceo endêmico

O pênfigo foliáceo é uma doença bolhosa acantolítica autoimune intraepidérmica. É caracterizada por autoanticorpos patogênicos da classe IgG dirigidos contra antígeno epidérmico localizado no desmossomo: a desmogleína 1.

Epidemiologia

O pênfigo foliáceo apresenta duas variantes: pênfigo foliáceo clássico e pênfigo foliáceo endêmico (fogo selvagem).

A forma clássica caracteriza-se por ser uma doença universal e ocorre mais em indivíduos entre a quarta e a sexta décadas de vida. Não há diferença clínica ou imunopatológica entre as duas formas.

A forma endêmica, ou fogo selvagem, ocorre nas áreas rurais dos estados de São Paulo, Minas Gerais, Goiás, Mato Grosso e Mato Grosso do Sul. Acomete principalmente crianças e adultos jovens que residem em áreas próximo a cursos de água e que estão expostos a picada de insetos.

Patogênese

A patogenia do pênfigo foliáceo endêmico está baseada nos aspectos epidemiológicos, genéticos e imunológicos.

Os fatores epidemiológicos sugerem o fator ambiental como gatilho da doença. A exposição a picadas de insetos hematófagos, em especial do *Simulium nigrimanum*, parece estar relacionada com a patogênese do fogo selvagem. Casos familiares e estudos de genes que conferem suscetibilidade à doença corroboram a participação dos fatores genéticos na patogenia. Os principais fatores imunológicos são a IgG4, que reconhece os ectodomísios extracelulares 1 e 2 da desmogleína 1, principal antígeno, e o autoanticorpo responsável pela atividade da doença. A interação entre a desmogleína 1 e o autoanticorpo resulta na perda da adesão celular por meio de mecanismo acantolítico.

Manifestações clínicas

O pênfigo foliáceo caracteriza-se por apresentar lesões vesicobolhosas flácidas que se rompem com muita facilidade, deixando áreas erodidas que podem ser recobertas por escamocrostas. Não há acometimento mucoso. Duas formas clínicas principais são descritas:

1. Forma frustra ou localizada: as lesões localizam-se no couro cabeludo, face e tronco superior e são representadas por erosões e lesões eritematoescamocrostosas. Vesículas e bolhas são raramente visualizadas. Os doentes podem permanecer nessa forma clínica ou evoluir para a forma generalizada.
2. Forma generalizada: inicialmente, apresenta disseminação das lesões vesicobolhosas no sentido cefalocaudal e simétrico. Essa fase é conhecida como invasão bolhosa. O doente apresenta forte ardor cutâneo, o que originou o nome fogo selvagem. A fase invasiva bolhosa pode evoluir para a fase eritrodérmica, em que as bolhas se tornam menos evidentes e predominam o eritema, erosões, escamas e crostas.

» Observação: formas queratósica e pigmentar também podem ocorrer.

Diagnósticos diferenciais

Os diagnósticos diferenciais da forma localizada de pênfigo foliáceo são o lúpus eritematoso discoide e a dermatite seborreica. A forma generalizada na fase invasiva bolhosa tem as outras dermatoses bolhosas como diferenciais, em especial, o pênfigo vulgar. Já a fase eritrodérmica deve ser diferenciada das outras eritrodermias.

Diagnóstico laboratorial

Diante da hipótese clínica de pênfigo foliáceo, deve-se proceder à conduta laboratorial a seguir:

» Exame citológico: presença de células acantolíticas.
» Exame histopatológico: clivagem acantolítica subcórnea e/ou granulosa (Figura 5.5 – A1).
» Imunofluorescência direta (pele normal): depósito de IgG e C3 nos espaços intercelulares da epiderme (Figura 5.5 – A2).
» Imunofluorescência indireta (sangue): autoanticorpos circulantes demonstrados pela presença de IgG nos espaços intercelulares da epiderme (substrato de pele humana normal).

Figura 5.5. Pênfigo foliáceo – (A1) Histopatológico: clivagem acantolítica intraepidérmica subcórnea. (A2) Imunofluorescência direta: depósito IgG nos espaços intercelulares da epiderme. Penfigoide bolhoso – (B1) Histopatológico: clivagem subepidérmica com eosinófilos. (B2) Imunofluorescência direta: depósito IgG linear na zona membrana basal

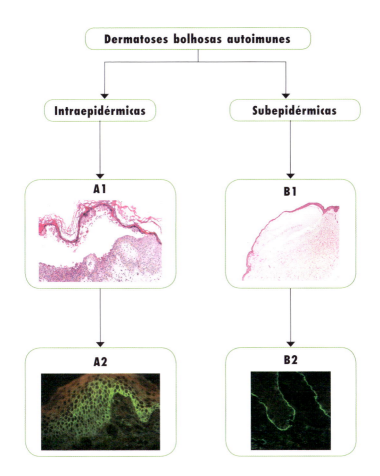

Fonte: Imagens do acervo do Departamento de Dermatologia do HCFMUSP.

Tratamento

O pênfigo foliáceo é potencialmente grave, principalmente as formas generalizadas, que, muitas vezes, necessitam de internação hospitalar para tratamento.

A terapêutica utilizada é a corticoterapia sistêmica, com prednisona na dose de 1 a 1,5 mg/kg/dia. Pulsoterapia com metilprednilosona também pode ser utilizada. Imunossupressores, como azatioprina, micofenolato de mofetil, ciclofosfamida e metotrexato, podem ser associados à corticoterapia sistêmica. A imunoglobulina intravenosa é uma terapêutica também descrita. O advento dos imunobiológicos, em especial o rituximabe, tem mostrado resultados promissores no tratamento dos pênfigos associado à terapia inicial com prednisona.

Caso clínico 2

Paciente do sexo feminino, branca, 40 anos de idade, natural e procedente de São Paulo – SP. Refere aftas na boca há um ano e bolhas que evoluíram como feridas no corpo há um mês (Figuras 5.6 e 5.7).

Figura 5.6. Lesões erodidas e crostosas no tronco

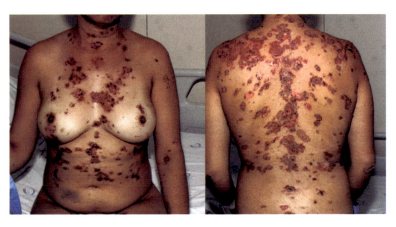

Fonte: Acervo do Departamento de Dermatologia do HCFMUSP.

Figura 5.7. Erosões e crostas nos lábios e face. Lesões aftoides na língua

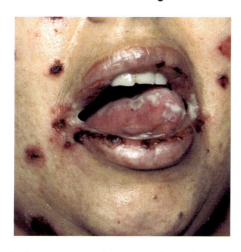

Fonte: Acervo do Departamento de Dermatologia do HCFMUSP.

Exame dermatológico

Erosões e crostas hemorrágicas localizadas no couro cabeludo, face, lábios e tronco. Erosões na cavidade oral acometendo a mucosa jugal bilateral e a língua. Presença de gengivite descamativa. Sinal de Nikolsky positivo.

História pregressa da doença atual

O paciente refere que o quadro iniciou há um ano, com "aftas" na boca e na garganta, dolorosas, dificultando a alimentação. Procurou infectologista e dentista e foi tratada como herpes. Ha um mês notou o aparecimento de bolhas e feridas na cabeça, as quais evoluíram para o corpo. As lesões na pele também são dolorosas.

Diagnóstico: pênfigo vulgar

O pênfigo vulgar (PV) é uma doença bolhosa acantolítica autoimune intraepitelial com autoanticorpos dirigidos contra antígenos do desmossomo: desmogleína 3, no caso de PV mucoso, e desmogleína 1 e 3, no caso de PV mucocutâneo.

Epidemiologia

O PV tem incidência de 0,5 a 1 caso/100.000 habitantes. Ocorre, preferencialmente, em adultos entre a quarta e a sexta décadas de vida. São descritos casos na infância.

Patogenia

Os autoanticorpos patogênicos no PV são da subclasse IgG4 e dirigem-se contra as desmogleínas 1 e 3, que são glicoproteínas de adesão desmossomal. A ligação dos autoanticorpos com as desmogleínas provoca acantólise.

Quadro clínico

O PV tem início pela cavidade oral em cerca de 60% dos doentes, e 90% dos indivíduos acometidos têm doença oral. O PV pode ficar limitado à boca (PV mucoso) ou evoluir com extensão para a pele (PV mucocutâneo), com o aparecimento de vesículas e bolhas frágeis que se rompem, formando erosões. As erosões tendem a expansão e confluência, formando grandes áreas erodidas, sangrantes e muito dolorosas. O sinal de Nikolsky é positivo. Outras superfícies mucosas podem estar acometidas, como faringe, laringe, esôfago, mucosa nasal, anal, conjuntival, vaginal e colo uterina. As lesões evoluem com discromia, mas sem cicatriz.

Diagnóstico diferencial

O pênfigo foliáceo, o pênfigo paraneoplásico e o espectro síndrome de Stevens-Jonhson e necrólise epidérmica tóxica devem ser diferenciados do PV. As outras dermatoses bolhosas autoimunes devem ser consideradas no diagnóstico diferenciado do PV.

Diagnóstico laboratorial

Diante da hipótese clínica de PV, deve-se proceder à conduta laboratorial a seguir:

» Exame citológico: presença de células acantolíticas.
» Exame histopatológico: clivagem acantolítica suprabasal.

» Imunofluorescência direta (pele normal): depósito de IgG e C3 nos espaços intercelulares da epiderme.
» Imunofluorescência indireta (sangue): revela os autoanticorpos circulantes detectados pela presença de IgG nos espaços intercelulares da epiderme (substrato de pele humana normal).

Tratamento

O PV é uma doença potencialmente grave, com mortalidade entre 5 e 10%.

A terapêutica utilizada é a corticoterapia sistêmica com prednisona na dose de 1 a 1,5 mg/kg/dia. Pulsoterapia com metilprednilosona também pode ser utilizada. Imunossupressores, como azatioprina, micofenolato de mofetil, ciclofosfamida e metotrexato, podem ser associados à corticoterapia sistêmica. A imunoglobulina eintravenosa e terapêutica também é descrita. O rituximabe tem mostrado resultados promissores no tratamento dos pênfigos associado à terapia inicial.

Caso clínico 3

Paciente do sexo masculino, branco, 30 anos de idade, apresenta há 6 meses placas eritematoedematosas encimadas por vesículas agrupadas que acometem os joelhos, cotovelos e região occipital (Figura 5.8).

Figura 5.8. Placas eritematoedematosas encimadas por vesículas agrupadas

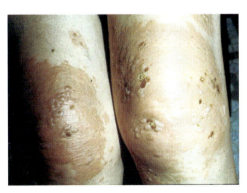

Fonte: Acervo do Departamento de Dermatologia do HCFMUSP.

Exame dermatológico

Dermatose acomete a região dos joelhos e cotovelos de maneira bilateral e simétrica. As lesões são caracterizadas por pápulas que confluem em placas eritematoedematosas. Algumas placas são encimadas por vesículas que se agrupam de maneira herpetiforme.

História pregressa da doença atual

O paciente refere que o quadro iniciou há vários anos, com lesões intermitentes acompanhadas de muito prurido. Tem também prurido na nuca e nádegas, onde algumas vezes também surgem bolhas. Não tem lesões mucosas. Tem hipotireoidismo. O irmão mais velho tem doença celíaca.

Diagnóstico – dermatite herpetiforme

A dermatite herpetiforme (DH) é uma dermatose bolhosa autoimune subepidérmica. Está associada à enteropatia glúten-induzida (doença celíaca), que, nos casos de dermatite herpetiforme, geralmente é assintomática.

Epidemiologia

A DH acomete indivíduos entre 30 e 40 anos de idade e é mais comum nos homens.

Patogênese

A DH apresenta associação com HLADQ2 (90%) e HLADQ8. Nesses indivíduos geneticamente predispostos, a ingestão de glúten desencadeia a formação de autoanticorpos da classe IgA dirigidos contra diversos antígenos, como a transglutaminase tecidual, a transglutaminase epidérmica e o antiendomísio.

Manifestações clínicas

Caracterizam-se pela presença de pápulas e placas eritematosas, algumas encimadas por vesículas ou bolhas que podem se agrupar com aspecto herpetiforme. Localizam-se nas superfícies extensoras dos membros, em especial nos joelhos e cotovelos, na margem do couro cabeludo, no dorso superior e nas nádegas. O prurido é um sintoma presente e pode ser intenso, acrescentando ao aspecto clínico lesões escoriadas. Não há acometimento mucoso.

O quadro gastrointestinal geralmente é assintomático ou oligossintomático, algumas vezes com obstipação, apesar de haver achados histopatológicos compatíveis com doença celíaca. Outros achados, como anemia, osteopenia ou mesmo osteoporose, infertilidade, aborto e alterações dentárias, podem ser encontrados e são resultantes da enteropatia glúten sensível.

Várias doenças autoimunes estão associadas à DH, particularmente as doenças autoimunes da tireoide.

Estudos sugerem que pacientes com DH têm maior risco de linfomas, sendo 78% de localização gastrointestinal, relacionados com a não adesão à dieta isenta de glúten.

Diagnóstico diferencial

A dermatite herpetiforme tem como diagnóstico diferencial dermatoses eczematosas, prurigoides, como escabiose e prurigos, escoriações neuróticas e também dermatoses bolhosas autoimunes, como penfigoide bolhoso e dermatose bolhosa por IgA linear.

Exames laboratoriais

Diante da hipótese clínica de DH, deve-se proceder à conduta laboratorial a seguir (Figura 5.9).

Figura 5.9. Dermatite herpetiforme. (A) Lesões papulocrostosas nos joelhos. (B) Histopatológico: clivagem subepidérmica com microabscessos de neutrófilos. (C) Imunofluorescência direta: depósito IgA granuloso no topo das papilas dérmicas

(A) **(B)** **(C)**

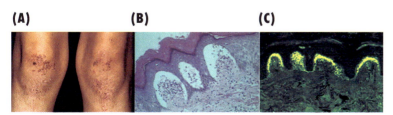

Fonte: Acervo do Departamento de Dermatologia do HCFMUSP.

» Exame histopatológico: clivagem subepidérmica com infiltrado rico em neutrófilos formando microabscessos neutrofílicos nas papilas dérmicas.

» Outras dermatoses bolhosas autoimunes, como a epidermólise bolhosa adquirida, o lúpus eritematoso bolhoso e a dermatose bolhosa por IgA linear, também apresentam os achados histo-patológicos de dermatose, com clivagem subepidérmica rica em neutrófilos.

» Imunofluorescência direta (pele perilesional): é o exame-padrão para diagnóstico da DH (possibilita o diagnóstico diferencial com as outras dermatoses autoimunes subepidérmicas ricas em neutrófilos) com depósitos granulosos de IgA no topo das papilas dérmicas.

» Sorologia: anticorpos séricos direcionados contra a gliadina, o endomísio e a transglutaminase tecidual podem ser detectados. O anticorpo antitransglutaminase tecidual pode ser detectado por meio da técnica de ELISA, apresentando sensibilidade de 89% e especificidade de 97% na DH.

A dosagem com titulação da transglutaminase tecidual é parâmetro para monitoração da dieta isenta de glúten.

Tratamento

O tratamento da DH é baseado na dieta isenta de glúten. A medicação de escolha para controle das lesões cutâneas é a dapsona na dose média de 100 mg/dia para adultos. Para pacientes portadores de deficiência de glicose 6-fosfato desidrogenase, drogas como colchicina, sulfassalazina são alternativas de tratamento. A monitoração dos efeitos colaterais da dapsona é obrigatória, são eles: anemia hemolítica, meta--hemoglobinemia, agranulocitose, hepatotoxicidade, nefrotoxicidade, neuropatia periférica, síndrome de reação a drogas com eosinofilia e sintomas sistêmicos (DRESS).

Referências consultadas

Aoki V, Rivitti EA, Diaz LA. Update on fogo selvagem, an endemic form of pemphigus foliaceus. J Dermatol. 2015;42(1):18-26.

Belda Junior W, DI Chiacchio N, Criado PR. Dermatoses bolhosas autoimunes. v.2. São Paulo: Atheneu; 2016.

Baum S, Sakka N, Artsi O, Trau H, Barzilai A. Diagnosis and classification of autoimmune blistering diseases. Autoimmune Rev. 2014;13(4-5):482-9.

Bolotin D, Petronic-Rosic V. Dermatitis herpetiformis. Part I. Epidemiology, pathogenesis, and clinical presentation. J Am Acad Dermatol. 2011 Jun;64(6):1017-24.

Bolotin D, Petronic-Rosic V. Dermatitis herpetiformis. Part II. Diagnosis, management, and prognosis. J Am Acad Dermatol. 2011 Jun;64(6):1027-33.

Feliciani C, Joly P, Jonkman MF, Zambruno G, Zillikens D, Ioannides D et al. Management of bullous pemphigoid: the European Dermatology Forum consensus in collaboration with the European Academy of Dermatology and Venereology. Br J Dermatol. 2015 Apr;172(4):867-77.

Murrell DF, Peña S, Joly P, Marinovic B, Hashimoto T, Diaz LA et al. Diagnosis and management of Pemphigus: recommendations by an International Panel of Experts. J Am Acad Dermatol. 2018 Feb 10; Epub 2018 Feb 10.

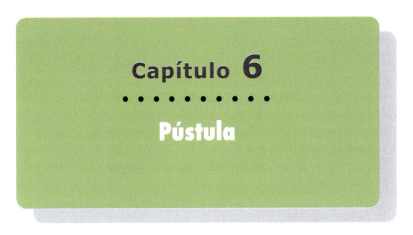

Paula Silva Ferreira

Conceito

Uma pústula é uma cavidade elevada, circunscrita, preenchida por conteúdo fluido composto por pus e que se localiza na epiderme ou no infundíbulo folicular (Figura 6.1).

Figura 6.1. Pústula

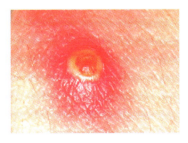

Fonte: Acervo do Departamento de Dermatologia do HCFMUSP.

O pus é a representação clínica de um exsudato de neutrófilos que pode, ainda, estar acompanhado de debris celulares e bactérias. A cor do exsudato depende da esterilidade do material e do tempo de evolução da pústula, e ele pode apresentar-se branco, amarelo ou amarelo-esverdeado. As pústulas assumem, em geral, formato em domo, podem apresentar tamanhos diversos e coalescer em lagos de pus. Quando associadas a folículos, as pústulas são chamadas foliculares e apresentam um formato cônico, e a haste pilosa pode ser visível em seu interior. Após a fase aguda, o conteúdo líquido torna-se seco, formando uma crosta cor de mel, melicérica, com tons variáveis de amarelo e marrom.

Pústulas generalizadas
Caso clínico 1

Paciente do sexo feminino, de 33 anos de idade, apresenta há dois dias quadro de exantema generalizado encimado por numerosas pústulas superficiais (Figura 6.2). O exantema é caracterizado por rubor intenso e edema. Algumas pústulas coalescem, formando lagos de pus, e outras rompem-se, deixando descamação fina. A paciente refere ardor e dor na pele, febre, fraqueza e mal-estado geral. Ao exame clínico, apresentava-se com hipotensão arterial, má perfusão periférica e ausculta pulmonar abolida em base esquerda. Referia também antecedente pessoal de psoríase do couro cabeludo há cinco anos.

Psoríase pustulosa
Psoríase pustulosa generalizada von Zumbusch
Epidemiologia

Incomum, ocorre em adultos, sendo rara em crianças.

Patogênese

Desconhecida. A pele libera citocinas e quimiocinas na corrente sanguínea, causando febre e leucocitose. Acomete, em geral, pacientes hígidos, imunocompetentes, que podem ou não apresentar história prévia de psoríase vulgar. Em pacientes com antecedente de psoríase, pode ser desencadeada por interrupção de corticoide sistêmico, por hipocalcemia, por infecções ou mesmo por irritantes locais.

Figura 6.2. Pústulas disseminadas sobre exantema generalizado

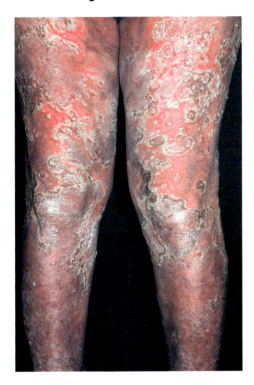

Fonte: Acervo do Departamento de Dermatologia do HCFMUSP.

Manifestação clínica dermatológica

Eritema generalizado intenso seguido pela formação de pústulas não foliculares numerosas e superficiais. As pústulas agrupam-se em lagos de pus e aparecem em "surtos rápidos" e seguidos; enquanto um agrupamento de pústulas seca e apresenta descamação fina ou crostas, um agrupamento novo aparece. O sinal de Nikolsky é positivo. Em casos de surto prolongado, as unhas tornam-se espessadas e lagos de pus subungueal causam onicólise e onicosquizia. O cabelo pode apresentar deflúvio telógeno. Na língua, observa-se quadro idêntico ao da língua geográfica.

Quadro clínico geral

Desconforto e queimação da pele, febre, cefaleia, fadiga, mal-estar, taquicardia e taquipneia.

Diagnóstico diferencial

A principal diagnose diferencial é realizada com a pustulose exantemática e generalizada aguda (PEGA), uma farmacodermia que pode ser desencadeada pelo uso de betalactâmicos e anti-inflamatórios não esteroidais, entre outras drogas. O quadro clínico pode ser indistinguível, mas, em geral, os pacientes com PEGA apresentam um melhor estado geral. Em pacientes com imunossupressão grave, como transplantados, infecção generalizada por herpes simples pode ser um diferencial. Nesses casos, as pústulas apresentam umbilicação central, e o teste de Tzanck é positivo. Em casos disseminados, mas não generalizados, a diagnose diferencial é realizada com pustulose subcórnea de Sneddon-Wilkinson e pênfigo por IgA.

Exame laboratoriais diagnósticos

Exame histopatológico: pústulas espongiformes localizadas na camada espinhosa superior.

Conduta

Internação hospitalar em casos de lesões extensas e sintomas sistêmicos de infecção potencialmente grave.

Exames complementares

Para avaliação de sepse, solicitar hemograma completo, função renal e hepática, eletrólitos (principalmente cálcio), gasometria arterial e lactato, proteína C-reativa, radiografia de tórax, urina tipo 1, hemocultura e urocultura. Para fins de diagnóstico diferencial, podem ser empregados a cultura bacteriana da pústula e o teste de Tzanck.

Estabilização hemodinâmica com reposição volêmica em casos graves e antibioticoterapia sistêmica, quando infecção associada.

A primeira droga de escolha nesses pacientes são os retinoides orais (acitretina 50 mg/dia). Quando há contraindicação para retinoide, por exemplo, em mulheres em idade reprodutiva, outras opções são ciclosporina e metotrexato.

Outras variantes de psoríase pustulosa

Na fase aguda da psoríase, ocorre vasodilatação com infiltrado inflamatório predominantemente neutrofílico. Esse infiltrado invade a epiderme, caracterizando a exocitose de neutrófilos, e é acompanhado por espongiose e paraqueratose. Os neutrófilos agrupam-se em cavidades pequenas – os microabscessos de Munro – ou grandes – as pústulas espongiformes de Kogoj.

» Psoríase pustulosa (von Zumbusch): vide caso clínico 1.

» Impetigo herpetiforme: nome utilizado exclusivamente quando a psoríase pustulosa ocorre na gestação. As pústulas agrupam-se em placas circinadas ou serpiginosas, atingindo mais intensamente o tronco, particularmente as áreas flexurais. O quadro pode evoluir para eritrodermia, e a regressão das lesões pode suceder hiperpigmentação. Muitos casos associam-se a hipoparatireoidismo secundário à tireoidectomia ou à gestação. O hipoparatireoidismo pode desencadear hipocalcemia, podendo resultar em convulsões tetânicas.

» Psoríase pustulosa tipo anular: a apresentação em geral ocorre em crianças, com menor comprometimento sistêmico e menor potencial de gravidade.

» Pustulose palmoplantar: caracteriza-se por base eritematosa encimada por numerosas pústulas agrupadas na região palmoplantar. As pústulas dessecam-se em crostas marrons ou melicéricas, que, posteriormente, são substituídas por áreas eritematodescamativas. As lesões podem ser uni ou bilaterais e acometer exclusivamente palmas ou plantas. Essa apresentação pode estar associada a uma síndrome de sinovite, acne, pustulose, hiperostose e osteíte (SAPHO).

» Acrodermatite contínua de Hallopeau: inicia-se nas extremidades de um ou dois quirodáctilos ou, mais raramente, pododáctilos, sob a forma de eritema, sobre o qual surgem numerosas pústulas que confluem em lagos de pus. As lesões atingem o leito ungueal, provocando a destruição da unha. Raramente o processo pode atingir o dorso da mão ou do pé. Durante a evolução do quadro, alguns pacientes apresentam surto de psoríase pustulosa generalizada clássica.

» Língua geográfica: observam-se na língua micropústulas esbranquiçadas agrupadas em borda anular ou geográfica com centro despapilado. As lesões são dinâmicas e mudam de localização em 3 a 4 dias. Podem ser assintomáticas ou acompanhar-se de desconforto e ardência local. É uma manifestação idêntica à encontrada no envolvimento mucoso da psoríase pustulosa generalizada.

» Psoríase *cum pustulatione*: ocorrência de pústulas sobre ou ao redor de placas eritematoescamosas de psoríase vulgar, em geral desencadeada por tratamento tópico irritante, como antralina.

Caso clínico 2

Paciente do sexo masculino, 38 anos de idade, apresenta há oito meses quadro de pústulas superficiais, algumas agrupadas em lesões policíclicas e serpiginosas, disseminadas pelo tronco, acometendo principalmente a região axilar e os flancos. As pústulas secam e dão lugar a áreas com eritema e descamação fina (Figura 6.3). Refere prurido e queimação em algumas lesões. Nega outros sintomas associados, nega uso de medicamentos e refere ser previamente hígido.

Figura 6.3. Pápulas e pústulas sobre base eritematosa

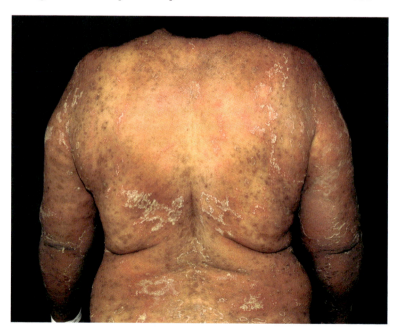

Fonte: Acervo do Departamento de Dermatologia do HCFMUSP.

Pustulose subcórnea de Sneddon-Wilkinson

Epidemiologia

Rara.

Patogênese

Desconhecida. Alguns casos estão associados a paraproteinemia por IgA. Existem também relatos de associação com paraproteinemia por IgG, artrite reumatoide, pioderma gangrenoso, doença inflamatória intestinal e linfoma.

Manifestação clínica dermatológica

Pústulas superficiais, algumas agrupadas em lagos de pus organizadas em arranjo policíclico, anular ou serpiginoso. As lesões apresentam curso cíclico e, quando as pústulas desaparecem, surge descamação superficial, sendo seguidas por novo ciclo de pústulas.

Diagnóstico diferencial

Psoríase pustulosa, pênfigo por IgA, eritema necrolítico migratório, PEGA, impetigo disseminado e dermatite herpetiforme.

Exame laboratoriais diagnósticos

Exame histopatológico: pústulas subcórneas.

Conduta

Exame histopatológico e exames gerais.

A droga de escolha é a dapsona, na dose de 50 a 150 mg/dia. Existem relatos de bons resultados com retinoides orais, colchicina e fototerapia.

Pústulas localizadas

Caso clínico 3

Paciente do sexo feminino, 50 anos de idade, apresenta há dois anos pequenas pústulas e pápulas foliculares sobre base eritematotelangiectásica que acomete a região malar (Figura 6.4). Refere episódios recorrentes de eritema e calos na face após estresse emocional, mudança súbita de temperatura e consumo de comidas apimentadas e álcool.

Figura 6.4. Pústulas e pápulas foliculares

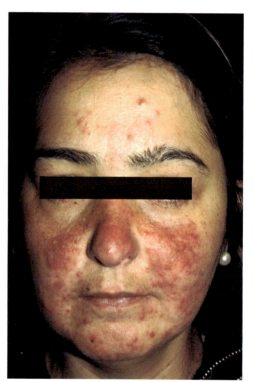

Fonte: Acervo do Departamento de Dermatologia do HCFMUSP.

Rosácea
Epidemiologia
Comum, afeta 10% das pessoas de pele clara. A idade média de aparecimento varia de 30 a 50 anos. Afeta mais mulheres, mas o rinofima é mais comum em homens. Rara em pacientes de fototipo alto.

Patogênese
Etiologia desconhecida.

Na rosácea, ocorre uma resposta vascular alterada que desencadeia surtos de *flushing* inicialmente curtos, mas que se prolongam aos poucos até o eritema facial tornar-se permanente. Vários fatores colaboram para o desencadeamento e o agravo da alteração vascular, como fatores emocionais, luz solar, calor ou frio extremos, vento, álcool, alimentos quentes ou apimentados.

Manifestação clínica dermatológica

Acomete quase exclusivamente a face e apresenta graus variáveis de eritema, telangiectasia, pápulas eritematosas e pústulas. As lesões podem agrupar-se em placas infiltradas e, em alguns casos, ocorre um intumescimento de uma região da face – a fima. A fima pode acometer nariz, orelha, mento, fronte e pálpebra, respectivamente rinofima, otofima, gnatofima e blefarofima. Existe uma forma aguda de aparecimento súbito com intensa reação inflamatória e formação de abscesso conhecida como rosácea *fulminans* ou pioderma facial (alguns autores não consideram essa apresentação uma forma de rosácea).

Quadro clínico ocular

Ocorre em 50% dos doentes em forma de blefarite, conjuntivite, episclerite, irite e queratite.

Úlcera de córnea é uma complicação rara.

Diagnóstico diferencial

» Forma eritematotelangiectásica: exantema malar do lúpus sistêmico, síndrome carcinoide.
» Forma papulopustulosa: erupção acneiforme, dermatite perioral, acne, demodecidose, foliculite por *Staphylococcus aureus* ou por Gram-negativos.

Exame laboratoriais diagnósticos

Exame histopatológico é necessário em alguns casos e caracteriza-se por foliculite e perifoliculite neutrofílica associada a infiltrado inflamatório perifolicular e pericapilar inespecífico, com ocasionais focos de granulomas tuberculoides. Nas fimas, a alteração encontrada é uma acentuada hiperplasia sebácea ou aumento do tecido conectivo com grandes vasos telangiectásicos.

Conduta
Evitar fatores desencadeantes, se possível.

Tratamento tópico
Metronidazol em gel 0,75%, duas vezes ao dia; ácido azelaico 15% em gel, duas vezes ao dia; eritromicnina em gel.

Tratamento sistêmico
Doxiciclina 100 mg, duas vezes ao dia; tetraciclina 500 mg, duas vezes ao dia; limeciclina 300 mg/dia; isotretinoína 0,5 a 1 mg/dia.

Dermoabrasão, eletrocoagulação ou *laser* ablativo em casos de fimas.

Caso clínico 4
Paciente do sexo feminino, 21 anos de idade, apresenta há três anos quadro de pústulas na face, acompanhadas de comedos abertos e fechados, pápulas e nódulos eritematosos e cicatrizes deprimidas atróficas (Figura 6.5). Refere que as lesões são dolorosas e tem antecedente familiar positivo para acne.

Acne vulgar
Epidemiologia
Muito comum, afeta 85% dos adultos jovens. Inicia-se, em geral, na puberdade, mas pode iniciar após os 30 anos, principalmente em mulheres. É mais grave em homens. Antecedente familiar positivo nos casos graves.

Patogênese
Os fatores-chave da doença são a hiperqueratinização folicular, andrógenos e *Propionibacterium acnes*. A acne resulta de um aumento exagerado da queratinização do infundíbulo folicular, ocasionando a formação de tampão de queratina e lipídio, que bloqueia a saída de sebo da unidade pilossebácea. A interação entre a oclusão associada, a ação de andrógenos na unidade pilossebácea e o *P. acnes* promovem a liberação de mediadores inflamatórios, que geram uma resposta inflamatória

centralizada na unidade pilossebácea. Alguns fatores agravantes são: estresse emocional, cosméticos com óleo mineral, lítio, hidantoína, corticoides, contraceptivos orais, iodetos, brometos, andrógenos, oclusão e pressão sobre a pele.

Figura 6.5. Comedos, pápulas e pústulas

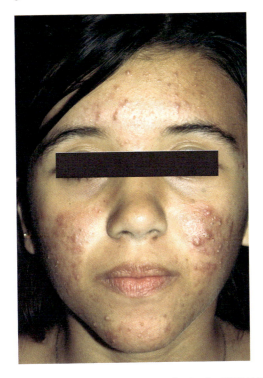

Fonte: Acervo do Departamento de Dermatologia do HCFMUSP.

Manifestação clínica dermatológica

Na face, na porção superior e no tronco encontram-se pústulas foliculares, comedos abertos e fechados, pápulas eritematosas, nódulos eritematosos, abscessos e cistos. As lesões deixam cicatrizes que podem ser atróficas, deprimidas ou hipertróficas, até mesmo queloidianas.

Quadro clínico sistêmico

A acne pode ser uma manifestação de síndromes autoinflamatórias raras: SAPHO, caracterizada por sinovite, acne, hidradenite supurativa, hiperostose e osteíte; e PAPA, caracterizada por artrite piogênica asséptica, pioderma gangrenoso e acne.

Apresentações especiais

» Acne conglobata: acne nódulo-cística grave, com envolvimento do tronco mais importante que o da face. Raramente ocorre em indivíduos com o genótipo XYY e na síndrome dos ovários policísticos.

» Acne fulminans: acomete principalmente adolescentes do sexo masculino e caracteriza-se por surtos agudos de acne cística, supuração e ulceração associados a sintomas sistêmicos de mal estado geral, febre, artralgia e leucocitose.

» Acne tropical: surto abrupto de acne ou foliculite que acomete o tronco e os glúteos em climas tropicais; infecção secundária por *S. aureus* pode estar associada.

» Acne da mulher adulta: acne persistente, que acomete principalmente a região mandibular. Pode ser associada a sinais de hirsutismo e ciclos menstruais irregulares.

» Acne escoriada: acomete principalmente mulheres jovens, está associada a problemas psicológicos e, em alguns casos, a transtorno obsessivo compulsivo. Caracteriza-se por acne moderada associada a sinais de manipulação das lesões, como escoriações, erosões, crostas hemáticas e cicatrizes.

» Acne neonatal: pápulas e comedos transitórios relacionados com o desenvolvimento glandular, provavelmente secundário à passagem transplacentária de hormônios maternos.

» Acne ocupacional: secundária à exposição a hidrocarbonetos, óleos, cloretos (cloracne) e elaioconiose.

» Acne cosmética/por pomada.

» Acne mecânica: oclusão causada por descansar a face sobre as mãos ou pela pressão de capacetes sobre a fronte.

Diagnóstico diferencial

» Face: rosácea, dermatite perioral, foliculite e pseudofoliculite da barba.
» Tronco: foliculite por *S. aureus, Malassezi* ou *Pseudomonas* (da banheira quente) e erupções acneiformes.
» Exame laboratoriais diagnósticos: não são necessários, a diagnose é clínica.

Conduta

Exames laboratoriais: hemograma completo, transaminases, colesterol total e frações e triglicérides, se houver necessidade de tratamento com retinoide sistêmico. Na suspeita de distúrbio endócrino na acne da mulher adulta, solicitar testosterona livre, FSH, LH e DHEAS (os hormônios não têm alteração na maioria dos casos).

Tratamento tópico

Peróxido de benzoíla em gel (2 a 10%), retinoides tópicos (0,01 a 0,05%), antibióticos tópicos (clindamicina e eritromicina).

Tratamento sistêmico

Doxiciclina 100 mg, duas vezes ao dia; tetraciclina 500 mg, duas vezes ao dia; limeciclina 300 mg/dia; isotretinoína 0,5 a 1 mg/dia. Corticoides orais e imunobiológicos nas formas associadas às síndromes autoinflamatórias.

Classificação das pústulas

Os fluxogramas a seguir resumem a apresentação das pústulas em adultos (Figura 6.6), em crianças (Figura 6.7) e sua classificação segundo a etiologia (Figura 6.8).

Figura 6.6. Apresentação das pústulas em adultos

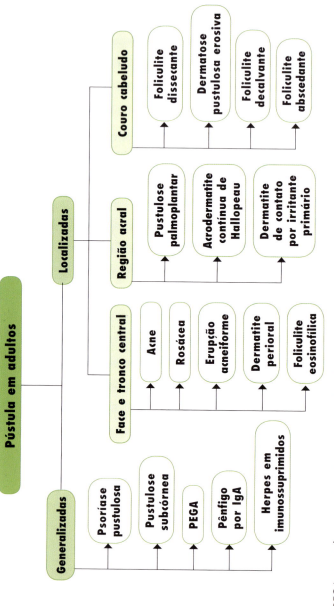

PEGA: pustulose exantemática e generalizada aguda.
Fonte: Elaborada pela autora.

Figura 6.7. Apresentação das pústulas em crianças

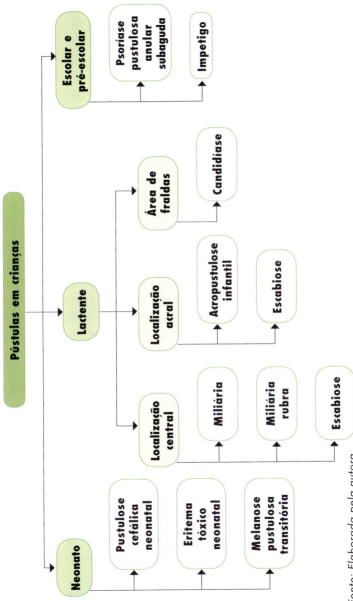

Fonte: Elaborada pela autora.

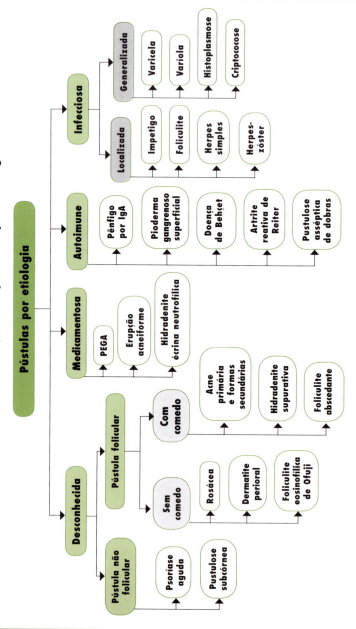

Figura 6.8. Classificação das pústulas por etiologia

Fonte: Elaborada pela autora.

Referências consultadas

Kretschmer L, Maul JT, Hofer T, Navarini AA. Interruption of Sneddon-Wilkinson Subcorneal Pustulation with Infliximab. Case Rep Dermatol. 2017 Apr 27;9(1):140-4.

Navarini AA, Burden AD, Capon F, Mrowietz U, Puig L, Köks S et al.; ERASPEN network. European consensus statement on phenotypes of pustular psoriasis. J Eur Acad Dermatol Venereol. 2017 Nov;31(11):1792-9.

Rayala BZ, Morrell DS. Common Skin Conditions in Children: Noninfectious Rashes. FP Essent. 2017 Feb;453:18-25.

Wick MR. Bullous, pseudobullous, & pustular dermatoses. Semin Diagn Pathol. 2017 May;34(3):250-60.

Capítulo 7

Nódulo

Tiara Souza Magalhães
Luciana de Paula Samorano

Conceito

Nódulo é uma formação sólida, circunscrita, com ou sem elevação da pele, de 1 a 3 cm de tamanho no maior diâmetro (Figura 7.1). O processo patológico estende-se à derme e/ou hipoderme.

Figura 7.1. Nódulo normocrômico na face anterior do tornozelo

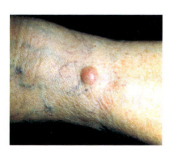

Fonte: Acervo do Departamento de Dermatologia do HCFMUSP.

Caso clínico 1

Paciente do sexo feminino, 34 anos de idade, apresenta há dez dias nódulos mais palpáveis que visíveis nas coxas e pernas, com aspecto contusiforme (Figura 7.2). Refere dor associada às lesões e nega sintomas sistêmicos. Ao exame clínico, não apresenta alterações.

Figura 7.2. Múltiplos nódulos eritematovioláceos de aspecto contusiforme nas pernas e nas coxas

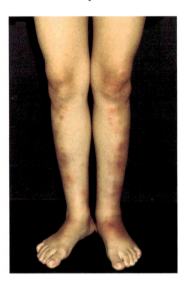

Fonte: Acervo do Departamento de Dermatologia do HCFMUSP.

Eritema nodoso

Trata-se de paniculite aguda, usualmente observada nos membros inferiores, sobretudo nas regiões anterior e distal das pernas.

Epidemiologia

Eritema nodoso pode ocorrer em qualquer idade, mas seu pico de incidência é observado entre a segunda e a quarta décadas de vida. A prevalência estimada é de 1 a 5 acometidos a cada 100.000 indivíduos, sendo 3 a 5 vezes mais frequente em mulheres que em homens.

Patogênese

A patogenia exata é desconhecida. Possivelmente, ocorre reação de hipersensibilidade tardia a diferentes antígenos.

A identificação do fator etiológico é, por vezes, difícil, sendo o eritema nodoso relacionado com infecções bacterianas, virais ou fúngicas, sarcoidose, drogas, gestação, doenças inflamatórias intestinais e neoplasias. Quando nenhum desses fatores é identificado, o que ocorre em mais de 50% dos casos, é considerado idiopático.

Manifestação clínica dermatológica

Apresenta-se como nódulos e placas profundos, de coloração, por vezes, eritematosa, violácea ou acastanhada, localizados, preferencialmente, na região anterior das pernas. Podem, menos comumente, ser observados nas coxas, tronco e membros superiores. As lesões costumam ser dolorosas, e sua involução ocorre de maneira espontânea, sem deixar cicatrizes, em 2 a 8 semanas.

Quadro clínico geral

Pode haver febre, comprometimento do estado geral e poliartralgias.

Diagnóstico diferencial

O principal diagnóstico diferencial é eritema indurado de Bazin, outra forma de paniculite. Nesse caso, em geral, as lesões localizam-se, preferencialmente, nas regiões posteriores das pernas e tendem a ulcerar.

Outros diagnósticos diferenciais são: tromboflebite superficial, poliarterite nodosa, celulite infecciosa e vasculites cutâneas.

Exames complementares

Biópsia para exame anatomopatológico não é mandatória, mas auxilia na confirmação diagnóstica e na diagnose. Evidencia-se paniculite predominantemente septal, com infiltrado inflamatório com predomínio de linfócitos. Neutrófilos podem ser encontrados nas formas precoces. O achado histopatológico característico consiste no granuloma radial de Miescher, o qual se caracteriza por agregados de histiócitos pequenos dispostos radialmente ao redor dos vasos sanguíneos.

Conduta

Exames complementares podem auxiliar na identificação de fatores etiológicos e são solicitados de acordo com a avaliação clínica: hemograma completo, proteína C-reativa, radiografia de tórax, teste tuberculínico, anticorpo antiestreptolisina O (ASLO), sorologias virais (duas amostras, com intervalo de quatro semanas entre elas), protoparasitológico de fezes.

Para todos os pacientes, recomenda-se repouso, analgesia, elevação dos membros inferiores e, se possível, uso de meias elásticas compressivas. Drogas podem ser utilizadas para abreviar o curso da doença ou nos casos recidivantes, como anti-inflamatórios não esteroidais, iodeto de potássio (300 a 1.000 mg/dia) e colchicina (1 a 2 mg/dia).

Tratamento etiológico é essencial, se possível e quando a etiologia é identificada, como uso de antibiótico se infecção estreptocócica associada. A Figura 7.3 apresenta o fluxograma com a classificação dos nódulos segundo a etiologia. O fluxograma da Figura 7.4 apresenta a classificação das paniculites, segundo a etiologia.

Caso clínico 2

Paciente do sexo feminino, 47 anos de idade, há dois anos com nódulos recorrentes nas panturrilhas. Algumas das lesões evoluem com ulceração, cicatriz atrófica e hiperpigmentação (Figura 7.5). Há um ano foi diagnosticada com tuberculose pulmonar, que foi tratada por seis meses. Durante o uso das drogas antituberculose, houve remissão das lesões, com posterior recidiva após um mês do término do tratamento. Apresenta PPD (*purified protein derivative*) de 15 mm.

Eritema indurado de Bazin/vasculite nodular

Eritema indurado de Bazin (EIB) é paniculite crônica, classicamente caracterizada pela presença de nódulos múltiplos e recorrentes, com tendência à ulceração, que afetam primariamente a região posterior das pernas de mulheres de meia-idade. Foi inicialmente descrito por Ernest Bazin, em 1855, em associação com tuberculose.

O termo vasculite nodular é utilizado quando se observam lesões semelhantes, porém, não se identifica relação com tuberculose.

Figura 7.3. Nódulos por etilogia

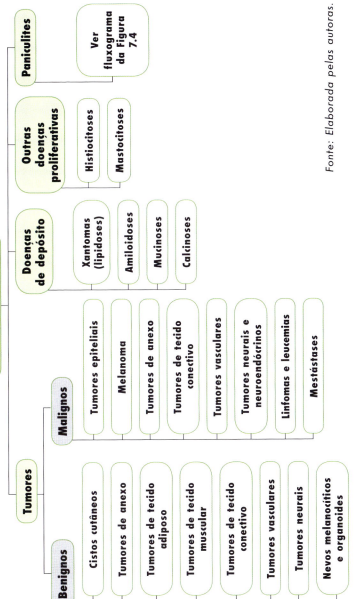

Fonte: Elaborada pelas autoras.

Figura 7.4. Paniculites por etiologia

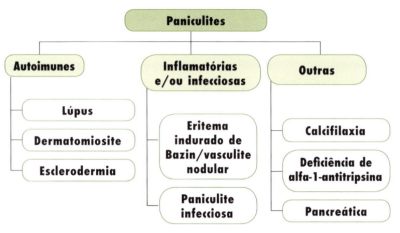

Fonte: Elaborada pelas autoras.

Figura 7.5. (A) Nódulos eritemato-acastanhados. (B) Cicatrizes atróficas e hiperpigmentadas nas pernas

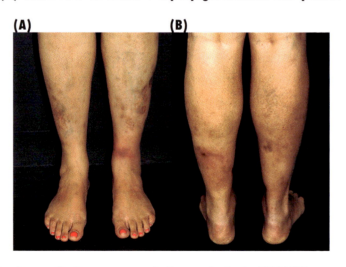

Fonte: Acervo do Departamento de Dermatologia do HCFMUSP.

Epidemiologia

EIB e vasculite nodular são condições raras e, embora possam ocorrer em qualquer faixa etária, indivíduos de meia-idade são os mais acometidos. Predominam no sexo feminino.

Patogênese

EIB é considerado forma de tubercúlide (grupo de dermatoses que afeta indivíduos com história de tuberculose prévia ou ativa/latente) e representa reação de hipersensibilidade a antígenos de *Mycobacterium tuberculosis* (foco extracutâneo de infecção). A patogênese das tubercúlides não está clara, mas presença de PPD reator, história de tuberculose prévia ou ativa e melhora das lesões após o tratamento com drogas antituberculose favorecem a relação entre EIB e *M. tuberculosis*. Além disso, presença de DNA de *M. tuberculosis* nas lesões de pele de pacientes com EIB, identificada pela técnica de PCR, tem reforçado essa teoria.

Para os casos em que a apresentação clínica é típica, mas não se identifica relação com tuberculose, utiliza-se o termo vasculite nodular. Nesses casos, há possíveis associações descritas, como hepatites B e C, hipotireoidismo, tromboflebite superficial e leucemia linfocítica crônica.

Manifestação clínica dermatológica

Caracteriza-se por nódulos e/ou placas eritemato-violáceos, subcutâneos, recorrentes, localizados, sobretudo nas panturrilhas. As lesões são frias, indolores, com tendência a ulceração central. A superfície da pele pode apresentar descamação, com escamas em colarete em torno das lesões ou crostas sobre as úlceras. A maioria das lesões apresenta resolução espontânea, em poucos meses, podendo deixar hiperpigmentação pós-inflamatória e/ou cicatriz atrófica.

Embora a apresentação supradescrita seja a clássica, há pacientes de EIB/vasculite nodular em que as manifestações clínicas são semelhantes às observadas no eritema nodoso. Nesses casos, a diferenciação entre esses dois quadros dermatológicos é feita, sobretudo, por meio do exame histológico.

Quadro clínico geral

Os pacientes, na maioria das vezes, não apresentam comprometimento sistêmico (febre, sudorese noturna, perda de peso, entre outros).

Diagnóstico diferencial

Devem fazer parte do diagnóstico diferencial de eritema indurado de Bazin/vasculite nodular as doenças que produzem erupções crônicas e nodulares nas pernas, como eritema nodoso, poliarterite nodosa cutânea, paniculite pancreática, lúpus profundo e linfoma de células T paniculite-símile.

Exames complementares

Para todos os pacientes com suspeita de EIB/vasculite nodular, devem ser realizados:

» História e exame físico completos.
» Biópsia da lesão em estágio mais precoce e com adequada amostra de tecido celular subcutâneo para coloração com hematoxilina-eosina, colorações especiais para bactérias, fungos e organismos álcool-ácido resistentes e PCR para *M. tuberculosis*.
» PPD.
» Radiografia de tórax: investigar tuberculose ativa ou prévia.
» Exames laboratoriais: hemograma completo, velocidade de hemossedimentação (VHS), testes de função hepática e sorologia para hepatite C.

O estudo anatomopatológico evidencia paniculite predominantemente lobular, com infiltrado inflamatório granulomatoso, com necrose focal, vasculite e fibrose septal em combinações variáveis. A pesquisa de bacilos álcool-ácido resistentes é negativa e, em alguns casos, a pesquisa de DNA de *M. tuberculosis*, por meio da técnica de PCR, é positiva.

Conduta

O tratamento com drogas antituberculose deve ser realizado para todos os casos nos quais se encontra relação com tuberculose. O esquema utilizado e a duração do tratamento são os mesmos preconizados para tratar as formas de tuberculose cutânea. Apesar do tratamento adequado, as recidivas são comuns. Nesses casos, anti-inflamatórios não esteroidais, prednisona, dapsona, metotrexato, antimaláricos, talidomida, colchicina e azatioprina têm sido utilizados para controle das recidivas.

Para os casos de vasculite nodular relacionados com a hepatite C, recomenda-se tratá-la. Tratamentos com drogas anti-inflamatórias, imunomoduladoras e imunossupressoras, como aquelas utilizados para recidiva de EIB, também podem ser indicados em doentes com vasculite nodular.

Caso clínico 3

Paciente do sexo feminino, 28 anos de idade, há um ano com nódulos e placas eritemato-acastanhados, profundos, dolorosos, simétricos, localizados na face lateral dos braços, nos ombros, no dorso e na região proximal das coxas, associados a áreas de lipoatrofia e placas atróficas com centro hipocrômico e bordas hiperpigmentadas nos membros superiores (Figuras 7.6 e 7.7). Nega sintomas sistêmicos.

Paniculite lúpica

Paniculite lúpica ou lúpus profundo é uma forma típica e incomum de lúpus eritematoso cutâneo, caracterizada pela presença de nódulos e/ou placas subcutâneos, dolorosos, que resultam em lipoatrofia. Pode ocorrer em associação a outras formas de lúpus eritematoso cutâneo, no contexto de lúpus eritematoso sistêmico ou como manifestação isolada.

Figura 7.6. Nódulos e placas subcutâneos eritemato-acastanhados na face lateral da coxa

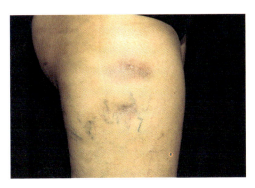

Fonte: Acervo do Departamento de Dermatologia do HCFMUSP.

Figura 7.7. Nódulos e placas eritemato-acastanhados, simétricos, associados a áreas de lipoatrofia e placas atróficas com centro hipocrômico e bordas hiperpigmentadas nos braços e no dorso superior

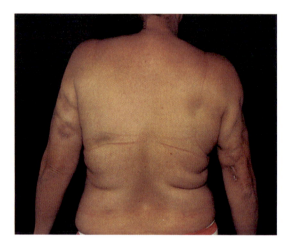

Fonte: Acervo do Departamento de Dermatologia do HCFMUSP.

Epidemiologia

Ocorre em 1 a 3% dos pacientes com lúpus eritematoso cutâneo. Pode acometer qualquer faixa etária e é mais frequente em mulheres que em homens.

Patogênese

Trata-se de um processo multifatorial no qual estão envolvidos fatores genéticos, ambientais e alterações da resposta imune inata e adaptativa.

Evidências crescentes apontam a participação da radiação ultravioleta, no entanto, o mecanismo etiopatogênico não está completamente elucidado. Além disso, estão envolvidos, na patogênese da doença, alterações das células e de seus conteúdos, desregulação de linfócitos T e B, geração de autoanticorpos, ativação de células dendríticas e desequilíbrio no balanço de citocinas e quimiocinas.

Manifestação clínica dermatológica

Usualmente, paniculite lúpica manifesta-se com nódulos ou placas subcutâneos, profundos, dolorosos, que acometem principalmente os ombros, os braços, as regiões glúteas e as pernas. Nas crianças, é comum observar envolvimento facial.

A pele sobrejacente aos nódulos pode apresentar características clássicas de lúpus discoide ou pode ter aparência normal. Quando a lesão regride, pode ocorrer atrofia local. Áreas persistentes de lipoatrofia nos ombros e na região proximal dos braços são características e permitem diagnóstico retrospectivo de paniculite lúpica.

Apesar de poder estar associada ao lúpus sistêmico, a paniculite lúpica costuma ter curso clínico menos grave.

Quadro clínico geral

Geralmente, não há sintomas sistêmicos. No entanto, nos casos associados a lúpus eritematoso sistêmico, pode haver febre, artralgia e/ou artrite, perda de peso e comprometimento do estado geral.

Diagnóstico diferencial

Fazem parte do diagnóstico diferencial: morfeia, eritema nodoso, eritema indurado de Bazin, paniculite pós-esteroide, linfoma de células T paniculite-símile e sarcoidose.

Exames complementares

O diagnóstico de paniculite lúpica é baseado em características clínicas, laboratoriais e histopatológicas. A biópsia da lesão deve conter amostra satisfatória de tecido celular subcutâneo para realização de estudo anatopatológico e de imunofluorescência direta.

As alterações histológicas consistem em paniculite lobular ou mista, associada a infiltrado inflamatório linfocítico e depósitos de mucina entre os feixes de colágeno da derme intersticial. Atrofia da epiderme, dermatite de interface vacuolar e espessamento da membrana basal também podem estar presentes.

Depósitos de IgG, IgM e C3 podem ser observados na junção dermoepidérmica, por meio do exame de imunofluorescência direta da pele lesada.

Conduta

Como a paniculite lúpica pode ser manifestação inicial de lúpus eritematoso sistêmico, todos os pacientes devem ser avaliados para investigação de comprometimento sistêmico. História e exame físico completos, bem como exames laboratoriais devem ser realizados, entre eles, hemograma completo, dosagens de complemento, testes de função hepática, função renal e urina tipo 1. Dosagem de fator antinúcleo (FAN) e autoanticorpos, como anti-DNA, anti-Sm, anti-Ro e anti-La, também devem ser solicitados.

Antimaláricos constituem a primeira opção no tratamento da paniculite lúpica, mas, na maioria das vezes, curso de corticoide sistêmico é necessário.

Apesar de tratamento local com corticoides potentes sob oclusão ter sido relatado como útil nas lesões de paniculite lúpica, os corticoides tópicos geralmente são ineficazes, e a administração intralesional pode provocar atrofia local e ulcerações. Dapsona também foi referida como efetiva no controle das lesões. Outras modalidades de tratamento, como talidomida, metotrexato, azatioprina e micofenolato de mofetil, têm sido utilizadas para o controle de lesões refratárias.

A profundidade e a extensão das lesões sugerem que a luz ultravioleta pode participar da patogênese da doença. Portanto, o uso de protetor solar é indicado.

Caso clínico 4

Paciente do sexo masculino, 24 anos, há oito anos com nódulos amolecidos, semiglobosos, cor da pele, indolores, localizados na face, no tronco e nos membros, com aumento progressivo em número e tamanho das lesões. Apresenta máculas acastanhadas (manchas café com leite), distribuídas no tronco e nos membros, além de pequenas máculas acastanhadas (efélides) na região inguinal (Figura 7.8). Refere que o pai apresenta lesões semelhantes.

Neurofibromatose

Neurofibromas são tumores benignos derivados das células de Schwann, os quais se manifestam como nódulos de consistência amolecida. Ocorrem, esporadicamente, como nódulos solitários não associados a nenhuma síndrome ou em indivíduos com neurofibromatose tipo 1 (NF1), podendo ser solitários, múltiplos ou numerosos.

A NF1 é síndrome genética, de herança autossômica dominante, que resulta da mutação do gene supressor de tumor *NF1*. Trata-se de uma síndrome neurocutânea, com marcado envolvimento da pele e do sistema nervoso central e periférico.

Figura 7.8. Múltiplos nódulos amolecidos, de vários tamanhos, semiglobosos, cor da pele, indolores, localizados na face, tronco e membros, associados a manchas café com leite

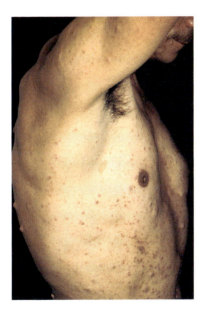

Fonte: Acervo do Departamento de Dermatologia do HCFMUSP.

Epidemiologia

Doença rara, com incidência estimada ao nascimento de 1 a cada 2.500 a 3.500 indivíduos. Afeta homens e mulheres igualmente, bem como qualquer etnia.

Patogênese

A síndrome de NF1 resulta de uma mutação germinativa no gene *NF1*, no cromossomo 17q11.2. Mais de 500 mutações no gene *NF1* foram identificadas, e a maioria delas resulta na perda da função da neurofibromina, proteína amplamente expressa na maioria dos tecidos, principalmente no cérebro, medula espinal e sistema nervoso periférico. A presença de mutação em um alelo é suficiente para resultar na síndrome de NF1.

Manifestação clínica dermatológica

Neurofibromas apresentam-se como nódulos solitários ou múltiplos, de consistência macia, semiglobosos ou pedunculados, cor da pele, de tamanhos variados. Geralmente são assintomáticos, mas podem apresentar prurido e/ou dor. Podem ser cutâneos, subcutâneos ou plexiformes.

As manchas café com leite são características da neurofibromatose e estão presentes na maioria dos indivíduos afetados, embora possam ocorrer de maneira isolada ou associadas a outras genodermatoses. São máculas hiperpigmentadas, estão presentes desde o nascimento/primeiros anos de vida e tendem a aumentar em número e tamanho.

Efélides são máculas acastanhadas de 1 a 3 mm, localizadas nas axilas e na região inguinal, com surgimento observado nos primeiros anos de vida.

Quadro clínico geral

Além da pele, outros órgãos podem ser acometidos na NF1. Nos olhos, podem ser observados os nódulos de Lisch (hamartomas da íris), identificados em cerca de 95% dos pacientes com mais de 20 anos de idade. Neurofibromas plexiformes ocorrem em cerca de 30% dos indivíduos e podem causar morbidade significativa. Outra manifestação neurológica é o glioma do nervo óptico, que ocorre em 15 a 20% das crianças. As crianças menores de 6 anos têm maior risco de apresentar gliomas ópticos. Displasia do osso esfenoide e alterações corticais de ossos longos são as alterações esqueléticas mais características, mas escoliose, *pectus carinatum*, osteopenia e osteoporose também podem estar presentes.

Diagnóstico diferencial

O diagnóstico diferencial envolve outras formas de NF, formas sobrepostas, condições com alterações pigmentares similares e condições com tumores que podem ser confundidos com neurofibromas: NF1 segmentar ou em mosaico, NF tipo 2 (NF2), schwannomatose, síndrome de McCune-Albright, síndrome LEOPARD, lipomas múltiplos, fibromatoses e neoplasia endócrina múltipla tipo 2B.

Exames complementares

O diagnóstico é clínico, e dois ou mais dos seguintes critérios devem estar presentes: seis ou mais manchas café com leite (> 5 mm em crianças e > 15 mm em adultos); dois ou mais hamartomas da íris (nódulos de Lisch); dois ou mais neurofibromas ou um neurofibroma plexiforme; efélides axilares ou inguinais; glioma óptico; alterações ósseas (displasia do esfenoide ou alterações corticais de ossos longos, com ou sem pseudoartrose); história familiar de NF1 em parente de primeiro grau.

Conduta

Os pacientes com neurofibromatose devem ser acompanhados regularmente e por equipe multidisciplinar. São recomendados:

» Aconselhamento genético.
» Avaliação oftalmológica anual até os 8 anos de idade e, a cada dois anos até os 18 anos.
» Exame clínico com aferição da pressão arterial (risco de estenose de artéria renal/feocromocitoma) e avaliação neurológica anuais.
» Acompanhar o desenvolvimento ósseo. Se observadas alterações, como escoliose, angulação da coluna vertebral e anormalidades dos membros, encaminhar para avaliação ortopédica e considerar exames de imagem.
» Avaliação com especialista em desenvolvimento para as crianças com dificuldade de aprendizagem, *deficit* de atenção e características sugestivas de autismo.
» Com relação aos adultos, deve-se monitorar o surgimento de tumores benignos e malignos, alterações ósseas e cardiovasculares, além de avaliar a progressão de alterações que tenham surgido precocemente.
» Remoção cirúrgica dos neurofibromas sintomáticos (dolorosos) ou que causem prejuízo estético/funcional.
» Monitoração dos neurofibromas subcutâneos, espinais e neurofibromas plexiformes, pelo risco de malignização.

Referências consultadas

Hejazi EZ, Werth VP. Cutaneous lupus erythematosus: pathogenesis, diagnosis and treatment. Am J Clin Dermatol. 2016;17(2):135-46.

Hirbe AC, Gutmann DH. Neurofibromatosis type 1: a multidisciplinary approach to care. Lancet Neurol. 2014;13(8):834-43.

Kuhn A, Landmann A. The classification and diagnosis of cutaneous lupus erythematosus. Journal of Autoimmunity. 2014;48-49:14-9.

Mascaró JM, Baselga E. Erythema Induratum of Bazin. Dermatol Clin. 2008 Oct;26(4):439-45.

Requena L, Sánchez Yus E. Panniculitis. Part II. Mostly lobular panniculitis. J Am Acad Dermatol. 2001;45(3):325-61.

Ribeiro S, Sciascia S, Borradori L, Lipsker D. The cutaneous spectrum of lupus erythematosus. Clinic Rev Allerg Immunol. 2017;53(3):291-305.

Rosser T. Neurocutaneous Disorders. Continuum (MinneapMinn). 2018;24(1, Child Neurology):96-129.

Sharma S, Sehgal VN, Bhattacharya SN, Mahajan G, Gupta R. Clinicopathologic spectrum of cutaneous tuberculosis: a retrospective analysis of 165 Indians. Am J Dermatopathol. 2015;37(6):444-50.

Wallis P, Starr M, Phillips RJ. An uncommon cause of erythema nodosum. J Paediatr Child Health. 2016;52(10):961-3.

Wiland P. Erythema nodosum – review of the literature. Reumatologia. 2016;54(2):79-82.

Capítulo 8
Eritema e descamação

André Luis da Silva Hirayama
Marcelo Arnone

Conceito

Eritema é uma mancha vermelha ou vermelhidão na pele causada por vasodilação, principalmente dos capilares da derme (Figura 8.1).

Pode ser classificado em:
» Cianose: eritema arroxeado causado por congestão passiva ou venosa, com diminuição da temperatura.
» Rubor: eritema rubro causado por vasocongestão ativa ou arterial ou aumento da temperatura.
» Enantema: eritema nas mucosas.

Escama é uma massa furfurácea, micácea ou foliácea que se desprende da superfície cutânea por alteração da queratinização. Aumento do estrato córneo por aumento da proliferação ou retardo na descamação (Figura 8.1).

Figura 8.1. Eritema e escamas no couro cabeludo

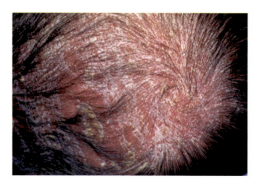

Fonte: Acervo do Departamento de Dermatologia do HCFMUSP.

As dermatoses eritematoescamosas são aquelas que, clinicamente, apresentam como principais alterações dermatológicas pápulas e placas eritematoescamosas.

Principais dermatoses eritematoescamosas
» Psoríase.
» Dermatite seborreica.
» Pitiríase rósea.
» Pitiríase rubra pilar.

Caso clínico 1
Paciente do sexo masculino, 25 anos de idade, apresenta placas eritematoescamosas nos cotovelos e joelhos de maneira simétrica, há cerca de seis meses. Apresentou há alguns meses lesões de mesmo padrão no couro cabeludo, atualmente ausentes. Refere que o pai apresenta quadro semelhante nos joelhos (Figuras 8.2 e 8.3).

Psoríase
A psoríase é uma doença inflamatória crônica multissistêmica, imunomediada. Estudos têm demonstrado a associação da psoríase com doença inflamatória intestinal, uveíte, depressão, obesidade, síndrome metabólica, risco cardiovascular elevado e muitas outras comorbidades.

Mecanismos etiopatogênicos compartilhados entre as diversas afecções parecem justificar sua ocorrência aumentada nos pacientes com psoríase. Vários genes têm sido ligados à ocorrência da doença.

Figura 8.2. Psoríase em placas – placas eritematoescamosas nos cotovelos

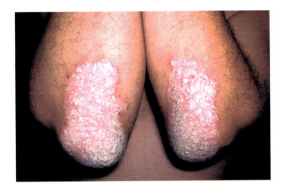

Fonte: Acervo do Departamento de Dermatologia do HCFMUSP.

Figura 8.3. Psoríase em placas – placas eritematoescamosas nos joelhos

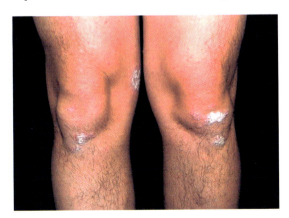

Fonte: Acervo do Departamento de Dermatologia do HCFMUSP.

Epidemiologia

A psoríase é uma doença bastante comum, apresentando prevalência de cerca de 1 a 2% ao redor do mundo. Não apresenta diferença entre os sexos. No Brasil, a prevalência é de 1,31%, sendo mais frequente nos estados do Sul e do Sudeste. É uma doença de pele crônica e recidivante.

Patogênese

Desconhecida. Atualmente, considera-se que, no desenvolvimento de uma placa de psoríase ou em sua perpetuação, existe a participação de complexos mecanismos imunológicos envolvendo interações entre células dendríticas, linfócitos T, queratinócitos, neutrófilos e diversas citocinas e quimiocinas. Nos modelos atuais, as células dendríticas seriam ativadas e passariam a liberar interleucina (IL-12 e IL-23). As células T ativadas pela IL-12 resultariam na produção de clones, gerando citocinas no padrão Th1, como interferon-gama e fator de necrose tumoral alfa. Já as células T estimuladas pela IL-23 diferenciar-se-iam em padrão Th17, produzindo IL-17A e IL-17F. As células Th17 também produzem IL-22, que parece ter um papel importante no complexo mecanismo da doença. As citocinas supradescritas agiriam sobre os queratinócitos e neutrófilos, ocasionando a aceleração do ciclo de maturação dos queratinócitos, encurtando o tempo de renovação epidérmica e provocando uma proliferação anormal da epiderme.

Fatores desencadeantes

- » Traumas físicos, químicos, elétricos, inflamatórios.
- » Exposição solar aguda e intensa (fenômeno de Koebner).
- » Infecções (HIV).
- » Medicamentos (lítio, betabloqueadores).
- » Fatores psicogênicos/emocionais.
- » Tabagismo.
- » Álcool.
- » Fatores endócrinos (hormonais, gravidez).

Manifestação clínica dermatológica

A apresentação em placas ou vulgar é a mais comum, correspondendo a cerca de 80 a 90% dos casos. A maioria dos casos é leve, acometendo menos de 5% da superfície corpórea. Quando acomete mais de 10% da superfície corpórea, é considerada extensa ou grave.

A psoríase vulgar é caracterizada por placas bem dermacadas, com eritema e escamas secas, por vezes prateadas, de tamanhos variados, acometendo classicamente as áreas extensoras, como covelos e joelhos, couro cabeludo e a região sacral. Os sinais da vela e do orvalho sangrante costumam ser positivos, mas não são exclusivos. Qualquer área da pele pode ser acometida. Geralmente poupada nos adultos, a face pode ser frequentemente acometida na psoríase da infância, em quadros por vezes difíceis de distinguir da dermatite seborreica, e também em quadros de psoríase extensa ou formas eritrodérmicas.

O acometimento ungueal é frequente, geralmente acompanhando o quadro cutâneo. Pode, porém, ser a única manifestação de psoríase, na variante chamada psoríase ungueal. A hiperqueratose subungueal e a onicólise são sinais de acometimento do leito ungueal. Já os *pittings* ungueais e a leuconíquia são sinais de acometimento da matriz ungueal.

O acometimento articular na psoríase, chamado de artrite psoriásica, também é frequente. A forma mais comum é a oligorartrite de pequenas e médias articulações. Pode apresentar-se também como artrite erosiva e de rápida progressão. Na maioria dos casos, as lesões de pele precedem o quadro articular.

Na psoríase em gotas, uma variante mais comum em crianças, adolescentes e adultos jovens, há o aparecimento abrupto de pequenas pápulas eritematoescamosas e pequenas placas, acometendo principalmente tronco e raízes dos membros. É comum a ocorrência de infecções de vias aéreas respiratórias precedendo as lesões. O quadro pode ser autolimitado ou evoluir para psoríase em placas.

A psoríase invertida acomete as áreas das dobras, como axilas, região inguinal e interglúteos, com áreas de eritema e maceração. Deve ser diferenciada dos quadros de intertrigo, candidose e dermatofitose.

A psoríase eritrodérmica é a evolução da psoríase para quadro de eritrodermia. Geralmente é associada ao uso de terapêuticas intempestivas, especialmente ao uso de corticoides sistêmicos, seguido de abrupta interrupção. Nesses casos, a descamação é pequena, e o eritema, intenso, e o exame histopatológico pode ajudar na diferenciação de outras formas de eritrodermia. É importante sempre pesquisar história de psoríase prévia à eritrodermia.

Na psoríase palmoplantar, há queratodermia palmoplantar parcial ou total, com acentuação dos sulcos. Existem também formas de psoríase de apresentação pustulosa, as quais foram descritas no Capítulo 6.

Exames complementares

Exame histopatológico: nas lesões iniciais, há vasodilatação na derme e infiltrado perivascular. Em uma lesão bem definida, observam-se: alongamento das cristas epiteliais, aumento das papilas dérmicas, paraqueratose, redução ou desaparecimento da camada granulosa; podem existir agrupamentos de neutrófilos na epiderme, geralmente suprapapilares (microabscessos de Munro).

Diagnóstico diferencial

Os principais diagnósticos diferenciais são:
» Pitiríase rubra pilar.
» Dermatite de contato de mãos (nos casos de psoríase palmoplantar) – os testes de contato podem auxiliar no diagnóstico.
» Dermatite seborreica (principalmente nos casos de acometimento exclusivo do couro cabeludo).
» Sífilis secundária (principalmente nos casos de psoríase em gotas) – a sorologia para sífilis esclarece o diagnóstico.
» Pitiríase rósea (nos casos de psoríase em gotas) – as escamas da psoríase são mais grossas, ao passo que a descamação da pitiríase rósea é em colarete. A presença do medalhão precedendo a disseminação na pitiríase rósea também auxilia no diagnóstico.
» Outras causas de eritedrodermia nos casos eritrodérmicos, como linfoma cutâneo de células T ou dermatite atópica.

Os diferenciais das variantes pustulosas foram descritos no Capítulo 6.

Conduta

O tratamento dependerá da extensão do quadro, da localização, da forma clínica e do comprometimento da qualidade de vida do paciente.

Formas localizadas

Geralmente, o tratamento é feito com medicações de aplicação tópica, como cremes, pomadas, soluções e xampus. As opções incluem:

corticoides tópicos, coaltar e derivados, análogos da vitamina D, inibidores da calcineurina e antralina.

Formas extensas, resistentes ao tratamento tópico ou com grande prejuízo à qualidade de vida

Para esses casos, é indicado o tratamento sistêmico. Nos homens e mulheres sem capacidade reprodutiva, o tratamento com metotrexato (via oral ou subcutâneo) ou acitretina deve ser considerado. Evita-se o uso da acitretina nas mulheres em idade fértil.

Nos casos não responsivos ou resistentes ao uso de acitretina e metotrexato, indica-se o tratamento com imunobiológicos. Atualmente, dispõe-se de inibidores do fator de necrose tumor alfa, inibidores das IL-12 e IL-23, inibidores da IL-17A e inibidores da IL-23.

A ciclosporina A pode ser utilizada como droga de resgate nos quadros instáveis, graves e nos rapidamente progressivos. Deve ser empregada com precaução, com monitoração intensiva da função renal e por períodos de tempo curtos, não superiores a um ano.

Nos casos graves, rapidamente progressivos e com comprometimento sistêmico importante, pode ser necessária a internação hospitalar para melhor manejo.

Caso clínico 2

Paciente do sexo masculino, 56 anos, com eritema e descamação recidivantes na face, maciço central e couro cabeludo. Refere aparecimento de lesões semelhantes no tórax esporadicamente. Notou piora com estresse (Figuras 8.4 e 8.5).

Dermatite seborreica

Epidemiologia

Afeta 1 a 3% da população adulta e discretamente mais homens que mulheres (3% *versus* 2,6%), sugerindo uma possível associação hormonal com andrógenos. É mais prevalente em imunossuprimidos (pacientes HIV positivos, transplantados de órgãos sólidos e portadores de neoplasia hematológica). Parece ser mais frequente também em pacientes com doenças neurológicas, como Parkinson e transtornos psiquiátricos.

Há dois picos de incidência: dermatite seborreica do lactente (até os primeiros três meses de vida) e vida adulta entre 40 e 60 anos.

Figura 8.4. Dermatite seborreica na face – lesões com eritema e descamação nas sobrancelhas, glabela, sulcos nasogenianos

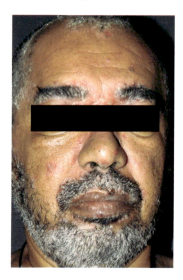

Fonte: Acervo do Departamento de Dermatologia do HCFMUSP.

Figura 8.5. Dermatite seborreica no tronco – placas com eritema e descamação no tronco na região pré-external

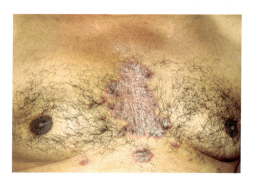

Fonte: Acervo do Departamento de Dermatologia do HCFMUSP.

Patogênese

Ainda não esclarecida. Parece haver um desequilíbrio na composição do lípides nas glândulas sebáceas, com elevação de colesterol e triglicérides em relação a escalenos e ácidos graxos livres nos pacientes com dermatite seborreica. Ácidos graxos livres têm ação antimicrobiana e são produzidos principalmente pelo *Propionibacterium (Cutibacterium) acnes*, que parece estar reduzido nos pacientes com dermatite atópica. Vários autores tentam elucidar o papel da *Malassezia* spp., principalmente da *Malassezia furfur*, na etiopatogenia da dermatite seborreica, mas a associação ainda não é bem esclarecida. O fato de ser pior em pacientes imunossuprimidos também sugere um papel dos mecanismos imunológicos da pele na patogênese da doença. Recentemente, foram encontradas mutações no gene *ZNF750* relacionado com o zinco em pacientes com quadro de dermatite seborreica símile.

Manifestação clínica dermatológica

» Dermatite seborreica do lactente: aparecimento de placas com escamas gordurosas e aderentes, sobre base eritematosa no couro cabeludo, sendo chamadas de "crosta láctea". Ocorrem também manchas eritematoescamosas na face, no tronco e nas áreas intertriginosas, notadamente na área da fralda (Figura 8.6).

» Adolescentes e adultos: aparecimento de placas com eritema, mais ou menos intenso, e escamas, por vezes mais secas ou mais graxentas, nas áreas com maior número de glândulas sebáceas, como couro cabeludo, retroauricular, face (principalmente na glabela, sobrancelhas e sulcos nasogenianos), região pré-external e áreas de dobras. Pode apresentar-se com blefarite ou eczema das orelhas. Nos adolescentes, pode apresentar-se como escamas aderentes graxentas no couro cabeludo, quadro este chamado de pseudotinha amiantácea. Tem curso crônico e recidivante.

» Imunossuprimidos: quadros mais exuberantes, por vezes disseminados, com pior resposta aos tratamentos.

Fatores precipitantes

São fatores precipitantes: calor, fricção, umidade, estresse, abuso de álcool e imunossupressão.

Figura 8.6 Dermatite seborreica do lactente

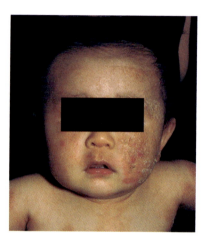

Fonte: Acervo do Departamento de Dermatologia do HCFMUSP.

Diagnóstico diferencial

Os principais diagnósticos diferenciais são: psoríase, dermatite atópica, pênfigo foliáceo, tinha do couro cabeludo, dermatite infectiva, candidose e dermatofitose.

Conduta

Dermatite seborreica do adulto:
» Couro cabeludo: sabonetes, xampus e loções. Sabonetes à base de enxofre precipitado 10% e ácido salicílico 3%. Xampus com zinco-piridiona 1%, sulfeto de selênio 1 a 2,5%, cetoconazol 2% e ciclopirox-olamina 1%. Loções e xampus à base de corticoides podem ser utilizados como terapêutica isolada ou associados. Nas formas mais resistentes, cremes e xampus à base de coaltar ou *liquor carbonis detergens* e pomadas à base de corticoide podem ser empregadas. Análogos de vitamina D3 (calcipotriol e calcitriol) podem ser utilizados.
» Face: uso de corticoides não fluorados, como hidrocortisona 1%, isoladamente ou em associação ou alternado com creme de cetoconazol 2%. Sabonetes com enxofre e ácido salicílico podem ser úteis, mas podem provocar irritação. Tacrolimus pomada e pime-

crolimus creme têm sido cada vez mais utilizados atualmente com bons resultados, apesar da ausência de estudos controlados.
» Tronco: cremes e pomadas de corticoide isoladamente ou associados a ácido salicílico nas fases agudas. Sabonetes de enxofre e ácido salicílico são úteis no tratamento de manutenção. Análogos de vitamina D3 (calcipotriol e calcitriol) podem ser utilizados.

Antibióticos tópicos e sistêmicos podem ser utilizados nos casos de infecção secundária. Tetraciclina na dose de 500 mg, 1 a 2 vezes ao dia pode ser utilizada nas formas resistentes ou graves. Nas formas disseminadas, resistentes ou exacerbadas, prednisona sistêmica pode ser utilizada, na dose de 1 mg/kg/dia, inicialmente. A isotretinoína na dose de 1 mg/kg/dia também pode ser empregada nos casos graves.

Caso clínico 3

Paciente do sexo masculino, 14 anos de idade, apresenta há cerca de 14 dias placas e pápulas eritematoescamosas, algumas com colarete descamativo, acometendo tronco, membros superiores e membros inferiores. Não apresenta lesões na face, tampouco no couro cabeludo. Descreve o surgimento inicial de uma lesão maior e, uma semana depois, lesões menores semelhantes à primeira (Figura 8.7).

Figura 8.7. Pitiríase rósea – placas eritematoescamosas com colarete descamativo mais internamente à borda da lesão

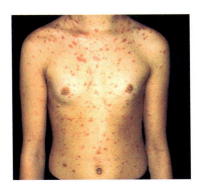

Fonte: Acervo do Departamento de Dermatologia do HCFMUSP.

Pitiríase rósea

Epidemiologia

Doença aguda e autolimitada que acomete mais frequentemente crianças e adultos jovens (10 a 35 anos). Acomete mais o sexo feminino que o masculino. A prevalência é de cerca de 1,3%.

Manifestação clínica dermatológica

Aparecimento de placa ovalada eritematosa, com descamação (placa mãe ou medalhão) geralmente no tronco. Sete a catorze dias depois, surgem lesões menores, pápulas e placas eritematoescamosas, com colarete descamativo localizado mais internamente à borda da lesão, que se disseminam ao longo do tronco e dos membros, dispondo-se classicamente ao longo das linhas de clivagem da pele e assumindo, por vezes, o aspecto de disposição em árvore de natal. Pode haver prurido leve associado. As lesões costumam regredir espontaneamente em 5 a 8 semanas, sem tratamento específico e sem deixar cicatrizes. Quadros mais arrastados podem existir.

Diagnóstico diferencial

Os principais diagnósticos diferenciais são: sífilis secundária, psoríase em gotas, dermatite seborreica, eczema numular e pitiríase liquenoide crônica.

Exames laboratoriais diagnósticos

O diagnóstico é geralmente clínico. Solicitar sorologia para sífilis é útil para excluir sífilis secundária.

O exame histopatológico é inespecífico e pode ser empregado nos casos atípicos para auxiliar no diagnóstico diferencial. Observam-se áreas de paraqueratose, espongiose e infiltrado linfo-histiocitário leve, perivascular e intersticial na derme.

Conduta

Tratamento geralmente não é necessário. Emolientes, anti-histamínicos e corticoides tópicos podem ser empregados nos casos em que o prurido é importante. Muito raramente o uso de corticoides sistêmicos pode ser necessário.

A fototerapia com ultravioleta B de banda estreita também pode ser empregada nos casos que se prolongam. Exposição aos raios solares também pode ser útil.

Caso clínico 4

Paciente do sexo masculino, 62 anos, apresenta eritema e descamação na face, hiperqueratose palmar (Figura 8.8), placas eritematoescamosas, por vezes com bordas demarcadas nos membros inferiores (Figura 8.9) e eritema vermelho alaranjado e descamação difusos no tronco (Figura 8.10). O quadro surgiu há cerca de trinta dias, inicialmente na face e progredindo em direção aos membros. Refere prurido. Nega doenças dermatológicas prévias.

Pitiríase rubra pilar

Epidemiologia

Dermatose rara, com incidência desconhecida. Afeta todos os grupos étnicos. Afeta igualmente ambos os gêneros. Existem formas familiares raras, que podem se iniciar na infância, e formas adquiridas, mais comuns. Apresenta dois picos de incidência, na primeira e na segunda décadas de vida e na sexta década de vida.

Figura 8.8. Pitiríase rubra pilar: hiperqueratoase palmar

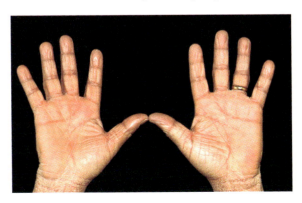

Fonte: Acervo do Departamento de Dermatologia do HCFMUSP.

Figura 8.9. Pitiríase rubra pilar: placas eritematoescamosas confluentes com bordas bem demarcadas

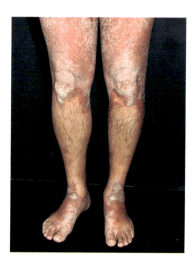

Fonte: Acervo do Departamento de Dermatologia do HCFMUSP.

Figura 8.10. Pitiríase rubra pilar: eritema vermelho alaranjado no tronco

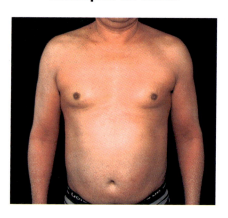

Fonte: Acervo do Departamento de Dermatologia do HCFMUSP.

Patogênese

Desconhecida. Nas formas familiares, parece existir uma anomalia congênita da queratinização. A herança é provavelmente autossômica dominante, com penetrância incompleta e expressão variável.

Nas formas adquiridas, existe a hipótese de que possa existir uma resposta imune anormal a certos antígenos, interferindo nas vias de sinalização epidérmica dos retinoides, provocando alterações na diferenciação do queratinócito. Os mecanismos exatos não estão claros. Há casos associados ao HIV, deficiência de IgA, hipogamaglobulinemia e alterações funcionais das células T, reforçando a possibilidade de respostas imunes anormais na patogenia da doença. Também se admite a possibilidade de certos agentes infecciosos atuarem como superantígenos, pois existem casos precedidos por infecções respiratórias por estreptococos e estafilococos.

Manifestação clínica dermatológica

» Tipo I – forma adulta clássica: homens e mulheres entre 40 e 60 anos de idade. Início geralmente agudo. Apresenta-se com pápulas foliculares eritematosas que coalescem, formando placas eritematoescamosas, que podem lembrar as da psoríase. O eritema pode ter cor salmão nas pessoas com pele clara. Inicia-se, geralmente, no couro cabeludo, progredindo para face, nuca e extremidades. Pode evoluir para eritrodermia. Associa-se, ainda, ao quadro a queratodermia palmoplantar, que pode ter eritema e fissuras. Alterações das unhas também podem ocorrer. A remissão espontânea ocorre em cerca de 80% dos casos em três anos.

» Tipo II – forma adulta atípica: 5% dos casos. Não segue a progressão cefalocaudal. Apresenta-se com hiperqueratose folicular intensa em algumas áreas e descamação lenticular em outras. Pode apresentar-se como dermatite eczematosa ou ictiosiforme. Geralmente tem quadros mais arrastados, com menos de 20% dos casos apresentando resolução em três anos.

» Tipo III – forma clássica juvenil: cerca de 10% dos casos – inicia-se entre 5 e 18 anos. Clinicamente semelhante ao tipo I do adulto. A maioria dos casos regride em 1 a 2 anos. Pode evoluir para o tipo IV.

» Tipo IV – forma circunscrita juvenil: cerca de 25% dos casos – afeta crianças em idade pré-puberal. Apresenta-se com placas eritematosas bem demarcadas, com queratose folicular evidente, localizadas nos joelhos e cotovelos, podendo ser acompanhada de lesões eritematodescamativas no couro cabeludo e tronco, além de queratodermia palmoplantar. Evolução variável, sendo algumas vezes persistentes ou, em alguns casos, regredindo no fim da adolescência. Pode evoluir para o tipo III.

» Tipo V – forma atípica juvenil: cerca de 5% dos casos – a maioria dos casos é familiar. Pode iniciar-se ao nascimento ou nos primeiros anos de vida. Apresenta-se com hiperqueratose folicular e aspecto ictiosiforme. A hiperqueratose palmoplantar é praticamente constante. Alguns pacientes apresentam lesões esclerodermiformes nos dedos. Forma crônica, sem tendência à resolução.

» Tipo VI – associada ao HIV: achados clínicos semelhantes ao tipo I. Pode ser acompanhada de acne conglobata, hidradenite e líquen espinuloso. Pode melhorar com tratamento antirretroviral.

Diagnóstico

O diagnóstico é clínico, sendo muitas vezes difícil diferenciar de psoríase.

Exames complementares

Exame histopatológico: dermatite psoriasiforme, com hiperqueratose e áreas de paraqueratose ao nível dos folículos pilosos.

Conduta

Em razão da raridade da doença, estudos de eficácia e segurança são de difícil execução. As evidências vêm majoritariamente de séries de casos e relatos de caso. Não existe consenso sobre o tratamento de primeira linha.

Podem ser empregados corticoides tópicos, retinoides sistêmicos, como acitretina e isotretinoína, fototerapia, metotrexato e ciclosporina. Mais recentemente, há relatos e séries de casos utilizando imunobiológicos, como os inibidores do fator de necrose tumoral alfa (adalimumabe, etanercepte e infliximabe), inibidores da IL-12 e da IL-23 (ustequinumabe) e inibidores da IL-17A (secuquinumabe). A resposta ao tratamento é variável.

Referências consultadas

Allen RA, Janniger CK, Schwartz RA. Pityriasis rosea. Cutis. 1995;56:198-202.

Chuang T, Ilstrup DM, Perry HO, Kurland LT. Pityriasis rosea in Rochester, Minnesota, 1969 to 1978: a 10-year study. J Am Acad Dermatol. 1982;7:80-9.

Chuh A, Zawar V, Law M, Sciallis GF. Gianotti-Crosti syndrome, pityriasis rosea, asymmetrical periflexural exanthem, unilateral mediothoracic exanthem, eruptive pseudoangiomatosis, and papular-purpuric gloves and socks syndrome: a brief review and arguments for diagnostic criteria. Infect Dis Rep. 2012;4(1):e12.

Drago F, Broccolo F, Rebora A. Pityriasis rosea: an update with a critical appraisal of its possible herpesviral etiology. J Am Acad Dermatol. 2009;61:303-18.

Drago F, Ciccarese G, Rebora A, Broccolo F, Parodi A. Pityriasis rosea: a comprehensive classification. Dermatology. 2016;232(4):431-7.

Drago F, Rebora A. Treatment for pityriasis rosea. Skin Therapy Lett. 2009;14:6-7.

Mason J, Manson AR, Cork MJ. Topical preparations for the treatment of psoriasis: a systematic review. Br J Dermatol. 2002;146:351-64.

Parisi R, Symmons DP, Griffiths CE, Ashcroft DM. Identification and Management of Psoriasis and Associated Comorbidity (IMPACT) project team. Global epidemiology of psoriasis: a systematic review of incidence and prevalence. J Invest Dermatol. 2013;133(2):377-85.

Rivitti EA. Erupções eritêmato-escamosas. In: Rivitti EA. Dermatologia de Sampaio e Rivitti. 4.ed. São Paulo: Artes Médicas; 2018. p.219-46.

Romiti R, Arnone M, Menter A, Miot HA. Prevalence of psoriasis in Brazil – a geographical survey. Int J Dermatol. 2017;56(8):e167-e168.

Sociedade Brasileira de Dermatologia. Consenso Brasileiro de Psoríase 2012: guias de avaliação e tratamento. 2.ed. Rio de Janeiro: Sociedade Brasileira de Dermatologia; 2012.

Wang D, Chong VC, Chong WS, Oon HHAm. A Review on Pityriasis Rubra Pilaris. J Clin Dermatol. 2018 Jun;19(3):377-90.

Wikramanayake TC, Borda LJ, Miteva M, Paus R. Seborrheic Dermatitis – Looking beyond Malassezia. Exp Dermatol. 2019 Jul 16. doi: 10.1111/exd.14006. [Epub ahead of print]

Capítulo 9

Vegetação

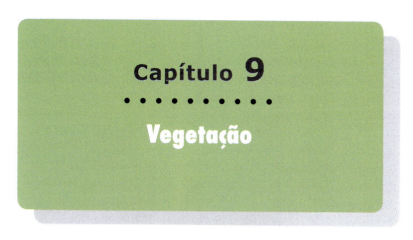

Marcella Pincelli

Conceito

Vegetação é uma lesão sólida que cresce além da superfície da pele, pedunculada ou séssil, de consistência amolecida e sangrante ao mínimo trauma. As lesões vegetantes podem ter origem neoplásica, infecciosa, autoimune ou medicamentosa (Figura 9.1).

Caso clínico 1

Paciente do sexo masculino, 50 anos de idade, apresenta, há cinco meses, tumoração vegetante na região inferior da lateral da perna esquerda, sobre cicatriz de queimadura prévia (Figura 9.2).

Carcinoma espinocelular (carcinoma epidermoide)

É um tumor epitelial maligno, por proliferação atípica de células espinhosas da epiderme. Tem caráter invasor e pode dar origem a metástases.

Figura 9.1. Diagnóstico diferencial das lesões vegetantes

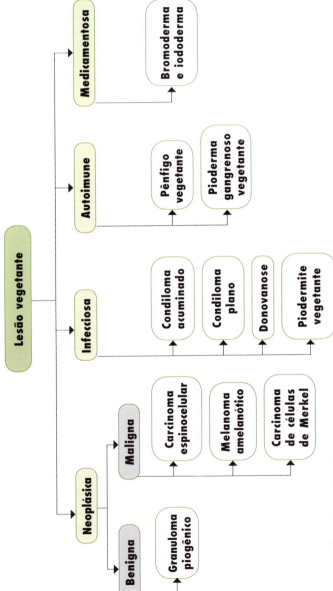

Fonte: Elaborada pela autora.

Figura 9.2. Tumoração vegetante sobre cicatriz de queimadura prévia, na região inferior lateral da perna esquerda

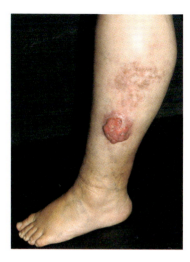

Fonte: Acervo do Departamento de Dermatologia do HCFMUSP.

Epidemiologia

Comum. É o segundo tipo de câncer de pele mais frequente. O primeiro é o carcinoma basocelular.

Fatores de risco

Exposição solar excessiva, particularmente em indivíduos com fototipos baixos (I e II), albinismo, xeroderma pigmentoso, imunossupressão (transplante de órgãos, HIV, linfoma, leucemia linfocítica crônica ou imunossupressão iatrogênica), trauma crônico, fototerapia com PUVA, cicatriz de queimadura, úlceras crônicas, lúpus eritematoso discoide, líquen plano oral, líquen escleroso genital, exposição a radiação ionizante e infecção por HPV de alto risco.

Manifestação clínica dermatológica

Pápula, placa, nódulo ou tumoração queratósicos, verrucosos ou vegetantes. Os locais de maior acometimento são: lábio inferior, orelhas, face, couro cabeludo, dorso das mãos, mucosa bucal e região externa dos genitais. A úlcera de Marjolin é um carcinoma espinocelular que se desenvolve sobre uma ferida crônica ou cicatriz, e também a partir de queimadura da pele.

Exame clínico geral

O paciente com suspeita de carcinoma espinocelular deve sempre ter a pele toda examinada e os linfonodos regionais palpados, a fim de avaliar se há metástase linfonodal regional.

Diagnóstico diferencial

» Forma queratósica ou verrucosa: queratose actínica, verruga vulgar, queratose seborreica e doenças infecciosas verrucosas (cromomicose, esporotricose, leishmaniose verrucosa, tuberculose verrucosa).
» Forma vegetante: melanoma amelanótico, granuloma piogênico e carcinoma de células de Merkel.

Exames laboratoriais diagnósticos

Exame histopatológico: atipia de queratinócitos, pleomorfismo nuclear, mitoses e apoptose, com graus variáveis de diferenciação nuclear, celular e de invasão.

Avaliação de risco de recorrência local ou metástase

Baixo risco

Lesão menor que 20 mm na área L (tronco e extremidades – exceto região pré-tibial, mãos, pés, unhas e tornozelo) ou menor que 10 mm na área M (malar, região frontal, couro cabeludo, pescoço e região pré-tibial), bordas bem definidas, tumor primário, ausência de imunossupressão, ausência de radioterapia prévia ou de local de cicatriz prévio acometido, tumor de crescimento lento, sintomas neurológicos ausentes, tumor bem ou moderadamente diferenciado, profundidade menor que 2 mm, ausência de envolvimento perineural, vascular ou linfático.

Alto risco

A presença de qualquer destes itens posiciona o paciente no alto risco: lesão maior ou igual a 20 mm na área L, maior ou igual a 10 mm na área M ou lesão de qualquer tamanho na área H (região centrofacial, pálpebras, sobrancelhas, região periorbitária, nariz, lábios, mento, pré-

-auricular, retroauricular, orelhas, região temporal, genital, mãos e pés), bordas mal definidas, tumor recidivado, presença de imunossupressão, presença de radioterapia prévia ou de sítio de cicatriz prévio acometido, tumor de crescimento rápido, sintomas neurológicos presentes, tumor mal diferenciado, subtipo acantolítico, adenoescamoso, desmoplásico ou metaplásico, profundidade maior que 2 mm e presença de envolvimento perineural, vascular e/ou linfático.

Conduta

Deve-se avaliar o risco de recidiva ou de metástase da lesão para a indicação da terapêutica mais adequada. As opções incluem curetagem e eletrodissecção, excisão cirúrgica com avaliação das margens, cirurgia micrográfica de Mohs e radioterapia e/ou quimioterapia em não candidatos a cirurgia. Crioterapia é uma opção nos casos de carcinoma espinocelular *in situ.*

Exames complementares

Nos casos suspeitos de acometimento profundo extenso, pode-se complementar a investigação com exames de imagem: radiografia, ressonância magnética ou tomografia computadorizada. Se suspeita de metástases linfonodais, deve-se prosseguir a avaliação com biópsia de linfonodo e estadiamento do paciente, com tomografia computadorizada de tórax, de abdome e de pelve ou PET-CT.

Caso clínico 2

Paciente do sexo feminino, 21 anos de idade, apresenta há um mês pápula vegetante, séssil e vinhosa no lábio superior (Figura 9.3).

Granuloma piogênico (hemangioma capilar lobular)

O granuloma piogênico é um tumor vascular benigno de rápido crescimento que ocorre geralmente após mínimo traumatismo.

Epidemiologia

Comum. Afeta predominantemente crianças e adultos jovens, mas pode ocorrer em qualquer idade. Homens e mulheres são igualmente afetados. Não há predomínio racial ou predisposição familiar. Em gestantes, não é raro o surgimento do granuloma piogênico nos lábios ou na cavidade oral.

Figura 9.3. Pápula vegetante, séssil, vinhosa, no lábio superior

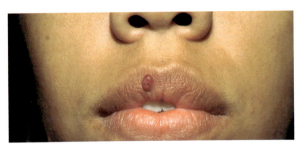

Fonte: Acervo do Departamento de Dermatologia do HCFMUSP.

Manifestação clínica dermatológica

Pápula séssil ou pedunculada, vinhosa, com superfície recoberta por fina camada de epiderme ou erodida e facilmente sangrante. O crescimento é rápido, em semanas. Regressão espontânea é rara. Os locais mais afetados são gengivas, dedos, lábios, face e língua.

Diagnóstico diferencial

Melanoma amelanótico, carcinoma espinocelular vegetante.

Exame histopatológico

Numerosos capilares neoformados revestidos por células endoteliais em uma única camada, com proliferação fibroblástica edematosa no estroma, que circunda o tumor vascular.

Conduta

Excisão cirúrgica, eletrocoagulação, cauterização química ou crioterapia.

Caso clínico 3

Paciente do sexo masculino, 34 anos de idade, apresenta há seis meses pápulas e placas vegetantes, confluentes, que sangram com facilidade, na região perianal (Figura 9.4).

Figura 9.4. Pápulas e placas vegetantes, confluentes, na região perianal

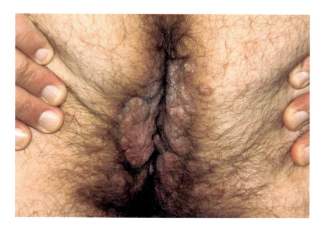

Fonte: Acervo do Departamento de Dermatologia do HCFMUSP.

Condiloma acuminado (verruga genital)
Epidemiologia
Comum. Estima-se que 5% da população apresentará lesões clínicas. Ocorre em indivíduos sexualmente ativos, com maior risco naqueles com múltiplos parceiros.

Patogênese
Infecção pelo papilomavírus humano (HPV), um DNA vírus que se multiplica nos núcleos das células epiteliais infectadas, transmitido a partir de contato pele a pele com verrugas (p. ex., inoculação viral de verruga digital na região genital) ou por via sexual. Os subtipos predominantemente associados ao condiloma acuminado são o 6 e o 11. Outros subtipos são: 1 a 5, 10, 16, 18, 30, 31, 33, 35, 39 a 45, 51 a 59, 70 e 83.

Manifestação clínica dermatológica
Lesões exofíticas, papilomatosas, com queratose variável na superfície ou vegetantes. As localizações preferenciais são pênis, vulva, ânus,

região inguinal, vagina, canal anal e colo uterino. A maioria das verrugas genitais são benignas; porém, aquelas causadas por subtipos oncogênicos de HPV (16 e 18) são fatores de risco para o desenvolvimento de carcinoma espinocelular.

Diagnóstico diferencial

» Lesão vegetante: carcinoma espinocelular, condiloma plano.
» Lesão papulosa: pápulas penianas peroladas ou *hirsuta corona penis*, queratose seborreica, nevo melanocítico, fibroma mole, molusco contagioso, líquen plano.
» Lesão queratósica: carcinoma espinocelular.

Exames laboratoriais diagnósticos

Exame histopatológico: hiperplasia epitelial benigna, com células epiteliais apresentando vacúolos citoplasmáticos que isolam o núcleo da membrana citoplasmática (coilocitose). A técnica de hibridização *in situ* pode ser utilizada para distinção de infecção por HPV de alto risco ou de baixo risco oncogênico.

Conduta

Excisão, eletrocirurgia, cauterização química, crioterapia, imiquimode.

Exames complementares

Ao paciente com diagnóstico de condiloma acuminado são indicados exames sorológicos de outras doenças sexualmente transmissíveis: sífilis, hepatites e HIV. Mulheres devem realizar colpocitologia oncótica regularmente, a fim de avaliar a presença de lesão no colo uterino, e indivíduos com lesões perianais devem ser submetidos a avaliação do canal anal pelo médico proctologista, em razão do risco de carcinoma espinocelular nessas localizações.

Caso clínico 4

Paciente do sexo masculino, 65 anos, iniciou quadro de lesões erosivas na mucosa oral, seguido de surgimento de bolhas na pele, com evolução para placas vegetantes nas áreas de erosões, nas regiões axilares e inguinais bilaterais (Figura 9.5).

Figura 9.5. Placas vegetantes, bolhas e erosões na região axilar

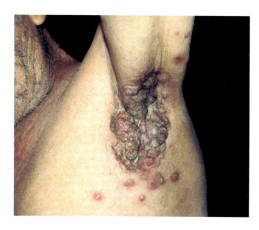

Fonte: Acervo do Departamento de Dermatologia do HCFMUSP.

Pênfigo vegetante

O pênfigo vegetante é uma forma clínica do pênfigo vulgar, doença bolhosa autoimune. Assim, a patogênese, os exames diagnósticos e a conduta das duas entidades são semelhantes.

Epidemiologia

Raro. O pênfigo vegetante ocorre em 1 a 2% dos casos de pênfigo vulgar.

Patogênese

Presença de autoanticorpos patogênicos da subclasse IgG4 contra os antígenos das desmogleínas 1 e 3, moléculas de adesão dos queratinócitos da epiderme, resultando em acantólise (perda de adesão entre as células epidérmicas, resultando em formação de vesículas ou bolhas).

Manifestação clínica dermatológica

O pênfigo vegetante é caracterizado pela presença de placas vegetantes que surgem sobre área de erosão de bolhas, nas regiões intertriginosas. Como é uma variante do pênfigo vulgar, o paciente também apresentará erosões na mucosa oral, além de bolhas flácidas e erosões em outras regiões da pele.

Exames laboratoriais diagnósticos

- » Exame citológico: para a coleta desse exame, deve-se romper uma bolha íntegra e colher o raspado de sua base. No pênfigo vulgar/vegetante, observa-se a presença de células acantolíticas.
- » Exame histopatológico da bolha: bolha acantolítica suprabasal.
- » Imunofluorescência direta perilesional: presença de IgG e C3 intercelulares intraepidérmicos.
- » Imunofluorescência indireta: presença de IgG e C3 intercelulares em títulos variáveis.
- » ELISA: presença de IgG antidesmogleína 1 e IgG antidesmogleína 3.

Conduta

O tratamento do pênfigo vegetante é o mesmo do pênfigo vulgar: corticoterapia sistêmica, com prednisona a 1 mg/kg/dia e, se necessário, introdução de medicações adjuvantes, como dapsona, azatioprina, ciclofosfamida, micofenolato de mofetil, metotrexato, pulso de metilprednisolona, imunoglobulina intravenosa e rituximabe. Infiltrações locais de corticoide auxiliam no tratamento.

Referências consultadas

Aoki V, Maruta CW, Santi CG. Dermatoses bolhosas autoimunes. São Paulo: Atheneu; 2016.

Bhatia N, Lynde C, Vender R, Bourcier M. Understanding genital warts: epidemiology, pathogenesis, and burden of disease of human papillomavirus. J Cutan Med Surg. 2013;17 Suppl 2:S47-54.

Bolognia J, Jorizzo J, Schaffer J, Callen J, Cerroni L, Heymann W et al. Dermatology. 3.ed. London: Mosby; 2017.

Bouscarat F, Pelletier F, Fouere S, Janier M, Bertolloti A, Aubin F. External genital warts (condylomata). Ann Dermatol Venereol. 2016;143(11):741-5.

Festa Neto C, Cucé LC, Reis VMS. Manual de dermatologia. 4.ed. Barueri: Manole; 2015.

Griffiths C, Barker J, Bleiker T, Chalmers R, Creamer D. Rook's textbook of dermatology. 9.ed. Hoboken: Wiley Blackwell; 2016.

Harris MN, Desai R, Chuang TY, Hood AF, Mirowski GW. Lobular capillary hemangiomas: sn epidemiologic report, with emphasis on cutaneous lesions. J Am Acad Dermatol. 2000;42(6):1012-6.

National Comprehensive Cancer Network. NCCN Guidelines: squamous cell skin cancer: version 2.2018. Plymouth Meeting: NCCN; 2017.

Rivitti E. Dermatologia de Sampaio e Rivitti. 4.ed. São Paulo: Artes Médicas; 2018.

Wolff K, Johnson RA, Saavedra AP. Dermatologia de Fitzpatrick. 7.ed. Porto Alegre: AMGH; 2015.

Capítulo 10

Verrucosidade

Paula Yume Sato Serzedello Corrêa

Conceito

Verrucosidade é uma formação sólida da pele resultando em uma lesão elevada, esbranquiçada ou amarelada, de superfície dura e inelástica, à custa de aumento da camada córnea. Pode ter origem infecciosa, traumática, tumoral ou inflamatória, a Figura 10.1 mostra os possíveis diagnósticos.

Caso clínico 1

Paciente do sexo masculino, 7 anos de idade, apresenta lesões no nariz há três meses. Ao exame dermatológico, apresenta pápula verrucosa com projeções digitiformes e pontos enegrecidos visíveis a olho nu. Refere surgimento em uma narina, com posterior aparecimento na outra (Figura 10.2).

Figura 10.1. Verrucosidade – possíveis diagnósticos de lesões verrucosas

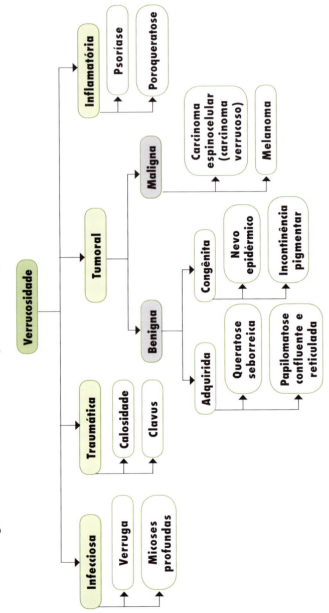

Fonte: *Elaborada pela autora.*

Figura 10.2. Verrugas filiformes nas narinas

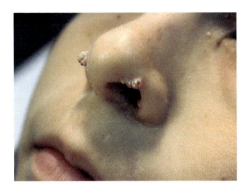

Fonte: Acervo do Departamento de Dermatologia do HCFMUSP.

Verruga

Verrugas são a manifestação clínica mais frequente da infecção pelo HPV. O HPV apresenta mais de 150 subtipos, e alguns tendem a acometer alguns locais específicos do corpo. O tipo 1 comumente acomete as plantas dos pés, ao passo que os tipos 6 e 11 acometem a área anogenital.

Epidemiologia e transmissão

Verrugas cutâneas geralmente ocorrem em crianças e adultos jovens. Condições predisponentes para lesões extensas e recalcitrantes incluem: dermatite atópica e imunossupressão com redução da imunidade celular (aids, transplante de órgãos).

A infecção ocorre por contato direto com a pele macerada ou traumatizada, predispondo à inoculação. Infecção latente por HPV também pode ocorrer na pele normal, atuando como um reservatório do vírus. Transmissão via objetos inanimados tem sido proposta, mas não foi comprovada. A incubação é de aproximadamente seis meses.

Quadro clínico dermatológico

Verrugas cutâneas podem se manifestar como verrugas comuns (vulgares), plantares e planas. As verrugas também podem ser descritas com base na localização, como periungueais, ou na morfologia – filiforme, mosaico (verrugas plantares coalescentes).

O desbastamento da hiperqueratose sobrejacente nas verrugas plantares ou comuns geralmente revela capilares trombosados, que corroboram o diagnóstico. À dermatoscopia, esses capilares podem ser visualizados como pontos e glóbulos vermelho a negros.

Outra dica diagnóstica é oclusão das linhas naturais da pele (dermatóglifos), que ocorre em verrugas palmares e plantares classicamente.

Diagnóstico

Com base na aparência clínica. Raramente, indica-se biópsia para confirmar o diagnóstico.

Diagnóstico diferencial

» Clavus: também pode esconder os dermatóglifos, mas não apresenta capilares trombosados.
» Calcanhar negro (*talon noir*): eritrócitos dessecados depositam-se na epiderme no calcanhar após trauma e podem imitar os capilares trombosados das verrugas plantares. No entanto, a cor negra pode ser removida com desbastamento, e os dermatóglifos não são interrompidos.
» Queratose seborreica: dermatoscopia pode auxiliar no diagnóstico.
» Acrocórdon: verrugas filiformes podem ser pedunculadas, mas apresentam projeções queratóticas semelhantes a dedos.
» Líquen plano e líquen nítido: podem ser confundidos com verrugas planas.
» Malignidade: carcinoma espinocelular (CEC) e melanoma amelanótico devem ser considerados em lesões verrucosas que apresentam crescimento irregular, ulceração ou resistência à terapia.

Conduta

O tratamento pode não ser necessário. Remissão espontânea pode ocorrer em dois terços das crianças, em dois anos. Em adultos, tende a ser mais lenta e pode levar vários anos. Pacientes com imunidade celular preservada são os mais prováveis de apresentar regressão sem tratamento. A recorrência é comum.

Algumas indicações de tratamento são: dor ou desconforto, prejuízo funcional, preocupação do paciente com o estigma social ou cosmético, verrugas persistentes e imunossupressão (fator de risco para verrugas extensas e resistentes à terapia).

Há uma variedade de intervenções terapêuticas disponíveis. Abordagens comuns incluem: destruição química ou física (ácido salicílico, crioterapia, cantaridina, ácido tricloroacético, cirurgia, *laser*), melhora da resposta imune local (imiquimode, imunoterapia tópica ou intralesional) e terapia antiproliferativa (5-fluoracil, bleomicina).

A falta de estudos adequados dificulta recomendações definitivas sobre a melhor abordagem terapêutica. Em geral, a escolha depende do tipo de verruga, do local, dos efeitos colaterais do tratamento, da habilidade do profissional e da preferência do paciente. Para crianças, a capacidade de tolerar o desconforto impacta na seleção do tratamento. Deve-se comunicar ao paciente a possibilidade de terapia prolongada, falha do tratamento e recorrência.

Deve-se sempre orientar os pacientes a evitar manipular a lesão, sempre usar calçados e não reutilizar ou compartilhar instrumentos utilizados para desbastar verrugas. Áreas de pelo somente podem ser aparadas com tesouras.

O objetivo final do tratamento é a ausência de verruga visível. Nas plantas e palmas, o reaparecimento dos dermatóglifos normais sugere resolução. Contudo, resolução clínica não implica a erradicação do vírus.

Verrugas vulgares e plantares

A primeira linha de tratamento inclui: ácido salicílico tópico e crioterapia com nitrogênio líquido. São os tratamentos mais comuns e apresentam evidência forte de sua eficácia. Verrugas plantares podem ser menos responsivas ao tratamento que as vulgares.

O ácido salicílico tópico esfolia a epiderme afetada e pode estimular a imunidade local. Sua eficácia é variável, podendo chegar a 80%. São utilizadas concentrações entre 17 e 50%. Concentrações mais altas, como 40 a 50%, são reservadas a palmas e plantas. Aplica-se o produto diariamente na verruga seca. Fita adesiva é útil para manter o ácido na pele, podendo ser trocada a cada 48 horas. O tratamento não deve se estender por mais de três meses sem a avaliação do médico.

O desbastamento da hiperqueratose amolecida pelo ácido deve ser repetido periodicamente, a fim de minimizar sua reformação. Umedecer a verruga por cinco minutos pode facilitar o procedimento.

O ácido salicílico é comumente combinado com outros tratamentos para melhor resposta, como crioterapia (utiliza-se entre as aplicações de crioterapia), embora não haja muitos estudos comprovando o benefício da associação.

Já a crioterapia pode ser aplicada com *criospray* ou cotonete mergulhado no nitrogênio líquido, após desbastamento pelo médico. Sua eficácia varia de 14 a 90%. O objetivo é criar uma área congelada, incluindo a verruga, e uma margem de 2 mm, com tempo de descongelamento de 30 a 60 segundos. Dois ciclos de congelamento podem resultar em melhor resolução de lesões espessas ou plantares. Por tratar-se de procedimento doloroso, é reservado a crianças mais velhas e adultos. Verrugas periungueais devem ser tratadas com cuidado, para evitar dano à matriz da unha e distrofia ungueal permanente.

O tratamento deve ser repetido a cada 2 a 3 semanas até a resolução. Se não houver resolução em até seis tratamentos, indica-se alternar para outro tratamento.

Os efeitos colaterais agudos da crioterapia podem variar de eritema mínimo a formação de bolha hemorrágica dolorosa. A cicatrização geralmente ocorre em 4 a 7 dias. A formação de bolha pode resultar em propagação do vírus à pele adjacente, aumentando o tamanho da verruga.

Verrugas refratárias

A melhor abordagem para lesões refratárias é incerta. Terapias como imunoterapia tópica com alérgenos de contato (ácido esquárico de dibutil éster, dinitroclorobenzeno e difenilciclopropenona), bleomicina intralesional e 5-fluoracil tópico ou intradérmico foram relatadas.

Outros tratamentos

Apresentam evidência conflitante e limitada e geralmente são utilizados em conjunto com desbastamento e ácido salicílico tópico. São eles: cantaridina 0,7%, imiquimod 5% tópico, ATA 50 a 80%, *pulsed dye laser*, imunoterapia intralesional com antígenos de cândida ou tricófito e exérese cirúrgica.

O imiquimode atua como imunomodulador tópico, induzindo produção local de citocinas. Indica-se o uso 5 vezes por semana até duas vezes ao dia, após desbastar, com ou sem oclusão. Pode-se utilizar em dias alternados com ácido salicílico e sugere-se o uso por três meses antes de troca de terapia.

O ATA 50 a 80% deve ser aplicado com palito de dente a cada 7 a 10 dias, por até oito semanas.

Por último, *shave* ou curetagem com ou sem eletrocoagulação é uma opção para verrugas comuns, com vantagem de remoção imediata da lesão, mas podendo deixar cicatriz.

Verruga plana
Possibilidade de tratamento com ácido salicílico, tretinoína tópica (por irritação local), imiquimode/5-FU diariamente ou crioterapia mensal.

Verruga filiforme
Indica-se remoção cirúrgica ou crioterapia de contato.

Caso clínico 2
Paciente do sexo feminino, 45 anos de idade, apresenta há alguns anos nódulo queratósico na face dorsal do quinto quirodáctilo esquerdo, doloroso, principalmente com uso de sapatos apertados (Figura 10.3).

Figura 10.3. Calosidade no quinto quirodáctilo esquerdo

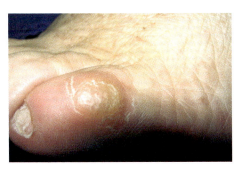

Fonte: Acervo do Departamento de Dermatologia do HCFMUSP.

Calosidades
Epidemiologia e patogênese
Calosidades e clavus estão entre as afecções cutâneas mais comuns e, por localizarem-se nos pés, podem ser fonte de desconforto, dor e dificuldade de marcha.

Os calos são um espessamento difuso na camada mais externa da pele, em resposta a fricção ou pressão recorrente.

Já os clavus desenvolvem-se de maneira similar, mas diferem por ter um "núcleo" hiperqueratósico e frequentemente doloroso. Os clavus tipicamente ocorrem em pontos de pressão, secundariamente ao uso de sapatos apertados, um esporão ósseo subjacente ou uma marcha inadequada.

Quadro clínico dermatológico

As lesões encontram-se tipicamente localizadas na face plantar de metatarsos proeminentes, nos interdígitos ou na face dorsal das articulações interfalangeanas.

Diagnóstico

O diagnóstico é baseado no aspecto clínico.

Diagnóstico diferencial

As lesões de clavus e calosidades devem ser diferenciadas de verrugas plantares. Nas primeiras, ao contrário do que ocorre nas verrugas, os dermatóglifos apresentam-se mais proeminentes, e seu desbastamento não revela capilares trombosados.

Conduta

Ambos, calosidades e clavus, são tratados da mesma maneira. O tratamento inicia-se com a prevenção. Os pacientes devem ser orientados a evitar sapatos apertados. Em lesões graves recorrentes, orienta-se solicitar radiografia do pé para avaliar anormalidade óssea subjacente e, também, considerar referenciar para consulta ortopédica para adaptação de palmilhas ou indicação de palmilhas rígidas de antepé.

O tratamento de escolha para ambos é aplicação de emplastros de ácido salicílico a 40% após desbastamento das lesões, com troca diária e remoção da pele branca resultante com lixa de metal ou pedra-pome antes da recolocação do próximo emplastro. Ácido salicílico 10 a 20% em petrolato pode ser útil em lesões muito grandes.

Caso clínico 3

Paciente do sexo masculino, 70 anos de idade, refere lesão em crescimento no pescoço nos últimos cinco anos. Refere que a lesão já "caiu" uma vez após coçar; porém, reapareceu com o tempo. Ao exame dermatológico, apresenta-se com placa acastanhada, endurecida, de superfície verrucosa e textura graxenta (Figura 10.4).

Figura 10.4. Queratose seborreica na região clavicular esquerda

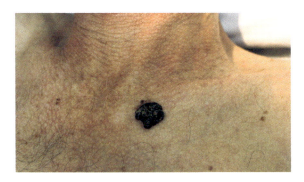

Fonte: Acervo do Departamento de Dermatologia do HCFMUSP.

Queratose seborreica (QS)

Tumor benigno comum, comumente pigmentado, mais frequente nos idosos e composto de queratinócitos epidérmicos.

Epidemiologia

Geralmente surge com o avançar da idade. Afeta igualmente ambos os sexos.

Patogênese

Encontra-se mutação do receptor do fator de crescimento de fibroblastos em 39% das QS.

Quadro clínico dermatológico

As lesões podem surgir em qualquer região do corpo, mas são mais frequentes na face e no tronco superior. Geralmente são assintomáticas, mas podem ser pruriginosas.

Geralmente, iniciam-se como uma hiperpigmentação discreta. Nas mãos e na face podem permanecer superficiais durante muito tempo, fazendo diagnóstico diferencial com lentigo maligno ou queratose actínica (QA) pigmentada.

O quadro clínico mais comum é o de uma placa verrucosa bem superficial, que parece aderida à epiderme, variando de coloração amarelo-escura a preta e apresentando queratina pouco aderente, graxenta. Seu formato é oval ou arredondado, e múltiplas lesões podem dispor-se no sentido das dobras da pele. O tamanho é variável, e geralmente são pouco pilificadas. Nas pálpebras e flexuras, as QS podem ser pedunculadas e menos queratóticas. Irritação ou infecção causam edema da lesão, sangramento, dor, formação de crostas e escurecimento da cor.

Rápido desenvolvimento de grande número de QS pode ocorrer em pacientes com dermatoses inflamatórias da pele ou em associação a malignidade subjacente, sinal conhecido como sinal de Leser-Trélat. As neoplasias mais comumente associadas são câncer de cólon e estômago e, em alguns casos, pode surgir em associação a acantose nigricante.

Histopatologia

A principal alteração (variante sólida) é o acúmulo de queratinócitos imaturos entre a camada basal e a superfície queratinizada. Melanócitos podem proliferar-se entre essas células e transferir melanina a elas. Queratinização focal pode ocorrer formando cistos córneos, que podem aumentar, coalescer e ser levados à superfície. Quando a formação e a descarga de cistos córneos é excessiva, uma superfície verrucosa é formada.

Diagnóstico diferencial

» QS superficial: lentigo simples e lentigo maligno, QA, particularmente na face.
» Variante pigmentada arredondada: nevo melanocítico, mas a superfície é menos brilhante e os folículos estão preenchidos por queratina, produzindo aparência cerebriforme.
» QS inflamada: melanoma maligno, carcinoma basocelular (CBC) pigmentado.

Conduta

Remoção com cureta deixa uma superfície plana que começa a ser coberta por epiderme normal em uma semana. Cauterização e diatermia devem ser utilizadas o mínimo possível, a fim de evitar cicatriz.

Resultados satisfatórios podem ser obtidos com breve congelação, principalmente para lesões grandes superficiais ou por meio de aplicação com ATA.

As lesões geralmente recorrem. Não tendem a sumir espontaneamente, e novas lesões podem surgir durante anos.

Caso clínico 4

Paciente do sexo masculino, 7 anos de idade, trazido pela mãe por lesões na pele desde o nascimento, mas que recentemente se tornaram mais "grossas". Ao exame dermatológico, o paciente apresenta pápulas acastanhadas, confluindo em placas de conformação linear no hemitórax e membro superior direitos (Figura 10.5).

Figura 10.5. Nevo epidérmico verrucoso linear no hemitórax e membro superior direito

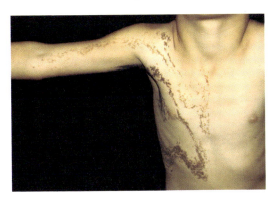

Fonte: Acervo do Departamento de Dermatologia do HCFMUSP.

Nevo epidérmico

Nevos epidérmicos são hamartomas benignos. Podem ser compostos por uma variedade de células e estruturas epidérmicas, como queratinócitos, glândulas sebáceas, folículos pilosos, glândulas apócrinas e écrinas e células de músculo liso. Acredita-se que representem uma forma de mosaicismo cutâneo. O nevo epidérmico verrucoso linear é a forma mais comum.

Epidemiologia

Afeta igualmente homens e mulheres. A maioria dos casos ocorre esporadicamente como um achado isolado; porém, também pode ocorrer em associação a uma variedade de anormalidades do desenvolvimento.

Patogênese

Nevos epidérmicos têm sua origem nas células pluripotenciais germinativas da camada basal da epiderme do embrião. Acredita-se que sejam uma forma de mosaicismo resultante de mutação pós-zigótica. Teoricamente, quanto mais precoce a mutação durante o desenvolvimento embrionário, mais extensas serão as lesões e maior será a chance de afetar outros órgão e sistemas.

Quadro clínico dermatológico

Nevo epidérmico verrucoso linear

A maioria das lesões está presente ao nascimento ou ocorre durante o primeiro ano de vida. Inicialmente, surgem como *patches* ou placas lineares formadas por pápulas verrucosas cor da pele ou acastanhadas, coalescentes. Perto da puberdade, tendem a escurecer e tornar-se mais espessas.

Podem ser solitários ou múltiplos, de tamanho variável, e usualmente estão localizados no tronco ou nas extremidades. As lesões tendem a seguir padrões de migração de células precursoras de proliferação da pele, conhecidas como linhas de Blaschko, e comumente mostram uma demarcação nítida na linha média.

Quando apresenta distribuição extensa bilateral, é chamado de nevo epidérmico sistematizado. A variante envolvendo uma metade do corpo é nomeada de *nevus unius lateris*.

Em geral, são assintomáticos, mas podem apresentar prurido e descamação nas variantes inflamatórias.

A maioria dos nevos epidérmicos permanece quiescente após a adolescência. Lesões flexurais podem se tornar maceradas, superinfectadas e com odor fétido, causando desconforto. Casos raros de transformação para CBC e CEC foram reportados em indivíduos mais velhos.

Nevo epidérmico verrucoso inflamatório linear (NEVIL)

Variante rara do nevo epidérmico. Caracteriza-se por pápulas hiperqueratóticas, pruriginosas, eritematosas que coalescem em placas. Geralmente é unilateral e localizado na metade inferior do corpo, com distribuição seguindo as linhas de Blaschko.

Síndrome do nevo epidérmico

Termo empregado para descrever a associação de nevo epidérmico a outra anormalidade do desenvolvimento, geralmente envolvendo cérebro, olho ou sistema musculoesquelético. Essas síndromes incluem: síndrome de Proteus, síndrome de Cowden tipo 2, síndrome CHILD (hemidisplasia congênita com nevo ictiosiforme e defeitos dos membros), síndrome do nevo epidérmico relacionada com o receptor 3 do fator de crescimento de fibroblasto.

Diagnóstico

Na maioria dos casos, o diagnóstico do NEVIL é clínico. No caso de dúvida diagnóstica, realiza-se biópsia cutânea.

Histopatologia

Histologicamente, os nevos epidérmicos são caracterizados por hiperqueratose, acantose e papilomatose. A variante epidermolítica apresenta hiperqueratose acentuada com lise das células epidérmicas acima da camada basal. A variante inflamatória apresenta infiltrado inflamatório dérmico, hiperplasia epidérmica psoriasiforme, presença ou ausência alternadas de camada granulosa e orto e paraqueratoses alternadas.

Avaliação complementar

Crianças com lesões pequenas, isoladas e exame físico normal geralmente não necessitam de investigação adicional. Contudo, a presença de lesões extensas requer avaliação de possível envolvimento de outros sistemas e órgãos, como o sistema nervoso central.

Devem-se obter história e exame físico detalhados da criança. Exame neurológico é essencial, assim como avaliação dos olhos. Avaliação óssea deve incluir investigação de cifoescoliose e avaliação da marcha. Comprimento dos membros deve ser comparado para assimetrias.

Diagnóstico diferencial

» Líquen estriado.
» Psoríase linear: difícil diferenciação do NEVIL, clínica e histologicamente.
» Poroqueratose linear.
» Doença de Darier linear.
» Incontinência pigmentar: genodermatose rara, ligada ao X, letal para homens, que se apresenta, no período neonatal, com pápulas lineares e vesículas. Em semanas ou meses, as lesões iniciais progridem para lesões verrucosas que podem mimetizar um nevo epidérmico verrucoso. Contudo, as lesões da incontinência pigmentar resolvem-se gradualmente, deixando áreas espiraladas hiperpigmentadas ao longo das linhas de Blaschko.

Conduta

Excisão de toda a espessura permite tratamento definitivo para lesões pequenas, mas para lesões maiores há risco de cicatrização desfigurante. Técnicas alternativas cirúrgicas ou destrutivas descritas incluem *shaving*, crioterapia, *peelings* químicos profundos e ablação por *laser*. Contudo, sua eficácia é incerta, em razão ausência de estudos adequados.

Técnicas de excisão superficial, como *shave*, curetagem e dermoabrasão, tendem a produzir benefício apenas temporário e estão associadas a alto risco de recorrência. Crioterapia pode ser uma opção para lesões pequenas.

Pacientes com variante histológica epidermolítica do nevo epidérmico apresentam mutação em genes que codificam as queratinas 1 e 10, similar à da hiperqueratose epidermolítica. Esses pacientes podem ter mosaicismo gonadal para a mutação e apresentam risco de ter filhos com a doença. Para esses pacientes, referenciá-los para teste genético e aconselhamento é essencial.

Referências consultadas

Akelma AZ, Cizmeci MN, Kanburoglu MK, Mete E. A diagnostic dilemma: inflammatory linear verrucous epidermal nevus versus linear psoriasis. J Pediatr. 2013;162(4):879-.e1.

al Aboosi M. Treatment of plane warts by tretinoin-induced irritant reaction. Int J Dermatol. 1994;33(11):826-7.

Asch S, Sugarman JL. Epidermal nevus syndromes. Handb Clin Neurol. 2015;132:291-316.

Bae JM, Kang H, Kim HO, Park YM. Differential diagnosis of plantar wart from corn, callus and healed wart with the aid of dermoscopy. Br J Dermatol. 2009;160(1):220-2.

Berth-Jones J, Bourke J, Eglitis H, Harper C, Kirk P, Pavord S et al. Value of a second freeze-thaw cycle in cryotherapy of common warts. Br J Dermatol. 1994;131(6):883-6.

Brandling-Bennett HA, Morel KD. Epidermal nevi. Pediatr Clin North Am. 2010;57(5):1177-98.

Bruggink SC, Gussekloo J, Berger MY, Zaaijer K, Assendelft WJ, de Waal MW et al. Cryotherapy with liquid nitrogen versus topical salicylic acid application for cutaneous warts in primary care: randomized controlled trial. Cmaj. 2010;182(15):1624-30.

Chalmers R, Barker J, Griffiths C, Bleiker T, Creamer D. Rook's textbook of dermatology. 8.ed. London: Blackwell; 2010.

Davis MD, Weenig RH, Camilleri MJ. Confluent and reticulate papillomatosis (Gougerot-Carteaud syndrome): a minocycline-responsive dermatosis without evidence for yeast in pathogenesis. A study of 39 patients and a proposal of diagnostic criteria. Br J Dermatol. 2006;154(2):287-93.

Dupre A, Christol B. Inflammatory linear verrucose epidermal nevus. A pathologic study. Arch Dermatol. 1977;113(6):767-9.

Erkek E, Ayva S, Atasoy P, Emeksiz MC. Confluent and reticulated papillomatosis: favourable response to low-dose isotretinoin. J Eur Acad Dermatol Venereol. 2009;23(11):1342-3.

Griffiths CE. Gougerot-Carteaud still an enigma after all these years. J Dermatolog Treat. 2002;13(1):1.

Hafner C, Klein A, Landthaler M, Vogt T. Clonality of basal cell carcinoma arising in an epidermal nevus. New insights provided by molecular analysis. Dermatology. 2009;218(3):278-81.

Happle R. The group of epidermal nevus syndromes Part I. Well defined phenotypes. J Am Acad Dermatol. 2010;63(1):1-22; quiz 3-4.

Jang HS, Oh CK, Cha JH, Cho SH, Kwon KS. Six cases of confluent and reticulated papillomatosis alleviated by various antibiotics. J Am Acad Dermatol. 2001;44(4):652-5.

Jimbow M, Talpash O, Jimbow K. Confluent and reticulated papillomatosis: clinical, light and electron microscopic studies. Int J Dermatol. 1992;31(7):480-3.

Kilkenny M, Marks R. The descriptive epidemiology of warts in the community. Australas J Dermatol. 1996;37(2):80-6.

Kim MB, Ko HC, Jang HS, Oh CK, Kwon KS. Treatment of flat warts with 5% imiquimod cream. J Eur Acad Dermatol Venereol. 2006;20(10):1349-50.

Kwok CS, Gibbs S, Bennett C, Holland R, Abbott R. Topical treatments for cutaneous warts. Cochrane Database Syst Rev. 2012;(9):Cd001781.

Lee BJ, Mancini AJ, Renucci J, Paller AS, Bauer BS. Full-thickness surgical excision for the treatment of inflammatory linear verrucous epidermal nevus. Ann Plast Surg. 2001;47(3):285-92.

Lee MP, Stiller MJ, McClain SA, Shupack JL, Cohen DE. Confluent and reticulated papillomatosis: response to high-dose oral isotretinoin therapy and reassessment of epidemiologic data. J Am Acad Dermatol. 1994;31(2 Pt 2):327-31.

Lee S, Kim JG, Chun SI. Treatment of verruca plana with 5% 5-fluorouracil ointment. Dermatologica. 1980;160(6):383-9.

Monk E, Shalita A, Siegel DM. Clinical applications of non-antimicrobial tetracyclines in dermatology. Pharmacol Res. 2011;63(2):130-45.

Pyrhonen S, Johansson E. Regression of warts. An immunological study. Lancet. 1975;1(7907):592-6.

Sakiyama T, Amagai M, Ohyama M. Chronology of confluent and reticulated papillomatosis: spontaneous regression in a case after long-term follow-up may imply transient nature of the condition. J Dermatol. 2015;42(3):335-6.

Sapadin AN, Fleischmajer R. Tetracyclines: nonantibiotic properties and their clinical implications. J Am Acad Dermatol. 2006;54(2):258-65.

Scheinfeld N. Confluent and reticulated papillomatosis: a review of the literature. Am J Clin Dermatol. 2006;7(5):305-13.

Schwartzberg JB, Schwartzberg HA. Response of confluent and reticulate papillomatosis of Gougerot and Carteaud to topical tretinoin. Cutis. 2000;66(4):291-3.

Stein JA, Shin HT, Chang MW. Confluent and reticulated papillomatosis associated with tinea versicolor in three siblings. Pediatr Dermatol. 2005;22(4):331-3.

Sterling JC, Gibbs S, Haque Hussain SS, Mohd Mustapa MF, Handfield-Jones SE. British Association of Dermatologists' guidelines for the management of cutaneous warts 2014. Br J Dermatol. 2014;171(4):696-712.

Su WP. Histopathologic varieties of epidermal nevus. A study of 160 cases. Am J Dermatopathol. 1982;4(2):161-70.

Tamraz H, Raffoul M, Kurban M, Kibbi AG, Abbas O. Confluent and reticulated papillomatosis: clinical and histopathological study of 10 cases from Lebanon. J Eur Acad Dermatol Venereol. 2013;27(1):e119-23.

Capítulo 11

Úlcera

João Avancini

Conceito

Úlcera remete a uma lesão decorrente da perda da integridade tecidual, e a denominação da lesão elementar leva em consideração a profundidade e a cronicidade da lesão. Erosão ou exulceração descreve uma perda parcial da epiderme, ao passo que a ulceração é profunda, com perda ou destruição total da epiderme, com acometimento da derme e, por vezes, hipoderme e tecidos mais profundos. Úlcera é a denominação de uma ulceração crônica. A reparação da erosão é completa, ao passo que, nas úlceras, em razão do dano profundo, há formação de cicatriz residual. Na semiologia de uma úlcera, deve-se avaliar a característica de suas bordas, profundidade e aspecto do leito da úlcera. O fluxograma da Figura 11.1 apresenta a classificação segundo a etiologia das úlceras.

Figura 11.1. Fluxograma para diagnóstico de úlceras

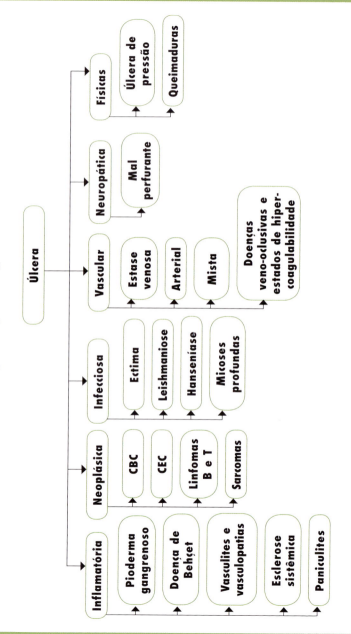

Fonte: Elaborada pelo autor.

Caso clínico 1

Paciente do sexo feminino, 72 anos de idade, com antecedente de varizes nos membros inferiores, apresenta úlcera de bordas irregulares e fundo hemorrágico associada a eczema de estase no terço distal da perna esquerda. Refere início da lesão há três anos, com lenta progressão (Figura 11.2).

Figura 11.2. Úlcera de bordas irregulares e fundo hemorrágico associada a eczema de estase no terço distal da perna esquerda

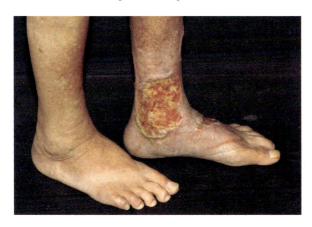

Fonte: Acervo do Departamento de Dermatologia do HCFMUSP.

Úlcera de estase

Epidemiologia

Comum. A prevalência tende a aumentar com a idade, e estima-se uma prevalência de até 1% na população geral. Há um predomínio de casos no sexo feminino.

Patogênese

A úlcera de estase ocorre em um ambiente de insuficiência venosa crônica, decorrente de diversos fatores, como disfunção ou anomalias valvares das veias superficiais, profundas ou comunicantes, varizes dos membros inferiores, sequela de trombose venosa profunda, alterações anatômicas e outras causas que provoquem disfunções no fluxo sanguíneo. A hipertensão venosa crônica resulta em uma constante inflamação, e o estado hipertensivo é transmitido ao leito arteriocapilar, interferindo nas trocas metabólicas locais, gerando alterações teciduais na pele e no tecido celular subcutâneo. Há um extravasamento de macromoléculas e degradação de hemácias, com uma sobrecarga de ferro. A inflamação crônica provoca o extravasamento de leucócitos na derme e secreção de citocinas pró-inflamatórias. Os fibroblastos são modificados e aumentam a tensão na derme, ao passo que a sobrecarga de ferro mantém macrófagos atuando no dano tecidual. As úlceras de estase podem ocorrer espontaneamente ou ter início em traumatismos e, em função das alterações do leito, tornam-se lesões crônicas.

Manifestação clínica dermatológica

As úlceras de estase ocorrem principalmente no terço inferior e na face interna da perna, na região supramaleolar. A progressão é lenta, e podem surgir novas úlceras no território, com fluxo sanguíneo alterado. Inicialmente, há edema ortostático nos membros inferiores e presença de dermatite ocre, que decorre do extravasamento de hemoglobina e sua posterior transformação em hemossiderina. As bordas das úlceras são irregulares e planas, o leito é inicialmente fibrinoso e geralmente apresenta tecido de granulação após desbridamento adequado. É comum a infecção secundária, com desenvolvimento de odor fétido, e o fundo da úlcera apresenta secreção purulenta. Próximo às úlceras, frequentemente estão presentes áreas de eczematização. Placas atróficas branco-marmóreas com telangiectasias também podem ser evidenciadas, com aspecto de atrofia branca. Os casos crônicos de insuficiência venosa podem apresentar lipodermatoesclerose, na qual as porções inferiores da perna se tornam menos elásticas, fibróticas, com atrofia epidérmica e alterações pigmentares, adquirindo o aspecto de garrafa invertida.

Exames laboratoriais

O principal exame a ser realizado é a ultrassonografia com Doppler colorido dos membros inferiores para estudo da vascularização. Exames para investigação de doenças associadas que possam comprometer a cicatrização e infecções. Hemograma completo, velocidade de hemossedimentação (VHS), proteína C-reativa (PCR), glicemia, albumina, transferrina e culturas do tecido podem ser realizados. Caso haja evidência de eventos tromboembólicos precedendo o quadro, a investigação para trombofilias deve ser realizada.

Exame histopatológico

As úlceras de origem venosa apresentam hiperplasia epidérmica, transição abrupta da borda para área ulcerada, edema, ectasia dos linfáticos, proliferação capilar, presença de hemossiderófagos, fibrose e degeneração de fibras colágenas.

Diagnósticos diferenciais

Úlcera de origem arterial, pioderma gangrenoso, carcinoma espinocelular, vasculopatia livedoide, úlceras de origem infecciosa.

Conduta

» O tratamento deve ser baseado na prevenção das lesões, medidas para auxiliar a reepitelização das lesões já formadas e controle de complicações.

» A média de tempo para resolução de uma úlcera de estase é de cerca de seis meses, com altas taxas de recorrência.

» Terapias compressivas, como o uso de meias elásticas, bota de Unna, bandagens e sistemas de compressão pneumática, são essenciais nos casos de úlceras de origem venosa.

» Para auxílio na reepitelização, curativos com alginato, hidrogéis, hidrocoloides, espumas e membranas podem ser utilizados.

» Complicações associadas, como eczema e infecções secundárias, devem ser tratadas.

» Deve-se atentar ao risco de desenvolvimento do carcinoma espinocelular nas lesões crônicas que apresentem áreas vegetantes ou infiltradas, piora do quadro álgico e adenopatia satélite.

» A abordagem cirúrgica dos vasos por meio de ligaduras e esclerose pode ser benéfica em casos selecionados.

Caso clínico 2

Paciente do sexo masculino, 17 anos de idade, diagnosticado com hanseníase na forma dimorfo-virchowiana, apresenta úlcera indolor na região supracalcânea à esquerda. A úlcera caracteriza-se por bordas hiperqueratósicas, calosas, de limites precisos e fundo granuloso. Os testes de sensibilidade térmica, tátil e dolorosa demonstram ausência da sensibilidade em todo o terço inferior das pernas e nos pés. Nota-se que a lesão está na área de contato com a parte posterior do calçado utilizado pelo paciente (Figura 11.3).

Figura 11.3. Úlcera com bordas hiperqueratósicas, calosas, de limites precisos e fundo granuloso

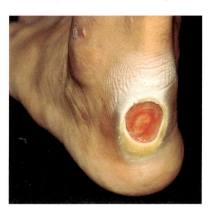

Fonte: Acervo do Departamento de Dermatologia do HCFMUSP.

Mal perfurante

Epidemiologia

Comum. Ocorre em associação a doenças com dano neurológico, como hanseníase, *diabetes mellitus*, etilismo crônico e outros quadros neurológicos que provocam alterações na sensibilidade.

Patogênese

A alteração neurológica é o ponto inicial para o desenvolvimento da úlcera, a partir da perda da sensibilidade protetora. A neuropatia, por si só, provoca alterações do tônus vascular e das funções regenerativas. As úlceras surgem em áreas anestésicas submetidas a trauma ou pressão constantes. O dano tecidual ocorre por meio da associação de fatores, como a redução do fluxo sanguíneo decorrente da pressão contínua, provocando necrose tecidual, aumento da pressão concentrado em uma área específica, resultando em fissuras e lacerações, lesões por dano térmico, dano mecânico repetido, causando inflamação e autólise, e pressão em áreas infectadas, gerando uma disseminação da infecção.

Manifestação clínica dermatológica

A lesão inicia-se com eritema e edema na área de trauma, sendo mais comum nas áreas de proeminências ósseas ou articulares. Pode surgir uma bolha hemorrágica ou evolução para calosidade e posterior ulceração. A lesão estabelecida caracteriza-se por úlcera de bordas calosas e fundo granuloso ou necrótico. São frequentes as infecções secundárias e o desenvolvimento de osteomielite.

Exames laboratoriais diagnósticos

Devem-se investigar as doenças de base que possam provocar alteração de sensibilidade. A eletroneuromiografia pode ser útil na investigação etiológica. Exames de imagem, especialmente radiografia e ressonância magnética do membro lesionado para investigação de sinais de osteomielite. Testes com monofilamento de nylon auxiliam na avaliação da sensibilidade. Hemograma, PCR, glicemia e culturas de tecido auxiliam na avaliação de infecções associadas.

Exame histopatológico

O achado histopatológico do mal perfurante não é específico. Podem-se evidenciar acantose e hiperqueratose nas bordas da lesão, e o centro é composto por um infiltrado inflamatório misto, com debris celulares e tecido necrótico, associados a neoangiogênese e tecido de granulação.

Diagnósticos diferenciais

Úlceras neurogênicas de diversas causas: secundárias à neuropatia diabética, siringomielia, epinha bífida, *tabes dorsalis*, etilismo crônico, neuropatias congênitas, hipovitaminoses e úlceras de causa vascular.

Conduta

» Testar a sensibilidade tátil e dolorosa na região perilesional.
» Buscar fatores que auxiliem na identificação da doença de base, como perfil glicêmico e avaliação cutânea e neurológica de todo o tegumento em busca de lesões sugestivas de hanseníase.

- » Considerar biópsia para exame histopatológico da borda da lesão.
- » O tratamento baseia-se no alívio da pressão sobre a área afetada, curativos, tratamento das doenças de base, tratamento de complicações, especialmente infecções secundárias e correções de deformidades.
- » Medidas de prevenção são essenciais no cuidado do mal perfurante plantar, como o uso de calçados protetores, autoexame, hidratação dos pés com cremes à base de ureia.
- » Os tecidos necróticos e as bordas hiperqueratósicas devem ser desbridados, pois sua presença prejudica o processo de cicatrização.
- » Curativos com hidrogéis e alginatos mantêm o ambiente úmido e têm propriedades antimicrobianas.
- » Intervenções cirúrgicas podem ser necessárias.

Caso clínico 3

Paciente do sexo masculino, 42 anos de idade, apresenta há dois meses úlcera indolor de bordas infiltradas, com aspecto emoldurado e fundo granuloso no braço direito. A lesão iniciou-se como uma pápula de crescimento progressivo e posterior ulceração da porção central. Refere viagem para área endêmica de leishmaniose três meses antes do início da lesão (Figura 11.4).

Figura 11.4. Úlcera com bordas infiltradas, de aspecto emoldurado e fundo granuloso no braço direito

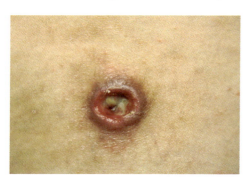

Fonte: Acervo do Departamento de Dermatologia do HCFMUSP.

Leishmaniose tegumentar americana

Epidemiologia

Frequente nas áreas endêmicas. Constitui um problema de saúde pública em cerca de 85 países, com registro anual de 0,7 a 1,3 milhão de casos novos por ano. Aproximadamente 90% dos casos de leishmaniose mucocutânea ocorrem no Brasil, na Bolívia e no Peru.

Patogênese

Causada por protozoários do gênero *Leishmania*, transmitida por insetos flebotomíneos infectados, ocorre principalmente nas áreas florestais e áreas de desmatamento recente. As manifestações clínicas dependem do padrão da resposta imune celular do hospedeiro.

Manifestação clínica dermatológica

Após um período médio de incubação de 2 a 3 meses, surge uma pápula eritematosa, que evolui para uma pústula e, posteriormente, para uma úlcera. As úlceras costumam ser indolores, localizadas em áreas expostas da pele, com formato arredondado, e apresentam as bordas infiltradas, de aspecto emoldurado e fundo avermelhado com tecido de granulação. Pode ocorrer resolução espontânea com desenvolvimento de uma cicatriz no local da lesão prévia ou evolução para lesões crônicas verrucosas. Linfoadenomegalia satélite pode ocorrer ao longo do curso da lesão inicial. Há disseminação hematogênica e posterior desenvolvimento de lesões mucosas, que podem ser apresentadas como edema do septo nasal, destruição do septo com desabamento nasal (nariz de tapir), úlceras nos lábios, palato e outras mucosas.

Exames laboratoriais diagnósticos

Pesquisa direta de parasitas no esfregaço da lesão por meio da coloração de Giemsa ou Leishman; intradermorreação de Montenegro; cultura no meio NNN; PCR no tecido.

Exame histopatológico

Presença de dermatite granulomatosa ulcerada, com infiltrado misto rico em plasmócitos. Podem estar presentes focos de necrose caseosa nos casos crônicos. O diagnóstico de certeza ocorre por meio da visualização das formas amastigotas do parasita ou de estudo imuno-histoquímico.

Diagnósticos diferenciais

Esporotricose, paracoccidioidomicose, cromomicose, antraz, tuberculose, micobacterioses, sífilis terciária, lúpus discoide, sarcoidose, carcinoma espinocelular, carcinoma basocelular, granulomatose de Wegener, pioderma gangrenoso, reação persistente a picada de inseto.

Conduta

» Biópsia para exame histopatológico.
» Cultura de tecido no meio NNN.
» Intradermorreação de Montenegro.
» Tratamento com antimonial pentavalente (antimoniato de meglumina) na dose de 10 a 20 mg de Sb^{+5}/kg/dia, por 20 dias. A apresentação comercial disponível no Brasil contém 81 mg de Sb^{+5} por mL.
» Em casos resistentes ou na impossibilidade do uso do antimonial pentavalente, recomenda-se o uso da anfotericina B (0,7 a 1,0 mg/kg/dia até atingir a dose acumulada de 25 a 40 mg/kg), anfotericina B lipossomal (2 a 5 mg/kg/dia até atingir a dose acumulada de 25 a 40 mg/kg) ou pentamidina (3 a 4 mg/kg em dias alternados em 7 a 10 doses).

Caso clínico 4

Paciente do sexo masculino, 42 anos de idade, apresenta úlcera de bordas subminadas eritematovioláceas, fundo granuloso e áreas de necrose tecidual na região abdominal. Notam-se áreas cicatriciais de lesões prévias no tórax. Apresenta antecedente de doença de Crohn (Figura 11.5).

Figura 11.5. Úlcera de bordas subminadas eritematovioláceas, fundo granuloso e áreas de necrose tecidual na região abdominal

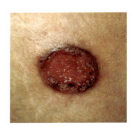

Fonte: Acervo do Departamento de Dermatologia do HCFMUSP.

Pioderma gangrenoso

Epidemiologia

Rara. Acomete indivíduos de ambos os sexos e de todas as idades, com pico de incidência entre 20 e 50 anos de idade.

Patogênese

O pioderma gangrenoso é considerado uma dermatose neutrofílica não infecciosa, na qual alterações imunológicas e fenômenos inflamatórios são importantes para a gênese do quadro. Atualmente, é classificado no grupo das dermatoses autoinflamatórias, com aumento na expressão de citocinas pró-inflamatórias. Pode estar associado a doença de Crohn, retocolite ulcerativa, artrite reumatoide e artrites soronegativas, hepatites e malignidades, especialmente da linhagem hematológica.

Manifestação clínica dermatológica

Inicia-se com um agrupamento de pústulas que coalescem e rapidamente ulceram. Um terço dos pacientes apresenta o fenômeno de patergia, com reprodução das lesões em áreas de trauma. A úlcera tem bordas subminadas (mais largas na profundidade do que na superfície), descoladas do leito, de cor vermelho-vinhosa, com halo eritematoso e tendência ao crescimento centrífugo. O leito é granuloso e hemorrágico, muitas vezes recoberto por secreção seropurulenta, e pode haver cicatrização de áreas do fundo enquanto a lesão continua a expansão na periferia. A cicatriz resultante pode ser atrófica e adquirir o aspecto cribriforme.

São descritas variantes clínicas: clássico ulcerado, pustuloso, bolhoso, vegetante, induzido por drogas, periestomal e pós-cirúrgico.

Manifestação clínica geral

A variante bolhosa é frequentemente associada a doenças mieloproliferativas, e a variante pustulosa é associada a doenças inflamatórias intestinais. Envolvimento extracutâneo é descrito nos olhos (esclerite e úlcera córnea), pulmões (nódulos assépticos), baço e sistema musculoesquelético.

Exames laboratoriais

Hemograma, VHS, eletroforese de proteínas, radiografia do tórax, colonoscopia e estudos do trato digestivo.

Exame histopatológico

Pioderma gangrenoso é considerado um diagnóstico de exclusão, uma vez que não há um padrão patognomônico. Há presença de um infiltrado neutrofílico com supuração e necrose. Por vezes, nota-se reação granulomatosa com histiócitos em paliçada e células gigantes.

Diagnósticos diferenciais

Foliculites, furúnculo, antraz, linfomas T e B, síndrome de Sweet, doença de Behçet, ectima gangrenoso, goma sifilítica, micoses profundas, leishmaniose, úlceras de origem vascular.

Conduta

» Deve ser realizado o exame histopatológico da borda da lesão, com pesquisas de microrganismos, para que sejam descartadas doenças infecciosas.
» Investigação e tratamento das doenças associadas e cessar tabagismo.
» Limpeza da lesão e controle álgico.
» Evitar trauma e não realizar desbridamento.
» São descritos como opções terapêuticas:
  − corticoides tópicos de alta potência – clobetasol ou intralesionais;
  − inibidores da calcineurina – tacrolimo e pimecrolimo;
  − corticoides sistêmicos – prednisona 0,5 a 1,0 mg/kg/dia;
  − ciclosporina – 2,5 a 5,0 mg/kg/dia.

Também são descritos tratamentos com dapsona, metotrexato, micofenolato, sulfassalazina, azatioprina, ciclofosfamida e colchicina. Imunobiológicos: infliximab, adalimumab e etanercept, e novos tratamentos estão sendo estudados.

Referências consultadas

Alavi A, French LE, Davis MD, Brassard A, Kirsner RS. Pyoderma Gangrenosum: an update on pathophysiology, diagnosis and treatment. Am J Clin Dermatol. 2017 Jun;18(3):355-72.

Brasil. Ministério da Saúde. Secretaria de Vigilância em Saúde. Departamento de Vigilância das Doenças Transmissíveis. Manual de vigilância da leishmaniose tegumentar. Brasília, DF: Ministério da Saúde; 2017.

Crawford JM, Lal BK, Durán WN, Pappas PJ. Pathophysiology of venous ulceration. J Vasc Surg Venous Lymphat Disord. 2017 Jul;5(4):596-605.

Feldman SR, Lacy FA, Huang WW. The safety of treatments used in pyoderma gangrenosum. Expert Opin Drug Saf. 2018;17(1):55-61.

Misciali C, Dika E, Baraldi C, Fanti PA, Mirelli M, Stella A et al. Vascular leg ulcers: histopathologic study of 293 patients. Am J Dermatopathol. 2014;36(12):977-83.

Piaggesi A, Viacava P, Rizzo L, Naccarato G, Baccetti F, Romanelli M et al. Semiquantitative analysis of the histopathological features of the neuropathic foot ulcer: effects of pressure relief. Diabetes Care. 2003;26(11):3123-8.

Riyaz N, Sehgal VN. Leprosy: Trophic Skin Ulcers. Skinmed. 2017;15(1):45-51.

Torres-Guerrero E, Quintanilla-Cedillo MR, Ruiz-Esmenjaud J, Arenas R. Leishmaniasis: a review. F1000Res. 2017;6:750.

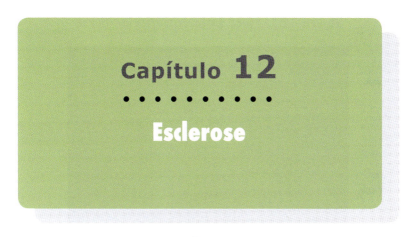

Isadora Rosan
Isadora Miotto
Ricardo Romiti

Conceito

Esclerose é um distúrbio caracterizado por aumento da espessura da pele, que se torna coriácea e não pregueável quando pinçada. Pode estar acompanhada de hipo ou hipercromia e decorre da presença de fibrose com aumento de colágeno dérmico. A superfície da pele pode estar adelgaçada.

Caso clínico 1

Paciente do sexo masculino, 14 anos de idade, apresenta há oito meses placa hipercrômica de aspecto brilhante e endurecido no dorso médio. À palpação, a pele apresentava-se firme e não pregueável. O paciente nega dor ou prurido associados, mas refere que a lesão apresentava halo violáceo nos primeiros meses após o surgimento, e que posteriormente perdeu essa característica (Figura 12.1).

Figura 12.1. Placa escleroatrófica no dorso

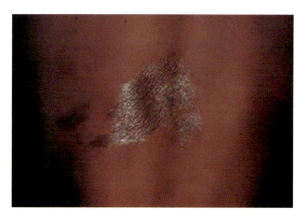

Fonte: Acervo dos autores.

Morfeia

Epidemiologia

É a forma mais frequente de esclerodermia localizada, e acomete com maior frequência os adultos jovens.

Patogênese

Permanece desconhecida. Estudos sugerem que anormalidades vasculares e do metabolismo do colágeno estejam implicadas. Os gatilhos para esse fenômeno permanecem incertos.

Manifestação clínica dermatológica

A apresentação mais comum é a morfeia em placas, manifestando lesões circunscritas de pele endurecida e brilhante-marfínica, mais comuns nos membros e no tronco. Podem variar em tamanho de poucos milímetros até placas extensas com comprometimento da mobilidade. Pode haver alopecia e redução da sudorese nas lesões. Nas fases iniciais, é possível observar um halo eritematovioláceo ao redor da placa, também chamado "anel lilás", que representa a fase inflamatória inicial e ativa da lesão. Com o tempo, as placas tornam-se escleróticas, dificultando o pregueamento da pele, de coloração hipo ou hipercrômica.

Manifestações clínicas

Pode ocorrer o acometimento do subcutâneo ou estruturas mais profundas como fáscia, músculo e ossos, causando dor, incapacidades e deformidades.

Apresentações especiais

Morfeia generalizada, morfeia gutata, atrofodermia de Pasini e Pierini, morfeia nodular, morfeia bolhosa, morfeia linear, morfeia "em golpe de sabre", morfeia profunda, morfeia panesclerótica da infância, hemiatrofia facial progressiva.

Quadro clínico geral

A morfeia, classicamente, não cursa com manifestações sistêmicas específicas.

Diagnóstico diferencial

Líquen escleroso e atrófico, esclerose sistêmica, fasciíte eosinofílica, doença do enxerto *versus* hospedeiro, lipodermatoesclerose etc.

Exames laboratoriais diagnósticos

Em geral, não são necessários, mas auxiliam na exclusão do diagnóstico da esclerose sistêmica.

Exame histopatológico

A realização da biópsia é importante para a diagnose. O exame histopatológico evidencia infiltrado inflamatório escasso ou inexistente, aspecto compacto das fibras colágenas e perda do coxim adiposo perianexial. O depósito de colágeno denso tende a ser mais evidente na derme, podendo estender-se para o tecido conectivo profundo, fáscia e músculo. O exame histopatológico não distingue a esclerose sistêmica da morfeia.

Tratamento

Corticoides tópicos, imunomoduladores e imiquimode são alternativas terapêuticas para a doença de extensão limitada ou para aquelas com contraindicação à terapia sistêmica. Glicocorticoides sistêmicos e metotrexato constituem as principais escolhas de terapia sistêmica. Fototerapia com UVA mostrou eficácia no tratamento da morfeia.

Caso clínico 2

Paciente do sexo feminino, 52 anos de idade, apresenta há quatro anos queixa de prurido e surgimento progressivo de lesões no corpo. Ao exame, observaram-se múltiplas pápulas acrômicas de aspecto marfínico e superfície levemente escleroatrófica, medindo de 3 a 4 mm de diâmetro, acometendo o tronco e o abdome. Queixava-se de prurido moderado associado ao quadro e à estabilização das lesões havia cerca de um ano. Negava outros sintomas ou sinais sistêmicos (Figura 12.2).

Figura 12.2. Múltiplas pápulas acrômicas e brilhantes no abdome

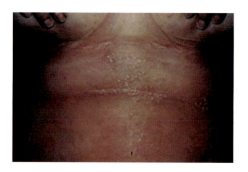

Fonte: Acervo dos autores.

Líquen escleroso e atrófico
Epidemiologia

Doença pouco comum, de predomínio no sexo feminino (relação 10:1). É mais frequente entre a quinta e a sexta décadas de vida, com um segundo pico de incidência em meninas pré-púberes. A região genital é a mais comumente acometida, de maneira isolada ou em associação a lesões em outras áreas. O acometimento extragenital é raro na infância. Outros distúrbios autoimunes podem estar associados, como vitiligo, alopecia areata e tireoidopatias.

Patogênese

Desconhecida. Postula-se que alterações hormonais, predisposição genética, disfunção autoimune e ativação excessiva da elastase estejam envolvidas. Encontrou-se, em uma grande parcela dos casos, associação ao antígeno MHC da classe II HLA-DQ7, -DQ8 e -DQ9, além da presença de autoanticorpos contra a proteína 1 da matriz extracelular. Também é encontrada disfunção dos fibroblastos, associada a maior produção de colágeno.

Manifestação clínica dermatológica

A doença pode acometer as regiões anogenital e extragenital. Caracteriza-se por lesões que se iniciam como áreas de eritema bem demarcadas e evoluem para pápulas coalescentes em placas escleroatróficas brancas, de aspecto brilhante, com presença variável de espículas córneas foliculares. Pode haver o surgimento de bolhas, frequentemente hemorrágicas, em razão da fragilidade da junção dermoepidérmica. Nas mulheres, as regiões vulvar e perianal são mais comumente envolvidas, e as lesões podem adquirir aspecto em ampulheta ou em oito. Prurido intenso, dor, disúria, dispareunia e dor à defecação são sintomas comuns. A cicatrização pode provocar fusão e desaparecimento dos pequenos lábios, ocultamento do clitóris e estreitamento do introito vaginal. No sexo masculino, balanite de repetição, fimose e estenose do meato uretral podem ocorrer. As lesões extragenitais são assintomáticas ou associadas a prurido, e favorecem tronco e abdome, região cervical, extremidades superiores e áreas submetidas a trauma. Podem ocorrer em associação à morfeia.

Diagnósticos diferenciais

Nas lesões genitais, diferenciais incluem abuso sexual (principalmente na infância), eritroplasia de Queyrat, líquen plano erosivo e vitiligo. Em casos avançados com sinéquia dos pequenos lábios, deve-se excluir penfigoide de membranas mucosas. Nas lesões extragenitais, esclerodermia em placas, vitiligo, pitiríase versicolor, verruga plana e formas atróficas de líquen plano devem ser lembrados. Em pacientes com histórico de transplante de medula óssea, considerar a possibilidade de doença do enxerto *versus* hospedeiro.

Exame histopatológico

Nas fases iniciais, há edema dérmico superficial e infiltrado linfocítico em banda. Com a progressão da doença, observam-se adelgaçamento da epiderme, ortoqueratose e degeneração vacuolar da membrana basal. As alterações mais significativas são vistas na derme superficial, na qual há homogeneização do colágeno dérmico e perda das fibras elásticas. Nas aberturas foliculares, há hiperqueratose e eventual formação de tampões córneos.

Conduta

Corticoides tópicos de alta potência, como clobetasol, são drogas de escolha, devendo ser mantidos pelo tempo mínimo suficiente para controle clínico. Em casos selecionados, pode-se optar pela aplicação intralesional de corticoides. Inibidores tópicos da calcineurina também têm sido utilizados com bons resultados. Outras opções incluem testosterona ou progesterona tópicos, mas com obtenção de resposta em longo prazo. Há relatos de uso de retinoides sistêmicos, hidroxicloroquina e imunossupressores, além de fototerapia (UVB e PUVA), mas com menor evidência. Casos com repercussões funcionais importantes, incluindo estenose do introito vaginal e fimose, podem exigir abordagem cirúrgica.

Caso clínico 3

Paciente do sexo feminino, 50 anos de idade, apresenta há dez anos queixa de "vermelhidão nos dedos quando expostos ao frio ou água", refere que, há cerca de sete anos, percebeu também enrijecimento da pele, além de sintomas de refluxo gastroesofágico e dispneia aos moderados esforços. Ao exame dermatológico, observam-se microstomia, placas coalescentes hipercrômicas não pregueáveis no tronco e nos membros, além de telangiectasias no tórax, face e lábios, bem como afilamento, esclerose e ulcerações justa-articulares de quirodáctilos (Figura 12.3).

Esclerose sistêmica

Epidemiologia

Doença de distribuição universal com predomínio no sexo feminino (relação 3-4:1), com prevalência de 250 casos por milhão de habitantes nos Estados Unidos. Em geral, tem início entre a terceira e a quinta décadas de vida, mas pode ocorrer em crianças e idosos. Pode haver história familiar positiva, com um risco de desenvolvimento da doença até 15 vezes maior em parentes de primeiro grau de pacientes acometidos. Há morbimortalidade importante, com sobrevida em dez anos estimada em 70%.

Figura 12.3. Esclerose e afinamento dos quirodáctilos e ulcerações justa-articulares

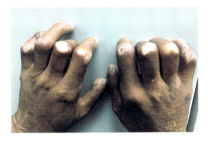

Fonte: Acervo dos autores.

Patogênese

Desconhecida. Há ativação autoimune, disfunção vascular e estímulo à fibrose tecidual. A lesão endotelial é mediada por autoanticorpos e radicais livres, acomete desde capilares a vasos de grande calibre e culmina com oclusão luminal, hipóxia tecidual e indução à síntese de citocinas pró-fibróticas. A ativação de fibroblastos ocasiona síntese de colágeno e outras proteínas da matriz extracelular, incluindo proteoglicanos, fibronectina, fibrilinas e moléculas de adesão. Como resultado final, há fibrose da pele, vasos e órgãos internos.

Manifestação clínica dermatológica

A doença é subdividida em duas variantes clínicas: forma limitada e forma difusa. A forma limitada caracteriza-se por fibrose cutânea restrita aos dedos, mãos e face. Na forma difusa, há fibrose cutânea generalizada, de início nas mãos e progressão para braços, tronco, face e membros inferiores. Achados cutâneos clássicos incluem esclerose simétrica proximal às articulações metacarpofalangeanas ou metatarsofalangeanas, esclerodactilia, cicatrizes atróficas ou úlceras nas polpas digitais, telangiectasias maculosas, fenômeno de Raynaud, calcinose cutânea distrófica, afinamento nasal e microstomia. Nas fases iniciais, pode ser observado edema depressível dos dedos, que, com o passar do tempo, evolui para enrijecimento progressivo, contraturas em flexão e ulcerações. Alguns pacientes podem desenvolver alterações pigmentares, com áreas localizadas de despigmentação poupando a região perifolicular (aspecto em "sal e pimenta"). Em um subgrupo dos pacientes com a forma limitada da doença, desenvolve-se a síndrome CREST ou esclerose sistêmica localizada/limitada, caracterizada pela associação de calcinose, fenômeno de Raynaud, dismotilidade esofágica, esclerodactilia e telangiectasias.

Quadro clínico geral

O acometimento sistêmico é uma causa importante de morbimortalidade pela doença, sendo os pulmões, os rins, o coração e o trato gastrointestinal os mais acometidos. Há duas formas de acometimento pulmonar, que incluem doença intersticial e hipertensão pulmonar. A crise renal da esclerodermia é caracterizada pelo desenvolvimento de hipertensão renovascular. Sintomas gastrointestinais incluem dispepsia, disfagia, distensão abdominal, constipação e diarreia. Com relação ao sistema cardiovascular, pode haver insuficiência cardíaca.

Diagnósticos diferenciais

Morfeia generalizada, fasciíte eosinofílica, escleromixedema, fibrose nefrogênica sistêmica, escleredema, doença do enxerto *versus* hospedeiro, síndrome POEMS, amiloidose, síndrome carcinoide, distrofia simpático-reflexa, progeria de Hutchinson-Gilford, dermopatia restritiva, síndrome ataxia-telangiectasia, síndrome de Winchester e síndrome de Werner.

Exames laboratoriais

Autoanticorpos: FAN é positivo em até 90% dos casos, e os padrões nucleolar e centromérico são os mais característicos; anticentrômero (mais comum na forma cutânea limitada); antitopoisomerase I (anti-Scl-70, mais comum na forma cutânea difusa).

Outras investigações relevantes: função renal, ecocardiograma, prova de função pulmonar, radiografia de tórax.

Exame histopatológico

Adelgaçamento da epiderme, hialinização e compactação do colágeno na derme e hipoderme, atrofia de anexos, redução do tecido adiposo subcutâneo e infiltrado linfocítico esparso na derme e na hipoderme. Observam-se hialinização e fibrose das arteríolas. Não há diferença na histologia entre as formas clínicas de esclerose sistêmica.

Conduta

Manejo sintomático direcionado às manifestações clínicas. Orienta-se o aquecimento das extremidades, cessação do tabagismo e uso de fármacos conforme necessário, incluindo vasodilatadores, bloqueadores dos canais de cálcio, bloqueadores dos receptores de angiotensina II, inibidores de fosfodiesterase tipo 5, imunossupressores e antiplaquetários. A fototerapia pode ser útil para a melhora da rigidez cutânea. O seguimento em conjunto com o reumatologista é importante.

Referências consultadas

Allanore Y, Simms R, Distler O, Trojanowska M, Pope J, Denton CP et al. Systemic sclerosis. Nat Rev Dis Primers. 2015;1:15002.

Bolognia JL, Jorizzo JL, Rapini RP. Dermatologia. 2.ed. Rio de Janeiro: Elsevier; 2010.

Fett N, Werth VP. Update on morphea: part I. Epidemiology, clinical presentation, and pathogenesis. J Am Acad Dermatol. 2011;64(2):217-28.

Careta MF, Romiti R. Localized scleroderma: clinical spectrum and therapeutic update. An Bras Dermatol. 2015;90(1):62-73.

Denton CP, Hughes M, Gak N, Vila J, Buch MH, Chakravarty K et al. BSR and BHPR guideline for the treatment of systemic sclerosis. Rheumatology (Oxford). 2016;55(10):1906-10.

Laxer RM, Zulian F. Localized scleroderma. Curr Opin Rheumatol. 2006;18:606-13.

LeRoy EC, Black C, Fleischmajer R, Jablonska S, Krieg T, Medsger TA Jr et al. Scleroderma (systemic sclerosis): classification, subsets and pathogenesis. J Rheumatol. 1988;15(2):202-5.

Neill SM, Lewis FM, Tatnall FM, Cox NH; British Association of Dermatologists. British Association of Dermatologists' guidelines for the management of lichen sclerosus 2010. Br J Dermatol. 2010;163(4):672-82.

Powell JJ, Wojnarowska F. Lichen sclerosus. Lancet. 1999;353(9166):1777-83.

Rivitti EA. Dermatologia de Sampaio de Rivitti. 4.ed. São Paulo: Artes Médicas; 2018.

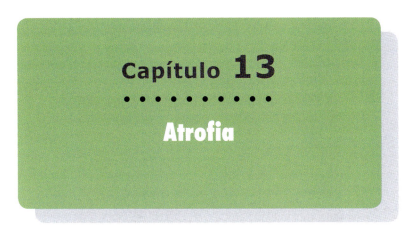

Ana Lúcia Monteiro Guimarães

Conceito

A atrofia corresponde à redução na espessura da pele e se manifesta clinicamente como um adelgaçamento de aspecto pregueado, papiráceo associado à ausência/diminuição de sulcos, poros e pelos. Na histopatologia, observa-se variável redução dos componentes da epiderme e/ou da derme.

As seguintes doenças que cursam com atrofia serão abordadas neste capítulo:
- » Estrias.
- » Anetodermia.
- » Atrofia branca de Milian.
- » Hipoplasia dérmica focal.

Caso clínico 1

Mulher, 23 anos, apresenta há 4 meses estrias violáceas no abdome (Figura 13.1). Ao exame físico, nota-se obesidade central, fácies em lua cheia e equimoses. Refere estar em uso de prednisona 30 mg/dia há alguns meses para tratamento de asma.

Figura 13.1. Estrias violáceas no abdome

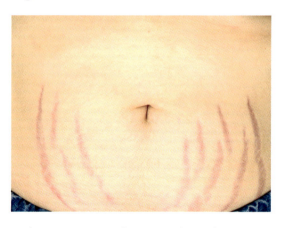

Fonte: Acervo do Departamento de Dermatologia do HCFMUSP.

Estrias
Epidemiologia
Comum, maior incidência em adolescentes e gestantes. Outros fatores de risco são: uso crônico de corticosteroides fluorados tópicos e sistêmicos, doença de Cushing e ganho de peso.

Patogênese
Desconhecida. Provável etiologia multifatorial, envolvendo predisposição genética, fatores físicos (estiramento da pele) e hormonais (níveis de cortisol endógeno/exógeno).

Manifestação clínica dermatológica
Placas lineares atróficas, que inicialmente apresentam coloração eritematovioácea (estria rubra). Após 6 a 10 meses evoluem com tonalidade branco-nacarada (estria alba). Sua distribuição segue as linhas de tensão da pele e tende a ser simétrica. As lesões não ultrapassam 1 cm de largura. Locais comuns são: abdome, seios, lateral das coxas, dorso (paravertebrais).

Diagnóstico diferencial

Anetodermia, elastose linear focal.

Exames laboratoriais

Apenas em casos suspeitos de síndrome de Cushing ou outros distúrbios endocrinológicos associados.

Exame histopatológico

Epiderme atrófica. Derme exibindo homogeneização do colágeno, redução das fibras elásticas e diminuição/ausência de anexos.

Conduta

» Nenhuma abordagem terapêutica gera remissão completa das lesões, e o resultado é muito variável. Indicado apenas se houver incomodo estético do paciente. São opções: retinoides tópicos, luz intensa pulsada (estria rubra) e *lasers* fracionados ablativos e não ablativos (estria alba).

» Nenhuma intervenção profilática (uso de emolientes, faixas de compressão) se mostrou eficaz na prevenção do surgimento das estrias.

Caso clínico 2

Homem, 30 anos, notou há 7 meses lesões ovaladas e atróficas no tronco (Figura 13.2). À palpação, presença de um orifício herniário. Nega sintomas associados ou lesões prévias no local.

Anetodermia (atrofia macular)

Epidemiologia

Rara. É classificada em primária (lesões em áreas de pele sem doença prévia, maior incidência entre 3ª e 4ª década de vida), secundária (reflete a epidemiologia da doença que causou a lesão inicial) ou familiar.

Patogênese

Desconhecida. Suspeita-se que a alteração inicial da anetodermia primária seja a ruptura das fibras elásticas (por isquemia, aumento da atividade elastolítica das metaloproteinases ou processo inflamatório/autoimune). São condições associadas: síndrome do anticorpo antifosfolípide, doenças autoimunes (lúpus eritematoso sistêmico, tireoidites, vitiligo), HIV, uso de penicilamina e algumas síndromes familiares.

Já na anetodermia secundária ocorre a liberação de enzimas elastolíticas em razão da inflamação causada pela doença primária. São etiologias possíveis: acne, sífilis, hanseníase, varicela, lúpus discoide, erupção papulosa do HIV, micose fungoide, entre outras.

Figura 13.2. Múltiplas placas atróficas e ovaladas na lateral do tronco

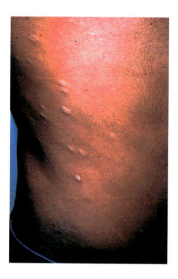

Fonte: Acervo do Departamento de Dermatologia do HCFMUSP.

Manifestação clínica dermatológica

Lesões atróficas ovaladas, com superfície pregueada, por vezes apresentando orifício herniário à digitopressão. Locais mais comuns de acometimento são: tronco, pescoço e extremidades.

Diagnóstico diferencial

Cicatrizes, atrofodermia de Pierini e Pasini, líquen escleroso e atrófico, cútis laxa.

Exames laboratoriais

Nos casos de anetodermia primária, é indicada pesquisa laboratorial de anticorpos antifosfolípides. Demais exames devem ser solicitados de acordo com outros achados na anamnese e exame físico.

Exame histopatológico

Na derme, observa-se uma diminuição ou ausência das fibras elásticas, que muitas vezes se encontram encurtadas e fragmentadas. Pode haver presença de infiltrado inflamatório linfomononuclear perivascular, mesmo sem a presença de sinais clínicos de inflamação e elastofagocitose. Imunofluorescência direta pode revelar depósitos de C3, IgM e IgG na zona da membrana basal (ZMB), na parede dos vasos e em torno das fibras elásticas.

Conduta

» Seguimento do paciente, com atenção para eventos tromboembólicos e autoimunes.
» Nos casos de anetodermia secundária, tratar a causa base para evitar novas lesões.
» Depois de estabelecida, a lesão anetodérmica não responde à maioria das terapias estudadas. Excisão cirúrgica é uma opção.

Caso clínico 3

Mulher, 52 anos, apresenta há 2 anos cicatrizes atróficas nacaradas em formato de estrela e placas escleróticas hipercrômicas no tornozelo (Figura 13.3). Refere a presença prévia de ulcerações no local. Queixa-se de dor importante na região.

Atrofia branca de Milian

Epidemiologia

Rara. Mais comum em mulheres de meia-idade.

Patogênese

Pode ser manifestação cutânea primária ou secundária a estados de hipercoagulabilidade e doenças sistêmicas. É resultado de um evento tromboembólico localizado nos vasos da derme. É associada a vasculopatia livedoide, doenças reumatológicas e trombofiliais congênitas ou adquiridas.

Figura 13.3. Placa esclerótica hipercrômica no tornozelo encimada por cicatrizes branco-nacaradas

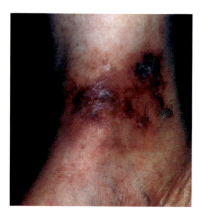

Fonte: Acervo do Departamento de Dermatologia do HCFMUSP.

Manifestação clínica dermatológica

Lesão cicatricial de formato estrelado nacarado, com telangectasias periféricas. Associada a presença de placas purpúricas que evoluem com hipercromia e esclerose. É comum a presença de dor local, ulcerações, áreas de necrose, telangectasias e livedo reticular. Principais locais de acometimento são porção inferior das pernas, pés e tornozelos.

Diagnóstico diferencial

Vasculites cutâneas, doença vascular periférica.

Exames laboratoriais

Investigação de trombofilias e doenças reumatológicas. Solicitar: hemograma, urina tipo 1, VHS e PCR, fator reumatoide, função renal, complemento (C3, C4, Ch50), FAN, ANCA, eletroforese de proteínas.

Exame histopatológico

Na derme, vasos espessados com presença de trombos de fibrina no lúmen. Degeneração hialinizante da lâmina íntima, infiltrado inflamatório perivascular predominantemente linfocítico e extravasamento de hemácias.

Conduta

Terapias que minimizam o risco de eventos trombóticos (antiagregantes plaquetários, anticoagulantes, fibrinolíticos) e medicamentos para controle da dor. Pentoxifilina na dose de 400 mg, 1 a 3 vezes ao dia, é uma das opções de terapêutica inicial. Se ausência de resposta, considerar uso de anticoagulantes (varfarina ou heparina).

Caso clínico 4

Paciente do sexo feminino, 12 anos, apresentava ao nascimento placas atróficas com eritema e telangectasia na topografia das linhas de Blaschko (Figura 13.4). Durante a infância, evoluiu com hipopigmentação reticular na topografia das lesões. Ao exame físico, mãos em "garra de lagosta" (Figura 13.5), hemiatrofia da face e alterações dentárias.

Figura 13.4 – Múltiplas placas atróficas com eritema e telangectasias acompanhando as linhas de Blaschko

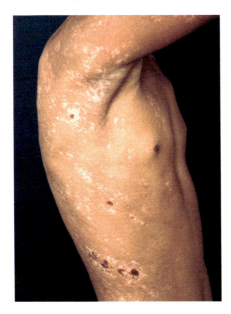

Fonte: Acervo do Departamento de Dermatologia do HCFMUSP.

Figura 13.5 – Mão em "garra de lagosta"

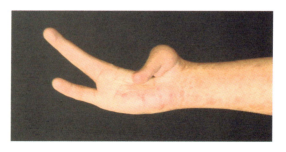

Fonte: Acervo do Departamento de Dermatologia do HCFMUSP.

Hipoplasia dérmica focal (síndrome de Goltz)

Epidemiologia

Muito rara (200 a 300 casos descritos na literatura). Genodermatose autossômica dominante ligada ao X. Acomete principalmente mulheres, letal na maioria dos fetos masculinos (exceto se mutação pós-zigótica).

Patogênese

Mutação no gene *PORNC*, localizado no cromossomo X, que participa do desenvolvimento embrionário da ectoderme e mesoderme, afetando principalmente pele, ossos, dentes e olhos. O grau de acometimento da doença é variável nos portadores da síndrome em decorrência da inativação aleatória dos cromossomo X nas células (mosaicismo).

Manifestação clínica dermatológica

Placas atróficas seguindo as linhas de Blaschko. Lesões podem ser eritematosas, hipocrômicas ou hipercrômicas e apresentar-se em um padrão reticular. Presença comum de papilomas na transição pele-mucosa da região oral, perianal e perivulvar. Herniações de gordura também podem ser encontradas.

Outras manifestações

Assimetria da face com hemiatrofia, além de outras deformidades esqueléticas como ectrodactilia (mão em "garra de lagosta"). Alterações oculares, dentais, craniofaciais e no desenvolvimento do sistema nervoso central também são frequentes.

Diagnóstico diferencial

Incontinência pigmentar, síndrome de Proteus, aplasia cútis.

Exames laboratoriais

Radiografia de ossos longos evidenciando osteopatia estriada e deformidades.

Exame histopatológico

Redução do colágeno dérmico e dos anexos, presença de adipócitos na derme superior.

Conduta

Acompanhamento multidisciplinar dos sistemas acometidos. Pode ser realizada exérese das lesões papilomatosas, se comprometimento estético ou funcional.

Referências consultadas

Brennan M, Young G, Devane D. Topical preparations for preventing stretch marks in pregnancy. Cochrane Database Syst Rev. 2012;11:Cd000066.

Hodak E, David M. Primary anetoderma and antiphospholipid antibodies – review of the literature. Clin Rev Allergy Immunol. 2007;32(2):162-6.

Kineston DP, Xia Y, Turiansky GW. Anetoderma: a case report and review of the literature. Cutis. 2008;81(6):501-6.

Ud-Din S, McGeorge D, Bayat A. Topical management of striae distensae (stretch marks): prevention and therapy of striae rubrae and albae. J Eur Acad Dermatol Venereol. 2016;30:211-22.

Wang X, Reid Sutton V, Omar Peraza-Llanes J, Yu Z, Rosetta R, Kou YC et al. Mutations in X-linked PORCN, a putative regulator of Wnt signaling, cause focal dermal hypoplasia. Nat Genet. 2007;39(7):836-8.

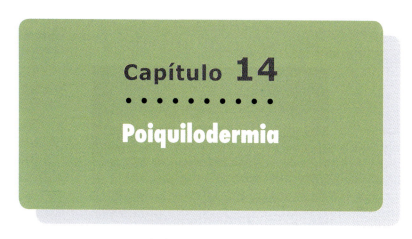

Capítulo 14
Poiquilodermia

Ana Lúcia Monteiro Guimarães

Conceito

A poiquilodermia é uma lesão elementar caracterizada pela presença de três achados cutâneos: atrofia, telangiectasias e pigmentação reticulada (áreas alternando hipocromia e hipercromia).

A poiquilodermia pode estar presente em diversas condições dermatológicas, de etiologia congênita ou adquirida. As principais doenças que podem cursar com aparecimento de lesões poiquilodérmicas serão abordadas neste capítulo.

Caso clínico 1

Paciente do sexo masculino, 63 anos de idade, apresenta há 20 anos placa atrófica com telangectasias e pigmentação reticulada (áreas de hipocromia e hipercromia) na região cervical anterolateral, poupando a região submentoniana (Figura 14.1).

Figura 14.1. Placa poiquilodérmica na região cervical, poupando a região submentoniana

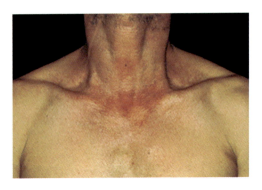

Fonte: Acervo do Departamento de Dermatologia do HCFMUSP.

Poiquilodermia solar (poiquilodermia de Civatte)
Epidemiologia
Muito comum. Maior frequência em indivíduos com idade acima de 40 anos, fototipo baixo e história de exposição solar crônica.

Patogênese
A fotoexposição solar crônica, principalmente a radiação UVA, promove uma desregulação nas proteases que degradam a matriz extracelular dérmica, provocando uma perda das fibras colágenas e depósito de material elastolítico. O tecido conectivo promove, assim, menos suporte aos vasos, que se dilatam (telangectasias).

Manifestação clínica dermatológica
Presença de pigmentação reticulada (hipercromia e hipocromia), atrofia e telangectasias em áreas de pele cronicamente exposta a radiação solar. As topografias mais acometidas são região cervical anterolateral, tórax superior e V do decote. Lesões costumam poupar a região submentoniana, que é fotoprotegida.

Diagnóstico diferencial
Dermatomiosite, micose fungoide poiquilodérmica.

Exames laboratoriais

Não são necessários exames se manifestação clínica típica.

Exame histopatológico

Epiderme atrófica, apresentando redução da camada espinhosa e retificação das cristas epidérmicas. Na derme papilar, degeneração das fibras colágenas, presença de elastose solar, melanófagos e dilatação dos capilares.

Conduta

Orientar fotoproteção. Luz intensa pulsada e *lasers* não ablativos podem ser utilizados para melhora da hiperpigmentação e telangectasias.

Caso clínico 2

Paciente do sexo feminino, 62 anos de idade, apresenta há quatro meses placas atróficas, com telangiectasias e pigmentação reticulada, acometendo áreas fotoexpostas (região do V do decote, dorso superior e ombros). Ao exame, nota-se também placa eritematoviolácea edematosa na região periorbital, telangiectasias periungueais e pápulas violáceas nas articulações interfalangeanas. Refere fraqueza proximal e astenia associada (Figuras 14.2 a 14.4).

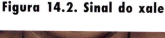

Figura 14.2. Sinal do xale

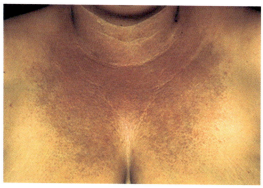

Fonte: Acervo do Departamento de Dermatologia do HCFMUSP.

Figura 14.3. Heliotropo

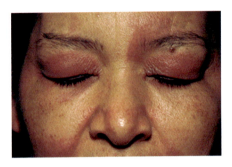

Fonte: Acervo do Departamento de Dermatologia do HCFMUSP.

Figura 14.4. Pápulas de Gottron e telangectasias periungueais

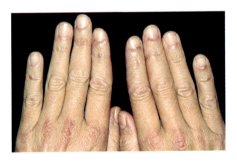

Fonte: Acervo do Departamento de Dermatologia do HCFMUSP.

Poiquilodermatomiosite
Epidemiologia

Rara. Prevalência aproximada de 10 a 60 doentes para cada 1 milhão de habitantes. Mais frequente em mulheres (2:1). Apresenta dois picos de incidência: o primeiro, entre 5 e 14 anos de idade (dermatomiosite juvenil), e o segundo, entre 40 e 50 anos de idade, mas pode acometer qualquer faixa etária. A dermatomiosite do adulto pode ser uma manifestação paraneoplásica (até 15% dos pacientes).

Patogênese

Doença imunomediada que atinge indivíduos geneticamente predispostos, com possível participação de desencadeantes externos (drogas, neoplasias e agentes infecciosos). Alguns dos HLA associados são: HLA-B8, HLA-B14, HLA-DR3, HLA-DRW52 e HLA-DQA1. Há participação da resposta humoral (Th2), com depósito de imunocomplexos na microvasculatura, na membrana basal e nos músculos. Ocorrem também ativação da resposta celular (Th1), evidenciada pela presença de linfócitos TCD8+ nos músculos e na pele, e apoptose celular.

Manifestação clínica dermatológica

As principais alterações cutâneas da dermatomiosite são:

» Sinal de Gottron: placas eritematovioláceas atróficas na topografia das articulações metacarpofalangeanas, interfalangeanas, joelhos e/ou cotovelos. Quando há presença de pápulas violáceas de aspecto liquenoide nessas topografias, recebem a denominação "pápulas de Gottron".

» Sinal do xale: placas poiquilodérmicas na topografia dos ombros, superfície extensora dos braços, V do decote e dorso superior.

» Heliotropo: mácula ou placa eritematoviolácea na região periorbital, por vezes, acompanhada de edema.

» Outros: distrofia cuticular e telangiectasias periungueais, prurido no couro cabeludo, alopecia não cicatricial, ulcerações, vasculites e calcinose (mais frequente na dermatomiosite juvenil).

Quadro clínico sistêmico

Astenia, miopatia e fraqueza simétrica dos grupos musculares proximais. Na doença avançada, pode haver dor à palpação muscular. Pode ocorrer também disfagia em razão do acometimento da musculatura cricofaríngea e esofagiana. Doença pulmonar é considerada uma complicação grave, e pode surgir em decorrência de fibrose intersticial difusa (15 a 30% dos doentes, relação com síndrome antissintetase) ou como consequência dos distúrbios musculares (hipoventilação e pneumonia por aspiração secundária a hipomotilidade esofágica). Mais raramente, são encontradas alterações cardiovasculares (distúrbios de condução e arritmias).

Diagnóstico diferencial

Lúpus eritematoso sistêmico, psoríase, dermatite de contato, linfomas cutâneos.

Exames laboratoriais

» Enzimas musculares: creatinofosfoquinase (CPK), aldolase, alaninoaminotransferase (ALT), aspartatoaminotransferase (AST) e desidrogenase lática (DHL).
» Autoanticorpos:
   – Não específicos:
      – FAN: positividade de 95%, títulos altos sugerem associação com outras colagenoses.
      – Anti-Ro, anti-La, anti-RNP (doença mista do tecido conjuntivo), anti-Ku (síndrome *overlap*).
   – Miosite específicos: positivos em 30% dos doentes.
      – Anti-jo-1: 20% de positividade, associado a síndrome antissintetase (doença intersticial pulmonar, fenômeno de Raynauld, artrite e mãos de mecânico).
      – Anti-Mi-2: 5% de positividade, muito específico. Associado a presença de sinal do xale, e doença pouco agressiva.
      – Anti-SRP: 5% de positividade, muito específico. Associado a doença grave, com intenso acometimento muscular.
» Exames gerais: hemograma, função renal, função hepática.
» Ressonância magnética para guiar biópsia muscular e eletroneuromiografia.
» Realizar investigação de neoplasia oculta apenas nos casos de dermatomiosite do adulto. Solicitar exames ao diagnóstico e anualmente nos primeiros três anos. O *screening* inclui: tomografia de tórax, abdome e pelve, colonoscopia; em mulheres, mamografia e ultrassom transvaginal, e em homens, PSA.

Exame histológico

Hiperqueratose e atrofia da epiderme. Dermatite de interface vacuolar, com queratinócitos apoptóticos e incontinência pigmentar. Na derme, presença de infiltrado linfocitário perivascular superficial, depósito de mucina e edema variável. Imunofluorescência direta é geralmente negativa, mas pode apresentar depósitos de IgG e C3 granuloso na junção dermoepidérmica.

Conduta

Corticoterapia sistêmica: prednisona 1 mg/kg/dia até melhora clínica, reduzir lentamente a dose depois. Agentes imunossupressores: metotrexato (dose máxima de 25 mg/semana), azatioprina 100 a 200 mg/dia, micofenolato de mofetila 3 g/dia, ciclosporina 5 mg/kg/dia. Outras: hidroxicloroquina 400 mg/dia e imunobiológicos anti-TNF em casos de difícil controle.

Caso clínico 3

Paciente do sexo feminino, 20 anos de idade, apresenta há um ano placas poiquilodérmicas, algumas com formato arredondado, no tronco, membros superiores e nádegas (Figuras 14.5).

Figura 14.5. Múltiplas placas poiquilodérmicas de formato ovalado no tronco

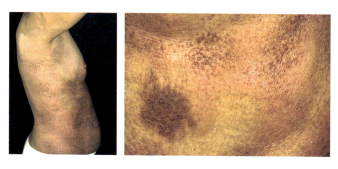

Fonte: Acervo do Departamento de Dermatologia do HCFMUSP.

Micose fungoide poiquilodérmica
Epidemiologia

Rara. Variante clínica da micose fungoide, linfoma cutâneo de células T mais frequente. A incidência de micose fungoide é de aproximadamente seis doentes para cada milhão de habitantes por ano, e a variante poiquilodérmica corresponde a cerca de 11% dos casos.

Patogênese

Não completamente elucidada. Envolve, provavelmente, um estímulo crônico para a replicação dos linfócitos T nos linfonodos, acompanhada de uma transformação maligna dessas células e inibição de mecanismos apoptóticos. Os clones malignos apresentam em sua superfície antígenos leucocitários que determinam afinidade cutânea (CLA e CCR4+) e, assim, migram dos linfonodos para a pele. Há também participação de citocinas inflamatórias, com aumento das resposta Th2 e redução da Th1.

Manifestações dermatológicas

A variante poiquilodérmica, assim como a clássica, acomete predominantemente áreas cobertas (flexuras, tronco e nádegas). Presença de máculas, placas e/ou *patches* de aspecto poiquilodérmico. Pode ser classificada em micose fungoide poiquilodérmica localizada ou generalizada, a depender da extensão do acometimento.

Diagnóstico diferencial

Dermatoses eczematosas, dermatomiosite, lúpus eritematoso sistêmico.

Estadiamento

O estadiamento TNM dos linfomas cutâneos será discutido no Capítulo 23.

Exames laboratoriais

Por se tratar de um linfoma cutâneo primário de comportamento indolente e não agressivo, casos de micose fungoide poiquilodérmica não costumam apresentar alterações laboratoriais. Para descartar acometimento sistêmico, solicitar hemograma completo, DHL, beta-2-microglobulina, função renal e hepática, pesquisa de células de Sézary, imunofenotipagem CD4/CD8, sorologia HTLV. Exames de imagem são indicados apenas a partir do estágio IIa.

Exame histológico

Revela achados da micose fungoide clássica combinados às alterações da poiquilodermia. Presença de infiltrado linfocitário na derme papilar, epidermotropismo (presença de linfócitos na epiderme, circundados por um halo vacuolizado) e, mais raramente, microabcessos de Pautrier (aglomerado de linfócitos atípicos em vesícula intraepidérmica).

Há atrofia da epiderme, degeneração hidrópica da camada basal, incontinência pigmentar e dilatação dos capilares dérmicos. Imunofenotipagem revela aumento da expressão linfócitos TCD8$^+$, se comparada à micose fungoide clássica.

Conduta

O tratamento visa ao controle da doença, associado a baixa toxicidade medicamentosa. A maioria dos casos de micose fungoide poiquilodérmica apresenta-se nos estágios iniciais (I e II) e deve receber terapêuticas direcionadas à pele, entre elas: corticoides tópicos, mostarda nitrogenada (mecloretamina tópica), gel de bexacaroteno e fototerapia com UVB *narrow band*. Medicações sistêmicas (quimioterápicos, retinoides, interferon alfa) são reservadas aos estágios avançados.

Caso clínico 4

Paciente do sexo masculino, 3 anos de idade, apresenta desde os 3 meses de vida placas de poiquilodermia na região malar, membros superiores e inferiores (Figuras 14.6 e 14.7). Desenvolvimento intelectual normal.

Figura 14.6. Criança com placas poiquilodérmicas na face, mais intensas na região malar

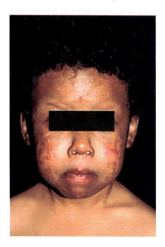

Fonte: Acervo do Departamento de Dermatologia do HCFMUSP.

Figura 14.7. Placas poiquilodérmicas extensas nos membros superiores bilateralmente

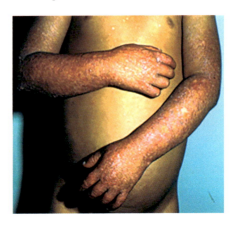

Fonte: Acervo do Departamento de Dermatologia do HCFMUSP.

Síndrome de Rothmund-Thomson

Epidemiologia

Muito rara. Aproximadamente 300 casos já relatados na literatura. Predileção por sexo ou etnia não foi determinada até o momento.

Patogênese

É uma genodermatose de herança autossômica recessiva. A doença apresenta duas formas clínicas: a síndrome de Rothmund-Thomsom tipo 1 (SRT1), cujo gene ainda não foi identificado, e a tipo 2, causada por mutações no gene *RECQL4*, localizado no cromossomo 8. Esse gene codifica uma helicase, e sua mutação implica defeitos na replicação e no reparo do DNA, além de uma maior sensibilidade ao dano oxidativo, o que promove instabilidade genômica. Ocorrem, assim, morte celular precoce e aumento da frequência de neoplasias.

Manifestações dermatológicas

Entre os 3 e os 6 primeiros meses de vida, evoluem com quadro de fotossensibilidade, apresentando eritema e edema na região malar, que progride para membros superiores, inferiores e glúteos (costuma poupar o tronco). Após a erupção aguda, as lesões evoluem para poiquilodermia nessas topografias e, assim, persistem por toda a vida. Queratoses palmoplantares são observados em um terço dos indivíduos a partir dos 2 anos de idade, e na fase adulta tais lesões podem evoluir para carcinomas espinocelulares. Alguns pacientes apresentam, ainda, cabelos finos e esparsos, áreas de alopecia e unhas distróficas.

Quadro clínico geral

Retardo do crescimento, baixo ganho de peso e baixa estatura são comuns. Nos portadores da mutação do gene *RECQL4* (SRT tipo 2), são mais frequentes alterações musculoesqueléticas (bossa, nariz em sela, hipoplasia óssea dos membros superiores, ausência dos polegares) e predisposição a tumores ósseos como osteossarcoma. Catarata precoce e outras alterações oftalmológicas podem, tardiamente, causar cegueira. Outros achados comuns são anormalidades dentárias, como microdontia e dentes cônicos. O desenvolvimento neurológico costuma ser normal.

Exames laboratoriais

O diagnóstico é clínico; porém, testes genéticos podem identificar mutações no gene *RECQL4*, presentes em dois terços dos portadores da síndrome.

Diagnóstico diferencial

Síndrome de Cockayne, xeroderma pigmentoso, síndrome de Bloom, disqueratose congênita, síndrome de Werner (pangeria) e síndrome de Gottron (acrogeria).

Histopatologia

Nas áreas poiquilodérmicas, normalmente apresenta atrofia discreta da epiderme, derrame pigmentar e vasodilatação dos vasos na derme.

Conduta e prognóstico

Não há nenhuma terapêutica medicamentosa eficaz conhecida. São indicados fotoproteção intensa e uso de queratolíticos tópicos para as regiões acometidas pela hiperqueratose. Acompanhamento multidisciplinar, com seguimento psicológico, aconselhamento genético e rastreamento de neoplasias (principalmente ósseas), também é essencial.

A sobrevida pode ser normal; porém, em função do aumento do risco de malignidade, alguns pacientes desenvolvem neoplasias, como osteossarcoma e carcinoma espinocelular cutâneo, em idade mais precoce que os não portadores da síndrome, podendo evoluir a óbito.

Referências consultadas

Katoulis AC, Stavrianeas NG, Panayiotides JG, Bozi E, Vamvasakis E, Kalogeromitros D et al. Poikiloderma of Civatte: a histopathological and ultrastructural study. Dermatology. 2007;214(2):177-82.

Kazakov DV, Burg G, Kempf W. Clinicopathological spectrum of mycosis fungoides. J Eur Acad Dermatol Venereol. 2004;18(4):397-415.

Larizza L, Roversi G, Volpi L. Rothmund-Thomson syndrome. Orphanet J Rare Dis. 2010 Jan 29;5:2.

Mammen AL. Dermatomyositis and polymyositis: Clinical presentation, autoantibodies, and pathogenesis. Ann N Y Acad Sci. 2010;1184:134-53.

Sanches Jr JA, Moricz CZMd, Festa Neto C. Processos linfoproliferativos da pele: part 2 – linfomas cutâneos de células T e de células NK. An Bras Dermatol. 2006;81(1):7-25.

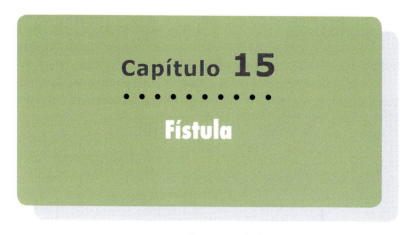

Maria Cecilia Rivitti-Machado

Conceito

Fístulas são definidas como passagens anormais que ligam um abscesso, órgão interno ou parte do corpo à superfície. Pode ser criada cirurgicamente para eliminar pus ou fluidos.

O diagnóstico diferencial das fístulas inclui:
- » Malformações: por exemplo, cisto branquial, fístula liquórica.
- » Doenças infecciosas: por exemplo, tuberculose, actinomicose, paracoccidioidomicose, donovanose, abscesso.
- » Doenças inflamatórias: por exemplo, hidradenite supurativa, doença de Crohn.
- » Tumores.

Caso clínico 1

Paciente do sexo masculino, 19 anos de idade, natural e procedente da Bolívia, apresenta há um ano lesões na região cervical e perda ponderal de 10 kg. Apresentava, na região cervical lateral, placas infiltradas, exulceradas, recobertas por crostas e linfadenopatia (Figura 15.1).

As hipóteses diagnósticas foram de tuberculose, micobacteriose atípica, paracoccidioidomicose e sífilis.

A pesquisa direta de fungos e BAAR (bacilos álcool ácido resistentes) na lesão foi negativa. As culturas para fungos, bactérias e micobactérias foram negativas.

A reação intradérmica para tuberculina foi positiva.

O exame histopatológico mostrou hiperplasia da epiderme, com abertura de trajetos fistulosos. A derme encontrava-se espessada, à custa de intenso infiltrado inflamatório, linfo-histiocitário com células gigantes e com focos de necrose caseosa. A pesquisa de fungos pela reação de Grocott foi negativa, e a pesquisa de BAAR pela reação de Faraco foi positiva.

A pesquisa de BAAR no escarro foi positiva, com velamento de campo pulmonar e aumento de linfonodos hilares. Os demais exames eram normais, incluindo o HIV, que foi negativo.

O diagnóstico foi de escrofuloderma (tuberculose cutânea). Foi instituído tratamento com esquema RIPE (rifampicina, isoniazida, pirazinamida, etambutol), com cura das lesões.

Figura 15.1. Placas exulceradas recobertas por crostas hemáticas com distribuição linear

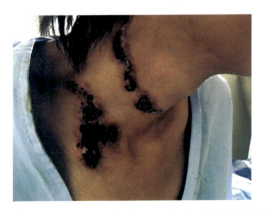

Fonte: Acervo do Departamento de Dermatologia do HCFMUSP.

Escrofuloderma – tuberculose cutânea

A tuberculose é uma doença infectocontagiosa causada pelo *Micobacterium tuberculosis*. Na pele, as manifestações resultam da presença do agente ou de reações de hipersensibilidade.

Epidemiologia

A incidência da tuberculose no Brasil em 2017 foi de 33,5 casos para cada 100.000 habitantes, comprometendo, principalmente, homens entre 50 e 70 anos (40% dos casos) ou crianças de até 10 anos (10% dos casos).

É a quarta causa de óbitos entre as doenças infecciosas, com 2,1 casos por 100.000 habitantes em 2016, sendo 75% tuberculose pulmonar, a maior parte dos casos relacionados com o vírus da imunodeficiência humana em indivíduos do sexo masculino.

Em 2016, 70% dos casos tratados foram considerados curados. Maior risco de adquirir a doença relaciona-se com a presença de aids, situação de rua, privação da liberdade e populações indígenas.

Patogenia

A doença é causada pelo *Mycobacterium tuberculosis*, um organismo aeróbio. A aquisição da doença ocorre a partir de contato com secreções eliminadas pela tosse, espirro ou expectoração, de trauma cutâneo, por ingestão de alimentos contaminados ou pela inalação de partículas em suspensão no ar, onde pode permanecer durante horas.

As formas mais comuns de contágio são inalação, penetração no pulmão, fagocitose por macrófagos, seguidas por recrutamento de monócitos, linfócitos, neutrófilos e células dendríticas, com produção de TNF-alfa, RIN e ROIs, resultando na destruição do bacilo na maior parte dos casos.

Com a falha dos mecanismos de contenção, uma nova tentativa de controle ocorre com a formação de granulomas, estimulados pelo TNF-alfa e também pelas IL-17 e IL-23; uma resposta inefetiva resulta em necrose do tecido e presença de grande número de bacilos.

Em 15% dos casos há disseminação hematogênica, responsável pelos quadros pleurais, ganglionares, ósseos, geniturinários, intestinais, peritoneais, pericárdicos, oculares, do sistema nervoso central e por parte dos quadros cutâneos. O comprometimento da pele por inoculação direta é incomum, mas tem sido mais frequente, em função do aumento de portadores altamente bacilíferos, como os de aids ou de formas multirresistentes.

Manifestações cutâneas da tuberculose

» Tuberculose exógena: cancro tuberculoso e tuberculose verrucosa (formas paucibacilares).
» Tuberculose endógena (formas multibacilares):
  – por contiguidade: escrofuloderma, tuberculose orificial e lúpus vulgar;
  – por disseminação hematogência: lúpus vulgar, tuberculose gomosa e tuberculose miliar.
» Secundária à vacinação por BCG.
» Reações de hipersensibilidade:
  – eritema indurado de Bazin: paniculite lobular granulomatosa associada a vasculite;
  – eritema nodoso: paniculite septal sem vasculite;
  – tubercúlides: papulonecrótica e líquen escrofuloso.

Exames laboratoriais

Os exames empregados no diagnóstico da tuberculose são:

» Pesquisa direta: presença de bacilos álcool-ácido-resistentes na secreção das formas multibacilares.
» Cultura para micobactérias nas formas cutâneas bacilíferas é positiva em cerca de 20% dos casos.
» PPD (derivado proteico purificado) ou intradermorreação: identifica indivíduos sensibilizados. O diâmetro da induração é medido em 48 a 72 horas depois da inoculação (técnica de Mantoux). São considerados positivos quando as medidas são maiores que 10 mm. Torna-se positivo em 2 a 10 semanas de infecção. Resultados falso-negativos ocorrem em crianças menores de 2 meses de idade, grávidas, diabéticos, portadores de insuficiência renal ou imunodeficiência.
» Interferon-gama *release assay* (IGRA): mede a produção de interferon-gama em indivíduos expostos a antígenos do *M. tuberculosis*. Sofre menos influência de vacinação, mas pode ser positivo em indivíduos previamente infectados por outras micobactérias.
» Reação em cadeia da polimerase (PCR): identifica a presença de DNA da *M. tuberculosis* em amostras teciduais ou fluidos. Alta especificidade, mas sensibilidade em torno de 50% para formas cutâneas.
» Genotipagem: realizada por diferentes métodos, empregada na identificação de cepas resistentes, na distinção com micobactérias atípicas e em estudos epidemiológicos.

Tratamento

Em casos novos, abandono ou recidiva, em maiores de 10 anos de idade empregam-se rifampicina, isoniazida, pirazinamida e etambutol, em fase intensiva de dois meses, seguida por fase de manutenção de quatro meses de duração. Em menores de 10 anos de idade, dois meses de RIP, seguidos por quatro meses de RI. Para dosagem e exceções, consultar as referências ou o manual de recomendações do Ministério da Saúde.

Caso clínico 2

Paciente do sexo feminino, 33 anos de idade, caucasiana, apresenta lesões na pele há um ano.

Ao exame dermatológico, observam-se orifícios que drenam secreção sero-hemorrágica fétida em meio a placa eritematosa infiltrada, comprometendo a região inguinal e o períneo. Apresentava também numerosas pústulas e erosões na mucosa bucal, dolorosas (Figura 15.2).

Figura 15.2. Placa infiltrada com ulcerações correspondentes à abertura de trajeto fistuloso

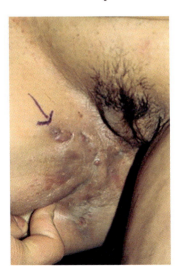

Fonte: Acervo do Departamento de Dermatologia do HCFMUSP.

História

A paciente refere ter operado fístula retovaginal há oito anos, quando recebeu o diagnóstico de doença de Crohn. Não fez seguimento nem qualquer tratamento subsequente, permanecendo com diarreia com frequência de 3 a 6 vezes ao dia. Há dois anos recomeçou a eliminar fezes pela vagina. As lesões cutâneas são pouco dolorosas e estão aumentando progressivamente.

Exames

A colonoscopia foi normal, permeando a válvula ileocecal. A ressonância magnética mostrou fístulas entre a pele e o intestino delgado. Ao exame ginecológico, fístula enterovaginal. O exame histopatológico da pele mostrou infiltrado inflamatório linfo-histiocitário, permeado por alguns neutrófilos, ao lado de trajeto fistuloso.

Diagnóstico: doença de Crohn

Discussão

A doença inflamatória intestinal (DII), termo que designa a doença de Crohn (DC) e a retocolite ulcerativa (RCU), é caracterizada por resposta inflamatória desregulada à microflora intestinal, podendo comprometer todo o trajeto da boca ao ânus e, também, outros órgãos. Há maior frequência de uveíte e esclerite, artrite, anemia, osteoporose, calculose biliar, predisposição a fenômenos tromboembólicos e a malignidades. Na pele, observam-se eritema nodoso, pioderma gangrenoso (RCU), síndrome de Sweet, ulcerações lineares, pustulose/foliculite, ulcerações bucais, fístulas e associação a hidradenite supurativa (DC).

Epidemiologia

Considerada uma doença de caucasianos que habitam países desenvolvidos, nas últimas duas décadas tem sido diagnosticada com frequência crescente em todo o mundo, em especial nos países em desenvolvimento. No Brasil, compromete indivíduos brancos e pardos em 90% dos casos.

Patogenia

A ulceração da mucosa intestinal resulta em sangramento, perda de fluídos e dificuldades de absorção. Há predisposição genética, e a inflamação é mediada por citoquinas de padrão Th-1 na DC e Th-2 na RCU. A infiltração rompe a barreira mucosa e não se limita ao trato digestivo, podendo comprometer outros órgãos e sistemas. A DC cursa com ulcerações, estenose e fístulas.

Diagnóstico

O diagnóstico da DC baseia-se na demonstração do comprometimento do intestino pela colonoscopia, que deve atingir o íleo, ou pela ressonância magnética ou enteroscopia por cápsula e pela pesquisa da calprotectina fecal.

Os trajetos fistulosos são diagnosticados pelo exame clínico ou por métodos de imagem, como a ressonância.

Tratamento

Inclui medicamentos e cirurgias. Os medicamentos empregados são os aminosalicilatos, antibióticos, corticoides, imunossupressores (azatioprina etc.), imunobiológicos anti-TNF alfa e natalizumabe (inibidor seletivo da alfa-4-integrina).

Caso clínico 3

Paciente do sexo masculino, 39 anos de idade, portador de lesões desde os 13 anos.

Consulta por lesões nas regiões glútea, inguinal e axilar há 20 anos, muito dolorosas. O quadro teve início com acne aos 12 anos. Foi tratado com dois ciclos prolongados de isotretinoína, com diagnóstico de acne conglobata, e remissão foi obtida. Teve cisto pilonidal aos 17 anos, o qual não foi tratado cirurgicamente. As lesões da nádega inicialmente diagnosticadas como abscesso foram tratadas com antibióticos orais ou intravenosos e drenadas cirurgicamente numerosas vezes. Evoluíram com recidivas nos mesmos locais, atingindo, progressivamente, regiões contíguas. As lesões axilares surgiram há dois anos, e evoluem de modo semelhante. A dor é constante, com picos durante as crises de inflamação. Encontra-se desempregado, tendo sido recusado em exames admissionais pelo quadro cutâneo. É tabagista desde os 18 anos.

Ao exame, notam-se numerosas cicatrizes de acne, com áreas atróficas e cordões fibrosos ao longo do sulco nasogeniano. Nas axilas cicatrizes fibróticas e pseudocomedões. Na região inguinal, abscessos e nódulos. Na região escrotal e perineal, fístulas que, na região glútea, confluem formando tumoração com numerosos orifícios que drenam pus e secreção serosanguinolenta fétida. Há sobrepeso (Figura 15.3).

O exame histopatológico de lesão cutânea mostrou foliculite neutrofílica com rotura de folículos e granulomas tipo corpo estranho. A colonoscopia foi normal. Ressonância magnética do abdome e pelve mostrou que as lesões estão restritas à pele, não invadindo a musculatura. Havia anemia normocrômica, normocítica, neutrofilia e elevação do VHS e PCR. A cultura da secreção foi positiva para *Staphylococcus epidermidis*.

O diagnóstico foi de hidradenite supurativa. As lesões não responderam ao tratamento de primeira linha (doxiciclina) ou de segunda linha (ciprofloxacino e clindamicina associadas à infiltração de triancinolona). Após exclusão de infecções ativa (hepatite B, aids e tuberculose) e atualização de vacinas, foi instituído tratamento com adalimumabe. Houve estabilização do quadro, e cirurgia vem sendo programada para excisar áreas resistentes ao tratamento medicamentoso.

Figura 15.3. Nódulos, abscessos, orifícios de trajetos fistulosos, pseudocomedões e cicatrizes

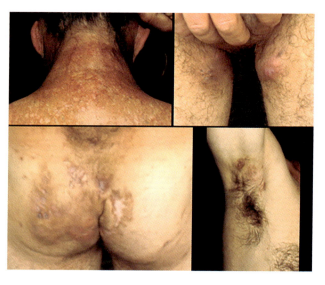

Fonte: Acervo do Departamento de Dermatologia do HCFMUSP.

Diagnóstico: hidradenite supurativa

Discussão

A hidradenite supurativa é uma doença inflamatória crônica de grande impacto físico, psíquico, social e econômico na vida do portador. Ocorre em indivíduos geneticamente predispostos, e é agravada pela obesidade e tabagismo.

Epidemiologia

Tem distribuição mundial. No Brasil, a prevalência é de 0,41% da população, principalmente adolescentes e adultos jovens. Compromete mulheres com maior frequência, mas homens com maior gravidade.

Patogenia

Ocorrem dilatação e ruptura do folículo, com ativação da via da imunidade inata e secreção de IL-1, TNF-alfa, IL-17, IL-12, IL-23, C5a etc. Há maciça infiltração neutrofílica e disseminação para folículos vizinhos. Progressivamente, vão se formando os túneis, que propiciam proliferação e formação de biofilme por bactérias do microbioma da pele (*S. epidermidis*, *S. lugdunensis* etc.).

Clínica

A hidradenite supurativa caracteriza-se pela presença de nódulos, lesões abscesso-símiles e formação de túneis (sinus ou fístulas), com tendência recidivante e que ocorre em topografias específicas: axilas, regiões infra e intermamária, região inguinal e nádegas. O pseudocomedão (ou comedão em ponte) é marcador da doença, que também apresenta formas foliculíticas, acneiformes e pode comprometer outras regiões, como couro cabeludo, face, nuca e região periumbilical.

A hidradenite pode se associar a acne conglobata, cisto pilonidal, celulite dissecante, doença inflamatória intestinal, espondiloartropatias, pioderma gangrenoso e depressão.

Exames laboratoriais

O diagnóstico da hidradenite é essencialmente clínico. A histologia mostra foliculite neutrofílica, podendo haver formação de granulomas tipo corpo estranho e trajetos fistulosos. Pode haver leucocitose, neutrofilia, hiperplaquetose e elevação das provas de atividade inflamatória inespecíficas.

Tratamento

O tratamento inclui medidas gerais, como tratamento das comorbidades, especialmente obesidade e doenças associadas; tratamento da dor e prurido; curativos e outras medidas de higiene; epilação a laser é recomendada.

O tratamento medicamentoso inclui clindamicina tópica ou ácido fusídico associado a betametasona para lesões isoladas. Em lesões resistentes ou quadros mais extensos, antibióticos orais como doxiciclina. Sulfametaxozol/trimetoprim dapsona, clindamicina associada à rifampicina ou ciprofloxacino por período limitado (até 16 semanas). Fármacos anti-inflamatórios podem ser empregados: triamcinolona intralesional, cursos curtos de prednisona, anti-TNF-alfa ou outras terapias-alvo.

Controlada a inflamação e obtida a máxima regressão possível, áreas resistentes são excisadas por diferentes técnicas.

Referências consultadas

Ministério da Saúde. Tuberculose: o que é, causas, sintomas, tratamento, diagnóstico e prevenção. Disponível em: http://www.saude.gov.br/saude-de-a-z/tuberculose; acessado em 31 de março de 2018.

Santos JB, Figueiredo AR, Ferraz CE, Oliveira MH, Silva PG, Medeiros VLS. Cutaneous tuberculosis: epidemiologic, etiopathogenic and clinical aspects – Part I. An Bras Dermatol. 2014;89(1):219-28.

Santos JB, Figueiredo AR, Ferraz CE, Oliveira MH, Silva PG, Medeiros VL. Cutaneous tuberculosis: diagnosis, histopathology and treatment – part II. An Bras Dermatol. 2014;89(4):545-55.

Smith MK, Nicholson CL, Parks-Miller A, Hamzavi IH. Hidradenitis suppurativa: an update on connecting the tracts. F1000Res. 2017;6:1272.

Vavricka SR, Schoepfer A, Scharl M, Lakatos PL, Navarini A, Rogler G. Extraintestinal manifestations of inflammatory bowel disease. Inflamm Bowel Dis. 2015;21(8):1982-92.

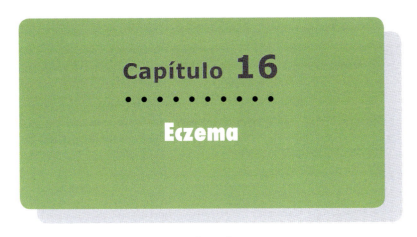

Capítulo 16

Eczema

Valéria Aoki
Raquel Leão Orfali
Nelise Hans Bittner
Mariana Colombini Zaniboni

Conceito

Ekzein, que deriva do grego, significa "ebulição". Os eczemas são dermatoses inflamatórias e pruriginosas, de etiologia variada, com polimorfismo das lesões. São doenças frequentes na prática clínica e podem limitar a qualidade de vida dos pacientes. De acordo com as lesões elementares, podemos classificar os eczemas em: agudo, quando há eritema, edema, infiltração, vesículas e secreção; subagudo, que cursa com secreção, escamas e crostas; e crônico, caracterizado por liquenificação. Também podem ser divididos segundo sua etiologia: dermatite atópica (eczema atópico), eczema de contato, eczema de estase, eczema disidrótico, eczema numular e líquen simples crônico (Figura 16.1).

Figura 16.1. Eczemas – classificação segundo a etiopatogenia

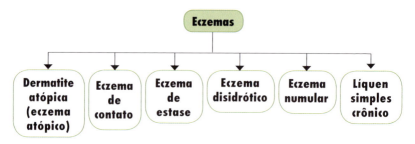

Fonte: Elaborada pelos autores.

Caso clínico 1

Paciente do sexo feminino, 8 anos de idade. História de lesões avermelhadas, muito pruriginosas pelo corpo, acentuadas em áreas de "dobras" desde o primeiro ano de vida. As lesões exibem períodos de melhora e de piora. Durante as crises, o prurido se intensifica, dificultando o sono da paciente e dos cuidadores. A Figura 16.2 apresenta os achados do exame dermatológico.

Figura 16.2. Exame dermatológico: pápulas e placas eritematoliquenificadas, simétricas e escoriadas na região cervical e pregas antecubitais, com xerose moderada

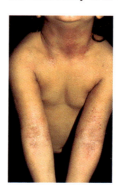

Fonte: Acervo do Departamento de Dermatologia do HCFMUSP.

Dermatite atópica (DA)

Dermatose de caráter inflamatório crônico e recidivante, com prurido intenso. Apresenta distribuição e morfologia peculiares das lesões, que podem variar segundo a idade do paciente. A DA pode se associar a outras manifestações atópicas, como a asma e a rinite alérgica.

Epidemiologia

Prevalência estimada de até 20% em crianças, com manifestação inicial entre 3 e 6 meses de idade e de 2 a 5% em adultos jovens. Cerca de 60% dos pacientes desenvolvem a doença no primeiro ano de vida, e 90%, até os 5 anos de idade. Em geral, há resolução da DA após a infância, mas cerca de 40% dos pacientes permanecem com a dermatose na vida adulta; destes, 10% progridem com formas graves. Os pacientes podem cursar com asma e/ou rinite (marcha atópica). Em alguns pacientes, a DA inicia-se na vida adulta.

Patogênese

Complexa, envolvendo fatores genéticos, imunológicos, emocionais e ambientais, que agravam a disfunção da barreira cutânea e a desregulação do sistema imune (Figura 16.3).

» Disfunção da imunidade adquirida: predomínio de resposta de padrão Th2 na pele (aumento da produção de IgE, produção de interleucinas 4, 5 e 13) na pele aparentemente sã e na fase aguda; predomínio de resposta de padrão Th1 (interferon-gama, IL-12) na fase crônica. Participação de interleucinas Th17 e 22 em ambas as fases.

» Disfunção da barreira cutânea, representada pela xerose, com maior perda de água transepidérmica (TEWL) e menor capacidade de retenção de água, em decorrência de anormalidades no metabolismo lipídico (baixos níveis de ceramidas 1 e 3) e/ou nas proteínas de barreira epidérmicas (mutações no gene da filagrina, claudinas 1 e 4, loricrina).

» Disfunção da imunidade inata, com redução da ação das catelicidinas, e da expressão de *toll-like receptors* (TLR). Colonização por *Staphylococcus aureus* (até 90% na DA moderada a grave), com subsequente aumento da suscetibilidade a infecções bacterianas e virais (herpes simples).

» Desregulação do sistema nervoso autônomo, do metabolismo do AMP cíclico e da secreção de neuropeptídeos.

Figura 16.3. Ilustração esquemática da fase inicial e da progressão para a fase crônica da DA. Fase aguda: aumento de citocinas do padrão Th2 (IL-4, IL-5, IL-13) e Th22 (IL-22). Fase crônica: inversão do padrão Th2 para Th1, com infiltrado de células dendríticas inflamatórias epidérmicas (IDEC), macrófagos e eosinófilos, aumento de IL-12 e interferon-gama (IFN-gama). As células Th17 (IL-17) estão presentes tanto na fase aguda quanto na fase crônica da DA

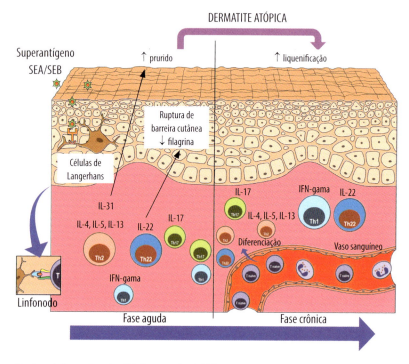

Fonte: Adaptada de Gittler et al., 2012.

Manifestações clínicas

Eritema, edema, xerose, erosões/escoriações, exsudação, crostas e liquenificação, que variam de acordo com a idade e a cronicidade das lesões. O prurido é sempre presente e intenso.

» Fase do lactente (± 0 a 2 anos): xerose, eritema, pápulas e vesículas, seguidas de crostas e descamação. As lesões predominam na face (poupa o maciço centrofacial), couro cabeludo, pescoço, tronco e superfícies extensoras dos membros.

» Fase infantil (± 2 a 12 anos): morfologia variada, prevalecendo eritema, exsudação e vesiculação nas fases agudas e liquenificação nas fases crônicas. Formas numulares ou liquenoides podem surgir. A topografia típica são áreas flexurais, nádegas e raiz posterior das coxas.

» Fase do adolescente (± 12 a 18 anos) e do adulto (> 18 anos): lesões em diversas fases do eczema, localizadas nas flexuras, couro cabeludo, lesões palpebrais, pescoço, tronco superior, eczema mamilar, dermatite de mãos e pés.

Quadros graves podem se apresentar como eritrodermias. Complicações compreendem as infecções bacterianas (piodermites pelo *S. aureus*) e/ou virais (erupção variceliforme de Kaposi pelo herpes simples). Pode ocorrer envolvimento ocular, como dermatite das pálpebras, blefarite crônica, ulceração de córnea, ceratocone e catarata subcapsular.

O diagnóstico da dermatite atópica é clínico. Os critérios diagnósticos de Hanifin e Rajka, de 1980, são os mais consagrados.

Exames laboratoriais

Não existem exames laboratoriais específicos para o diagnóstico da DA. A alteração mais comum é a elevação dos níveis séricos de IgE total, presente em cerca de 80% dos casos. O quadro histopatológico é de dermatite espongiótica, com infiltrado inflamatório misto, linfomononuclear e com eosinófilos; na fase crônica, nota-se hiperplasia epidérmica.

Diagnósticos diferenciais

Doenças inflamatórias (dermatite seborreica, dermatite de contato, psoríase), imunodeficiências (síndrome de Wiskott-Aldrich, síndrome de hiper IgE), neoplasias (linfomas T cutâneos, histiocitose-X), doenças metabólicas, escabiose.

Conduta

Restauro da barreira (hidratação), combate à inflamação e manejo das crises e das complicações.

Terapia tópica

» Hidratação da pele: base do tratamento da DA; visa à umectação do estrato córneo e à estabilização da função da barreira epidérmica. Recomenda-se o uso diário de hidratantes A aplicação deve ser realizada, preferencialmente, logo após o banho, com a pele ainda úmida.

» Corticoides tópicos: base da terapêutica anti-inflamatória. Podem ser utilizados os de média/alta potência, 1 ou 2 vezes ao dia, por períodos determinados. O manejo em longo prazo deve ser feito com os de menor potência, para minimizar o risco de efeitos adversos. A terapêutica proativa é eficaz na redução das crises (aplicação de corticoides tópicos duas vezes por semana, nos locais de recorrência das lesões de DA).

» Inibidores da calcineurina tópicos: terapia anti-inflamatória de segunda linha na DA. Tacrolimo (pomada a 0,03% – pediátrico, e 0,1% – maiores de 12 anos) é indicado a partir dos 2 anos de idade, para DA moderada a grave; pimecrolimo creme 0,1% para DA leve a moderada, a partir dos 3 meses de vida. Ambos são aplicados duas vezes ao dia e indicados em casos de resistência ou contraindicação aos corticoides tópicos e uso em áreas delicadas (face, região anogenital, flexuras).

Terapêutica sistêmica

» Imunossupressão sistêmica: medicamentos imunossupressores devem ser limitados a casos graves, quando as possibilidades terapêuticas tópicas forem esgotadas. Fototerapia, ciclosporina, metotrexato, azatioprina e micofenolato de mofetila são os mais utilizados.

» Terapia antimicrobiana/antiviral: antibioticoterapia sistêmica pode ser recomendada quando há evidência clínica de infecção bacteriana, bem como agentes antivirais sistêmicos devem ser utilizados para o tratamento de eczema herpético.

» Anti-histamínicos sistêmicos: podem ser utilizados para alívio do prurido, mas sem evidências suficientes que os indiquem para pacientes com DA.

» Imunobiológicos: são terapias-alvo específicas. Dupilumab, um anticorpo monoclonal humano dirigido contra o receptor alfa da IL4, que inibe a sinalização de citocinas Th2 (IL4/IL13), teve seu uso aprovado para DA.

Caso clínico 2

Paciente do sexo masculino, 40 anos de idade. História de irritação em região umbilical, com prurido, de início há um ano. Piora com uso de cinto de fivela metálica. A Figura 16.4 apresenta os achados do exame dermatológico e do teste de contato.

Figura 16.4. (A) Exame dermatológico: placa eritematoliquenificada, levemente escoriada em região periumbilical direita. (B) Teste de contato (*patch-test*) positivo para níquel (seta)

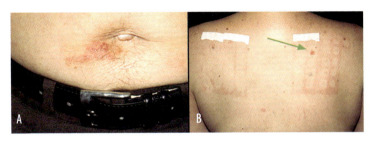

Fonte: Acervo do Departamento de Dermatologia do HCFMUSP.

Eczema de contato (dermatite de contato ou DC)

Dermatose causada por agente ou substância exógena em contato com a pele ou mucosa. As lesões apresentam-se como eczema agudo, subagudo ou crônico. Do ponto de vista etiopatogênico, classificam-se em dermatite de contato alérgica (DCA) ou por sensibilização, e dermatite de contato irritativa (DCI) ou não alérgica.

Epidemiologia

DC é uma doença comum, de distribuição universal, afetando todos os grupos etários. O risco de desenvolver DCI aumenta com a intensidade e a duração da exposição ao agente irritante. DCI é, com frequência, precursora da DCA. Estima-se que 15 a 20% da população alemã apresente algum tipo de dermatite de contato.

Patogênese

» DCI: resulta da ativação da imunidade inata diante da lesão da pele por substâncias irritantes, sem sensibilização prévia. Após exposição ao irritante primário, há alteração da integridade da barreira epidérmica, alterações celulares e liberação de mediadores pró-inflamatórios. São irritantes comuns: sabões, detergentes, desinfetantes, xampus, álcalis, ácidos, solventes orgânicos, plantas, pesticidas.

» DCA: resposta do tipo sensibilidade tardia (tipo IV); reação alérgeno-específica, que requer sensibilização anterior do indivíduo à substância química em questão. No primeiro contato, a substância (hapteno) de baixo peso molecular penetra a pele e reage com componentes do sistema imune, resultando em sensibilização. A reexposição subsequente da pele ao alérgeno acarreta apresentação deste a linfócitos T já sensibilizados, ocasionando a reação inflamatória. Uma vez sensibilizado, o contato com uma baixa concentração da substância química causadora é o único fator necessário para desencadear a reação.

Manifestações clínicas

Eczema agudo, subagudo ou crônico, e dependem primariamente da substância envolvida, do tipo do contato, do mecanismo patogênico e da localização, entre outros. Por se tratar de uma dermatite exógena, as principais localizações são as correspondentes às partes do corpo com maior exposição às substâncias irritantes, como mãos, face, pescoço, pés e tronco. O local envolvido corresponde àquele da exposição principal ao contactante. Na DCA, as lesões podem ultrapassar o local do contato e se estender a áreas distantes (sensibilização). A delimitação e a localização do processo eruptivo são elementos importantes na diagnose da DC.

Exames laboratoriais

Na DCA, os testes de contato (*patch-test*) auxiliam no diagnóstico e na investigação da causa do eczema. Os testes de contato são realizados por meio da colocação de substâncias em concentrações e veículos padronizados. São aderidos à pele do paciente, em geral no dorso, em uma área livre de lesões cutâneas. São realizadas leituras após 48 e 96 horas da colocação dos testes. NA DCI, os testes de contato são em geral negativos, ao passo que na DCA é possível, muitas vezes, detectar a(s) substância(s) envolvida(s). A histopatologia é similar à das demais erupções eczematosas.

Diagnósticos diferenciais

Dermatite atópica, dermatite seborreica, eczema de estase, eczema numular, dermatofitose, linfoma cutâneo de células T, pitiríase rósea, psoríase, líquen plano, lúpus eritematoso e dermatomiosite.

Conduta

A medida terapêutica mais importante é evitar o contato com a substância causadora. Como tratamento sintomático de primeira linha estão os corticoides tópicos; em casos graves, corticoides sistêmicos podem ser utilizados. Se houver infecção secundária, indica-se antibioticoterapia tópica ou sistêmica.

Caso clínico 3

Paciente do sexo masculino, 55 anos de idade. História de varizes em membros inferiores de longa data. Há cerca de um ano, evoluiu com hipercromia e edema vespertino nas pernas. Prurido, descamação e "feridas" subsequentes nos mesmos locais. A Figura 16.5 apresenta os achados do exame dermatológico.

Figura 16.5. Exame dermatológico: máculas eritemato-hipercrômicas nos terços médio e inferior das pernas, com descamação e edema distal. Pequena úlcera de fundo hemorrágico-crostoso na região anterior do membro inferior direito.

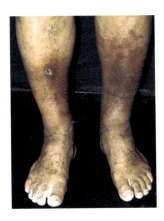

Fonte: Acervo do Departamento de Dermatologia do HCFMUSP.

Eczema de estase

Patogênese

A incompetência valvular das veias nas extremidades inferiores aumenta a pressão intravascular, ocasionando insuficiência venosa crônica. Há diminuição do fluxo de sangue na microvasculatura, distensão dos capilares e alteração da permeabilidade vascular, permitindo a passagem de proteínas para o tecido (edema) e de eritrócitos (púrpura de estase). A microangiopatia é o resultado desse processo, com liberação de mediadores inflamatórios e quimiotaxia, acúmulo de plaquetas e formação de trombos e desbalanço entre capilares e remodelação tecidual, promovendo fibrose, disfunção linfática, áreas escleróticas e úlceras venosas. A inflamação crônica e a microangiopatia provavelmente são responsáveis pela dermatite de estase, que pode ser complicada pela superposição de dermatite de contato alérgica (sensibilização às terapêuticas tópicas), irritação pelos fluidos das ulcerações e colonização bacteriana local.

Manifestações clínicas

O eczema de estase acomete o tornozelo e consiste de eritema bem delimitado com pápulas, vesículas, exsudação, crostas e fissuras, na fase aguda, e liquenificação na fase crônica. Há descamação e prurido associados. A presença de outros sinais de insuficiência venosa crônica – edema, hiperpigmentação e púrpura de estase, veias e vênulas dilatadas, atrofia branca, ou úlcera venosa – corrobora com o diagnóstico. Pode ocorrer infecção bacteriana associada (erisipela e celulite).

Exame histopatológico

Características histológicas de eczema, podendo esboçar sinais de hipertensão venosa: capilares dilatados envoltos por uma bainha de fibrina, depósitos de hemossiderina e vênulas hiperplásicas (e, às vezes, trombóticas). Em estágios posteriores, há fibrose no tecido conjuntivo dérmico e esclerose do tecido adiposo.

Diagnósticos diferenciais

O eczema de estase é um diagnóstico direto se os sinais da hipertensão venosa estiverem presentes. Pode haver DCI ou DCA associada. Lesões com atrofia branca devem ser diferenciadas de vasculite livedoide.

Conduta

Redução ou correção da estase venosa, incluindo compressão do membro afetado, exercícios adequados e mudança do estilo de vida ou, muitas vezes, correção cirúrgica das veias dilatadas. O tratamento do eczema corresponde ao uso criterioso de corticoides tópicos e emolientes.

Caso clínico 4

Paciente do sexo feminino, 35 anos de idade. História de bolhas e vermelhidão nas palmas há três dias, com intenso desconforto e prurido local. A Figura 16.6 apresenta os achados do exame dermatológico.

Figura 16.6. Exame dermatológico: erupção vesicobolhosa sobre base eritematosa em ambas as palmas

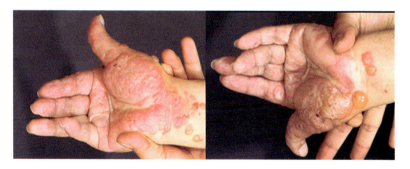

Fonte: Acervo do Departamento de Dermatologia do HCFMUSP.

Eczema disidrótico (eczema vesicular palmoplantar, Pompholix)

Dermatite eczematosa palmoplantar crônica recidivante, caracterizada clinicamente por vesículas e bolhas pruriginosas.

Epidemiologia

A prevalência global é desconhecida. Corresponde a 5 a 20% dos casos de dermatite de mãos, ocorrendo mais comumente em adultos jovens, especialmente em climas quentes.

Patogênese

O eczema disidrótico não é uma entidade nosológica independente. Trata-se, muitas vezes, de uma manifestação de outros tipos de eczema (dermatite atópica, dermatite de contato). Pode ocorrer, ainda, após a administração de medicamentos, exposição à luz solar ou estresse emocional.

Manifestações clínicas

Surgimento abrupto e recorrente de lesões vesiculosas, isoladas ou confluentes, pruriginosas, que se localizam simetricamente nas palmas e/ou plantas, causando desconforto físico e emocional. Os surtos duram cerca de três semanas. No caso de infecções fúngicas ou bacterianas, a disidrose pode representar uma reação do tipo IDE ou de sensibilização a distância.

Exame histopatológico

Espongiose, vesículas e exocitose de linfócitos, sem nenhuma relação com as glândulas sudoríparas.

Conduta

Corticoides tópicos e sistêmicos, se necessários, são a base do tratamento.

Referências consultadas

Batista DIS, Perez L, Orfali RL, Zaniboni MC, Samorano LP, Pereira NV et al. Profile of skin barrier proteins (filaggrin, claudins 1 and 4) and Th1/Th2/Th17 cytokines in adults with atopic dermatitis. Journal of the European Academy of Dermatology and Venereology. 2015;29(6):1091-5.

Bolognia J, Jorizzo J, Schaffer J. Dermatology. 3.ed. London: Mosby; 2012.

Brasch J, Becker D, Aberer W, Bircher A, Kränke B, Jung K et al. Guideline contact dermatitis: S1-Guidelines of the German Contact Allergy Group (DKG) of the German Dermatology Society (DDG), the Information Network of Dermatological Clinics (IVDK), the German Society for Allergology and Clinical Immunology (DGAKI), the Working Group for Occupational and Environmental Dermatology (ABD) of the DDG, the Medical Association of German Allergologists (AeDA), the Professional Association of German Dermatologists (BVDD) and the DDG. Allergo J Int. 2014;23(4):126-38.

Eichenfield LF, Tom WL, Berger TG, Krol A, Paller AS, Schwarzenberger K et al. Guidelines of care for the management of atopic dermatitis: section 2. Management and treatment of atopic dermatitis with topical therapies. J Am Acad Dermatol. 2014;71(1):116-32.

Gittler JK, Shemer A, Suarez-Farinas M, Fuentes-Duculan J, Gulewicz KJ, Wang CQ et al. Progressive activation of T(H)2/T(H)22 cytokines and selective epidermal proteins characterizes acute and chronic atopic dermatitis. J Allergy Clin Immunol. 2012;130(6):1344-54.

Hanifin JM, Rajka G. Diagnostic features of atopic-dermatitis. Acta Dermato-Venereologica. 1980:44-7.

Leung DY. New insights into atopic dermatitis: role of skin barrier and immune dysregulation. Allergol Int. 2013;62(2):151-61.

Orfali RL, Shimizu MM, Takaoka R, Zaniboni MC, Ishizaki AS, Costa AA et al. Atopic dermatitis in adults: clinical and epidemiological considerations. Rev Assoc Med Bras (1992). 2013;59(3):270-5.

Sidbury R, Davis DM, Cohen DE, Cordoro KM, Berger TG, Bergman JN et al. Guidelines of care for the management of atopic dermatitis: section 3. Management and treatment with phototherapy and systemic agents. J Am Acad Dermatol. 2014;71(2):327-49.

Simpson EL, Bieber T, Guttman-Yassky E, Beck LA, Blauvelt A, Cork MJ et al. Two Phase 3 Trials of Dupilumab versus Placebo in Atopic Dermatitis. N Engl J Med. 2016;375(24):2335-48.

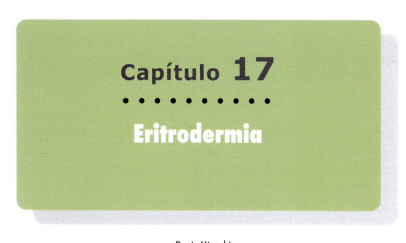

Capítulo 17

Eritrodermia

Denis Miyashiro
José Antonio Sanches

Conceito

Eritrodermia, ou dermatite esfoliativa, é definida como eritema e descamação em mais de 90% da área de superfície corporal. É uma condição potencialmente grave, em razão da alteração universal da barreira cutânea, aumentando os riscos de infecção, distúrbios hidroeletrolíticos e termorregulatórios.

Eritrodermia é uma condição rara, mais comum em homens (2 a 3 homens para cada mulher), acometendo mais frequentemente indivíduos com idades variando entre 40 e 60 anos.

Diversas doenças podem cursar com eritrodermia. Classicamente, dividem-se as causas de eritrodermia em três subgrupos: exacerbação de dermatoses preexistentes (psoríase, dermatite atópica, dermatite de contato, pitiríase rubra pilar, dermatite seborreica), farmacodermia e linfomas cutâneos (micose fungoide, síndrome de Sézary, leucemia/linfoma de células T do adulto). Causas mais raras de eritrodermia, com poucos relatos de casos descritos na literatura, incluem: líquen plano, sarcoidose, dermatomiosite, pênfigo foliáceo, penfigoide bolhoso, sarna norueguesa e como manifestação paraneoplásica. Alguns casos, apesar da investigação clínico-laboratorial detalhada, permanecem idiopáticos.

Além do eritema generalizado e de graus variáveis de descamação, podem ser observados: alopecia difusa não cicatricial, queratodermia palmoplantar, alterações ungueais, ectrópio (principalmente em casos mais crônicos) e edema de membros inferiores. Linfonodomegalias podem ser observadas nos pacientes eritrodérmicos, em virtude de inflamação difusa da pele, não sendo necessariamente associadas a quadros secundários a linfomas cutâneos. Perda de peso pode ser observada em decorrência do intenso estado catabólico desses pacientes.

Como há acometimento de praticamente toda a pele, indica-se biópsia em pelo menos três pontos diferentes, para melhor representação do processo. Os achados histopatológicos dependem da causa da eritrodermia.

Na psoríase, observam-se acantose regular, fusão de cones epiteliais, hiperparaqueratose, microabscessos de Munro, pústulas espongiformes de Kogoj, dilatação dos capilares na derme papilar, com afinamento da derme papilar suprajacente.

Nos processos eczematosos, observam-se graus variáveis de espongiose e acantose irregular.

Nas farmacodermias, é comum observar queratinócitos apoptóticos, com um infiltrado linfocitário de interface, melanófagos e infiltrado dérmico eosinofílico.

Nos linfomas cutâneos, há epidermotropismo, com formação de microabscessos de Pautrier, mas até um terço dos casos de síndrome de Sézary apresentam histopatologia inespecífica, sendo fundamental a avaliação do sangue periférico à procura de células neoplásicas.

Nos casos idiopáticos, observa-se um quadro espongiótico e psoriasiforme inespecífico.

Além da biópsia de pele, é necessário avaliar as condições gerais do paciente, com exames gerais (hemograma, função renal, função hepática, albumina), dosagem de imunoglobulina E total (muito elevada em casos de dermatite atópica), desidrogenase lática (marcador de carga tumoral em linfomas). Solicita-se sorologia para HTLV-1, dada a possibilidade de a leucemia/linfoma de células T do adulto, linfoma sistêmico causado pela infecção crônica pelo HTLV-1, evoluir com eritrodermia.

Para investigar a possibilidade de síndrome de Sézary, é necessário avaliar os linfócitos do sangue periférico. Para isso, indicam-se coleta de amostras de sangue para pesquisa de células de Sézary, imunofenotipagem de linfócitos por citometria de fluxo e pesquisa de clonalidade de linfócitos T por PCR ou Southern Blot, que deve ser feita tanto na pele como no sangue.

Como a eritrodermia é uma condição potencialmente grave, além do tratamento direcionado à causa específica, o suporte clínico com controle do balanço hidroeletrolítico e higiene local adequada, para evitar desbalanços metabólicos e quadros infecciosos, são medidas fundamentais para todos os pacientes.

Caso clínico 1

Paciente do sexo masculino, 43 anos de idade, com antecedente pessoal de psoríase vulgar há sete anos. Há um mês, apresenta quadro de eritema difuso, com descamação intensa por todo o corpo, queratodermia palmoplantar e formação de fissuras que dificultam a manipulação de objetos e a deambulação, hiperqueratose subungueal e prurido intenso (Figura 17.1). Fez uso de corticoterapia sistêmica por um semana, em função de quadro pulmonar com tosse sem expectoração, desenvolvendo a piora das lesões cutâneas cinco dias após a suspensão do medicamento.

Figura 17.1. Psoríase. Eritema e descamação difusos, com escamas espessas

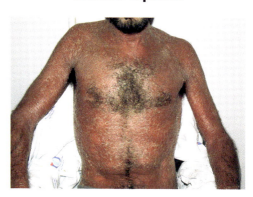

Fonte: Acervo do Departamento de Dermatologia do HCFMUSP.

Psoríase

Epidemiologia

A prevalência estimada da psoríase varia entre 0,5 e 4,6%. A psoríase eritrodérmica é uma variante rara, ocorrendo em menos de 3% dos casos.

Patogênese

A exacerbação do quadro de psoríase culminando com eritrodermia ocorre, frequentemente, após suspensão de corticoides sistêmicos, infecções ou uso de drogas desencadeantes, como lítio, betabloqueadores e antimaláricos.

Manifestação clínica dermatológica

Além do eritema e da descamação generalizados, podem ser observados queratodermia palmoplantar, alterações ungueais típicas da psoríase vulgar (*pittings* ungueais, manchas de óleo, onicólise, hiperqueratose subungueal), e a descamação pode ser intensa, apresentando sinal da vela e do orvalho sangrante.

Diagnóstico diferencial

Todas as outras causas de eritrodermia (eczema de contato, eczema atópico, pitiríase rubra pilar, farmacodermia, dermatite seborreica, micose fungoide, síndrome de Sézary).

Exames laboratoriais diagnósticos

Biópsia em três pontos da pele e exames para avaliar o estado geral do paciente. Além do exame histopatológico, é fundamental excluir a síndrome de Sézary com pesquisa de células de Sézary e imunofenotipagem de linfócitos por citometria de fluxo no sangue periférico, além de pesquisa de clonalidade de linfócitos T por PCR (reação em cadeia de polimerase) na amostra de pele e no sangue periférico.

Exame histopatológico

São observados achados típicos da psoríase, como acantose regular, fusão de cones epiteliais, hiperparaqueratose, hipergranulose, microabscessos de Munro, pústulas espongiformes de Kogoj, afilamento da epiderme suprajacente à derme papilar, ectasia de vasos da derme papilar e infiltrado linfo-histiocitário perivascular.

Conduta

Na psoríase eritrodérmica, são indicados tratamentos sistêmicos com acitretina, metotrexato ou ciclosporina, em monoterapia ou combinados com tratamentos dirigidos à pele, como tratamentos tópicos e fototerapia. Recentemente, bons resultados têm sido obtidos com uso de imunobiológicos, como infliximabe, adalimumabe, etanercepte, ustekinumabe e secukinumabe.

Caso clínico 2

Paciente do sexo masculino, 64 anos de idade, pedreiro. Apresenta erupção cutânea generalizada há dois meses. As lesões iniciaram-se nos membros superiores, com progressão do quadro para face, tronco e membros inferiores após uso de banho de chá de picão. Relata prurido intenso. Feita hipótese de eczema de contato inicialmente por cimento, com exacerbação do quadro após exposição ao chá de picão. O paciente apresentou resolução das lesões com uso de corticoterapia tópica e orientações quanto ao uso de equipamentos de proteção individual e suspensão de banhos de picão ou outras ervas.

Eczema

Epidemiologia

Aproximadamente 12% dos casos de eritrodermia são causadas por eczemas de contato.

Patogênese

Eczema de contato por cimento ocorre por irritação primária, provocada pelo efeito abrasivo do cimento sobre a camada córnea (Figura 17.2); ou por efeito alergênico em razão da presença de contaminantes, como cromo e cobalto.

Manifestação clínica dermatológica

Nos casos de eritrodermia de causa eczematosa, é comum observar áreas liquenificadas, escoriadas e exsudativas, além de queratodermia palmar com fissuras, na maioria das vezes dolorosa. O prurido é intenso.

Figura 17.2. Eczema. Queratodermia palmar e fissuras causada por eczema de contato por cimento

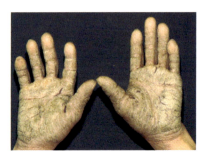

Fonte: Acervo do Departamento de Dermatologia do HCFMUSP.

Diagnóstico diferencial

Outras causas de eritrodermia (psoríase, pitiríase rubra pilar, micose fungoide, síndrome de Sézary).

Exames laboratoriais diagnósticos

Além da histopatologia, realizada para excluir outras etiologias de eritrodermia, o teste de contato após a resolução da eritrodermia ajuda a identificar o agente causador.

Exame histopatológico

Há espongiose em graus variáveis, acantose irregular, exocitose de linfócitos pequenos. Infiltrado perivascular linfo-histiocitário dérmico, eventualmente com presença de eosinófilos, pode ser observado.

Conduta

A identificação e o afastamento do agente causal são as medidas mais importantes para a resolução do quadro de eczema. Uso de corticoides tópicos, corticoides sistêmicos e anti-histamínicos auxilia na resolução mais rápida do quadro.

Caso clínico 3

Paciente do sexo feminino, 53 anos de idade, apresenta erupção cutânea generalizada há um mês. No exame clínico, observa-se eritema generalizado, com descamação fina no corpo todo. As lesões são pruriginosas. Nega história de dermatoses prévias. Fazendo uso, há cinco semanas, de carbamazepina para tratamento de neuralgia do trigêmeo.

Farmacodermia

Epidemiologia

Cerca de 11% dos casos de eritrodermia são decorrentes de reação adversa a medicamentos.

Patogênese

Eritrodermia por fármacos ocorre em decorrência de uma reação de hipersensibilidade generalizada causada pelo endoctante, por exacerbação de quadros de fotossensibilidade a drogas ou por disseminação de um quadro maculopapular por medicamentos. As drogas mais frequentemente associadas à eritrodermia são os anticonvulsivantes (carbamazapina, fenitoína, fenobarbital) e alopurinol, mas há relatos de associação com diversos outros medicamentos, como anti-inflamatórios não hormonais, antibióticos e medicamentos biológicos.

Manifestação clínica dermatológica

Além do eritema e descamação generalizados, queratodermia palmoplantar e prurido, há relatos de síndrome DRESS (*drug rash with eosinophilia and systemic symptoms*) manifestando-se como eritrodermia, podendo causar edema facial, febre, taquicardia, taquipneia, icterícia, linfonodomegalias e visceromegalias (Figura 17.3).

Diagnóstico diferencial

Outras causas de eritrodermia (psoríase, eczemas, pitiríase rubra pilar, micose fungoide, síndrome de Sézary).

Exames laboratoriais diagnósticos

O exame histopatológico apresenta achados típicos de erupção medicamentosa. Nos casos de pacientes com sintomas sistêmicos, podem ser observadas leucocitose com eosinofilia e presença de linfócitos atípicos no sangue periférico, além de aumento de enzimas hepáticas.

Figura 17.3. Farmacodermia – DRESS. Edema facial em paciente eritrodérmica

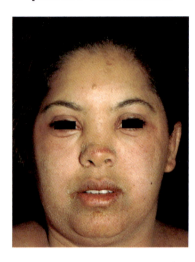

Fonte: Acervo do Departamento de Dermatologia do HCFMUSP.

Exame histopatológico

Nas farmacodermias, é comum observar queratinócitos apoptóticos, com um infiltrado linfocitário de interface, melanófagos e infiltrado dérmico eosinofílico.

Conduta

Suspensão da droga causadora resulta em remissão do quadro cutâneo. Tratamento sintomático com anti-histamínicos e corticoides sistêmicos pode ser utilizado.

Caso clínico 4

Paciente do sexo masculino, 55 anos de idade, apresenta história de dois anos de eritema e descamação generalizados. Fez diversos tratamentos com corticoides tópicos e sistêmicos, além de uso de anti-histamínicos, com melhora discreta e transitória do quadro. Negava exposição a possíveis alérgenos ou novas drogas. Nos últimos meses, notou perda de peso não quantificada. Queixa-se de prurido intenso. Apresentava linfócitos grandes e de núcleo cerebriforme no esfregaço de sangue periférico. Imunofenotipagem de linfócitos por citometria de fluxo mostrava uma expansão de linfócitos T CD4$^+$, com relação CD4/CD8 de 30, 69% das células T CD4$^+$ não expressavam CD26, e 87% das células T CD4$^+$ não expressavam CD7. Biópsias de pele e amostras de sangue periférico exibiam predominância de um mesmo clone de linfócitos T.

Síndrome de Sézary

Epidemiologia

A síndrome de Sézary é rara, correspondendo a 3% dos linfomas cutâneos. É uma variante leucêmica de linfomas cutâneos de células T, caracterizada pela tríade de eritrodermia, linfadenopatia e acometimento do sangue periférico por células neoplásicas. É doença agressiva, com sobrevida média de quatro anos.

Patogênese

A patogênese é desconhecida. Questiona-se a possibilidade de estimulação antigênica crônica, provocando uma discrasia linfocitária e culminando com proliferação e inibição da apoptose de células tumorais.

Manifestação clínica dermatológica

Eritema e descamação generalizados com infiltração e liquenificação, podendo acometer a face e resultar em um aspecto de fácies leonina (Figura 17.4). Queratodermia palmoplantar, onicodistrofia e linfonodomegalias podem estar presentes. Perda de peso é comum, mas outros sintomas (febre, calafrios, sudorese noturna) são raramente observados.

Diagnóstico diferencial

O principal diagnóstico diferencial é a micose fungoide eritrodérmica. Na micose fungoide, não há acometimento hematológico significativo, observado na síndrome de Sézary. Portanto, seu diagnóstico depende de alterações observadas no sangue periférico. Outros diferenciais são as demais causas de eritrodermia por doenças inflamatórias.

Figura 17.4. Síndrome de Sézary – fácies leonina. Infiltração difusa na face, com madarose

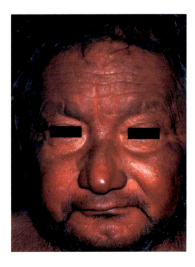

Fonte: Acervo do Departamento de Dermatologia do HCFMUSP.

Exames laboratoriais diagnósticos

Para o diagnóstico de síndrome de Sézary, é obrigatória a presença de um mesmo clone de linfócitos T, identificado por PCR ou por Southern Blot, infiltrando a pele e presente no sangue periférico.

Outros critérios para o diagnóstico da síndrome de Sézary são: pesquisa de células de Sézary (células grandes de núcleo cerebriforme) no esfregaço de sangue periférico ≥ 1.000 células/L; imunofenotipagem de linfócitos no sangue periférico por citometria de fluxo com expansão de células T $CD4^+$, com relação CD4/CD8 ≥ 10; células $CD4^+CD26^-$ ≥ 30%; células $CD4^+CD7^-$ ≥ 40%.

Exame histopatológico

Nos linfomas cutâneos, há epidermotropismo, com formação de microabscessos de Pautrier (4 ou mais linfócitos atípicos circundando uma célula de Langerhans). Até um terço dos casos de síndrome de Sézary apresentam histopatologia inespecífica, sendo fundamental a avaliação do sangue periférico à procura de células neoplásicas.

Conduta

Tratamentos de primeira linha incluem a fotoferese extracorpórea, clorambucil associado à prednisona, retinoides (bexaroteno) ou interferon- -alfa associados à fotoferese extracorpórea ou à fototerapia com PUVA e doses baixas de metotrexato. Como tratamentos de segunda linha, temos a monoquimioterapia com gencitabina ou doxorrubicina lipossomal peguilhada, poliquimioterapia (CHOP), alemtuzumab (anticorpo monoclonal anti-CD52), e transplante alogênico de medula óssea.

Referências consultadas

Alchorne AOA, Alchorne MM, Silva MM. Occupational dermatosis. An Bras Dermatol. 2010;85(2):137-45.

Kubica AW, Davis MD, Weaver AL, Killian JM, Pittelkow MR. Sezary syndrome: a study of 176 patients at Mayo Clinic. J Am Acad Dermatol. 2012;67(6):1189-99.

Li J, Zheng HY. Erythroderma: a clinical and prognostic study. Dermatology. 2012; 225(2):154-62.

Megna M, Sidikov AA, Zaslavsky DV, Chuprov IN, Timoshchuk EA, Egorova U et al. The role of histological presentation in erythroderma. Int J Dermatol. 2017;56(4):400-4.

Mistry N, Gupta A, Alavi A, Sibbald RG. A review of the diagnosis and management of erythroderma (generalized red skin). Adv Skin Wound Care. 2015;28(5):228-36.

Nestle FO, Kaplan DH, Barker J. Psoriasis. N Engl J Med. 2009;361(5):496-509.

Rothe MJ, Bernstein ML, Grant-Kels JM. Life-threatening erythroderma: diagnosing and treating the "red man". Clin Dermatol. 2005;23(2):206-17.

Stinco G, Errichetti E. Erythrodermic psoriasis – current and future role of biologicals. BioDrugs. 2015;29(2):91-101.

Vonderheid E. On the diagnosis of erythrodermic cutaneous T-cell lymphoma. J Cutan Pathol. 2006;33(Suppl. 1):27-42.

Walsh S, Diaz-Cano S, Higgins E, Morris-Jones R, Bashir S, Bernal W et al. Drug reaction with eosinophilia and systemic symptoms: is cutaneous phenotype a prognostic marker for outcome? A review of clinicopathological features of 27 cases. Br J Dermatol. 2013;168(2):391-401.

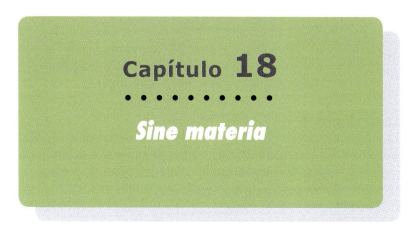

Capítulo 18
Sine materia

Jade Cury Martins

Conceito

O termo "*sine materia*" (sem lesões elementares) é empregado para caracterizar quadros em que, ao exame, não se encontra substrato que justifique os sintomas referidos. No caso da dermatologia, o exemplo mais característico é o do prurido *sine materia*.

Prurido pode ser definido com a sensação (em geral desagradável) na pele que provoca o desejo de coçar. É um sintoma dermatológico bastante frequente, surgindo por uma doença cutânea primária, mas podendo ser secundário a doenças sistêmicas ou neuropsiquiátricas.

Em 2007, um fórum internacional sobre prurido propôs uma classificação do prurido de acordo com a clínica, dividindo-o em três grupos:

1. Prurido na pele inflamada primariamente (doenças dermatológicas).
2. Prurido na pele normal (*sine materia*).
3. Prurido com lesões cutâneas secundárias à coçadura.

Nos dois últimos grupos, o diagnóstico etiológico é mais desafiador, uma vez que ou não se encontra lesão elementar ou a lesão é secundária à coçadura, e não diretamente à causa. Ressalta-se, ainda, que algumas doenças dermatológicas podem ter como primeira manifestação o prurido e posterior surgimento de lesões cutâneas típicas.

Caso clínico 1

Paciente do sexo masculino, 75 anos de idade, refere prurido generalizado há três meses. Não apresentava alterações ao exame dermatológico. Referia perda ponderal no período, insônia e episódios de "palpitação". Previamente hígido, negava uso de medicações. Trazia exames gerais solicitados por outro profissional, apresentando TSH 0,1 e T4 livre 18,5. Após avaliação detalhada, obteve-se o diagnóstico de doença de Graves.

Prurido generalizado sem lesão relacionado com a doença sistêmica metabólica

Prurido causado por doenças sistêmicas que se apresenta, em geral, sem lesões cutâneas associadas ou lesões apenas secundárias à coçadura. Inúmeras doenças sistêmicas, incluindo doenças neoplásicas, podem gerar esses sintomas, conforme mostra a Tabela 18.1.

Patogênese

Varia de acordo com a doença de base.

Manifestação clínica dermatológica

A maioria dos casos não apresenta lesões cutâneas ou, por vezes, pode apresentar lesões secundárias à coçadura, como escoriações ou lesões prurigoides. Eventualmente, a distribuição das lesões pode sugerir tratar-se de lesão secundária à coçadura, como mostra a Figura 18.1, em que se pode notar que as lesões não afetam a região interescapular (área não alcançada pelo paciente).

Pode-se, ainda, observar alterações associadas ao prurido, como unhas polidas ou em usura, secundárias à coçadura, ou procurar sinais indiretos de doenças sistêmicas relacionadas, como sinais de insuficiência hepática (*spiders*, eritema palmar, icterícia), doença tireoidiana (como exoftalmia na doença de Graves, aumento do volume tireoidiano), doença linfoproliferativa (palidez, linfadenomegalias), entre outros.

Tabela 18.1. Causas sistêmicas de prurido crônico

Alteração sistêmica	Exemplos diagnósticos
Endócrino e metabólico	IRC, doença hepática com ou sem colestase, hipertireoidismo, prurido perimenopausa
Infeccioso	HIV, parasitoses
Hematológico e linfoproliferativo	Policitemia vera, linfomas, plasmocitoma
Neoplasias sólidas	Colo, próstata, cólon, tumor carcinoide
Gravidez	Prurido gravídico com ou sem colestase
Induzido por drogas	Opioides, estrógenos, sinvastatina, alopurinol, HCTZ, IECA

IRC: insuficiência renal crônica; HCTZ: hidroclorotiazida; IECA: inibidores da enzima conversora de angiotensina.
Fonte: Ständer et al., 2007.

Figura 18.1. Múltiplas pápulas escoriadas e discromias residuais. Nota-se área interescapular poupada (fora do alcance das mãos do paciente)

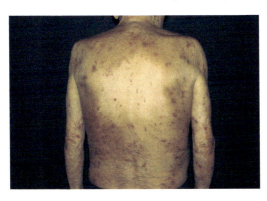

Fonte: Acervo do Departamento de Dermatologia do HCFMUSP.

Outras manifestações

História clínica detalhada é fundamental nesses casos, devendo-se questionar sobre os antecedentes de doenças tireoidianas, renais, hepáticas, neoplásicas; uso de medicações; antecedentes psiquiátricos; prurido em outros membros da família (para excluir escabiose sem lesões cutâneas evidentes).

Diagnóstico

Sugere-se investigação de doença sistêmica naqueles doentes com prurido crônico sem lesões cutâneas que não respondem à terapia inicial antiprurítica. Além da história detalhada, exame físico incluindo palpação de linfonodos e avaliação de hepatoesplenomegalia, sugere-se solicitar:

» Hemograma completo com diferencial (para avaliar doenças linfoproliferativas ou deficiência de ferro).
» Perfil hepático, incluindo bilirrubinas.
» Hormônio tireoestimulante (TSH).
» Função renal (ureia e creatinina).
» Raio X de tórax (para avaliar possíveis adenopatias centrais).
» Sorologia para HIV.
» Protoparasitológico de fezes.
» Sorologias para hepatites B e C.
» Eletroforese de proteínas (se suspeita de discrasia plasmocitária).

Conduta

O tratamento varia de acordo com a doença de base. Como adjuvantes, pode-se fazer uso de anti-histamínicos ou agentes centrais, como mirtazapina, gabapentina, pregabalina, paroxetina etc.

Caso clínico 2

Paciente do sexo feminino, 50 anos de idade, refere prurido localizado na região escapular esquerda há um ano. Ao exame, apresentava discreta hipercromia no local, sem outros achados significativos, como mostra a Figura 18.2. Como antecedentes, é hipertensa, em uso de anlodipino, e está em tratamento de hérnia discal com fisioterapia motora.

Figura 18.2. Notalgia parestésica: discreta hipercromia na região escapular esquerda secundária à coçadura, desencadeada por compressão neural por hérnia de disco

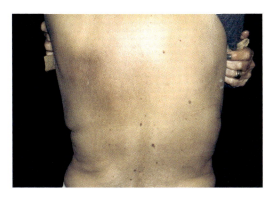

Fonte: Acervo do Departamento de Dermatologia do HCFMUSP.

Prurido localizado sem lesão cutânea primária

Prurido localizado na ausência de lesão cutânea primária, especialmente se seguindo trajeto de dermátomo, sugere a possibilidade de prurido neuropático. Possíveis causas estão ilustradas na Tabela 18.2.

Tabela 18.2. Causas neurológicas/neuropsiquiátricas de prurido crônico

Doenças	Exemplos diagnósticos
Doenças neuropáticas (prurido por lesão neuronal)	Esclerose múltipla, infartos medulares ou cerebrais, notalgia parestésica, neuralgia pós-herpética, vulvodínea, prurido braquioradial etc.
Doenças psiquiátricas/ psicossomáticas	Depressão, ansiedade, transtorno obsessivo compulsivo, esquizofrenia, alucinações táteis etc.

Fonte: Ständer et al., 2007.

Patogênese

Nos casos de prurido neuropático localizado, sugere-se que a compressão às raízes nervosas (como nos casos de prurido braquiorradial ou notalgia parestésica) ou a agressão de ramos nervosos, por exemplo, após episódios de herpes-zóster, promovam a sensação de prurido localizado no trajeto enervado pelo ramo.

Manifestação clínica dermatológica

A maioria dos casos não apresenta lesões cutâneas ou, por vezes, pode apresentar lesões secundárias à coçadura, como escoriações, discromias, em geral, restritas à área enervada pelo ramo lesado.

Outras manifestações

Avaliar antecedente de herpes-zóster, problemas ortopédicos e outros sinais de neuropatias, como parestesias, hiperestesias e dor.

Diagnóstico

De acordo com a suspeita clínica, exames de imagem podem ser solicitados para avaliar possíveis discopatias ou compressões.

Conduta

Além do tratamento da doença de base e do uso de anti-histamínicos ou agentes centrais, podem-se associar agentes tópicos, como capsaicina, doxepina e mentol.

Caso clínico 3

Paciente do sexo masculino, 75 anos de idade, refere prurido generalizado há quatro meses. Ao exame, apresentava xerose discreta, sem lesões elementares associadas. Negava sintomas sistêmicos. Como antecedente, tinha apenas hiperplasia prostática benigna em uso de doxazosina. Investigação laboratorial não encontrou evidências de doenças sistêmicas ou neoplásicas. Paciente não teve melhora com uso de anti-histamínicos e emolientes. Imunofluorescência indireta evidenciava anticorpos contra componentes da zona de membrana basal.

Doença dermatológica sem lesão evidente

Diante do quadro de prurido crônico sem lesões dermatológicas primárias associadas, causas sistêmicas e neuropáticas/neuropsiquiátricas devem ser avaliadas. Excluídas todas as possíveis causas, distúrbios psiquiátricos ou somatoformes podem ser considerados.

No entanto, deve-se ter em mente que algumas dermatoses podem ter início, como prurido isolado, e apenas posteriormente (semanas a meses) manifestarem-se com as lesões elementares características. Como exemplos, há a escabiose sem lesão ou, ainda, o penfigoide bolhoso, doença autoimune bolhosa, que afeta mais frequentemente os idosos e que pode, por vezes, não apresentar as lesões clássicas bolhosas, e sim manifestar-se apenas como prurido generalizado ou com lesões prurigoides.

O objetivo deste capítulo não é discutir a fundo as doenças bolhosas autoimunes (abordadas em outro capítulo), mas, sim, aventar possíveis diagnósticos diferenciais de prurido, como as já abordadas. Inclui-se entre as possibilidades de prurido *sine materia*, especialmente em idosos, o penfigoide bolhoso.

Diagnóstico

Diante de paciente idoso com prurido generalizado sem lesão, ou apenas lesões secundárias à coçadura (prurigoides ou escoriações), excluídas as causas sistêmicas e neuropáticas, pode-se realizar também imunofluorescência direta de biópsia de pele, que pode apresentar depósitos de C3 ou IgG na zona de membrana basal e imunofluorescência indireta ou ELISA do soro do paciente para a detecção de anticorpos contra componentes da zona de membrana basal.

Conduta

O tratamento é semelhante ao do penfigoide bolhoso clássico, mas muitos desses pacientes nunca apresentarão bolhas na evolução.

Caso clínico 4

Paciente do sexo masculino, 45 anos de idade, refere prurido generalizado intenso há três meses, sem melhora com anti-histamínicos e emolientes. Ao exame, apresentava múltiplas pápulas escoriadas, cicatrizes atróficas, discromias residuais em todo tegumento. O paciente apresentava-se emagrecido, como evidenciado na Figura 18.3, com linfadenomagelia generalizada, mais evidente na cadeia inguinal direita. Previamente hígido, referia perda ponderal > 10% do peso nos últimos seis meses, bem como sudorese noturna e febre vespertina ±38°C. Na investigação, apresentava aumento de múltiplas cadeias linfonodais centrais e periféricas, bem como DHL elevado. Submetido a biópsia excisional de linfonodo com o diagnóstico de linfoma de Hodgkin.

Figura 18.3. Múltiplas lesões prurigoides e cicatrizes atróficas e abaulamento na região inguinal direita devido a linfonodos aumentados em paciente posteriormente diagnosticado com linfoma de Hodgkin

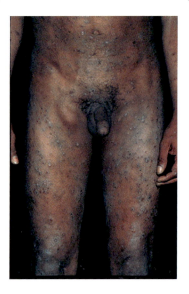

Fonte: Acervo do Departamento de Dermatologia do HCFMUSP.

Prurido generalizado sem lesão relacionado à malignidade

Enquanto prurido generalizado pode ser o sintoma inicial de neoplasia hematológica, essa associação não é tão forte para tumores sólidos. As neoplasias mais comumente associadas a prurido são linfoma de Hodgkin, linfoma não Hodgkin, policitemia vera (especialmente prurido aquagênico – ocorre minutos após o contato com a água), leucemias (especialmente leucemia linfocítica crônica), discrasias plasmocitárias e tumor carcinoide gástrico.

O prurido pode preceder o diagnóstico da neoplasia e pode, também, estar associado a outras lesões paraneoplásica, como eritrodermia ou dermatomiosite (nesses casos, não sendo *sine materia*).

Conduta

O tratamento da doença de base promove a melhora dos sintomas, mas muitas vezes a doença é intratável, sendo possível, então, utilizar anti-histamínicos (em geral, resposta pobre), talidomida, antidepressivos (mirtazapina, amitriptilina, paroxetina, doxepina), anticonvulsivantes (gabapentina, pregabalina), agonistas e antagonistas opioides (naltrexona e butorfanol) e antagonistas do receptor da neurocinina (aprepitant). Nos casos de linfoma, pode-se utilizar prednisona.

Ainda no contexto oncodermatológico, vale ressaltar que muitas terapias antineoplásicas (quimioterapias clássicas e terapias-alvo) provocam xerose cutânea e prurido, sendo este ainda mais frequente nas terapias-alvo.

Referências consultadas

Bakker CV, Terra JB, Pas HH, Jonkman MF. Bullous pemphigoid as pruritus in the elderly: a common presentation. JAMA Dermatol. 2013;149(8):950-3.

Bolognia JL. Dermatologia. 3.ed. Rio de Janeiro: Elsevier; 2015.

Chinniah N, Gupta M. Pruritus in the elderly – a guide to assessment and management. Aust Fam Physician. 2014;43(10):710-3.

Darsow U, Lorenz J, Bromm B, Ring J. Pruritus circumscriptus sine materia: a sequel of post-zósteric neuralgia. Evaluation by quantitative psychophysical examination and laser-evoked potentials. Acta Derm Venereol. 1996;76(1):45-7.

Ständer S, Weisshaar E, Mettang T, Szepietowski JC, Carstens E, Ikoma A et al. Clinical classification of itch: a position paper of the International Forum for the Study of Itch. Acta Derm Venereol. 2007;87(4):291-4.

Santoni M, Conti A, Andrikou K, Bittoni A, Lanese A, Pistelli M et al. Risk of pruritus in cancer patients treated with biological therapies: a systematic review and meta-analysis of clinical trials. Crit Rev Oncol Hematol. 2015;96(2):206-19.

Tuerk MJ, Koo J. A practical review and update on the management of pruritus sine materia. Cutis. 2008;82(3):187-94.

Weisshaar E, Weiss M, Mettang T, Yosipovitch G, Zylicz Z; Special Interest Group of the International Forum on the Study of Itch. Paraneoplastic itch: an expert position statement from the Special Interest Group (SIG) of the International Forum on the Study of Itch (IFSI). Acta Derm Venereol. 2015;95(3):261-5.

Parte 2

Dermatoses classificadas por meio da etiologia

Capítulo 19

· · · · · · · · · ·

Afecções congênitas, hereditárias e vasculares da infância

Zilda Najjar Prado de Oliveira
Klícia Novais Quental

Conceito

As afecções congênitas, hereditárias e tumores/proliferações vasculares são patologias que levam os pais a procurar um dermatologista logo nos primeiros dias ou nos primeiros meses do nascimento da criança. Por doenças congênitas compreendem-se, independentemente da sua causa, afecções que já se apresentam por ocasião do nascimento, podendo ser detectada antes disso, isto é, durante o desenvolvimento embrionário, ou a qualquer tempo, após o nascimento. Por sua vez, as doenças hereditárias são um conjunto de doenças genéticas caracterizadas por transmissão de geração em geração, ou seja, de pais para filhos, na descendência, e que pode ou não se manifestar em algum momento de suas vidas. E por fim, as afecções vasculares, compreendem um grupo de doenças de origem vascular, que inclui lesões proliferativas, tumores e malformações congênitas.

Caso clínico 1

Paciente do sexo feminino, 12 anos de idade, queixava-se de manchas hipocrômicas pelo corpo desde o nascimento, com aumento do número e do tamanho ao longo dos anos e posterior surgimento de lesões nas regiões centrofacial e lombar a partir dos 5 e dos 8 anos, respectivamente. Referia também crises convulsivas desde os 2 anos. Ao exame clínico dermatológico, apresentava: 13 manchas hipocrômicas com formato de folha e diâmetro de 1 a 5 cm, espalhadas pelo corpo; manchas hipocrômicas pequenas, de até 0,5 cm de diâmetro (manchas em confete), distribuídas no tronco; pápulas normocrômicas e violáceas nas regiões malares, dorso nasal, sulco nasolabial, fronte e mento; e placas acastanhadas com aspecto de casca de laranja de tamanhos variados na região lombossacra (Figura 19.1).

Figura 19.1. (A) Placa fibrosa cefálica, angiofibromas faciais. (B) Manchas hipocrômicas em folha em dorso e membros superiores, manchas em confete no tronco. (C) Placa de Shagreen e nevos conjuntivos

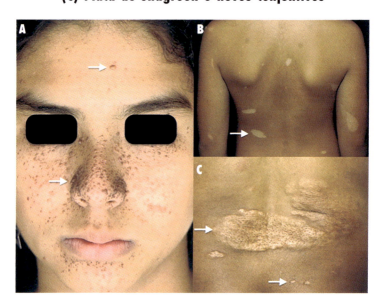

Fonte: Acervo do Departamento de Dermatologia do HCFMUSP.

Complexo esclerose tuberosa (CET)

CET é uma doença genética neurocutânea, multissistêmica, de herança autossômica dominante, caracterizada por proliferações harmatomatosas que afetam diversos órgãos, entre eles: pele, sistema nervoso central, coração, pulmão e rim.

Epidemiologia

Atinge 1 a cada 6 a 10 mil indivíduos e pode acometer igualmente os diferentes grupos étnicos e os sexos. Apresenta grande variabilidade fenotípica.

Patogênese

Decorrente da deleção, rearranjo e mutação inativadora dos genes supressores tumorais *TSC1* ou *TSC2*, que resultam em anormalidades das proteínas hamartina e tuberina. Isso mantém a via mTOR permanentemente ativada, ocasionando a formação de hamartomas nos diversos órgãos. Alterações no gene *TSC2* são mais comuns e geram acometimento neurocutâneo mais grave. Os casos de transmissão familiar resultam em doença leve a moderada e apresentam maior frequência de alterações no gene *TSC1*. Setenta por cento dos pacientes com CET resultam de mutações somáticas (casos esporádicos).

Manifestações clínicas dermatológicas

Achados mais comuns no CET:

» Manchas hipocrômicas em folha ou "*ash-leaf*": manchas que assumem formato de folha, observadas ao nascimento. Presentes em 90% dos casos.

» Manchas em confete: máculas hipomelanóticas arredondadas, menores, que podem surgir ao longo dos anos.

» Angiofibromas faciais: pápulas localizadas nas regiões malares, dorso nasal, sulco nasolabial, fronte e mento, com coloração normocrômica ou violácea, observadas em 85% dos casos. Surgem na primeira década de vida, aumentam em número na adolescência e ficam estáveis durante a idade adulta. Essas lesões podem confluir, resultando em desfiguração importante.

» Nevos conjuntivos: placas normocrômicas ou acastanhadas que podem estar presentes ao nascimento ou surgir na infância e na adolescência.

- » Placa de Shagreen: nevo conjuntivo com aspecto de casca de laranja, localizado, geralmente, na região lombossacra.
- » Placa fibrosa cefálica: nevo conjuntivo mais comumente encontrado na fronte unilateralmente. Está presente em 25% dos casos e é considerada a lesão mais específica do CET.
- » Fibroma ungueal ou tumor de Köenen: tumorações observadas a partir da segunda década de vida, com predileção pelo sexo feminino e pelas unhas dos pododáctilos.
- » *Pits* ou depressões puntiformes no esmalte dentário.
- » Fibromas gengivais: presentes em 20 a 50% dos pacientes, principalmente na fase adulta. Podem ser normocrômicos ou violáceos, e localizam-se mais comumente na gengiva anterior.

Quadro clínico geral

Complicações neurológicas e renais são as principais causas de morbidade e mortalidade associadas à doença. A maioria dos pacientes acometidos pelo CET procura o sistema de saúde por causa de quadros convulsivos ou lesões dermatológicas.

Diagnóstico

O diagnóstico definitivo é estabelecido pela presença de dois critérios maiores ou um maior e dois ou mais critérios menores. O diagnóstico possível é feito diante de um critério maior ou dois ou mais critérios menores (Quadro 19.1).

Quadro 19.1. Critérios clínicos para o diagnóstico de complexo esclerose tuberosa (CET), revisados na segunda Conferência Internacional para Consenso sobre CET

Critérios menores

1. Máculas em confete
2. *Pits* no esmalte dentário (> 3)
3. Fibroma intraoral (≥ 2)
4. Mácula hipocrômica na retina
5. Múltiplos cistos renais
6. Hamartomas extrarrenais

(Continua)

Quadro 19.1. Critérios clínicos para o diagnóstico de complexo esclerose tuberosa (CET), revisados na segunda Conferência Internacional para Consenso sobre CET (*Continuação*)

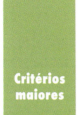

Critérios maiores

1. Máculas hipomelanóticas (≥ 3), ≥ 5 mm de diâmetro)
2. Angiofibromas (≥ 3) ou placa fibrosa cefálica
3. Fibroma ungueal (≥ 2)
4. Placa de Shagreen
5. Hamartomas retinianos múltiplos
6. Displasia cortical
7. Nódulos subependimais
8. Astrocitoma de células gigantes subependimal
9. Rabdomioma cardíaco
10. Linfangioleiomiomatose
11. Angiomiolipomas (≥ 2)

Fonte: Northrup e Krueger, 2013.

Exames laboratoriais diagnósticos

A identificação da mutação patogênica *TSC1* ou *TSC2* estabelece o diagnóstico definitivo de CET, configurando critério diagnóstico independente.

Exames complementares

São indicadas avaliações odontológica e oftalmológica, incluindo fundoscopia, para todos os indivíduos com diagnóstico de CET. Em crianças, no momento do diagnóstico, recomenda-se investigação complementar com: ressonância magnética de encéfalo, eletroencefalograma, ecocardiograma transtorácico (especialmente em paciente com menos de 3 anos de idade) e eletrocardiograma. Exames de imagem, incluindo ultrassonografia, tomografia computadorizada ou ressonância magnética abdominal (método preferencial), devem ser realizados no momento do diagnóstico, independentemente da idade. Teste de função pulmonar e tomografia computadorizada torácica de alta resolução são indicados para mulheres com idade igual ou superior a 18 anos e em homens sintomáticos.

Conduta

Consiste na abordagem dos sintomas provocados pelos hamartomas e medidas profiláticas, para evitar a perda da função do órgão acometido. O acompanhamento multidisciplinar é mandatório (genética, neurologia, oftalmologia, pneumologia, nefrologia e odontologia).

Tratamento sistêmico

Os inibidores de mTOR (rapamicina) e seu derivado (everolimo) mostraram-se promissores no tratamento de múltiplos tumores, incluindo angiomiolipomas renais, astrocitomas subependimais de células gigantes e linfangioleiomiomatose, com benefícios secundários sobre as manifestações cutâneas. As diretrizes atuais limitam o uso de inibidores mTORC1 orais para o tratamento de lesões de pele do CET em indivíduos que não são candidatos a abordagens cirúrgicas e cujas lesões de pele apresentam risco médico grave, como angiofibromas causando hemorragia recorrente e extensa.

Tratamento tópico

Tratamento destrutivo ou cirúrgico, como dermoabrasão, excisão cirúrgica, eletrocauterização e laserterapia, podem ser instituídos para reduzir o aparecimento e remover os angiofibromas faciais. O uso de preparações tópicas de rapamicina mostrou redução do tamanho, do eritema e até resolução completa dos angiofibromas faciais. Porém, evidências de segurança e da taxa de recorrência das lesões, em longo prazo, ainda são escassas.

Caso clínico 2

Paciente do sexo masculino, 3 anos de idade, apresenta bolhas aos mínimos traumas desde o nascimento. Formam-se grandes bolhas difusas pelo corpo, localizadas, preferencialmente, nos cotovelos, antebraços, mãos, joelhos, pernas e pés, que evoluem com cicatrizes atróficas com milia e pseudossinéquias em mãos e pés (Figura 19.2). Em associação ao quadro cutâneo, o paciente apresenta baixo peso e atraso do crescimento. Nega caso semelhante na família.

Epidermólises bolhosas hereditárias

Epidermólises bolhosas hereditárias (EB) são dermatoses mecanobolhosas congênitas raras que podem afetar a pele, as membranas mucosas e outros órgãos, provocando a formação de bolhas aos mínimos traumas.

Figura 19.2. Grandes bolhas em membros superiores e inferiores, lesões ulceradas em joelhos, atrofia cutânea, anoníquia e pseudossinéquias em mãos e pés

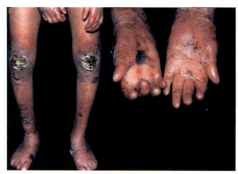

Fonte: Acervo do Departamento de Dermatologia do HCFMUSP.

Epidemiologia

A incidência e a prevalência exatas no Brasil não são estimadas.

Patogênese

As EB são transmitidas por herança autossômica dominante ou autossômica recessiva, dependendo do tipo e do subtipo da doença. Ocorrem mutações em genes que codificam proteínas estruturais presentes na epiderme ou na junção dermoepidérmica (zona da membrana basal – ZMB), gerando defeitos de adesão entre as estruturas que constituem a pele.

Classificação

São descritos mais de 30 subtipos clínicos da doença, com mutações patogênicas identificadas em pelo menos 18 genes diferentes. São subdivididas em quatro grandes grupos: epidermólise bolhosa simples, epidermólise bolhosa juncional, epidermólise bolhosa distrófica e síndrome de Kindler.

Manifestações clínicas dermatológicas
Epidermólise bolhosa simples (EBS)

A formação de bolhas é confinada à epiderme e, por isso, elas são subdivididas em dois subgrupos: suprabasal e basal, com base no plano de clivagem (Quadro 19.2). A maioria das formas é de herança autossômica dominante. O início da doença geralmente ocorre logo após o nascimento, embora, na EBS localizada, as primeiras bolhas possam surgir mais tardiamente na infância. É menos usual a ocorrência de cicatrizes, milia e distrofia ungueal.

Quadro 19.2. Subtipos clínicos da epidermólise bolhosa simples (EBS) e respectivas proteínas-alvo alteradas e genes mutados

Subgrupos de EBS	Subtipos de EBS	Proteína alterada	Gene mutado
Suprabasal	Síndrome Peeling Skin Acral	Transglutaminase 5	TGM5
	EBS superficial	Desconhecida	*
	EBS acantolítica	Desmoplaquina, placoglobina	DSP
	Síndromes com fragilidade cutânea:		
Suprabasal	Deficiência de desmoplaquina (EBS-desmoplaquina; síndrome com fragilidade cutânea e cabelos lanosos)	Desmoplaquina	DSP
	Deficiência de placoglobina (EBS-placoglobina; deficiência de placoglobina com fragilidade cutânea)	Placoglobina	JUP
	Deficiência de placofilina (EBS-placofilina; síndrome de displasia ectodérmica com fragilidade cutânea)	Placofilina 1	PKP1

(Continua)

Quadro 19.2. Subtipos clínicos da epidermólise bolhosa simples (EBS) e respectivas proteínas-alvo alteradas e genes mutados (*Continuação*)

Subgrupos de EBS	Subtipos de EBS	Proteína alterada	Gene mutado
	EBS localizada	K5; K14	KRT5, KRT14
	EBS generalizada intermediária	K5; K14	KRT5, KRT14
	EBS generalizada grave	K5; K14	KRT5, KRT14
	EBS com pigmentação moteada	K5	KRT5
	EBS migratória circinada	K5	KRT5
	EBS autossômica recessiva K14	K14	KRT14
Basal	EBS com distrofia muscular	Plectina	PLEC
	EBS com atresia pilórica	Plectina; integrina $\alpha6\beta4$	PLEC
	EBS-Ogna	Plectina	PLC
	EBS autossômica recessiva por deficiência de BP230	Antígeno 1 do penfigoide bolhoso (BP230)	DST
	EBS autossômica recessiva por deficiência de exofilina 5	Exofilina 5	EXPH5

*Desconhecido.
Fonte: Adaptado de Fine et al., 2014.

Epidermólise bolhosa juncional (EBJ)

Ocorre clivagem na lâmina lúcida por alteração nas proteínas envolvidas na aderência entre o queratinócito basal e a lâmina densa. A forma de herança, na grande maioria dos casos, é autossômica recessiva. Atualmente, as EBJ são subdivididas em dois subgrupos: EB juncional (EBJ) generalizada e EBJ localizada (Quadro 19.3). A hipoplasia do esmalte dentário é o achado característico das EBJ, e o acometimento de mucosas, incluindo a do esôfago, é frequente.

Quadro 19.3. Subtipos clínicos da epidermólise bolhosa juncional (EBJ) e respectivas proteínas-alvo alteradas e genes mutados

Subgrupos de EBJ	Subtipos de EBJ	Proteína alterada	Gene mutado
EBJ generalizada	EBJ generalizada grave	Laminina-332	LAMA3, LAMB3, LAMC2
	EBJ generalizada intermediária	Laminina-332	LAMA3, LAMB3, LAMC2
		Colágeno XVII	COL17A1
	EBJ com atresia pilórica	Integrina $\alpha6\beta4$	ITGB4, ITGA6
	EBJ de início tardio	Colágeno XVII	COL17A1
	EBJ com envolvimento respiratório e renal	Integrina subunidade $\alpha3$	ITGA3

(Continua)

Quadro 19.3. Subtipos clínicos da epidermólise bolhosa juncional (EBJ) e respectivas proteínas-alvo alteradas e genes mutados (*Continuação*)

Subgrupos de EBJ	Subtipos de EBJ	Proteína alterada	Gene mutado
EBJ localizada	EBJ localizada	Colágeno XVII	COL17A1
		Integrina α6β4	ITGB4
		Laminina-332	LAMA3, LAMB3, LAMC2
	EBJ inversa	Laminina-332	LAMA3, LAMB3, LAMC2
	Síndrome EBJ-LOC	Laminina-332, isoforma cadeia α3	LAMA3A

Fonte: Adaptado de Fine et al., 2014.

Epidermólise bolhosa distrófica (EBD)

As bolhas ocorrem imediatamente abaixo da lâmina densa da zona da membrana basal (na porção mais superior da derme), com mutação no gene *COL VII*. Há vários subtipos de EBD, com transmissão genética autossômica dominante ou recessiva e diferentes apresentações clínicas (Quadro 19.4). Costumam ser observadas milia, cicatrizes atróficas e, principalmente na forma EBD recessiva, pseudossindactilia. Na EBD recessiva, pode haver envolvimento da mucosa orofaríngea, esofágica e gastrointestinal, ocasionando limitações na ingestão de alimentos.

Quadro 19.4. Subtipos clínicos da epidermólise bolhosa distrófica (EBD) e respectivas proteínas-alvo alteradas e genes mutados

Subgrupos de EBD	Subtipos de EBD	Proteína alterada	Gene mutado
EBDD	EBDD generalizada		
	EBDD acral		
	EBDD pré-tibial		
	EBDD pruriginosa		
	EBDD tipo unhas		
	EBDD tipo dermólise bolhosa do recém-nascido		
EBDR	EBDR generalizada grave	Colágeno VII	COL7A1
	EBDR generalizada intermediária		
	EBDR inversa		
	EBDR localizada		
	EBDR pré-tibial		
	EBDR pruriginosa		
	EBDR tipo centrípeta		
	EBDR tipo dermólise bolhosa do recém-nascido		

Fonte: Adaptado de Fine et al., 2014.

Síndrome de Kindler

Formação de bolhas em vários níveis de clivagem na junção dermoepidérmica e/ou logo abaixo dela, associada a fotossensibilidade e poiquilodermia. Tem herança autossômica recessiva, por mutações no gene kindlin-1 (FERMT1). Geralmente se manifesta ao nascimento. O acometimento da mucosa oral é frequente, inclusive com hiperplasia gengival, gengivite e periodontite. Podem ocorrer colite, esofagite e estenose esofágica, além de envolvimento anal (sangramento, estenose), urogenital (sangramento uretral, estenose meatal) e ocular (ectrópio).

Diagnóstico

Correlação das características clínicas, histopatológicas, imunológicas e de biologia molecular.

Exames laboratoriais diagnósticos

Teste genético é considerado o exame padrão-ouro.

Exames complementares

» Epidermólise bolhosa simples: a histologia revela clivagem intraepidérmica. No exame de imunomapeamento, observa-se fluorescência no assoalho da bolha, com todos os marcadores antigênicos.

» Epidermólise bolhosa juncional: na histologia, observa-se clivagem dermoepidérmica, ultraestruturalmente, na lâmina lúcida. No exame de imunomapeamento, a fluorescência apresenta-se no teto da bolha, com o anticorpo contra o antígeno do penfigoide bolhoso. Com o anticorpo contra a laminina 332, pode se localizar no teto ou assoalho da bolha e com os anticorpos anticolágeno IV e VII, no assoalho da bolha.

» Epidermólise bolhosa distrófica: no exame histopatológico, não há diferenças entre as formas dominante e recessiva. No exame de imunomapeamento, a fluorescência apresenta-se no teto da bolha com os anticorpos contra o antígeno do penfigoide bolhoso, laminina 332 e colágeno IV. Com o anticorpo contra o colágeno VII, a fluorescência pode se localizar no teto e/ou assoalho da bolha na forma dominante e estar diminuído ou ausente na forma recessiva.

» Síndrome de Kindler: o exame histopatológico demonstra planos de clivagem variados, pois a formação de bolhas pode ocorrer abaixo da lâmina densa, na lâmina lúcida ou nos queratinócitos basais.

Diagnósticos diferenciais

Entre as doenças congênitas: ictiose epidermolítica (hiperqueratose epidermolítica), paquioníquia congênita, porfirias congênitas, acrodermatite enteropática, incontinência pigmentar, displasia ectodérmica e aplasia cútis. Entre as doenças adquiridas: dermatose bolhosa por IgA linear, penfigoide bolhoso infantil, pênfigo, epidermólise bolhosa adquirida, herpes simples neonatal, síndrome da pele escaldada estafilocócica, impetigo bolhoso, mastocitose com bolhas e bolhas traumáticas. No caso da síndrome de Kindler, devem-se excluir a síndrome de Rothmund-Thomson, a síndrome de Bloom, a disqueratose congênita e o xeroderma pigmentoso.

Conduta

O objetivo é diminuir a formação de bolhas, por meio de medidas de proteção (uso de roupas, luvas e meias de tecidos não aderentes e calçados adequados) e uso de curativos (óleos com ácidos graxos essenciais, óleos minerais e vegetais, vaselina, com gazes não aderentes, ou curativos à base de silicone, não aderentes). Casos graves, com sintomas em vários órgãos, requerem acompanhamento multidisciplinar.

Tratamento

O uso de antibióticos orais, tópicos e curativos antimicrobianos deve ser restrito a casos com sinais de infecção bacteriana ou em feridas colonizadas por bactérias, que não cicatrizam ("colonização crítica").

Caso clínico 3

Paciente do sexo masculino, dois dias de vida, nascido de parto prematuro, apresentou, desde o nascimento, pele coberta por membrana espessa, tensa e brilhante, associada a ectrópio, eclábio e hipoplasia de cartilagens auriculares e nasais (Figura 19.3). Necessitou de cuidados intensivos neonatais por quadro de desidratação, distúrbio hidroeletrolítico, restrição respiratória e limitação de movimentos de sucção.

Ictioses congênitas

Grupo heterogêneo de doenças cutâneas resultantes de transtornos genéticos na diferenciação da epiderme. Caracterizam-se por ressecamento cutâneo, descamação e hiperqueratose, muitas vezes associadas à eritrodermia. A palavra grega *icthys* significa "peixe" e nomeia a doença, em função da aparência escamosa da pele afetada.

Figura 19.3. Pele coberta por membrana espessa, tensa e brilhante; fissuras que separam as escamas amarelas e geométricas; ectrópio; eclábio e hipoplasia de cartilagens auriculares e nasais

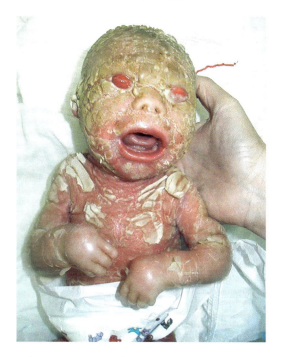

Fonte: Acervo do Departamento de Dermatologia do HCFMUSP.

Patogênese

Ocorrem em decorrência de mutações nos genes envolvidos com a formação da barreira da pele.

Manifestações clínicas dermatológicas

São identificados 36 tipos de ictiose (Quadro 19.5), subdivididos de acordo com o envolvimento extracutâneo, a frequência da doença e o padrão de herança (Quadro 19.6).

Quadro 19.5. Subtipos das ictioses congênitas (formas não sindrômicas) e seus respectivos genes associados

Ictioses	Genes
Ictioses comuns: Ictiose vulgar	FLG
Ictiose recessiva ligada ao X	STS
Ictioses congênitas autossômicas recessivas (ICAR): *Formas maiores:* Ictiose lamelar	ABCA12, ALOXE3, ALOX12B, CERS3, CYP4F22, NIPAL4/ICHTHYIN, PNPLA1, TGM1
Eritrodermia ictiosiforme congênita	ABCA12, ALOXE3, ALOX12B, CERS3, CYP4F22, LIPN, NIPAL4/ICHTHYIN, PNPLA1, TGM1
Ictiose arlequim	ABCA12
Formas menores: Bebê colódio autorresolutivo	ALOXE3, ALOX12B, TGM1
Bebê colódio autorresolutivo acral	TGM1
Ictiose do traje de banho	TGM1
Ictiose queratinopáticas: *Formas maiores:* Ictiose epidermolítica	KRT1, KRT10
Ictiose epidermolítica superficial	KRT2
Formas menores: Ictiose epidermolítica autossômica recessiva	KRT10
Ictiose epidermolítica anular	KRT1, KRT10
Ictiose Curth-Macklin	KRT1

(Continua)

Quadro 19.5. Subtipos das ictioses congênitas (formas não sindrômicas) e seus respectivos genes associados (*Continuação*)

Ictioses	Genes
Nevo epidermolítico	*KRT1, KRT10*
Outras formas: Queratodermia da loricrina	*LOR*
Eritroqueratodermia *variabilis*	*GJB3, GJB4*
Síndrome de pele decídua (*Peeling skin syndrome*)	*CDSN*

Fonte: Takeichi e Akiyama, 2016.

Quadro 19.6. Classificação clínica das ictioses

Ictioses não sindrômicas: acometimento exclusivo da pele	Ictioses sindrômicas: associação com malformações e manifestações em outros órgãos
Ictioses comuns: Ictiose vulgar Ictiose recessiva ligada ao X	**Ligadas a X:** Ictiose recessiva ligada ao X Síndrome IFAP (ictiose folicular, alopecia e fotofobia) Síndrome de Conradi--Hunermann-Happle

(Continua)

Quadro 19.6. Classificação clínica das ictioses (*Continuação*)

Ictioses não sindrômicas: acometimento exclusivo da pele	Ictioses sindrômicas: associação com malformações e manifestações em outros órgãos
Ictioses congênitas autossômicas recessivas (ICAR): Formas maiores: Ictiose lamelar Eritrodermia ictiosiforme congênita Ictiose arlequim Formas menores: Bebê colódio autorresolutivo Bebê colódio autorresolutivo acral Ictiose do traje de banho	**Autossômicas:** Transtornos do pelo Síndrome de Netherton tricotiodistrofia Síndrome ictiose-hipotricose Síndrome ictiose-hipotricose-colangite esclerosante
Ictiose queratinopáticas Formas maiores: Ictiose epidermolítica Ictiose epidermolítica superficial **Formas menores:** Ictiose epidermolítica autossômica recessiva Ictiose epidermolítica anular Ictiose Curth-Macklin Nevo epidermolítico	**Transtornos neurológicos:** Síndrome de Sjogren-Larsson Síndrome de Refsum Síndrome de MEDNIK **Curso letal:** Síndrome de Gaucher tipo 2 Déficit múltiplo de sulfatase Síndrome de CEDNIK Síndrome ARC
Outras formas: Queratodermia da loricrina Eritroqueratodermia variabilis Síndrome de pele decídua Eritrodermia ictiosiforme congênita reticular Síndrome KLICK	**Outros sinais associados:** Síndrome Chanarin-Dorfman Síndrome KID (ceratite, ictiose e surdez) Síndrome ictiose--prematuridade

Fonte: Oji et al., 2010.

Ictioses comuns
Ictiose vulgar

É o tipo mais comum de ictiose, com uma incidência de 1: 250 a 1: 1.000. Apresenta padrão de herança autossômica dominante e penetrância incompleta, decorrendo de mutações no gene que codifica a filagrina. Caracteriza-se por xerose, descamação e prurido, podendo haver manifestações de atopia associadas. Tende a aparecer a partir dos 2 meses, e a face extensora das extremidades é mais comumente afetada, com escamas finas, achatadas e poligonais. A análise histopatológica evidencia hiperqueratose leve a moderada e granulosa diminuída, com grânulos de querato-hialina não visíveis à microscopia eletrônica.

Ictiose recessiva ligada ao X

É a segunda ictiose mais comum, com prevalência de 1:2.000 a 1: 6.000. Acomete somente o sexo masculino e ocorre por diminuição ou ausência da atividade da arilsulfatase C. Aparece logo após o nascimento, com eritema e descamação generalizados, predominando em região lateroposterior do pescoço e pré-auricular, formando escamas largas, achatadas, poligonais e castanho-escuras, dando aspecto de sujo. O estudo histopatológico mostra hiperqueratose com estrato granular normal ou hipergranulose. Ao microscópio eletrônico, observam-se grânulos de querato-hialina aumentados em número e tamanho.

Ictioses congênitas autossômicas recessivas (ICAR)

Raras, com prevalência estimada de 1 em cada 200 mil a 300 mil nascidos vivos na população geral. Na maioria dos casos, o modo de transmissão é autossômico recessivo. Representa um fenótipo que apresenta pele eritematodescamativa em quase toda a superfície do corpo, ao nascimento. É clinicamente dividida em:

» Bebê colódio: refere-se a neonato, geralmente pré-termo, que nasce coberto por uma membrana espessa, tensa e brilhante, associada a ectrópio, eclábio e hipoplasia de cartilagens auriculares e nasais. Em 60% dos casos, o bebê colódio corresponde à manifestação inicial da ictiose lamelar e 10% apresentarão resolução espontânea (bebê colódio autorresolutivo). A síndrome de Sjögren-Larsson, a tricotodistrofia e a síndrome de Netherton também podem se apresentar como bebê colódio ao nascimento.

» Ictiose lamelar: caracteriza-se por eritema leve e descamação com escamas grandes, espessas e acastanhadas pelo corpo. A queratodermia palmoplantar é frequentemente observada, bem como espessamento ungueal. O quadro permanece inalterado ao longo da vida. A histopatologia mostra hiperqueratose ortoqueratósica e acantose com padrão psoriasiforme. A camada granular é normal ou ligeiramente espessada.

» Eritrodermia ictiosiforme congênita: pode apresentar-se ao nascimento como bebê colódio. Após o desprendimento da membrana coloide, aparecem eritrodermia e escamas tipicamente finas e brancas em face, couro cabeludo, tronco e superfície extensora das pernas. Em casos graves, a eritrodermia é persistente. O padrão de herança é autossômico recessivo, e os genes afetados codificam lipoxigenases epidérmicas. A histopatologia mostra paraqueratose focal ou extensa e hipergranulose. Na microscopia eletrônica, corpos lamelares alterados são observados na camada córnea. O diagnóstico diferencial deve ser feito com ictiose vulgar e ictiose lamelar.

» Ictiose arlequim: é a ictiose autossômica recessiva mais grave. Na maioria dos casos, o nascimento é prematuro e o bebê está envolvido em um estrato córneo densamente espessado, descrito como armadura. Após o nascimento, essa carcaça racha, resultando em fissuras que separam as placas de pele espessas, amarelas e geométricas. Os bebês apresentam ectrópio e eclábio intensos, hipoplasia dos pavilhões auriculares, da pirâmide nasal e dos dedos das mãos e dos pés. O fenótipo característico possibilita o diagnóstico clínico. A histopatologia mostra hiperqueratose e acantose ortoceratósica maciça. A taxa de proliferação celular é normal ou ligeiramente elevada. O achado das mutações patogênicas é a confirmação diagnóstica mais importante. A microscopia eletrônica de amostras de biópsia cutânea fetal possibilita o diagnóstico pré-natal.

Ictiose queratinopática
Ictiose epidermolítica

Doença de herança autossômica dominante causada por mutações em genes que codificam as queratinas 1 (K1) e 10 (K10). Apresenta-se ao nascimento com eritema intenso e bolhas flácidas, distribuídas principalmente no tronco e nas extremidades, progredindo para extensas áreas desnudas. Subsequentemente, evolui com escamas escuras, espessas, poliédricas, em áreas de dobras. As lesões caracterizam-se por odor resultante de restos celulares e colonização bacteriana. Queratodermia palmoplantar pode estar associada. A histologia mostra hiperqueratose extensa associada a lise de queratinócitos e bolhas suprabasais. Os diagnósticos diferenciais principais, em recém-nascidos, incluem epidermólise bolhosa, síndrome da pele escaldada estafilocócica e necrólise epidérmica tóxica.

Tratamento sistêmico

Retinoides orais (isotretinoína e acitretina) são reservados a ictioses graves ou refratárias ao tratamento tópico, iniciando com doses baixas que, posteriormente, são adaptadas de acordo com a resposta do paciente, sempre procurando atingir a dose efetiva mínima. Em pacientes com ictiose arlequim, além da terapia apropriada na unidade de cuidados intensivos neonatais, o tratamento, desde os primeiros dias de vida com retinoides sistêmicos, mostrou aumentar a sobrevida.

Tratamento tópico

Banhos de imersão, uso de sabões antissépticos e remoção mecânica de escamas são úteis. Emolientes tópicos e queratolíticos, como ureia, propilenoglicol, além de ácido salicílico que só pode ser utilizado em áreas restritas, são a primeira linha de tratamento e devem ser aplicados duas vezes ao dia. Retinoides tópicos e derivados da vitamina D (calcipotriol) são particularmente úteis na hiperqueratose epidermolítica. Em recém-nascidos e lactentes, recomenda-se o uso de emolientes sem medicação, uma vez que a pele é muito mais sensível e apresenta um maior risco de absorção percutânea de produtos tópicos.

Caso clínico 4

Paciente do sexo feminino, caucasiana, nascida de gestação gemelar e parto prematuro, apresentou, durante o 1º mês de vida, lesão em ponta nasal, com crescimento progressivo, aumento de volume e um episódio de sangramento. Aos 2 meses, apresentava lesão de aproximadamente 4,5 × 3,5 cm e coloração vermelho-viva em ponta nasal (Figura 19.4).

Figura 19.4. Lesão de aproximadamente 4,5 × 3,5 cm, coloração vermelho-viva, com vasos de diversos calibres na superfície, acometendo ponta nasal

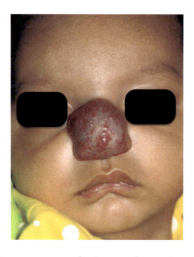

Fonte: Acervo do Departamento de Dermatologia do HCFMUSP.

Hemangioma infantil (HI)

Constitui uma anomalia vascular bem frequente na população pediátrica, com evolução assintomática e benigna na maioria dos casos. Apresenta três fases evolutivas: proliferativa (com maior intensidade de crescimento nos primeiros cinco meses de vida), de estabilização e de involução espontânea (com duração de 5 a 8 anos).

Epidemiologia

Tumor benigno mais frequente da infância, ocorrendo em 4 a 10% das crianças. Há maior incidência no sexo feminino, na etnia branca, em prematuros com baixo peso ao nascer e em gêmeos.

Patogênese

Não está completamente esclarecida.

Manifestações clínicas dermatológicas

Localiza-se, preferencialmente, na face e no pescoço (80% dos casos), seguidos do tronco e das extremidades. Geralmente não está presente ao nascimento, embora possa existir lesão precursora representada por mácula telangiectásica ou eritematosa em 30 a 50% dos hemangiomas infantis. Após poucas semanas de vida, inicia-se uma fase proliferativa de crescimento rápido do HI, que ocorre até os 8 aos 12 meses de idade, quando, então, evolui para uma fase de involução lenta até sua regressão espontânea, entre os 5 e os 10 anos de idade. O HI apresenta-se, normalmente, como lesão única; porém, em 10 a 20% dos pacientes ocorrem múltiplos hemangiomas, com maior risco de doença extracutânea. O fígado é o órgão interno mais envolvido, seguido de pulmões, cérebro e intestino. O envolvimento de três ou mais órgãos configura hemangiomatose neonatal disseminada. De acordo com a profundidade da lesão, os HI podem se apresentar como lesões superficiais, profundas ou mistas. Os hemangiomas superficiais são os mais frequentes (60%), observados como pápulas, placas ou nódulos vermelhos-vivos com superfície lisa ou lobulada. Já os profundos correspondem a 15% dos casos, têm limites imprecisos à palpação, e a coloração pode ser discretamente azulada. Aparecem mais tardiamente e têm uma fase proliferativa mais longa. Os hemangiomas mistos têm ambos os componentes e ocorrem em 25% dos casos. Com base no padrão de configuração, o HI pode ser classificado como localizado, segmentar, indeterminado ou multifocal.

Diagnóstico

A maioria dos HI pode ser diagnosticada clinicamente, com base na anamnese e no exame físico. O diagnóstico diferencial deve ser feito com malformações vasculares, hemangioendotelioma kaposiforme, angioma em tufos, granuloma piogênico e hemangioma congênito, este sempre presente ao nascimento. Os hemangiomas congênitos podem evoluir com regressão completa, configurando RICH (*rapid involuting congenital hemangioma*), regressão parcial (*partial involuting congenital hemangioma* – PICH) ou sem regressão (*non involuting congenital hemangioma* – NICH) (Quadro 19.7).

Quadro 19.7. Classificação oficial pela Sociedade Internacional para o Estudo de Anomalias Vasculares (2014)

Tumores vasculares	Malformações vasculares

• Hemangioma da infância
  – focal
  – segmentar
  – indeterminado
• Hemangioma congênito
  – rapidamente involutivo
  – não involutivo
• Angioma em tufos
• Granuloma piogênico
• Tumores vasculares adquiridos
• Hemangioendotelioma kaposiforme
• Hemangioendotelioma de células fusiformes
• Hemangioendotelioma não especificado
	Baixo fluxo:
	• Capilares
	  – Mancha vinho do Porto
	  – Telangiectasia
	  – Angioqueratoma
	• Venosa
	  – Malformação venosa esporádica comum
	  – Síndrome de Bean
	  – Malformações venosas cutâneas e mucosas familiares
	  – Glomangioma
	  – Síndrome de Maffucci
	• Linfática
	  – Linfedema
	  – Linfangioma circunscrito
	  – Linfangioma cavernoso
	  – Linfangioma cístico
	
	Alto fluxo:
	• Malformação arterial
	• Fístula arteriovenosa
	• Malformação arteriovenosa
	
	• Malformações vasculares complexas combinadas

Fonte: Adaptado de George, Mani e Noufal, 2014.

Exames complementares

Ultrassonografia e ressonância magnética diagnosticam hemangiomas profundos ou lesões hepáticas e distinguem malformações vasculares e lesões neoplásicas. A ultrassonografia com estudo *doppler* demonstra padrão de vascularização de alto fluxo, característico do HI. A histopatologia revela proliferação endotelial formando pequenos capilares com arquitetura lobular. A imuno-histoquímica revela-se positiva, no HI, com a proteína eritrocitária transportadora de glicose-1 (GLUT-1) e negativa em outros tumores e anomalias vasculares.

Conduta

Ocorre regressão espontânea, após vários anos, em 85 a 90% dos HI. Todavia, em 10 a 15% dos HI, o tratamento sistêmico deve ser rapidamente instituído, diante das seguintes situações: lesões desfigurantes ou com potencial risco de gerar sequelas funcionais ou nos HI que ocasionem risco à vida por obstrução de vias aéreas. Potenciais complicações funcionais em lesões consideradas de risco, como lesões ulceradas, hemangiomas segmentares ou de grandes dimensões na face (região periocular, nariz, lábio) ou localizados em pavilhão auricular, região perineal, áreas de dobras e mama (Quadro 19.8). A maioria das complicações ocorre na fase proliferativa. O reconhecimento precoce e a rápida intervenção são necessários para prevenir sequelas permanentes.

Tratamento sistêmico

Propranolol tornou-se a primeira escolha, e a dose recomendada varia de 2 a 3 mg/kg/dia, divididos em duas tomadas, após a alimentação. São necessários avaliação cardiológica e eletrocardiograma antes de instituir a terapêutica. A duração do tratamento é, em média, de 12 a 15 meses. Os eventos adversos principais são broncoespasmo, hipoglicemia e alterações do sono. O tratamento é contraindicado em crianças que apresentem bloqueios cardíacos, doenças do nó sinusal, hipotensão, bradicardia e broncoespasmo.

Tratamento tópico

Timolol 0,5% em solução ou gel oftálmicos, 1 a 2 gotas sobre a lesão, 2 vezes ao dia, idealmente sob oclusão, para lesões sem indicação de tratamento sistêmico. A terapia com *pulsed dye laser* pode ser útil para lesões residuais, após o tratamento medicamentoso, como telangiectasias e eritema.

Quadro 19.8. Localizações de risco dos hemangiomas da infância para complicações locais e sistêmicas

Localização	Risco de complicação
Área da barba	Hemangioma subglótico ou laríngeo e risco de estridor, obstrução, insuficiência respiratória
Periorificial (lábio, orofaringe e anogenital)	Ulceração, infecção e cicatriz
Pélvico e perineal	Hipospádia, malformações anais ou vulvares (síndrome LUMBAR)
Cervicofacial	Síndrome PHACES
Linha média lombossacral	Disrafismo espinhal
Periorbital	Estrabismo, ambliopia, astigmatismo
Nariz, lábio, parótida	Desfiguração
Múltiplos na pele	Hemangiomas viscerais (trato gastrointestinal, pulmão, cérebro e meninges)
Hemangiomas cutâneos extensos e hepáticos	Disfunção tireoideana

Fonte: Liang e Frieden, 2014.

Referências consultadas

Almendra NV, Duran LA. Hereditary ichthyosis: a diagnostic and therapeutic challenge. Rev Chil Pediatr. 2016;87(3):213-23.

DiMario Jr FJ, Sahin M, Ebrahimi-Fakhari D. Tuberous sclerosis complex. Pediatr Clin N Am. 2015;62:633-48.

El Hachem M, Zambruno G, Bourdon-Lanoy E, Ciasulli A, Buisson C, Hadj-Rabia S et al. Multi-centre consesus recommendations for skin care in inherited epidermolysis bullosa. Orphanet J Rare Dis. 2014;9:76.

Fine JD, Bruckner-Tuderman L, Eady RA, Bauer EA, Bauer JW, Has C et al. Inherited epidermolysis bullosa: updated recommendations on diagnosis and classification. J Am Acad Dermatol. 2014;70(6):1103-26.

George A, Mani V, Noufal A. Update on the classification of hemangioma. J Oral Maxillofac Pathol. 2014;18(Suppl 1):S117-20. Review.

Liang MG, Frieden IJ. Infantile and congenital hemangiomas. Semin Pediatr Surg. 2014;23(4):162-7.

Northrup H, Krueger DA. Tuberous sclerosis complex diagnostic criteria update: recommendations of the 2012 International Tuberous Sclerosis Complex Consensus Conference. Pediatr Neurol. 2013;49:243-54.

Oji V, Tadini G, Akiyama M, Blanchet Bardon C, Bodemer C, Bourrat E et al. Revised nomenclature and classification of inherited ichthyoses: results of the First Ichthyosis Consensus Conference in Sorèze 2009. J Am Acad Dermatol. 2010;63:607-41.

Sadowski K, Kotulska K, Schwartz RA, Jóźwiak S. Systemic effects of treatment with mTOR inhibitors in tuberous sclerosis complex: a comprehensive review. J Eur Acad Dermatol Venereol. 2016;30:586-94.

Takeichi T, Akiyama M. Inherited ichthyosis: non-syndromic forms. J Dermatol. 2016 Mar;43(3):242-51.

Capítulo 20

Doenças autoimunes do tecido conectivo

Marcelo Arnone
André Luis da Silva Hirayama

Conceito

As doenças autoimunes do tecido conectivo são doenças inflamatórias crônicas resultantes da interação entre predisposição genética e fatores ambientais, que se manifestam com uma grande variedade de manifestações cutâneas e sistêmicas. Entre elas, destacam-se o lúpus eritematoso, a dermatomiosite e a esclerodermia, doenças que apresentam manifestações dermatológicas características e significativas.

Caso clínico 1

Paciente do sexo masculino, pardo, 28 anos de idade, apresentando há seis meses lesões na face e no couro cabeludo. Ao exame dermatológico, apresentava lesões eritematovioláceas com bordas infiltradas com áreas de descamação e atrofia, localizadas nas regiões malares bilateralmente e no pavilhão auricular esquerdo (Figura 20.1). Negava sintomatologia sistêmica.

Figura 20.1. Lesões discoides na face

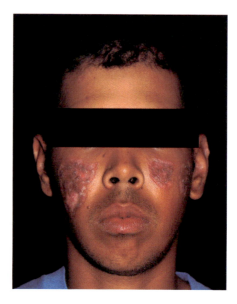

Fonte: Acervo do Departamento de Dermatologia do HCFMUSP.

Lúpus eritematoso discoide
Epidemiologia
O lúpus eritematoso discoide é a variante clínica mais comum do lúpus eritematoso crônico e ocorre em todas as raças, sendo mais frequente no sexo feminino, e seu início ocorre geralmente na idade adulta.

Etiopatogenia
Doença crônica autoimune, com patogenia ainda não totalmente conhecida, na qual existe a interação de fatores genéticos e ambientais, com destaque para a radiação ultravioleta.

Quadro clínico dermatológico
O quadro clínico caracteriza-se pela presença de lesões eritemato-violáceas, bem delimitadas, com formato de "disco" ou "moeda" (discoide), com infiltração e descamação. Com a evolução, as lesões tendem a

evoluir com atrofia central e hipercromia na periferia da lesão. As lesões localizam-se, preferencialmente, na face (regiões malares e pavilhões auriculares) e no couro cabeludo. Quando as lesões ocorrem no couro cabeludo, frequentemente ocorre evolução para alopecia cicatricial. Raramente ocorrem lesões além do segmento cefálico, caracterizando a forma disseminada do lúpus eritematoso discoide, sendo mais comum, nessa variante, a associação com lúpus eritematoso sistêmico.

Quadro clínico geral

Na maioria dos casos não há manifestações sistêmicas.

Diagnóstico diferencial

O diagnóstico diferencial do lúpus eritematoso discoide vai depender da fase evolutiva da lesão, devendo ser considerado como principais diagnósticos diferenciais: dermatite de contato, rosácea, psoríase, pênfigo e lúpus vulgar.

Exames laboratoriais diagnósticos

O diagnóstico clínico pode ser confirmado por meio do exame histopatológico e da imunofluorescência direta.

Exame histopatológico

Os achados histopatológicos, apesar de característicos do lúpus eritematoso, não permitem distinguir entre as diferentes variantes clínicas. São frequentemente observados no lúpus discoide atrofia da epiderme, rolhas córneas foliculares, degeneração hidrópica da camada basal e infiltrado inflamatório linfomononuclear moderado a intenso, de localização perivascular e perianexial.

Imunofluorescência direta

A imunofluorescência é positiva na maioria dos casos e revela a presença de imunoglobulinas IgG e IgM e, menos frequentemente, IgA e C3, na zona da membrana basal.

Exames complementares

Embora seja pouco frequente a associação do lúpus discoide com lúpus eritematoso sistêmico, deve ser feita a investigação de doença sistêmica com realização de hemograma completo, fator antinuclear, radiografia de tórax e urina tipo I.

Conduta

Os pacientes devem ser orientados a evitar a exposição solar e usar regularmente protetor solar, evitando a ação agravante da luz solar. O tratamento sistêmico é feito, preferencialmente, com antimaláricos (hidroxicloroquina ou difosfato de cloroquina), podendo ser associado, no início do tratamento, a corticoides sistêmicos.

Caso clínico 2

Paciente do sexo feminino, 54 anos de idade, branca, apresentando há dois meses lesões na face, tronco e membros superiores, que se iniciaram após exposição solar intensa. Ao exame dermatológico, apresentava lesões eritematodescamativas pouco infiltradas na face, V do decote, dorso superior e faces extensoras dos membros superiores, com descamação variável, adquirindo aspecto psoriasiforme em algumas lesões (Figuras 20.2 e 20.3). Apresentava queixa de astenia e artralgia dos punhos, ombros e cotovelos.

Figura 20.2. Máculas eritematosas na face

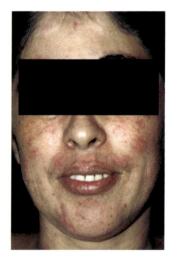

Fonte: Acervo do Departamento de Dermatologia do HCFMUSP.

Figura 20.3. Lesões eritematodescamativas no V do decote e faces extensores dos membros superiores

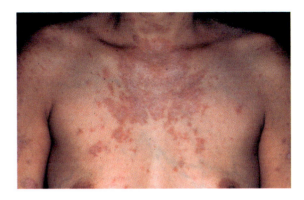

Fonte: Acervo do Departamento de Dermatologia do HCFMUSP.

Lúpus eritematoso subagudo

Epidemiologia

Ocorre em todas as raças, sendo mais frequente no sexo feminino, e seu início ocorre geralmente na idade adulta.

Etiopatogenia

Doença crônica autoimune, com patogenia ainda não totalmente conhecida, na qual existe a interação de fatores genéticos e ambientais. Pode ser desencadeado por luz ultravioleta e diferentes drogas, entre as quais se destacam a terbinafina, os diuréticos tiazídicos, os inibidores da enzima conversora de angiotensina e os bloqueadores de canais de cálcio.

Quadro clínico dermatológico

O quadro inicia-se por máculas e pápulas eritematosas, com distribuição simétrica nas áreas fotoexpostas. Essas lesões evoluem para lesões papuloescamosas e lesões infiltradas anulares/policíclicas, localizando-se, preferencialmente, na face, V do decote, dorso superior e faces extensoras dos membros superiores. Os pacientes podem apresentar lesões predominantemente papuloescamosas, predominantemente anulares/policíclicas ou uma combinação desse dois padrões. Uma das principais características do lúpus eritematoso subagudo é o fato de, na evolução, as lesões poderem apresentar discromia intensa, inclusive com aspecto vitiligoide.

Quadro clínico geral

Cerca de 50% dos pacientes apresentam quadro de astenia, febre e artralgia.

São raras as manifestações graves de lúpus eritematoso sistêmico, como comprometimento do sistema nervoso central e comprometimento renal grave.

Diagnóstico diferencial

Os principais diagnósticos diferenciais a serem considerados são tinea, psoríase, dermatite eczematosa, dermatomiosite e farmacodermia.

Exames laboratoriais diagnósticos

O diagnóstico clínico pode ser confirmado por meio do exame histopatológico e da imunofluorescência direta.

Exame histopatológico

No lúpus eritematoso subagudo, as alterações mais frequentes são a atrofia da epiderme, a degeneração hidrópica da camada basal e um infiltrado linfocítico superficial configurando uma dermatite de interface.

A imunofluorescência direta é positiva na maioria dos casos e revela a presença de imunoglobulinas IgG e IgM e, menos frequentemente, IgA e C3, na zona da membrana basal.

Exames complementares

Cerca de 50% dos pacientes com lúpus eritematoso subagudo preenchem quatro ou mais critérios diagnósticos (American College of Rheumatology) de lúpus eritematoso sistêmico, reforçando a necessidade de investigação de comprometimento sistêmico com a realização de hemograma completo, fator antinuclear, radiografia de tórax e urina tipo I. Deve-se, ainda, solicitar o anticorpo anti-Ro, presente em cerca de 70% dos pacientes com lúpus eritematoso subagudo.

Conduta

Os pacientes devem ser orientados a evitar a exposição solar e usar regularmente protetor solar. O tratamento sistêmico é feito, preferencialmente, com antimaláricos (hidroxicloroquina ou difosfato de cloroquina) e corticoides sistêmicos. Caso haja comprometimento sistêmico, deve-se considerar o uso de imunossupressores.

Caso clínico 3

Paciente do sexo feminino, branca, 44 anos de idade, apresentando há oito meses lesões pruriginosas na face, tronco e membros. Ao exame dermatológico, apresentava eritema e edema na face, mais acentuado nas regiões periorbitais (Figura 20.4); eritema localizado nos dorsos das articulações interfalangeanas e metacarpofalangeanas associado a telangiectasias periungueais (Figura 20.5); e lesões eritematovioláceas entremeadas com áreas de poiquilodermia nas porções superiores do tronco (Figuras 20.6 e 20.7). Negava fraqueza muscular e outras queixas sistêmicas.

Figura 20.4. Eritema e edema na face, mais acentuado nas regiões periorbitais

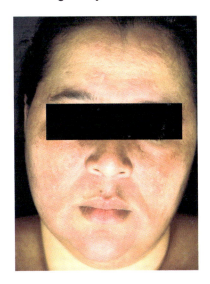

Fonte: Acervo do Departamento de Dermatologia do HCFMUSP.

Figura 20.5. Telangiectasias e hipertrofia das cutículas

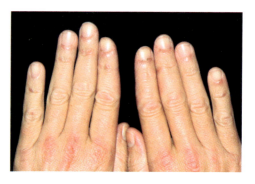

Fonte: Acervo do Departamento de Dermatologia do HCFMUSP.

Figura 20.6. Lesões eritematovioláceas entremeadas com áreas de poiquilodermia nas porções superiores do tronco

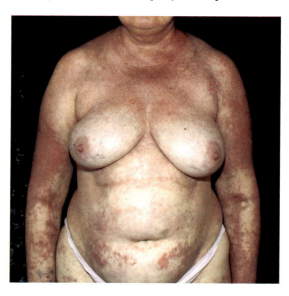

Fonte: Acervo do Departamento de Dermatologia do HCFMUSP.

Figura 20.7. Lesões eritematovioláceas entremeadas com áreas de poiquilodermia nas porções superiores do tronco

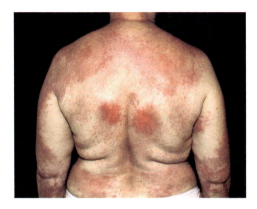

Fonte: Acervo do Departamento de Dermatologia do HCFMUSP.

Dermatomiosite

Epidemiologia

Ocorre em todas as raças, sendo mais frequente nos indivíduos de raça branca. Predomina no sexo feminino, na vida adulta, na faixa dos 40 aos 50 anos.

Etiopatogenia

Doença crônica autoimune, com patogenia ainda não totalmente conhecida.

Pode estar associada a outras doenças do tecido conectivo e a neoplasias.

Quadro clínico dermatológico

A dermatomiosite apresenta manifestações cutâneas muito características, entre as quais se destacam:
- » Heliotropo: edema e eritema de coloração vermelho-violácea nas regiões periorbitais, podendo envolver as regiões malares.
- » Lesões eritematovioláceas com distribuição simétrica no V do decote, dorso superior, face extensoras do membros superiores ("sinal do xale") e faces laterais das coxas ("sinal do coldre"), que

evoluem para lesões poiquilodérmicas ("sinal do xale"). As lesões poiquilodérmicas caracterizam-se pela presença de atrofia, edema, eritema, hipercromia, hipocromia e telangiectasias.

» Sinal de Gottron: eritema e edema no dorso das articulações interfalangeanas e metacarpofalangeanas. Quando estão presentes pápulas, recebem o nome de pápulas de Gottron.

» Telangiectasias periungueais e hipertrofia das cutículas. A hipertrofia das cutículas é denominada "mãos de mecânico".

» Eritema e descamação no couro cabeludo, com aspecto semelhante à dermatite seborreica/psoríase.

» Calcinose cutânea.

Quadro clínico geral

A doença pode acometer exclusivamente a pele, formas amiopáticas, não apresentando queixas sistêmicas.

Quando há miopatia associada, os pacientes apresentam queixa de astenia e fraqueza muscular, mais intensa nas regiões das cinturas pélvica e escapular.

Diagnóstico diferencial

Os principais diagnósticos diferenciais a serem considerados são lúpus eritematoso subagudo, doença mista do tecido conectivo, micose fungoide, farmacodermia e doenças infecciosas, como a toxocaríase.

Exames laboratoriais diagnósticos

O diagnóstico clínico pode ser fortalecido pelos achados histopatológicos de pele e músculo.

Exame histopatológico

Os achados histopatológicos mais frequentes são dermatite vacuolar de interface, infiltrado linfocitário perivascular, edema da derme e deposição de mucina.

Exames complementares

Deve-se solicitar dosagem de enzimas musculares (creatinafosfoquinase e aldolase), mesmo na ausência de sintomas de fraqueza muscular.

Devem ser pesquisados os autoanticorpos (fator antinuclear, anti-Ro, anti-La, anti-Sm, anti-Scl70, anti-RNP), hemograma completo e função renal.

Na suspeita de miosite, recomenda-se a realização de eletroneuromiografia (método sensível) e biópsia muscular (sensível e específico) para confirmação diagnóstica.

Como a dermatomiosite pode estar associada a neoplasias, deve ser feito *screening* das principais neoplasias associadas à dermatomiosite no momento do diagnóstico e até três anos do início do quadro. Devem ser investigadas neoplasias de mama, ovário, pulmão e nasofaringe.

Conduta

Nos quadros com miosite, está indicada a imunossupressão com corticoides em altas doses e deve-se considerar a associação de imunossupressores.

Os quadros amiopáticos geralmente são refratários à maioria dos tratamentos empregados. Podem ser utilizados corticoides sistêmicos e imunossupressores, como o metotrexato.

Referências consultadas

Kuhn A, Landmann A. The classification and diagnosis of cutaneous lupus erythematosus. J Autoimmun. 2014;48-49:14-19.

Rivitti EA. Afecções do tecido conectivo. In: Rivitti EA. Dermatologia de Sampaio e Rivitti 4.ed. São Paulo: Artes Médicas; 2018. p.475-504.

Udkoff J, Cohen PR. Amyopathic dermatomyositis: a concise review of clinical manifestations and associated malignancies. Am J Clin Dermatol. 2016;17:509-18.

Yun D, Stein SL. Review of the cutaneous manifestations of autoimmune connective tissue diseases in pediatric patients. World J Dermatol. 2015;4(2):80-94.

Ziemer M, Milkowa L, Kunz M. Lupus erythematosus. Part II: clinical picture, diagnosis and treatment. J Dtsch Dermatol Ges. 2014;12(4):285-301.

Capítulo 21

Doenças autoimunes dos vasos e vasculopatias

Paulo Ricardo Criado

Conceito

Há um número expressivo de doenças ou condições patológicas que têm como característica comum a possibilidade de se manifestarem na pele com púrpura e ulcerações/úlceras de aspecto reticulado ou em rede, nas pernas e/ou pés, as quais, ao cicatrizar, podem originar cicatrizes pequenas, em "saca-bocado", hipopigmentadas, muitas das quais confluentes (Quadro 21.1).

Assim, ao agrupar diferentes diagnósticos diferenciais sob o diagnóstico sindrômico de ulcerações/úlceras reticuladas das pernas e/ou pés, uma oportunidade de recordar diferentes condições informa sobre a necessidade de executar exames complementares antes de rotular as úlceras/ulcerações como de caráter idiopático. Além disso, é preciso ter em mente que, embora dada lesão ulcerada possa ser idiopática no presente momento, novas entidades são a cada dia reconhecidas e exames complementares diagnósticos têm se tornado disponíveis, de modo que será possível, em muitos casos, estabelecer uma possível etiologia para as ulcerações/úlceras nessa topografia e com essa morfologia.

Quadro 21.1. Diagnóstico diferencial nos pacientes com ulcerações reticuladas nas pernas e/ou pés

Vasculopatias (doenças por oclusão do lúmen vascular ou depósitos na parede dos vasos cutâneos, especialmente artérias e arteríolas)	Vasculopatia livedoide	
	Embolia por colesterol (ateroembolia)	
	Embolia por mixoma cardíaco	
	Oxalúria	
	Calcifilaxia	
Síndrome antifosfolípide	Síndrome antifosfolípide catastrófica	
	Ulcerações pela síndrome antifosfolípide primária ou secundária comum	
Disproteinemias	Crioglobulinemia	
	Macroglobulinemia	
	Hiperglobulinemia	
	Criofibrinogenemia	
Úlceras pela anemia falciforme	Hemoglobina S	
Hanseníase	Fenômeno de Lúcio	
Insuficiência venosa crônica	Úlceras de estase venosa	Associação possível com trombofilias
Doença arterial periférica	Aterosclerose de artérias tronculares	Úlceras macroangiopáticas

(Continua)

Quadro 21.1. Diagnóstico diferencial nos pacientes com ulcerações reticuladas nas pernas e/ou pés (*Continuação*)

Neoplasias malignas cutâneas	Surgem sobre úlceras de evolução com mais de um ano	Carcinoma espinocelular
		Carcinoma basocelular
Estados de hipercoagu-labilidade (trombofilias herdadas ou adquiridas)	Mutação do fator V (Leiden) (mutação G1691A)	
	Mutação do gene da protrombina (mutação G20210A)	
	Deficiência do ativador do plasminogênio tecidual (tPA)	
	Polimorfismo 4G/5G ou polimorfismo G844A na região promotora do gene do inibidor do ativador de plasminogênio tecidual (PAI-1)	
	Mutação da metilenotetra-hidrofolato redutase (MTHFR) (mutação C677T): ocasionando hiper-homocisteinemia	
	Hiper-homocisteinemia adquirida (pelas deficiências de cobalamina, folato ou piridoxina, insuficiência renal, lúpus eritematoso sistêmico e uso de drogas como metotrexato, anticonvulsivantes e óxido nítrico)	
	Deficiência das proteínas do sistema de anticoagulação	Proteína C Proteína S Antitrombina
	Elevação da atividade sérica do fator VIII da coagulação	
	Elevação da atividade sérica do fator IX da coagulação	
	Elevação dos níveis séricos da lipoproteína (a)	

(Continua)

Quadro 21.1. Diagnóstico diferencial nos pacientes com ulcerações reticuladas nas pernas e/ou pés (*Continuação*)

Vasculites	Pequenos vasos	Vasculite crioglobulinêmica
	Pequenos vasos e médios vasos	Vasculite reumatoide Vasculites ANCA positivas (poliangeíte microscópica)
		Poliarterite nodosa (sistêmica)
	Médios vasos	Arterite cutânea (poliarterite nodosa cutânea) Vasculite granulomatosa (sarcoidose, Takayasu)
Úlceras induzidas por medicamentos ou drogas ilícitas	Oclusão vascular (hiperviscosidade, trombose) ou inflamação da parede vascular ou vasoespasmo	Hidroxiureia
		Eritropoietina humana recombinante (rHuEPO)
		Antagonistas da vitamina K (varfarina e outros derivados cumarínicos)
		Cocaína associada ao levamisol
		Ulcerações por inibidores da tirosina quinase (sunitinibe e nulitinibe)
		Síndrome de Nicolau (embolia *cutis* medicamentosa)

(Continua)

Quadro 21.1. Diagnóstico diferencial nos pacientes com ulcerações reticuladas nas pernas e/ou pés (*Continuação*)

Doença microangiopática	*Diabetes mellitus*	Doença diabética crônica (microangiopatia, neuropatia periférica)
	Hipertensão arterial diastólica não controlada	Úlcera de Martorell Critérios diagnósticos propostos por Martorell em 1945: 1. hipertensão arterial nos braços; 2. hipertensão arterial nas pernas; 3. ausência de oclusão de grandes artérias de membros inferiores e pulsos palpáveis em todas as artérias dos membros inferiores; 4. ausência de distúrbio na circulação venosa; 5. úlcera superficial na face anterolateral de membro inferior, na união do terço médio com o inferior; 6. simetria de lesões (úlceras em ambos os lados ou úlcera de um lado e cicatrizes hipercrômicas no lado oposto); 7. maior prevalência em mulheres; 8. ausência de calcificação arterial. Não foram definidos quantos critérios são necessários para firmar o diagnóstico

Fonte: Adaptado de Callen, 2006.

Caso clínico 1

Paciente do sexo feminino, 20 anos de idade, afrodescendente, solteira, natural e procedente de São Paulo (SP), procurou a Divisão de Dermatologia do HCFMUSP em decorrência do surgimento de múltiplas feridas nas pernas, as quais surgiam em episódios recorrentes a cada 4 a 6 meses e eram acompanhadas, no início da ulceração, por dor em grande intensidade na região das lesões. O primeiro episódio havia ocorrido durante o verão do ano anterior. Não havia histórico pessoal de qualquer comorbidade ou doença familiar autoimune do tecido conectivo. A paciente era nulípara e não tabagista.

O exame dermatológico demonstrou várias ulcerações com bordas eritematosas de aspecto em "saca-bocado" ora isoladas, ora confluentes em aspecto reticulado. A maioria era recoberta por escara necrótica enegrecida, e havia a coexistência de cicatrizes atróficas esbranquiçadas de cor nacara reticuladas ou estreladas em meio às escaras necróticas, as quais a paciente referia como cicatrizes decorrentes de episódios anteriores. Ambas as pernas eram acometidas, especialmente nas porções anteromediais, além das porções mediais dos pés e o cavo plantar esquerdo (Figura 21.1).

Figura 21.1. Ulcerações recobertas por escaras necróticas com bordas eritematosas e cicatrizes brancas reticuladas (atrofia branca de Milian)

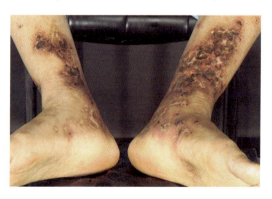

Fonte: Acervo do Departamento de Dermatologia do HCFMUSP.

Realizou-se biópsia cutânea com *punch* (trépano) nº 5 na borda de uma ulceração (área eritematopurpúrica), a qual demonstrou, na derme, a presença de vasos trombosados, deposição de material fibrinoide e hialinização da parede de alguns desses vasos na derme superficial e média, com leve infiltrado perivascular linfo-histiocitário, além do extravasamento de hemácias na derme. Confirmou-se o diagnóstico anatomopatológico de vasculopatia trombosante dos vasos da derme (Figura 21.2).

Figura 21.2. Exame anatomopatológico da pele – periulceração da paciente da Figura 21.1

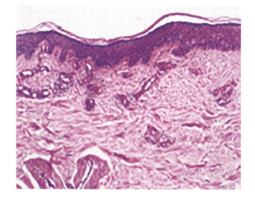

Fonte: Acervo do Departamento de Dermatologia do HCFMUSP.

A paciente recebeu tratamento com enoxaparina via subcutânea na dose de 40 mg/dia, durante três meses. Após dez dias de tratamento com doses profiláticas com a enoxaparina, a paciente referiu diminuição muito importante da dor, e com cerca de 15 dias de tratamento as ulcerações começaram a cicatrizar e não surgiram novas lesões (Figura 21.3). Ela foi acompanhada após a retirada da enoxaparina em uso de pentoxifilina 1.200 mg/dia e ácido acetilsalicílico 100 mg/dia, via oral, por dois anos, quando, por não ter mais lesões ativas ulceradas e desejar engravidar, foram retiradas todas medicações. A paciente teve gestação e parto normal e foi seguida por oito anos na instituição. Na sua investigação complementar não foram encontradas quaisquer alterações laboratoriais.

Figura 21.3. Paciente ao término do uso de enoxaparina 40 mg/dia, durante três meses

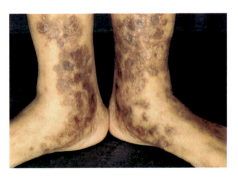

Fonte: Acervo do Departamento de Dermatologia do HCFMUSP.

Vasculopatia livedoide

A vasculopatia livedoide (VL), também conhecida sob diversas denominações, tais como vasculite livedoide, vasculite hialinizante segmentar, vasculite com atrofia branca, PURPLE (úlceras purpúricas dolorosas com distribuição reticulada nas extremidades inferiores) ou livedo reticular com úlceras de verão ou de inverno, constitui uma doença que foi descrita, inicialmente, em 1967 por Bard e Winkelmann. Acomete principalmente jovens de idade média, com maior incidência entre as mulheres, com uma relação de gênero de 3:1.

A VL é uma vasculopatia oclusiva crônica que se apresenta, inicialmente, com máculas purpúricas e dolorosas localizadas nas extremidades inferiores, bilateralmente nas pernas, provocando, frequentemente, edema no terço inferior dos membros. Do ponto de vista clínico, caracteriza-se pela presença de lesões que, em seu início, surgem como máculas e/ou pápulas purpúreas, puntiformes ou lenticulares, dolorosas, nos membros inferiores, especialmente nos tornozelos e dorso dos pés, que em seguida geralmente sofrem ulceração, por vezes múltiplas (Figura 21.4), as quais, individualmente, medem em torno de 4 a 6 mm de diâmetro, podendo, porém, confluir em grandes úlceras de forma geográfica, as quais cicatrizam lentamente, em torno de 3 a 4 meses, com bordas "estreladas", cor marfínea e centro atrófico, dando o aspecto morfológico da "atrofia branca de Milian" *(atrophie blanche)* (Figura 21.5).

Figura 21.4. Vasculopatia livedoide: ulcerações e equimoses necróticas na perna e dorso do pé, simultaneamente presentes com cicatrizes discrômicas e tipo atrofia branca, de eventos trombóticos dérmicos prévios no mesmo paciente

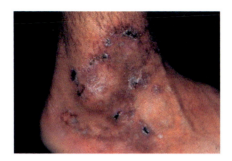

Fonte: Acervo do Departamento de Dermatologia do HCFMUSP.

Figura 21.5. Lesões cicatriciais de atrofia branca na vasculopatia livedoide

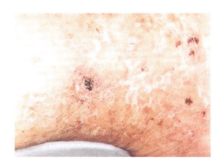

Fonte: Acervo do Departamento de Dermatologia do HCFMUSP.

A doença tem curso crônico e evolui por episódios ou exacerbações de intensidade variável. Podem coexistir lesões em diferentes estádios evolutivos, e geralmente se acompanham de livedo racemosa ou pigmentação residual livedo-símile. A atrofia branca (*atrofie blanche*) é consequência das lesões cicatriciais da vasculopatia livedoide, um padrão de resposta cicatricial tecidual, mas não é patognomônica dessa doença, podendo ocorrer na dermatite de estase sem ulceração prévia (Figura 21.6), nas doenças do colágeno, tais como lúpus eritematoso e vasculites (Figura 21.7), e nas vasculites cutâneas de pequenos vasos.

Figura 21.6. Lesões cicatriciais de atrofia branca na estase venosa crônica

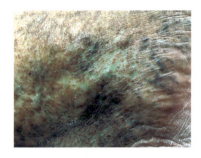

Fonte: Acervo do Departamento de Dermatologia do HCFMUSP.

Figura 21.7. Lesões de atrofia branca em paciente com ulceração prévia por vasculite leucocitoclástica crioglobulinêmica

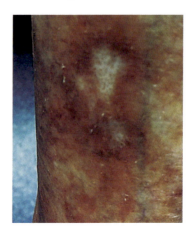

Fonte: Acervo do Departamento de Dermatologia do HCFMUSP.

A dermatoscopia das lesões de atrofia branca permite visualizar lesões purpúricas (Figuras 21.8 e 21.9), indicando áreas de dano vascular, em que a biópsia cutânea pode evidenciar a trombose dos vasos da derme e hemorragia, ao lado de áreas com cicatrizes de reparação tecidual, por necrose cutânea prévia (vasculopatia livedoide e vasculites, com anoxia) ou por baixa saturação de oxigênio local (hipóxia), resultando em remodelação tecidual (estase venosa crônica).

O livedo racemosa (definido pela presença de trama reticulada interrompida) é frequentemente associado a VL. Geralmente ocupa os membros inferiores, podendo, em alguns pacientes, acometer os membros superiores.

A dor é uma característica constante nos pacientes que experimentam episódios que culminam com ulcerações, dificultando suas atividades diárias e causando sofrimento intenso, por seu caráter isquêmico. Alguns pacientes apresentam quadro de hipoestesias ou hiperestesias, caracterizado como mononeurite múltipla. Possivelmente, o envolvimento do sistema nervoso periférico ocorre em função de áreas de isquemia multifocal decorrentes da deposição de fibrina e trombina nos *vasa nervorum*.

Figura 21.8. Dermatoscopia (DermLite®) de lesão de atrofia branca demonstrando cicatrizes nacaradas, ao lado de púrpura, indicando área de atividade em paciente com vasculopatia livedoide

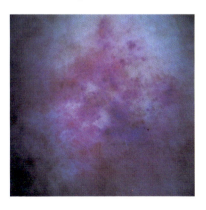

Fonte: Acervo do Departamento de Dermatologia do HCFMUSP.

Figura 21.9. Dermatoscopia (DermLite®) de lesão de atrofia branca demonstrando cicatrizes nacaradas ora isoladas, ora confluentes, em que, no centro de cada unidade, é possível visualizar vasos sanguíneos neoformados de padrão globular ou em alças glomeruloides

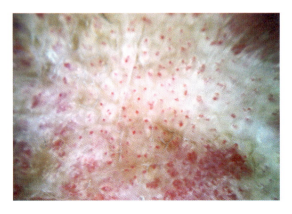

Fonte: Acervo do Departamento de Dermatologia do HCFMUSP.

A patogênese da VL ainda não está totalmente esclarecida, e acredita-se que essa vasculopatia seja mediada por distúrbios da coagulação ou da fibrinólise. A VL foi associada, em alguns relatos, a atividade fibrinolítica anormal, disfunção plaquetária, aumento do inibidor do ativador do plasminogênio tecidual, criofibrinogenemia, hiper-homocisteinemia, deficiência de antitrombina, mutação do fator V de Leiden e anticorpos antifosfolípides. A resposta clínica favorável dos pacientes a fibrinolíticos, anticoagulação e drogas antiplaquetárias é uma evidência adicional do papel dos distúrbios de coagulação na patogênese da VL. A patogênese ainda é motivo de grande debate, uma vez que sucessivamente se relatam diversos fatores de trombofilia em diferentes coortes de estudo de pacientes, além da presença de autoanticorpos, especialmente antifosfolípides e deposição de imunorreagentes nos vasos em estudos de imunofluorescência direta. Fatores como autoimunidade, área anatômica de predisposição (pés e pernas) e estados de hipercoagulabilidade (trombofilias) podem se imbricar na origem da afecção.

Os achados histológicos são característicos e usualmente revelam vasculopatia hialinizante segmentar envolvendo, especialmente, os vasos dérmicos superficiais, por vezes também os da derme profunda, com espessamento da parede dos vasos, proliferação endotelial, ocasional extravasamento de hemácias e trombose focal. Sendo assim, são achados histopatológicos cardinais da VL os seguintes aspectos: deposição de material fibrinoide na luz vascular, hialinização da parede do vaso, infartos teciduais e ausência de vasculite verdadeira. Não há evidência de leucocitoclasia em grande parte da literatura indexada.

O grande desafio na diagnose histopatológica da VL é a obtenção de uma amostra de pele adequada que represente desde a epiderme até a junção dermo-hipodérmica. Em essência, o acometimento vascular na VL ocorre na derme superficial e média, e por vezes na derme profunda. No entanto, a representação da junção dermo-hipodérmica faz-se necessária, uma vez que há situações nas quais, clinicamente, as lesões apresentam-se como VL, porém, representam uma manifestação morfológica da poliarterite nodosa cutânea.

Há casos diagnosticados como VL, porém, alguns representavam uma poliarterite nodosa cutânea subjacente, e uma pequena proporção ainda tem mononeurite múltipla. Na reavaliação histopatológica de biópsias profundas, observa-se a presença de vasculite necrotizante de vasos de médio calibre na derme reticular e hipoderme, ao passo que, na derme superficial, havia apenas vasos trombosados sem processo inflamatório, com características típicas de VL. Como exemplo dessa situação de reclassificação diagnóstica de VL como poliarterite nodosa cutânea, com lesões VL-símile (Figura 21.10).

A imunofluorescência direta na VL geralmente demonstra deposição de imunoglobulina, fibrina e componentes do complemento (Figura 21.11). Nos estádios iniciais, há depósitos de fibrina na parede dos vasos, e, nas fases tardias, os depósitos de imunoglobulinas e complemento são detectados. Alguns autores têm interpretado o achado frequente da IgM nos estudos de imunofluorescência direta na VL como consequência do sequestro dos grandes complexos de imunoglobulina M, a qual tem peso molecular muito alto, graças aos depósitos de fibrina nos vasos danificados.

Figura 21.10. Caso inicialmente classificado como vasculopatia livedoide pela trombose dos vasos da derme superficial e média, porém, ao aprofundarem-se os cortes seriados na histopatologia, observou-se endarterite obliterante na hipoderme, compatível com fase regenerativa de poliarterite nodosa cutânea

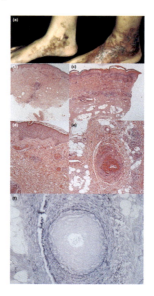

Fonte: Acervo do Departamento de Dermatologia do HCFMUSP.

Figura 21.11. Imunorreagentes nos vasos da derme superficial em pacientes com vasculopatia livedoide

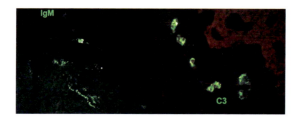

Fonte: Acervo do Departamento de Dermatologia do HCFMUSP.

Portanto, os achados histopatológicos na VL permitem melhor classificá-la como *vasculopatia*, e não como vasculite necrotizante mediada por imunocomplexos, em decorrência de: (a) ausência de leucócitos polimorfonucleares neutrófilos e fragmentação nuclear na vizinhança dos vasos dérmicos no início do processo; (b) ausência de permeação da parede vascular por leucócitos; (c) deposição de fibrina e hialinização da parede vascular; e (d) níveis séricos normais do complemento na maioria dos pacientes e ausência de imunocomplexos circulantes detectáveis.

A VL acaba determinando sofrimento em função da dor, das características inestéticas de suas sequelas, do afastamento laboral, dos gastos financeiros individuais e do sistema de saúde, o que interfere intensamente na qualidade de vida.

Caso clínico 2

Paciente do sexo feminino, 46 anos de idade, caucasiana, casada, natural e procedente de São Paulo (SP), procurou atendimento dermatológico por causa do surgimento de manchas nos membros inferiores e abdome há cinco anos. Há cerca de três anos teve início o aparecimento de ulcerações nos membros inferiores, dolorosas, as quais demoravam várias semanas para cicatrizar (Figura 21.12). Referia presença de perda de sensibilidade (hipoestesia) na face lateral da perna esquerda havia um ano, que foi precedida por hiperestesia. Ao exame dermatológico, observaram-se livedo racemosa (trama descontinua eritematosa) e cicatriz em "saca-bocado" na perna esquerda, além de outras reticuladas e esbranquiçadas. Negava sintomas sistêmicos, febre, artralgia, uso de medicamentos para outras comorbidades e histórico pessoal ou familiar de tromboses ou doenças autoimunes. Exame físico sem hepatoesplenomegalia, pressão arterial normal, pulsos pediosos palpáveis e normais, ausência de linfadenomegalias axilares, cervicais e inguinais. Ausculta pulmonar normal.

Estabeleceram-se os diagnósticos diferenciais de vasculopatia livedoide, poliarterite nodosa e vasculite associada ao ANCA (anticorpo anticitoplasma de neutrófilos).

Foram solicitados exames para doenças autoimunes, dosagem do complemento (C3, C4, CH50), crioglobulinas, sorologias para hepatites virais, sorologia para HIV, PPD (teste de Mantoux), urina I, pesquisa de sangue oculto nas fezes, eletroforese de proteínas, fator reumatoide, pANCA e cANCA, cujos resultados estavam dentro da normalidade.

Figura 21.12. Lesões de livedo racemosa, cicatrizes em "saca-bocado" nas pernas e cicatrizes reticuladas nos tornozelos. Pele para biópsia assinalada com seta

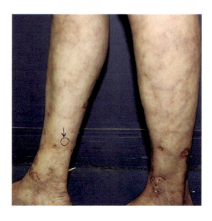

Fonte: Acervo do Departamento de Dermatologia do HCFMUSP.

A biópsia cutânea realizada de maneira incisional em pequeno fuso, a fim de representar a derme e a hipoderme, demonstrou os achados de vasculopatia trombosante na derme superficial (Figura 21.13 A) e arterite na hipoderme (Figura 21.13 B), compatíveis com arterite cutânea (poliarterite nodosa cutânea), e a estase sanguínea pela oclusão da artéria nutridora do hexágono cutâneo promoveu, provavelmente, lentificação do fluxo sanguíneo na derme superficial e trombose vascular, mimetizando a vasculopatia livedoide. Esses achados ressaltam a relevância de biópsias que incluam toda a espessura da pele, incluindo derme e hipoderme, a fim de não se firmarem diagnósticos equivocados.

Arterite cutânea

O diagnóstico de arterite cutânea (até o consenso de Chapel-Hill, denominada poliarterite nodosa cutânea) é estabelecido sob critérios clínicos e laboratoriais que excluam a poliarterite nodosa (forma sistêmica). Em 2009, Nakamura e colaboradores revisaram a definição da arterite cutâneas e seus critérios diagnósticos, de modo que sugeriram os critérios constantes no Quadro 21.2.

Figura 21.13. (A) Representação do exame anatomopatológico com coloração pela hematoxilina-eosina, 100 ×. Observar o vaso da derme superficial com trombo. (B) Representação da área da hipoderme da mesma biópsia, demonstrando a arterite em estádio de reparação no septo da hipoderme e, na outra imagem, outra artéria com necrose fibrinoide da parede e infiltrado inflamatório permeando a parede vascular

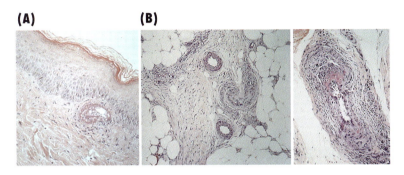

Fonte: Acervo do Departamento de Dermatologia do HCFMUSP.

Shirai e colaboradores observaram 41 pacientes com diagnóstico de arterite necrotizante de vasos de médio calibre entre 2008 e 2017 em Sendai, no Japão. Desses 41 pacientes, 5 tinham vasculite sistêmica (PAN sistêmica, idade média de vida de 71 anos e elevados marcadores de inflamação) e 36 tinham poliarterite nodosa cutânea (arterite cutânea, cPAN). Os pacientes com arterite cutânea foram classificados em quatro subgrupos: (1) cPAN leve (15 pacientes, idade média de 31 anos de vida); (2) cPAN com neurite (8 pacientes); (3) cPAN com úlceras (9 pacientes); e (4) cPAN com formas mistas (4 pacientes). Os tipos com úlceras, neurite ou mistos foram considerados graves. A cPAN com neurite geralmente ocorre nas pernas com lesões cutâneas ou nos antebraços com essas lesões. Os pacientes com formas de cPAN com úlceras necessitaram, em média, de prednisona na dose de 40 mg/dia, e 90,5% deles utilizaram imunossupressores associados, além de apresentar taxas de recidiva da doença significativamente maiores que os outros subtipos (88,9%).

Quadro 21.2. Critérios para diagnóstico de arterite cutânea

I. Manifestações cutâneas	Nódulos subcutâneos Livedo Púrpura Úlceras
II. Achados histopatológicos	Vasculite necrotizante fibrinoide de artérias de pequeno e médio calibre
III. Manifestações de exclusão do diagnóstico de arterite cutânea	Febre ($\geq 38°C$, por mais de duas semanas), perda de peso Hipertensão arterial insuficiência renal rapidamente progressiva Infarto renal Hemorragia cerebral ou infarto cerebral infarto do miocárdio, doença cardíaca isquêmica, pericardite ou insuficiência cardíaca Pleurite Hemorragia intestinal ou infarto intestinal Neuropatia periférica, que se estende a áreas além da região acometida por lesões cutâneas Artralgia (artrite) ou mialgia (miosite), que se estende a áreas além da região acometida por lesões cutâneas j) arteriografia anormal (microaneurismas múltiplos ou estenose ou obliteração de artérias)
IV. Decisão diagnóstica	Tanto as manifestações cutâneas como as histopatológicas devem estar presentes, bem como devem estar ausentes as manifestações de exclusão

Fonte: Nakamura, 2009.

Formas leves de cPAN podem ser tratadas com anti-inflamatórios não esteroides, dapsona, colchicina, como primeira linha de tratamento da doença. As formas graves de cPAN (úlceras e/ou neurite) podem exigir a combinação de prednisona oral com imunossupressores, tais como azatioprina ou metotrexato, e na forma cPAN com neurite é proposto o uso da ciclofosfamida ou do rituximabe naqueles com efeitos adversos ao uso da ciclofosfamida. Possivelmente, a combinação de prednisona com ciclofosfamida nos casos de cPAN com neurite permite manter uma melhora sustentada maior em seis meses e reduzir a morbidade da doença.

Em um período de 11 anos no HCFMUSP, o autor deste capítulo e colaboradores avaliaram 22 pacientes com arterite cutânea (CPAN), tendo encontrado predominância em mulheres brancas, com idade média de 39,4 anos, sem comorbidades. A média de segmento dos pacientes foi de 58 meses. As manifestações cutâneas mais comuns incluíram as úlceras nas pernas e pés, livedo racemosa, nódulos subcutâneos, lesões cicatriciais do tipo atrofia branca de Milian e púrpura. O acometimento foi predominante nos membros inferiores. A mononeurite múltipla esteve presente em cerca de 25% dos pacientes. Os principais sintomas regionais nos pacientes eram dor e parestesia, com ausência de sintomas sistêmicos na maioria deles. Dentre os pacientes que foram submetidos ao teste de Mantoux (PPD), 46,1% evidenciaram contato prévio com *Mycobacterium tuberculosis*. Nenhum dos pacientes desenvolveu forma de poliarterite cutânea nodosa sistêmica durante o seguimento.

Referências consultadas

Bezier M, Perceau G, Reguiai Z, Remy-Leroux V, Tchen T, Durlach A et al. Necrotic leg ulcers induced by vitamin K antagonists: five cases. Ann Dermatol Venereol. 2011;138(10):657-63.

Callen JP. Livedoid vasculopathy. What it is and how the patient should be evaluated and treated. Arch Dermatol. 2006;142(11):1481-2.

Criado PR, Marques GF, Morita TC, de Carvalho JF. Epidemiological, clinical and laboratory profiles of cutaneous polyarteritis nodosa patients: report of 22 cases and literature review. Autoimmun Rev. 2016;15(6):558-63.

Criado PR. In: Criado PR, Belda Junior W, Di Chiacchio N (eds). Doenças dos vasos e hipercoagulabildade na pele. v.3. Rio de Janeiro: Atheneu; 2016.

Freire BM, Fernandes NC, Piñeiro-Maceira J. Úlcera hipertensiva de Martorell: relato de caso. An Bras Dermatol. 2006;81(5 supl 3):S327-31.

Gibson A, Gardner J, O'Donnell J. Erythropoietin and painful leg ulcers: thrombosis or vasculitis? Arthritis Rheum. 2005;53(5):792.

Hafner J. Calciphylaxis and Martorell Hypertensive Ischemic Leg Ulcer: Same Pattern – One Pathophysiology. Dermatology. 2016;232(5):523-33.

Mimouni D, Ng PP, Rencic A, Nikolskaia OV, Bernstein BD, Nousari HC. Cutaneous polyarteritis nodosa in patients presenting with atrophie blanche. Br J Dermatol. 2003;148(4):789-94.

Nakamura T, Kanazawa N, Ikeda T, Yamamoto Y, Nakabayashi K, Ozaki S et al. Cutaneous polyarteritis nodosa: revisiting its definition and diagnosis criteria. Arch Dermatol Res 2009;301(1):117-21.

Roger A, Sigal ML, Bagan P, Sin C, Bilan P, Dakhil B et al. Leg ulcers occurring under tyrosine kinase inhibitor therapy (sunitinib, nilotinib). Ann Dermatol Venereol. 2017;144(1):49-54.

Shawwa K, Alraiyes AH, Eisa N, Alraies MC. Cocaine-induced leg ulceration. BMJ Case Rep. 2013 Aug 30;2013. pii: bcr2013200507.

Shirai T, Shirota Y, Fujii H, Harigae H. Four distinct clinical phenotypes of vasculitis affecting medium-sized arteries. Sacnd J Rheumatol. 2019 Jan;23:1-7.

Silva AM, Ton A, Loureiro TF, Agrizzi BL. Late development of Nicolau syndrome: case report. An Bras Dermatol. 2011;86(1):157-9.

Simeonovski V, Breshkovska H, Duma S, Dohcheva-Karajovanov I, Damevska K, Nikolovska S. Hydroxyurea associated cutaneous lesions: a case report. Open Access Maced J Med Sci. 2018 Aug 19;6(8):1458-1461.

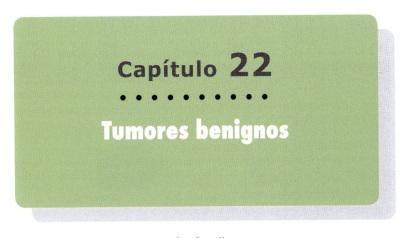

Capítulo 22

Tumores benignos

Cyro Festa Neto
Elisa Coelho

Conceito

Tumores benignos cutâneos são lesões decorrentes de proliferações de células bem diferenciadas de alguma camada da pele (epiderme, derme ou tecido celular subcutâneo), que não possuem capacidade de invadir outros órgãos.

Caso clínico 1

Paciente do sexo feminino, 27 anos de idade, refere lesões escuras desde a infância, que aumentaram em número e tamanho durante a adolescência. Atualmente, apresenta cerca de 20 lesões espalhadas pelo corpo, de tamanhos variados, com a mesma aparência.

Ao exame dermatológico: diversas máculas hipercrômicas pelo corpo; a maior delas localizava-se na região lateral do braço esquerdo (próximo à região de inserção do músculo deltoide) e caracterizava-se por mácula arredondada, com pigmentação uniforme castanho-escura, de cerca de 0,5 cm, com bordas regulares (Figura 22.1).

Figura 22.1. (A) Mácula hipercrômica. (B) Dermatoscopia

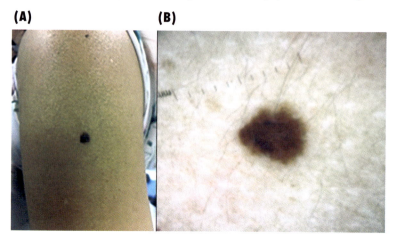

Fonte: Acervo dos autores.

Nevo melanocítico (pigmentado)
Conceito
Proliferação de "células névicas", que são células derivadas dos melanócitos; porém, ao contrário dos melanócitos (que residem na camada basal da epiderme), as células névicas agrupam-se em ninhos dentro da epiderme inferior ou da derme. Existem várias classificações possíveis para os nevos melanocíticos (congênito *versus* adquirido, comum *versus* atípico, entre outras). Este capítulo dará ênfase aos nevos melanocíticos adquiridos comuns.

Epidemiologia
São lesões muito comuns, e sua prevalência pode variar com idade, raça, fatores genéticos e ambientais. Em sua maioria, surgem durante a infância, aumentando em número até a idade adulta, quando tendem a reduzir progressivamente com o passar dos anos. É mais prevalente em fototipos mais baixos (especialmente II). Fatores genéticos determinam um potencial de desenvolvimento de nevos melanocíticos, que sofre influência de fatores ambientais, como a exposição solar (principalmente quando intensa e intermitente).

Patogênese

A teoria mais aceita da origem e da progressão dos nevos é de que eles se originam de células-tronco da crista neural e, então, migram para a epiderme. Segundo esse modelo, a proliferação de melanócitos alterados da epiderme evolui para a formação de um nevo juncional, que, progredindo mais profundamente para a derme, daria origem ao nevo composto e, finalmente, ao nevo intradérmico (ou dérmico), quando não existem mais células névicas residuais dentro da epiderme. Essa progressão ocorreria de maneira muito lenta, demorando algumas décadas. Ainda é incerto se os nevos configuram uma malformação de desenvolvimento (hamartomas) ou proliferações benignas.

Manifestações clínicas

De modo geral, são lesões bem delimitadas, com bordas regulares, arredondadas e simétricas, medindo de 2 a 6 mm de diâmetro. A coloração pode variar com o tipo histológico: quanto mais profundos os ninhos de células névicas, menos pigmentado o nevo parecerá na macroscopia. O nevo juncional é caracterizado por lesão macular (superfície plana) ou minimamente elevada, com discreta acentuação das linhas da pele, (melhor visível com luz lateral) e variam de marrom a preto, às vezes com pigmentação mais escura no centro do que na borda. Os nevos compostos são pápulas classicamente pigmentadas (em geral, com tons de marrom um pouco mais claros que os nevos juncionais), mas em algumas lesões o grau de elevação é sutil. A superfície pode ser lisa, cupuliforme ou papilomatosa. O nevo intradérmico caracteriza-se por pápula que varia de "cor de pele" a castanho-claro, com superfície cupuliforme, papilomatosa ou pedunculada.

Dermatoscopia

O nevo juncional classicamente apresenta rede pigmentar uniforme, com tendência a desaparecer progressivamente na periferia. Os nevos compostos apresentam padrão globular. O nevo intradérmico contém glóbulos e áreas com ausência de estruturas, com vasos finos lineares ou em vírgula.

Histopatológico

Nos nevos juncionais são encontrados ninhos de células névicas na junção dermoepidérmica. No nevo composto, os ninhos de células névicas podem ser encontrados na junção dermoepidérmica e na derme. Já no nevo intradérmico (dérmico), os ninhos de células névicas se encontram exclusivamente na derme (Figura 22.2).

Figura 22.2. Tipos de nevos – o nevo juncional apresenta ninhos de células névicas na junção dermoepidérmica. Na dermatoscopia, isso é representado por uma rede pigmentar uniforme esmaecendo na periferia; na macroscopia, pode ser visualizada uma lesão macular (superfície plana) ou minimamente elevada, com coloração marrom a preta. O nevo composto pode apresentar ninhos de células névicas na junção dermoepidérmica e na derme, aparecendo como glóbulos na dermatoscopia; na macroscopia, a superfície pode ser lisa, cupuliforme ou papilomatosa, com tons de marrom um pouco mais claros que os nevos juncionais. O nevo intradérmico apresenta ninhos de células névicas exclusivamente na derme, mostrando na dermatoscopia glóbulos e vasos finos lineares ou em vírgula; na macroscopia, vê-se superfície cupuliforme, papilomatosa ou pedunculada, com coloração "cor de pele" a castanho-claro

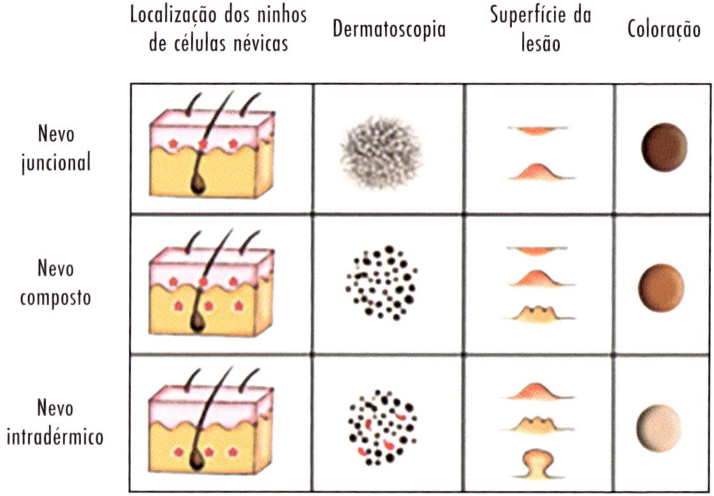

	Localização dos ninhos de células névicas	Dermatoscopia	Superfície da lesão	Coloração
Nevo juncional				
Nevo composto				
Nevo intradérmico				

Fonte: Acervo dos autores.

Conduta

De modo geral, os nevos melanocíticos não necessitam de tratamento, apenas seguimento para observação. Pacientes com múltiplos nevos devem ser acompanhados e orientados quanto à proteção solar, pois apresentam risco aumentado para melanoma.

No seguimento, deve-se observar se o nevo sofreu modificações e se tornou-se atípico (displásico), situações nas quais seria indicada exérese na suspeita de malignização.

Caso clínico 2

Paciente de 60 anos, refere aparecimento de lesões há cerca de cinco anos, as quais, no início, eram planas e de coloração castanho-clara, progredindo para pápula e de coloração castanho-escura, sobreposta por superfície "graxenta". Conta que, por vezes, percebia que pequenas crostas se destacavam da lesão, mas que voltavam a crescer no local. Negou qualquer sintoma relacionado (como dor, prurido, disestesia); porém, refere que o aspecto lhe incomoda e gostaria de retirar as lesões.

Ao exame dermatológico, encontravam-se duas lesões no tórax superior, bem delimitadas, arredondadas, de cerca de 1 cm cada, com superfície irregular, de coloração castanho-escura (Figura 22.3).

Figura 22.3. (A) Pápula verrucosa. (B) Detalhe maior das lesões

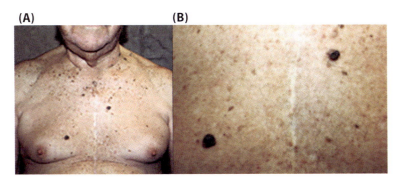

Fonte: Acervo dos autores.

Queratose seborreica

Conceito

Queratose seborreica (QS) é um dos tumores de pele mais comuns na prática clínica do dermatologista. A QS é conhecida como um tumor benigno produzido pela proliferação de queratinócitos imaturos.

Epidemiologia

Pouco é descrito a respeito da epidemiologia da QS. É muito frequente em idosos, e raramente acomete pessoas jovens. Acredita-se ser mais comum em caucasianos, ocorrendo em homens e mulheres com incidências equivalentes.

Patogênese

Sua patogênese ainda não foi completamente compreendida, mas alguns fatores têm sido estudados:

- » Exposição solar: ainda controversa na literatura, alguns autores acreditam que a exposição UV favoreça o aparecimento de QS, baseando-se na ocorrência maior e mais precoce em indivíduos que residem em climas tropicais.
- » Mutações somáticas ativadoras em FGFR3 (receptores de fator de crescimento de fibroblastos 3) e no gene *PIK3CA* foram demonstradas em algumas QS, no entanto, ainda não está claro quais vias de sinalização nos queratinócitos causam o crescimento de QS.
- » Predisposição genética: alguns pacientes apresentam maior tendência familiar a desenvolver um número elevado de QS, embora o padrão de herança seja desconhecido.
- » Vírus HPV: não existe associação causal comprovada; porém, alguns autores interrogam sua participação em virtude dos achados histopatológicos semelhantes às lesões por HPV e da comprovação de HPV-DNA na superfície das QS, em alguns trabalhos.

Uma associação incomum, porém possível, é a coexistência de duas neoplasias distintas no mesmo local, o que é chamado de teoria de "colisão", por exemplo, uma QS e um carcinoma espinocelular (CEC) lado a lado, ou mesmo uma QS e um carcinoma basocelular (CBC). Isso pode ser explicado pela alta prevalência dessas neoplasias na população.

Manifestações clínicas

As QS são lesões bem delimitadas, redondas ou ovais, com superfície opaca e verrucosa, de coloração que pode variar de castanho-claro, amareladas, até castanho-escuro e acinzentadas. Pode ocorrer uma grande variação de cor, inclusive em uma mesma lesão. Tipicamente, aparentam estar "aderidas" à pele. O tamanho é variável, mas, em média, apresenta de 0,5 a 1 cm. Algumas QS têm uma superfície "graxenta", com aspecto gorduroso e brilhante. As QS planas têm aparência mais aveludada e são pouco elevadas.

Podem aparecer em qualquer região, exceto mucosas, palmas e plantas. Em geral, iniciam seu quadro clínico com o aparecimento de uma mácula e podem progredir até se tornarem papulares ou verrucosas. As QS geralmente são assintomáticas, mas a irritação crônica em razão de trauma por fricção, ruptura de pequenos pseudocistos ou, raramente, por infecção de pele, pode, ocasionalmente, causar prurido, dor ou sangramento.

O número de QS pode variar de uma lesão isolada até um padrão disseminado. Alguns pacientes apresentam um padrão em "árvore de Natal", quando estão distribuídas ao longo das linhas de Blaschko.

O aparecimento de QS pode vir acompanhado do sinal de Leser-Trélat, que se refere a uma síndrome cutânea paraneoplásica que configura o aparecimento súbito de múltiplas QS (ou aumento em número e tamanho de QS preexistentes), podendo estar associado a acantose *nigricans*. Esse sinal é um raro marcador de malignidade (pode aparecer associado a vários tipos de câncer, como adenocarcinomas gástricos ou colônicos, carcinomas de mama e linfomas específicos). A patogênese do sinal de Leser-Trélat é incerta, mas acredita-se que esteja relacionada com a secreção de fator de crescimento pela neoplasia, que provoca a hiperplasia epitelial. Outras situações incomuns que podem propiciar o aparecimento de QS são dermatoses inflamatórias e gravidez.

Dermatoscopia

Na dermatoscopia, podem ser observados múltiplos cistos miliários, "aberturas pseudofoliculares" e padrão cerebriforme.

Histopatológico

Existem pelo menos seis tipos histológicos, sendo os três primeiros os principais: acantótico, hiperqueratótico, reticulado, irritado, clonal e melanoacantoma. Em muitos casos, os diferentes subtipos podem aparecer na mesma lesão.

A proliferação de células basaloides provoca acantose, que, somada à papilomatose, é altamente característica do distúrbio.

A QS acantótica representa o subtipo mais frequente e é caracterizada por uma acantose proeminente de células predominantemente basaloides. Os pseudocistos córneos são comuns, e a hiperpigmentação pode ser observada com frequência.

O subtipo hiperqueratótico mostra menos acantose, mas papilomatose proeminente junto com hiperqueratose acentuada. Os pseudocistos córneos são menos comuns.

A QS reticulada (ou adenoideana) mostra um padrão reticulado resultante da proliferação de fios epidérmicos na derme. Esse subtipo é frequentemente hiperpigmentado, ao passo que os pseudocistos córneos não são muito comuns.

Conduta

Por serem benignas, são lesões que não requerem tratamento, exceto se o paciente apresentar sintomas ou incômodo estético. Opções de tratamento são:

- » Crioterapia: o mais comumente utilizado, principalmente para lesões planas.
- » Eletrocautério: realizado com bisturi elétrico após realização de anestesia local, seguida de curetagem.
- » Curetagem/saucerização: pode ser realizada com cureta ou lâmina de bisturi após anestesia local. O material é idealmente enviado para patologia após o procedimento.
- » Outros métodos incluem uso de *laser* (como CO_2 pulsado e YAG).

Caso clínico 3

Paciente do sexo masculino, 56 anos de idade, queixa-se de nódulo na bochecha esquerda há cerca de cinco anos. Conta que eventualmente percebe saída espontânea de secreção do local, com consequente diminuição do tamanho do nódulo; porém, em alguns meses, o nódulo retorna ao tamanho original. Refere, ainda, que, há um ano, apresentou episódio de inflamação local, acarretando dor e vermelhidão, porém, houve melhora sem necessidade de antibióticos.

Ao exame dermatológico, nota-se nódulo na bochecha esquerda, de consistência cística, com cerca de 2 cm, móvel em relação a planos profundos, sem alterações da coloração da pele sobrejacente e com presença de orifício central (Figura 22.4).

Figura 22.4. (A) Nódulo cístico. (B) Demonstração da palpação da lesão

(A) **(B)**

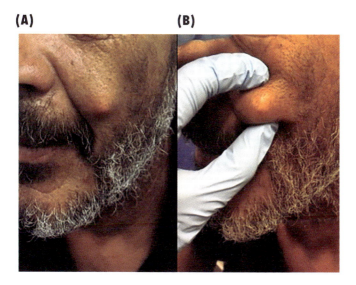

Fonte: Acervo dos autores.

Cisto epidermoide
Conceito

Cistos epidermoides são formações nodulares na derme, constituídas por revestimento (cápsula) de origem epidérmica e conteúdo de queratina. Outros sinônimos encontrados na literatura são cisto epidérmico ou "de inclusão epidérmica". Frequentemente, é chamado também de "cisto sebáceo" (acreditando-se que o conteúdo seja de origem sebácea); porém, isso configura um erro conceitual, considerando-se que a origem da secreção não é glandular. Cistos epidermoides minúsculos e superficiais são conhecidos como mília.

Epidemiologia

São os cistos cutâneos mais comuns. Ocorrem com frequência em adultos e raramente em crianças. Podem ocorrer na síndrome de Gardner (doença hereditária caracterizada por polipose adenomatosa familiar e outras anormalidades extracolônicas) e síndrome do carcinoma basocelular nevoide (ou síndrome Gorlin-Goltz, desordem autossômica dominante caracterizada pelo aparecimento de múltiplos carcinomas basocelulares em idade precoce, tumores odontogênicos e alterações esqueléticas). É comum também em pacientes com acne vulgar intensa.

Patogênese

O cisto pode ser primário, a partir de células desprendidas ao longo das fendas embrionárias, ou surgir de maneira secundária, a partir da oclusão do folículo pilossebáceo ou de trauma (resultando em implantação do epitélio folicular na derme, daí o nome "cisto de inclusão"). A partir disso, ocorre proliferação de células epidérmicas que produzem queratina na derme, formando, por fim, um acúmulo de queratina circundado por uma "cápsula" de células epidérmicas.

A inflamação espontânea e a ruptura da cápsula podem ocorrer, resultando em uma reação inflamatória intensamente dolorosa. Situações que favoreçam a ruptura folicular (como, por exemplo, na acne vulgar intensa) podem facilitar a patogênese de muitos cistos epidermoides.

Manifestações clínicas

Apresenta-se como nódulo dérmico, móvel à palpação, sem alterações da pele sobrejacente, e na maioria das vezes, é possível observar um ponto central (que representa o orifício pilossebáceo ocluído e por onde frequentemente ocorre a saída da queratina). O tamanho é variável, geralmente 1 a 5 cm, e os locais mais comuns são face, pescoço e tronco superior; porém, pode aparecer em qualquer local do corpo. Quando não inflamados, são assintomáticos e, em decorrência de crescimento, pode ocorrer pressão local com expressão do conteúdo cístico (que pode ter odor desagradável). Os cistos podem, ainda, apresentar infecção secundária ou inflamação. Quando infectados, em geral se apresentam maiores e com sinais flogísticos mais exuberantes que os cistos estéreis inflamados.

Histopatológico

A parede do cisto consiste em epitélio escamoso estratificado, semelhante à superfície da pele (isto é, epiderme contendo todas as suas camadas, incluindo a granulosa) ou ao infundíbulo dos folículos pilosos. Sua cavidade é constituída por lâminas de queratina. Em cistos rompidos, pode ser vista uma reação granulomatosa inflamatória de corpo estranho, por causa da liberação do conteúdo do cisto para a derme.

Conduta

A suspeita diagnóstica é essencialmente clínica, podendo ser auxiliada por métodos de imagem (como ultrassonografia de partes moles) quando há dúvida. O diagnóstico definitivo é histopatológico, visto que outros tumores dérmicos e subcutâneos podem simular nódulos císticos.

A retirada cirúrgica é indicada de acordo com a queixa do paciente (recorrência, inflamação ou motivos estéticos). Na cirurgia, toda a parede cística deve ser extraída; caso contrário, o cisto poderá recorrer. Quando inflamados, podem necessitar de incisão e drenagem (pode ser realizada também infiltração com triancinolona 2,5 a 5 mg/mL) e, em caso de infecção secundária, prescrição de antibióticos sistêmicos.

Caso clínico 4

Paciente do sexo feminino, 40 anos de idade, refere aparecimento de nódulo na axila esquerda há cerca de cinco anos, com crescimento lento e progressivo durante o período. Ao exame, observa-se tumoração arredondada, móvel e bem delimitada na axila esquerda, com consistência fibroelástica, sem alterações da pele sobrejacente (Figura 22.5).

Lipoma

Conceito

Lipoma é um tumor benigno composto por adipócitos maduros que podem ou não estar envolvidos por uma fina cápsula conjuntiva. Em geral, apresenta-se como tumor único e pode ocorrer em qualquer parte do corpo. Acomete o tecido subcutâneo e, raramente, fáscia ou plano muscular.

Figura 22.5. Exame dermatológico

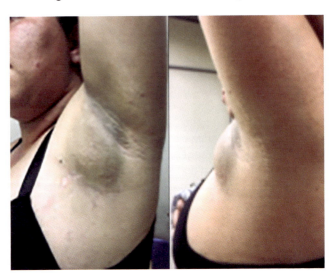

Fonte: Acervo dos autores.

Epidemiologia

É o tumor benigno de partes moles mais comum. Aparece com maior frequência entre 40 e 70 anos, com incidência aumentada em indivíduos com sobrepeso, *diabetes mellitus* e hipercolesterolemia.

Patogênese

A patogênese é desconhecida. Anomalias cromossômicas foram encontradas na maioria dos lipomas (cerca de 2/3), especialmente relacionadas com o gene *HMGA2* (translocação 12q13-q15), que codifica proteínas reguladoras de transcrição. Na lipomatose múltipla familiar existe herança genética, em geral, autossômica dominante.

Manifestações clínicas

São nódulos subcutâneos fibroelásticos, móveis e indolores, não aderidos aos planos profundos, que podem ser encapsulados e com tamanho variável. Não há alteração da epiderme sobrejacente. Classicamente, apresentam forma oval e podem ser multilobulados. Ocorrem mais frequentemente no tronco e nas extremidades superiores proximais. Raramente acometem músculos, e a transformação maligna em lipossarcoma também é um evento raro.

Algumas síndromes envolvem o aparecimento de lipomas múltiplos, como a lipomatose múltipla familiar (hereditária autossômica dominante, com lipomas múltiplos pequenos, móveis e encapsulados), lipomatose simétrica benigna – doença de Madelung (mais frequente em homens com crescimento tumoral difuso e infiltrante, principalmente no pescoço, membros superiores e tronco), adipose dolorosa de Dercum (predomina em mulheres na pós-menopausa, com lipomas dolorosos e distribuição simétrica), entre outras.

Histopatológico

A suspeita diagnóstica de lipoma é feita clinicamente. A biópsia é indicada se ocorrerem sintomas atípicos (dor, restrição de movimento, crescimento rápido). Em tumores na linha média sacrococcígea, não se deve realizar biópsia ou exérese, sob o risco de se tratar de lipomeningocele (que se comunica com a dura-máter). No exame histopatológico, são vistos adipócitos maduros com núcleo pequeno, uniforme e excêntrico (exatamente igual ao tecido gorduroso subcutâneo). Podem apresentar cápsula de tecido conjuntivo fina. As denominações fibrolipoma e mixolipoma são dadas de acordo com a quantidade de tecido fibroso ou estroma mixoide presente.

Conduta

O tratamento cirúrgico é indicado se houver presença de sintomas, dúvida diagnóstica com tumores malignos ou por preocupações estéticas. Exames de imagem (como ultrassonografia ou ressonância) podem ajudar a delimitar o lipoma próximo a estruturas anatômicas importantes. Para lipomas únicos, a exérese pode ser realizada através de uma incisão, com extensão de cerca de 50% do diâmetro do lipoma, seguida por expressão ao redor do tumor e tração com auxílio de pinça hemostática.

Avaliando-se individualmente, outras técnicas podem ser empregadas, como lipoaspiração (realizada em grandes tumores de membros superiores e tórax).

Referências consultadas

Bolognia, Jean L, Jorizzo, Joseph L, Schaffer, Julie V. Dermatologia. 3.ed. Rio de Janeiro: Elsevier; 2014.

Cooper PH, Fechner RE. Pilomatricoma-like changes in the epidermal cysts of Gardner's syndrome. J Am Acad Dermatol. 1983;8(5):639-44.

Hafner C, López-Knowles E, Luis NM, Toll A, Baselga E, Fernández-Casado A et al. Oncogenic PI-K3CA mutations occur in epidermal nevi and seborrheic keratoses with a characteristic mutation pattern. Proc Natl Acad Sci USA. 2007;104:13450-4.

Hafner C, Vogt T. Seborrheic keratosis. J Dtsch Dermatol Ges. 2008;6(8):664-77.

Liang CW, Mariño-Enríquez A, Johannessen C, Hornick JL, Dal Cin P. Translocation (Y;12) in lipoma. Cancer Genet. 2011;204(1):53-6.

Lim C. Seborrhoeic keratoses with associated lesions: a retrospective analysis of 85 lesions. Australas J Dermatol. 2006;47(2):109-13.

Oliveria SA, Satagopan JM, Geller AC, Dusza SW, Weinstock MA, Berwick M et al. Study of Nevi in Children (SONIC): baseline findings and predictors of nevus count. Am J Epidemiol. 2009;169(1):41-53.

Pandya KA, Radke F. Benign skin lesions: lipomas, epidermal inclusion cysts, muscle and nerve biopsies. Surg Clin North Am. 2009;89(3):677-87.

Whiteman DC, Pavan WJ, Bastian BC. The melanomas: a synthesis of epidemiological, clinical, histopathological, genetic, and biological aspects, supporting distinct subtypes, causal pathways, and cells of origin. Pigment Cell Melanoma Res. 2011;24:879-97.

Zito PM, Scharf R. Cyst, Epidermoid (Sebaceous Cyst) [Updated 2018 May 2]. In: StatPearls. Treasure Island: StatPearls, 2018. Disponível em: https://europepmc.org/books/NBK499974;jsessionid=13C4788AC6F3C5250; acessado em 10 de julho de 2019.

Capítulo 23

Tumores pré-malignos e malignos sólidos

Eugênio Raul de Almeida Pimentel
Paula Yume Sato Serzedello Corrêa

Conceito

Tumores de pele malignos sólidos são aqueles decorrentes de mutação de células de uma das camadas da pele que acarretam no crescimento anormal e descontrolado das células, podendo dar origem às metástases. Tumores pré-malignos por sua vez podem ser precursores de tumores malignos, mas na fase em que se contram não possuem capacidade de gerar metástases.

Caso clínico 1

Paciente do sexo feminino, caucasiana, 60 anos de idade, apresenta há um ano "pele grossa" na região malar direita. Ao exame dermatológico, observa-se área de eritema encimada por discretas escamas esbranquiçadas. À palpação, evidencia-se com maior clareza área de alteração de textura no local, com pontos queratósicos. A paciente refere história de exposição crônica ao sol e nega uso de fotoprotetor regular (Figura 23.1).

Figura 23.1. Queratose actínica na região malar direita

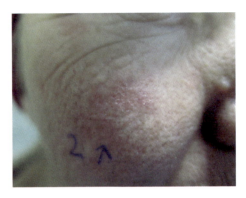

Fonte: Acervo do Departamento de Dermatologia do HCFMUSP.

Queratose actínica

As queratoses actínicas (QA) são lesões hiperqueratóticas que ocorrem em pele cronicamente exposta ao sol. Representam áreas focais de proliferação e diferenciação anormais dos queratinócitos, que têm um baixo risco de progressão para carcinoma espinocelular (CEC) invasivo.

Epidemiologia

A maioria das lesões ocorre em áreas fotoexpostas de pessoas de pele clara, com antecedente de exposição excessiva à radiação ultravioleta (RUV).

A prevalência dessas lesões em determinada região geográfica é tão alta quanto maiores forem a exposição à RUV, a proporção de indivíduos suscetíveis, a estrutura etária da população e a taxa de atividades laborais e recreacionais em ambientes externos. Embora a taxa de transformação de uma QA individual para um CEC seja teoricamente baixa (1 a 10%), a presença dessas lesões é um marcador de exposição excessiva à RUV e de elevado risco de câncer cutâneo não melanoma.

Manifestação clínica dermatológica

Geralmente acomete indivíduos de meia-idade ou idosos em áreas fotoexpostas. Em homens, o acometimento do pavilhão auricular e do vermelhão do lábio inferior é mais comum.

As lesões geralmente são múltiplas e manifestam-se como máculas ou pápulas de variados tamanhos, de superfície áspera e escamas queratósicas aderentes, cuja base sangra ao serem removidas. A base eritematosa geralmente está limitada ao tamanho da lesão. Comumente são assintomáticas e, em muitos casos, a identificação das lesões, principalmente as menores, é mais fácil por meio da palpação. Em alguns casos, as escamas podem ser mais proeminentes, formando estruturas córneas espiculadas.

Muitos pacientes referem lesões intermitentes, que regridem espontaneamente ou após proteção solar adequada.

Diagnóstico

Geralmente é baseado no quadro clínico.

A diferenciação de QA e CEC pode ser difícil. Sinais sugestivos de transformação para lesão invasiva são: sensibilidade ao toque, infiltração da base ou base infiltrada além dos limites visíveis da lesão.

Diagnóstico diferencial

» CEC.
» Carcinoma basocelular superficial.
» Lúpus eritematoso discoide: em áreas grandes e confluentes de eritema e descamação.
» Líquen plano: em lesões de QA liquenoide, violáceas com menos descamação.
» Queratose seborreica: para lesões pigmentadas.
» Doença de Bowen: geralmente tem contorno mais irregular e base mais eritematosa.

Histopatologia

Visualiza-se área focal de células epidérmicas atípicas, de citoplasma pálido, que maturam até uma camada granulosa reduzida para formar escama paraqueratótica de variada espessura. A epiderme geralmente mostra acantose.

Quando a displasia epidérmica apresenta padrão indistinguível da doença de Bowen, chama-se QA bowenoide.

Muitas vezes, a alteração displásica pode seguir ao longo dos apêndices cutâneos, dificultando sua erradicação por meio de congelação ou aplicações citotóxicas tópicas, modalidades terapêuticas não cirúrgicas.

Conduta

Deve-se explicar ao paciente sobre a lesão e seu risco de transformação para CEC e quais sinais devem fazê-lo buscar o médico.

Alguns pacientes podem optar por não tratar ou utilizar apenas emolientes. A decisão do tratamento vai variar conforme os sintomas do paciente, a precisão do diagnóstico clínico e a ansiedade do paciente acerca do risco de transformação maligna.

Para remoção das QA, podem-se utilizar:

- » Crioterapia: ideal para poucas lesões, risco de hipopigmentação residual.
- » Curetagem e eletrocoagulação: boa técnica para lesões maiores, e pode fornecer peça para análise histopatológica, embora análise por *shaving* seja mais adequada. Podem ser terapêutica para suspeita de CEC pequenos bem diferenciados de baixo risco, quando feita em dois ciclos.
- » 5-fluoracil a 5% tópico.
- » Imiquimod a 5% tópico.
- » Retinoides tópicos e sistêmicos.
- » Terapia fotodinâmica.
- » *Peelings* químicos.
- » Dermoabrasão.
- » Fotoproteção adequada deve ser encorajada, uma vez que reduz a taxa de surgimento de novas QA.

Caso clínico 2

Paciente do sexo masculino, caucasiano, 65 anos de idade, apresenta há dois anos lesão de crescimento lento na região infraorbicular direita. A lesão é descrita como uma pápula eritematosa ulcerada de bordas parcialmente delimitadas, brilho perláceo e telangiectasias visíveis a olho nu. O paciente refere que a lesão não cicatriza e sangra aos mínimos traumas. Refere, ainda, antecedente pessoal de exposição intermitente ao sol durante atividades recreativas (Figura 23.2).

Carcinoma basocelular

O carcinoma basocelular (CBC) é um tumor maligno composto de células similares às da camada basal da epiderme e seus apêndices. A histologia do tumor e de seu estroma adjacente é típica. Esse tumor raramente metastatiza.

Figura 23.2. Carcinoma basocelular nodular na região infraorbicular direita

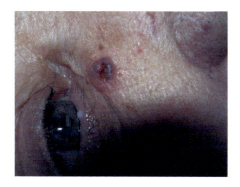

Fonte: Acervo do Departamento de Dermatologia do HCFMUSP.

Epidemiologia

Trata-se do câncer de pele mais comum. Sua prevalência aumenta com a exposição solar e é mais comum em homens maiores de 40 anos. É bastante incomum em pacientes de fototipos mais altos.

Patogênese

O fator mais importante envolvido em sua patogênese é a RUV – em particular, o tipo B (290 a 320 nm). A RUV induz mutação em genes supressores de tumor, como o *p53* e o *PTCH1*, aumentando a predisposição ao surgimento de neoplasias. No caso do gene *PTCH1* (gene supressor de tumor *patched* 1), duas mutações somáticas na mesma célula são necessárias para os casos esporádicos de CBC, ao passo que uma mutação somática e a herança de um alelo defeituoso são responsáveis pelos casos familiares dessa neoplasia.

Fatores de risco

Alguns fatores de risco associados a maior chance de desenvolvimento de CBC incluem: efélides, pele clara, grande número de nevos, elastose solar, cabelos loiros ou ruivos, episódios agudos de exposição solar intensa na infância e cicatrizes. O risco de desenvolvimento de CBC em nevo sebáceo e outros hamartomas anexiais é baixo, porém, bem estabelecido.

Em imunossuprimidos, o CBC parece surgir mais precocemente e, em geral, apresenta caráter agressivo.

Manifestação clínica dermatológica

Ocorre predominantemente na face e no tronco e é o tumor maligno mais comum de pálpebra, acometendo principalmente a pálpebra inferior.

Não apresenta estágio pré-maligno equivalente à QA e à doença de Bowen para o CEC.

Seu crescimento típico é lento e progressivo, com extensão periférica.

O risco de metástase é muito baixo, sendo estimado em até 0,55%. É mais frequente nos padrões histológicos agressivos e em lesões grandes. Geralmente se dá para linfonodos e pulmões.

O CBC pode ser didaticamente classificado em três grupos clínicos principais, relacionados ao quadro histológico do tumor.

1. Subtipo nodular: corresponde a 60% dos casos. Clinicamente, evidencia-se uma pápula eritematosa, translúcida ou perolada, com telangiectasias arboriformes, bordas mais elevadas e ulceração frequente, principalmente na face. Pode apresentar-se como uma variante pigmentada em pessoas de fototipos mais altos.

2. Superficial ou pagetoide: compõe 1/3 dos casos de CBC. É mais comum em homens e localiza-se principalmente no tronco. Clinicamente, caracteriza-se por máculas ou placas finas, discretamente descamativas, não infiltradas, com coloração vermelha a rósea. Pode ser pigmentado e, à similaridade dos outros tipos clínicos, brilha quando exposto à luz. Apresenta crescimento mais lento, geralmente é assintomático e tem tamanho variável. Inicialmente, seu crescimento é radial, superficial e, posteriormente, em profundidade, sendo muitas vezes de caráter multicêntrico. Este último aspecto pode aumentar o risco de recidiva em determinadas regiões, como a face.

3. Morfeiforme ou esclerodermiforme: corresponde a 5 a 10% dos casos. Geralmente, apresenta-se como pápulas ou placas lisas eritematosas infiltradas, atróficas, com bordas mal delimitadas. Pode ter tonalidade amarelo marfínico e áreas com aspecto perláceo, com a presença de telangiectasias. Sua localização mais frequente é na face, sendo o subtipo mais agressivo.

Diagnóstico diferencial

» Subtipo nodular: queratose seborreica, hiperplasia sebácea, tricoepitelioma solitário, pápula fibrosa, nevo nevocelular, carcinoma espinocelular, cisto de inclusão epidérmica pequeno, lesão única de molusco contagioso, melanoma amelanótico. Quando pigmentado, os diagnósticos diferenciais também incluem: queratose seborreica, nevo nevocelular e melanoma.
» Subtipo superficial: queratose actínica, queratose liquenoide, doença de Bowen, carcinoma espinocelular, eczema seborreico ou outras lesões inflamatórias.
» Esclerodermiforme: cicatriz, carcinoma anexial microcístico e morfeia localizada.

Histopatologia

As múltiplas variantes do CBC apresentam aspectos histopatológicos em comum: as células tumorais lembram aquelas da camada basal da epiderme e da matriz dos apêndices. Células adjacente formam lóbulos, colunas e cordões de células basaloides. Sua interação com a derme gera a caraterística paliçada marginal de células tumorais e o estroma fibromucinoso bem organizado que a circunda. Frequentemente, observam-se uma característica retração peritumoral, espaço ou fenda entre o tumor e o estroma.

Quanto à classificação, os subtipos histológicos do CBC são:

» Superficial.
» Nodular (sólido).
» Micronodular.
» Infiltrativo.
» Esclerodermiforme (esclerosante).
» Basoescamoso (metatípico).
» Queratótico.
» Fibroepitelial (pinkus).
» Diferenciação anexial.

É frequente a associação de subtipos histológicos na mesma lesão.

Conduta

Indicam-se biópsia de lesões suspeitas e tratamento cirúrgico sempre que possível. O tipo de cirurgia dependerá de fatores, como tamanho e localização do tumor, subtipo histológico, características clínicas da neoplasia e comorbidades do paciente. Nos casos com contraindicação cirúrgica, há possibilidade de tratamentos alternativos com tópicos, crioterapia ou radioterapia. Após o tratamento do tumor, esses pacientes devem ser seguidos para avaliação de recidiva ou surgimento de novas neoplasias cutâneas.

Caso clínico 3

Paciente do sexo masculino, caucasiano, 60 anos de idade, apresenta há três meses tumoração eritematosa vegetante, sangrante, de bordas queratósicas e base infiltrada, no dorso do antebraço esquerdo. O paciente apresenta, ainda, pele com fotodano em áreas fotoexpostas, associada a queratoses actínicas e antecedente pessoal de exposição solar frequente durante as atividades laborais (Figura 23.3).

Figura 23.3. Carcinoma espinocelular no dorso do antebraço esquerdo

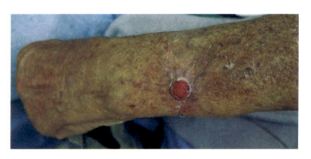

Fonte: Acervo do Departamento de Dermatologia do HCFMUSP.

Carcinoma espinocelular

O carcinoma espinocelular é um tumor maligno formado pela proliferação de células atípicas derivadas dos queratinócitos da camada espinhosa da epiderme.

Epidemiologia

É o segundo tumor maligno mais frequente na pele, correspondendo a quase 20% dessas neoplasias.

Afeta predominantemente a população branca em áreas de alta exposição solar. Embora sua incidência seja baixa em populações não caucasianas, é o tipo de câncer cutâneo mais comum nesses grupos, e geralmente surge em áreas não fotoexpostas, sendo frequentemente associado a inflamação/feridas crônicas ou cicatriz.

Acomete ambos os sexos, sendo mais comum no sexo masculino, em razão da maior exposição ao sol, e em maiores de 60 anos.

Novas doenças, como o HIV, e avanços terapêuticos, como medicações imunossupressoras e terapia com PUVA (psoralênico + UVA), têm resultado na emergência de novas populações altamente suscetíveis ao desenvolvimento do CEC cutâneo.

Patogênese

O modelo de carcinogênese baseia-se em mutações em um gene supressor de tumor, que permite o surgimento de uma lesão pré-maligna. A lesão precursora mais frequente é a queratose actínica (QA). Apenas 1 a 10% das QA progride para CEC; porém, 60% dos CEC originam-se de QA. O modelo de transformação parte de uma queratose actínica, passando pelo CEC *in situ*, CEC invasivo e, finalmente, CEC metastático.

Além da QA, o CEC pode evoluir também de outras lesões pré-malignas, como doença de Bowen, leucoplasia e eritroplasia de Queyrat.

Fatores de risco
Radiação ultravioleta

Fator ambiental mais importante, principalmente UVB cumulativo. A radiação UV é absorvida pelo DNA e pode resultar em dano ao material genético. Se o dano não for reparado, a continuidade da instabilidade genética dá origem a novas mutações em outros oncogenes, particularmente o *p53*, resultando no aparecimento do CEC. A RUV-A também contribui para o desenvolvimento dessa neoplasia.

Imunossupressão

A imunossupressão crônica, seja por medicamentos, como pelo HIV, também aumenta a incidência de CEC. Essa incidência é tão maior quanto maiores a duração e o grau de imunossupressão. Em ambos os casos, as lesões parecem ser mais numerosas e agressivas.

Inflamação crônica

Um por cento das neoplasias cutâneas surge em pele cronicamente inflamada e, destas, 95% são CEC. Nesse grupo, cicatrizes, queimaduras, úlceras crônicas, fístulas, estomas e dermatoses inflamatórias, como o líquen escleroso e atrófico e o lúpus eritematoso discoide, são considerados fatores de risco. No caso de feridas crônicas, a transformação neoplásica é denominada úlcera de Marjolin e geralmente tem caráter agressivo.

Doenças herdadas

CEC pode compor o quadro clínico de doenças genéticas, como o xeroderma pigmentoso, epidermólise bolhosa recessiva distrófica, principalmente o subtipo Hallopeau-Siemens, albinismo oculocutâneo, epidermodisplasia verruciforme, anemia de Fanconi, síndrome de Ferguson-Smith, disqueratose congênita, síndrome de Rothmund-Thomson, síndrome de Bloom e síndrome de Werner.

Manifestação clínica dermatológica

O CEC geralmente surge em pele ou mucosa com fotodano. As áreas mais afetadas são aquelas expostas ao sol, como o dorso das mãos e antebraços, parte superior do rosto e, especialmente em homens, o lábio inferior e o pavilhão auricular. O leito ungueal é raramente acometido, e pode estar associado a infecção por HPV de alto risco. A infecção crônica pelo HPV também está relacionada com os raros casos de CEC genital. A evolução do CEC geralmente é mais rápida que a do CBC.

A primeira evidência clínica de malignidade é o endurecimento da lesão à palpação. Nos lábios ou genitália, o sinal inicial pode ser uma fissura ou pequena erosão que não cicatriza e sangra recorrentemente. O CEC é um tumor polimórfico, e a lesão geralmente se correlaciona com o nível de diferenciação do tumor.

Lesões bem diferenciadas geralmente se manifestam como pápulas, placas ou nódulos firmes, cobertos por uma crosta queratósica. Em contraste, lesões pouco diferenciadas frequentemente são úmidas, macias e friáveis e podem não apresentar hiperqueratose. Nestas últimas, ulceração, hemorragia e áreas de necrose não são incomuns.

Os CEC invasivos usualmente são assintomáticos, mas podem ser dolorosos ou pruriginosos. Sintomas neurológicos locais, como dormência, queimação, parestesia, paralisia ou alteração visual podem ocorrer. O

CEC infiltra, como o CBC, através das áreas de menor resistência ao longo do pericôndrio, periósteo e placa tarsal. O crescimento perineural é observado em até 14% dos casos. As metástases, em sua maioria, ocorrem para linfonodos.

Lesões situadas nas orelhas, região pré-auricular e mucosas tendem a ser mais agressivas, com metástase em 10 a 30% dos casos, mesmo em lesões bem diferenciadas.

Diagnóstico diferencial

Deve ser realizado com: queratose seborreica, granuloma piogênico, pápula inflamatória por reação granulomatosa a cisto roto ou parede de folículo piloso, queratose actínica, queratoacantoma, carcinoma basocelular, doença de Bowen, melanoma amelanótico, tumor de Merkel, tumores de anexo e sarcomas.

Variantes clínicas

» CEC *in situ* (doença de Bowen – DB): placa ou *patch* descamativo, bem delimitado. As lesões são geralmente eritematosas, mas podem ser cor da pele ou pigmentadas. A DB tende a apresentar crescimento lento ao longo de anos. Ao contrário das desordens inflamatórias que podem lembrar esse tumor, as lesões geralmente são assintomáticas.

» Eritroplasia de Queyrat: CEC *in situ* envolvendo o pênis. Essa condição apresenta-se como uma placa eritematosa, bem delimitada, aveludada. Os pacientes podem apresentar dor, sangramento ou prurido no local.

» CEC oral: úlcera, nódulo ou placa endurada. O assoalho da boca e a lateral ou ventre da língua são os locais mais comuns. As lesões podem surgir em áreas de eritroplasia (manchas eritematosas, pré-malignas, persistentes, na cavidade oral) ou leucoplasia (placas brancas persistentes). Geralmente está associado a história de tabagismo ou uso abusivo de álcool.

» Queratoacantoma: tumores epiteliais queratinocíticos, que clínica e histologicamente lembram CEC. É controverso se são subtipos bem diferenciados de CEC ou uma entidade separada. Geralmente são encontrados em pele com dano solar. Tipicamente, apresentam crescimento inicial rápido, em semanas, e manifestam-se como nódulos crateriformes com centro queratósico. Podem involuir espontaneamente.

» Carcinoma verrucoso: variante clínico-patológica bem diferenciada de CEC, que pode se localizar em várias regiões. Apresenta crescimento lento, exofítico, verrucoso, em formato de couve-flor e frequentemente malcheiroso, em razão da presença de infecção secundária. Raramente metastatiza, mas apresenta características de invasão tecidual mais profunda, inclusive óssea e com tendência a recidiva. A aparência clínica contrasta com a aparência histológica pouco agressiva.

Histopatologia

O CEC invasivo apresenta queratinócitos atípicos rompendo a membrana basal e formando ninhos, cordões ou blocos coesos que invadem a derme ou estruturas mais profundas.

Em lesões bem diferenciadas, há áreas de maturação com formação de pérolas córneas paraqueratótica, células individualmente queratinizadas e disqueratose. No outro extremo, em lesões pouco diferenciadas, visualizam-se células anaplásicas, de citoplasma basofílico, que não fornecem nenhuma evidência de sua origem celular. Nesses casos, pode ser necessário exame imuno-histoquímico complementar.

Classificação histológica

O grau de anaplasia tumoral histológica confere ao tumor sua classificação em: bem diferenciado, moderado ou pouco diferenciado, pela classificação de Broders. Essa análise auxilia a predizer a probabilidade de recidiva e metástase (agressividade) do CEC e, assim, correlaciona-se com a conduta e o prognóstico.

A espessura do tumor pode ser avaliada em milímetros ou anatomicamente (Clark). A espessura é considerada fator de avaliação de risco no atual estadiamento da National Comprehensive Cancer Network (NCCN).

Conduta

Devem-se biopsiar as lesões suspeitas para obtenção das características histológicas do tumor. Após a confirmação histológica, o tratamento é eminentemente cirúrgico, e o tipo de cirurgia vai variar conforme as características de localização e o tamanho do tumor, características histológicas e clínicas da lesão e comorbidades do paciente. Deve-se sempre avaliar o paciente para alterações de linfonodos regionais e, na suspeita de acometimento, obter uma amostra por punção aspirativa por agulha fina ou *core-biopsy*. Ao contrário do CBC, indica-se estadiamento do CEC. Posteriormente, esses pacientes devem ser avaliados regularmente para recidivas, metástases ou novas neoplasias de pele, pelo resto da vida.

Caso clínico 4

Paciente do sexo masculino, caucasiano, 45 anos de idade, queixa-se de surgimento de lesão acastanhada no dorso. Refere que notou seu aparecimento há um ano; porém, há um mês, a lesão ficou mais "alta". A lesão é descrita como uma placa de cor acastanhada, de fundo eritematoso, com áreas de coloração mais escura e outras mais claras. A lesão apresenta área contendo um nódulo enegrecido com ulceração (Figura 23.4).

Fig 23.4. Melanoma extensivo superficial com área nodular no dorso

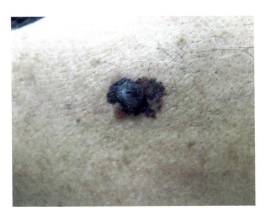

Fonte: Acervo do Departamento de Dermatologia do HCFMUSP.

Melanoma

O melanoma é o mais fatal dos cânceres de pele. Na pele, ele surge da transformação maligna dos melanócitos presentes na camada basal da epiderme.

Epidemiologia

A incidência global dessa neoplasia é de cerca de 0,003%. É mais comum em homens caucasianos; porém, em não caucasianos, parece ser diagnosticado em estádios mais avançados.

Fatores de risco

Os principais fatores de risco são: história familiar de melanoma, múltiplas pintas, pele clara, imunossupressão, exposição à radiação ultravioleta e história pessoal de câncer de pele.

Patogênese

O surgimento do tumor ocorre tanto em pacientes geneticamente normais como naqueles predispostos. Provavelmente envolve interação entre fatores ambientais, acúmulo de alterações genéticas sequenciais, ativação de oncogenes, inativação de genes supressores de tumor e reparo de DNA prejudicado.

Envolve o efeito mutagênico da RUV-B, ocasionando mutações de assinatura UVB. A UVA também contribui, a partir da produção de radicais livres de oxigênio, provocando dano no material genético. Essas mutações atingem genes supressores de tumor, incluindo o *CDKN2A*, *TP53* e, principalmente, genes associados a sinalização molecular, como *BRAF*, *NRAS* e *PTEN*. Mutações em genes *CDKN2A* estão associadas a casos familiares de melanoma.

Acredita-se que a progressão tumoral envolva três passos: uma fase precoce, na qual o tumor está confinado à epiderme e apresenta crescimento apenas radial; uma fase microinvasora, na qual ele invade a derme papilar superficial; e, posteriormente, uma fase de crescimento vertical, caracterizada por crescimento invasivo na derme e potencial metastático.

Manifestação clínica dermatológica

Sua distribuição anatômica diferencia-se entre sexo e idade. Em homens abaixo dos 50 anos, a localização preferencial é no dorso e braços. Já em maiores que 50 anos, o local preferencial é orelha, face, pescoço e dorso. Para mulheres abaixo dos 50 anos, o dorso permanece o local mais acometido, ao passo que, nas maiores que 50 anos, é comum na face, nos braços e nas pernas.

Os quatro principais subtipos de melanoma são:

1. Extensivo superficial: subtipo mais comum (50 a 80%), apresenta uma fase prolongada de crescimento radial antes de progredir para a fase invasiva. Geralmente ocorre em áreas fotoexpostas, como lesões *de novo*, e apresenta múltiplas cores, bordas irregulares e diâmetro > 6 mm.

2. Nodular: segundo subtipo mais comum (20 a 30%); fase precoce de crescimento vertical, mais comum no tronco de homens e perna de mulheres. Clinicamente, são espessos e de coloração escura uniforme.

3. Lentigo maligno melanoma: ocorre em indivíduos idosos com pele com fotodano e tem preferência por áreas fotoexpostas. Apresenta-se como uma lesão plana, com múltiplas cores assimétrica e com bordas irregulares. Sua transformação é lenta e pode levar anos antes de invadir.

4. Lentiginoso acral: < 5% dos casos; porém, engloba 70% dos casos em não caucasianos. Envolve pele destituída de pelos, como na região subungueal e nas palmas e plantas. Clinicamente, apresenta-se como uma mácula de coloração variada, com bordas irregulares. Quando subungueal, geralmente ocorre como melanoníquia longitudinal, podendo acometer a dobra ungueal proximal, sinal conhecido como sinal de Hutchinson. Pode apresentar distrofia ungueal associada.

Diagnóstico

Por meio de exame clínico do local primário e avaliação de linfonodos regionais. O diagnóstico de certeza é dado por meio de biópsia cutânea, preferencialmente excisional, com 1 a 2 mm de margem.

Histopatologia

» Extensivo superficial: células epitelioides atípicas em ninhos intraepidérmicos com distribuição pagetoide.

» Nodular: não há ninhos intraepidérmicos de proliferação melanocítica além das bordas do componente dérmico.

» Lentigo maligno melanoma: melanócitos atípicos proliferam-se de maneira lentiginosa em pele com fotodano. Podem ocorrer células gigantes multinucleadas na camada basal.

» Lentiginoso acral: proliferação lentiginosa difusa de melanócitos atípicos ao longo da camada basal.

Na descrição da análise anatomopatológica, é preciso atentar às seguintes características da descrição, com importância prognóstica: espessura de Breslow (em milímetros), ulceração, taxa de mitose, margens periférica e profunda, microssatelitose, nível de Clark (em lesões < 1 mm, não ulceradas, em que a taxa mitótica não é determinada) e desmoplasia.

Estadiamento

Realizado com o critério TNM, incluindo critérios histopatológicos, como espessura do tumor primário, ulceração e taxa de mitose.

A pesquisa de linfonodo sentinela é importante no estadiamento desses tumores, e geralmente é recomendada nas seguintes situações:

» Tumores com Breslow > 1 mm de espessura.
» Tumores com Breslow entre 0,76 mm e 1 mm: a indicação de pesquisa de linfonodo sentinela é controversa, sendo geralmente indicada para lesão com ulceração, Clark ≥ 4 e presença de mitose.

Exames de imagem e laboratoriais são indicados conforme o estadiamento do tumor.

Conduta

Ampliação cirúrgica elíptica da cicatriz primária até a fáscia, com margem variando conforme a espessura do tumor (Breslow). A ampliação, com fechamento no sentido da drenagem linfática regional, visa minimizar a recorrência local sem comprometer manobras de estadiamento adicional, como a pesquisa de linfonodo sentinela.

O melanoma é resistente à radioterapia quando comparado a outros tumores.

O seguimento do paciente deve ser realizado por toda a vida.

Referências consultadas

American Cancer Society. Key Statistics for Basal and Squamous Cell Skin Cancers (2018). Disponível em: https://www.cancer.org/cancer/basal-and-squamous-cell-skin-cancer/about/key-statistics.html; acessado em 15 jul. 2019.

Amin MB, Edge S, Greene F, Byrd DR, Brookland RK, Washington MK, Gershenwald JE, Compton CC, Hess KR, et al. (eds.). AJCC Cancer Staging Manual. 8th ed. Springer International Publishing: American Joint Commission on Cancer; 2017.

Chalmers R, Barker J, Griffiths C, Bleiker T, Creamer D. Rook's textbook of dermatology. 8.ed. Hoboken: Blackwell; 2010.

de Gruijl FR, van Kranen HJ, Mullenders LH. UV-induced DNA damage, repair, mutations and oncogenic pathways in skin cancer. J Photochem Photobiol B. 2001;63(1-3):19-27.

Fahradyan A, Howell AC, Wolfswinkel EM, Tsuha M, Sheth P, Wong AK. Updates on the Management of Non-Melanoma Skin Cancer (NMSC). Healthcare (Basel). 2017;5(4).

Fears TR, Scotto J, Schneiderman MA. Mathematical models of age and ultraviolet effects on the incidence of skin cancer among whites in the United States. Am J Epidemiol. 1977;105(5):420-7.

Ferlay J, Shin HR, Bray F, Forman D, Mathers C, Parkin DM. Estimates of worldwide burden of cancer in 2008: GLOBOCAN 2008. Int J Cancer. 2010;127(12):2893-917.

Fine JD, Johnson LB, Weiner M, Li KP, Suchindran C. Epidermolysis bullosa and the risk of life-threatening cancers: the National EB Registry experience, 1986-2006. J Am Acad Dermatol. 2009;60(2):203-11.

Fonts EA, Greenlaw RH, Rush BF, Rovin S. Verrucous squamous cell carcinoma of the oral cavity. Cancer. 1969;23(1):152-60.

Iwasaki JK, Srivastava D, Moy RL, Lin HJ, Kouba DJ. The molecular genetics underlying basal cell carcinoma pathogenesis and links to targeted therapeutics. J Am Acad Dermatol. 2012;66(5):e167-78.

Lang Jr. PG, Maize JC. Basal cell carcinoma. In: Friedman RJ, Rigel DS, Kopf AW, Harris MN, Backer D (eds.). Cancer of the skin. 2.ed. Philadelphia: WB Saunders; 1991. p.35-73.

Leibovitch I, Huilgol SC, Selva D, Hill D, Richards S, Paver R. Cutaneous squamous cell carcinoma treated with Mohs micrographic surgery in Australia II. Perineural invasion. J Am Acad Dermatol. 2005;53(2):261-6.

Lo JA, Fisher DE. The melanoma revolution: from UV carcinogenesis to a new era in therapeutics. Science. 2014;346(6212):945-9.

Marks R, Rennie G, Selwood TS. Malignant transformation of solar keratoses to squamous cell carcinoma. Lancet. 1988;1(8589):795-7.

National Comprehensive Cancer Network I. Version 1.2018, 10/05/17. National Comprehensive Cancer Network, Inc. 2017 [Version 1.2018, 10/05/17].

Nuno-Gonzalez A, Vicente-Martin FJ, Pinedo-Moraleda F, Lopez-Estebaranz JL. High-risk cutaneous squamous cell carcinoma. Actas Dermosifiliogr. 2012;103(7):567-78.

Ong CS, Keogh AM, Kossard S, Macdonald PS, Spratt PM. Skin cancer in Australian heart transplant recipients. J Am Acad Dermatol. 1999;40(1):27-34.

Rass K, Reichrath J. UV damage and DNA repair in malignant melanoma and nonmelanoma skin cancer. Adv Exp Med Biol. 2008;624:162-78.

Ratushny V, Gober MD, Hick R, Ridky TW, Seykora JT. From keratinocyte to cancer: the pathogenesis and modeling of cutaneous squamous cell carcinoma. J Clin Invest. 2012;122(2):464-72.

Rowe DE, Carroll RJ, Day CL Jr. Prognostic factors for local recurrence, metastasis, and survival rates in squamous cell carcinoma of the skin, ear, and lip. Implications for treatment modality selection. J Am Acad Dermatol. 1992;26(6):976-90.

Santoro A, Pannone G, Contaldo M, Sanguedolce F, Esposito V, Serpico R et al. A Troubling Diagnosis of Verrucous Squamous Cell Carcinoma ("the Bad Kind" of Keratosis) and the Need of Clinical and Pathological Correlations: A Review of the Literature with a Case Report. J Skin Cancer. 2011;2011:370605.

Schwartz RA. Verrucous carcinoma of the skin and mucosa. J Am Acad Dermatol. 1995;32(1):1-21; quiz 2-4.

Tuong W, Cheng LS, Armstrong AW. Melanoma: epidemiology, diagnosis, treatment, and outcomes. Dermatol Clin. 2012;30(1):113-24, ix.

Veness MJ. Defining patients with high-risk cutaneous squamous cell carcinoma. Australas J Dermatol. 2006;47(1):28-33.

Weinberg AS, Ogle CA, Shim EK. Metastatic cutaneous squamous cell carcinoma: an update. Dermatol Surg. 2007;33(8):885-99.

Wheeland RG, Leshin B, White W. Basal cell carcinoma. In: Saunders PW (ed.). Cutaneous surgery. 1994.

Capítulo 24

Tumores malignos de linhagem hematológica

José Antonio Sanches
Jade Cury Martins

Conceito

As neoplasias hematológicas são neoplasias malignas que se originam da expansão clonal de células hematopoiéticas. Essas alterações ocorrem em diferentes estágios da diferenciação celular, originando os diversos tipos de neoplasias com características clínicas, morfológicas, moleculares, citogenéticas e imunológicas distintas.

Na pele, esses processos podem ser classificados como cutâneos primários, no caso dos linfomas, ou podem ocorrer pela infiltração cutânea secundária a uma neoplasia sistêmica (como linfoma, leucemia, mieloma).

Este capítulo abordará os linfomas cutâneos primários, definidos como linfomas que se apresentam na pele sem evidência de doença extracutânea no momento do diagnóstico. A pele é o segundo órgão extranodal mais envolvido depois do trato gastrointestinal, compreendendo cerca de 18% dos linfomas não Hodgkin. Podem ter origem em linfócitos T (maior parte dos linfomas cutâneos) ou linfócitos B, e são classificados como mostra o Quadro 24.1.

Quadro 24.1. Classificação WHO-EORTC dos linfomas cutâneos com manifestações cutâneas primárias

Linfomas cutâneos de células T

Micose fungoide (MF)
• Variantes de MF e subtipos:
  – MF foliculotrópica
  – Reticulose pagetoide
  – Cútis laxa granulomatosa
Síndrome de Sézary
Leucemia/linfoma de células T do adulto
Doenças linfoproliferativas CD30+ primárias cutâneas
  – Linfoma anaplásico de grandes células cutâneo primário
  – Papulose linfomatoide
Linfoma T subcutâneo paniculite-*like*
Linfoma de células NK/T extranodal, tipo nasal
Linfoma de células T periféricas cutâneo primário, não especificado
  – Linfoma de células T CD8 epidermotrópico agressivo cutâneo primário
  – Linfoma cutâneo de células T gama/delta
  – Doença linfoproliferativa cutânea primária de pequenas e médias células T CD4 pleomórficas
  – Linfoma cutâneo primário de células T acral CD8+

Linfomas cutâneos de células B

• Linfoma B primário cutâneo de zona marginal
• Linfoma B primário cutâneo centro-folicular
• Linfoma difuso de grandes células B, tipo perna
• Linfoma difuso de grandes células B, outros
• Úlcera mucocutânea EBV+

Neoplasia precursora

Neoplasia de células dendríticas plasmocitoides

Fonte: Adaptado de Swerdlow et al., 2016; Willemze et al., 2005.

Linfoma cutâneo primário de células T
Caso clínico 1

Paciente do sexo feminino, 45 anos de idade, refere lesões na pele pouco sintomáticas há cerca de dois anos (Figuras 24.1 e 24.2). Ao exame, apresentava *patches* (lesões apergaminhadas, com fina descamação) nas mamas e glúteos e placas eritematosas com bordas infiltradas, algumas foveolares e outras arciformes, nos membros superiores.

Figura 24.1. *Patches* localizados na mama. Nota-se o aspecto em "papel de cigarro"

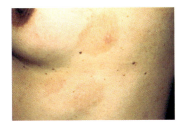

Fonte: Acervo do Departamento de Dermatologia do HCFMUSP.

Figura 24.2. Placas eritematoinfiltradas, foveolares e arciformes, nos membros superiores e dorso

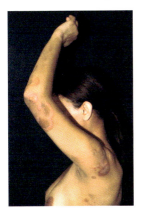

Fonte: Acervo do Departamento de Dermatologia do HCFMUSP.

Micose fungoide (MF)

Epidemiologia

A micose fungoide representa a variante clínica mais comum dos linfomas cutâneos de células T (LCCT), correspondendo a 50 a 70% de todos os casos. É um linfoma classicamente epidermotrópico (os linfócitos atípicos têm tropismo para a epiderme) e indolente, que acomete principalmente adultos.

Patogênese

A pele tem um sistema imunológico especializado constituído de linfócitos T (*skin homing*) e células apresentadoras de antígenos (APC). A etiologia da MF ainda não está estabelecida, sendo uma das teorias a de que a estimulação crônica dos linfócitos T por um antígeno persistente resultaria na transformação de linfócitos benignos em neoplásicos.

Manifestação clínica dermatológica

A forma clássica da micose fungoide é caracterizada por lesões tipo *patches*, ou seja, máculas eritematosas, que podem ser hiper ou hipocrômicas, descamativas ou não, levemente apergaminhadas (aspecto em "papel de cigarro"), e placas eritematosas, infiltradas, descamativas, por vezes foveolares ou arciformes. Em estágios mais avançados, podem apresentar tumores ou manifestar-se com eritrodermia (eritema e descamação > 80% da superfície corpórea). Acometem preferencialmente as áreas não expostas à luz solar, como dobras flexurais, axilas e nádegas. Podem apresentar, ainda, lesões poiquilodérmicas, hipocrômicas, áreas de acentuação folicular (foliculotropismo) ou, ainda, formas mais raras, como a cútis laxa granulomatosa, pode apresentar massas laxas pendulares em áreas flexurais.

Outras manifestações

Em geral, não apresenta sintomas sistêmicos. Pode apresentar linfadenomegalias por processo reacional à inflamação cutânea ou, mais raramente, por disseminação da doença.

Diagnóstico diferencial

Quadros cutâneos crônicos refratários a tratamentos convencionais devem levantar a suspeita clínica de LCCT. Lesões tipo *patches* e placas podem mimetizar quadros de eczemas crônicos, pitiríase rubra pilar, psoríase, infecções fúngicas, hanseníase, vitiligo, pitiríase alba e dermatite seborreica. As lesões tumorais podem mimetizar quadros de pseudolinfomas, linfomas cutâneos de células B, infiltração tumoral secundária na pele, micoses profundas, micobacterioses atípicas, lúpus eritematoso, papulose linfomatoide e sarcomas (geralmente, na MF tumoral, os tumores não são encontrados isoladamente, mas associados às outras lesões). A forma eritrodérmica tem como diferenciais a síndrome de Sézary, o reticuloide actínico, a dermatite atópica, reações a drogas e psoríase. O linfoma/leucemia de células T do adulto (ATLL) (associado ao HTLV1) pode mimetizar todas as formas de MF.

Diagnóstico

» Exame histopatológico: os achados mais característicos são o epidermotropismo, isto é, presença na epiderme de linfócitos atípicos, geralmente isolados e rodeados por um halo, que podem estar agrupados ao redor de células de Langerhans, formando os microabscessos de Pautrier. Nas placas, pode haver infiltrado linfocitário em faixa na derme papilar. Na fase tumoral, o infiltrado é mais denso, podendo acometer toda derme e, por vezes, o epidermotropismo não é mais evidenciado.

» Exame imuno-histoquímico: auxilia na diferenciação de outros processos inflamatórios. A MF apresenta, na maioria das vezes, um fenótipo CD3$^+$, CD4$^+$, CD8$^-$, com perda variável na expressão de CD7.

» Pesquisa de clonalidade do gene do receptor de células T (TCR) na pele: em geral, população monoclonal detectada por reação em cadeia de polimerase (PCR) ou Southern Blot.

Conduta

Após confirmação pela biópsia de pele e, se possível, clonalidade, solicitam-se, para estadiamento (Quadro 24.2), hemograma completo, desidrogenase lática e exames de imagem (raio X de tórax, ultrassonografia de abdome ou tomografia). Sorologia para HTLV1 deve ser solicitada em todos os casos de linfoma de células T em países endêmicos, como o Brasil, para o diferencial com ATLL.

Quadro 24.2. Estadiamento dos linfomas cutâneos de células T: micose fungoide e síndrome de Sézary

Classificação TNM

T: pele
- T1: placas limitadas, pápulas ou *patches* < 10% da superfície cutânea
  - T1a: apenas *patches*
  - T1b: *patches* e placas
- T2: placas generalizadas, pápulas ou *patches* ≥ 10% da superfície cutânea
  - T2a: apenas *patches*
  - T2b: *patches* e placas
- T3: um ou mais tumores (≥ 1 cm de diâmetro)
- T4: eritrodermia (eritema cobrindo ≥ 80% da superfície cutânea)

N: linfonodos
- N0: ausência de linfonodos clinicamente alterados, biópsia não é necessária
- N1: linfonodo clinicamente anormal; histologia do linfonodo* grau 1 (Dutch) ou NCI LN_{0-2}
  - N1a: clone negativo
  - N1b: clone positivo
- N2: linfonodo clinicamente anormal; histologia do linfonodo grau 2 (Dutch) ou NCI LN_3
  - N2a: clone negativo
  - N2b: clone positivo
- N3: linfonodo clinicamente anormal; histologia do linfonodo grau 3-4 (Dutch) ou NCI LN_4, clone positivo ou negativo
- Nx: linfonodo clinicamente anormal; sem confirmação histológica

M: órgãos viscerais
- M0: ausência de envolvimento visceral
- M1: envolvimento visceral com confirmação histológica

(Continua)

Quadro 24.2. Estadiamento dos linfomas cutâneos de células T: micose fungoide e síndrome de Sezary (*Continuação*)

Classificação TNM

B: sangue periférico
- B0: ausência de envolvimento significativo do sangue: < 5% dos linfócitos periféricos são atípicos (células de Sézary)
  - B0a: clone negativo
  - B0b: clone positivo
- B1: baixa carga tumoral no sangue: > 5% dos linfócitos periféricos são atípicos (células de Sézary), mas não completam os critérios para B2
  - B1a: clone negativo
  - B1b: clone positivo
- B2: população monoclonal de linfócitos T no sangue (clone positivo) e ≥ 1.000 células de Sézary/L ou CD4/CD8 ≥ 10 ou CD4+CD7- ≥ 40% ou CD4+CD26- ≥ 30%

Fonte: Adaptado de Kim et al., 2007.

Prognóstico

Em geral, o prognóstico é bom, com sobrevida nos estádios iniciais semelhante à da população geral, no entanto, a doença é crônica, geralmente com curtos intervalos de remissão.

Tratamento

Na maioria dos casos, a doença é restrita à pele, devendo-se tratar com terapias direcionadas à pele, como corticosteroides tópicos de média a alta potência, fototerapia (PUVA ou UVB-nb) ou radioterapia.

Caso clínico 2

Paciente do sexo masculino, 60 anos de idade, apresenta eritema e descamação em todo corpo associado a prurido intenso há dois meses (Figura 24.3). Ao exame, o paciente apresentava-se eritrodérmico, com queratodermia palmoplantar, onicodistrofia e ectrópio. Apresentava, ainda, linfadenomegalia com linfonodos palpáveis de até 3 cm. Referia prurido intenso, sem outros sintomas associados.

Figura 24.3. Eritrodermia e queratodermia plantar exuberante

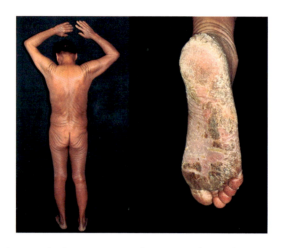

Fonte: Acervo do Departamento de Dermatologia do HCFMUSP.

Síndrome de Sézary
Epidemiologia
A micose fungoide (MF) e a síndrome de Sézary (SS), juntas, representam cerca de 2/3 dos casos de linfomas cutâneos de células T (LCCT), sendo a SS muito menos frequente. Ela é caracterizada pela tríade de eritrodermia, linfadenopatia e células atípicas circulantes (leucemização).

Patogênese
Semelhante à micose fungoide (ver tópico anterior).

Manifestação clínica
Além da eritrodermia, podem ser observados diferentes graus de queratodermia palmoplantar, onicodistrofia, alopecia difusa não cicatricial, ectrópio e edema de membros inferiores. A face pode adquirir o aspecto de fácies leonina, em decorrência da infiltração difusa. Linfadenomegalia periférica em geral está presente. Prurido é o sintoma mais importante.

Diagnóstico diferencial

Micose fungoide eritrodérmica, reticuloide actínico, dermatite atópica, reações a drogas e psoríase estão entre os diferenciais.

Diagnóstico

» Exame histopatológico: pode apresentar achados semelhantes à MF, mas, em boa parte dos casos, os achados são inespecíficos, caracterizados por dermatite espongiótica e psoriasiforme.

» Pesquisa de clonalidade do gene do receptor de células T no sangue e pele (TCR): presença de população monoclonal detectada por PCR ou Southern Blot (mesmo clone identificado na biópsia de pele e no sangue).

» Pesquisa de células de Sézary: morfologicamente, podem ser identificadas e quantificadas no sangue periférico; são caracterizadas por linfócitos atípicos e grandes, com núcleos convolutos de aspecto cerebriforme.

» Imunofenotipagem de linfócitos por citometria de fluxo (sangue periférico): relação CD4/CD8 ≥ 10, células CD4+CD7- ≥ 40% e células CD4+CD26- ≥ 30%.

Para o diagnóstico de SS, é obrigatória a presença da mesma população clonal no sangue e na pele, associada a mais um dos outros quatro critérios: contagem de células de Sézary ≥ 1.000 células/mcL no esfregaço de sangue periférico; imunofenotipagem de linfócitos por citometria de fluxo com relação CD4/CD8 ≥ 10, células CD4+CD7- ≥ 40% e/ou células CD4+CD26- ≥ 30%.

Conduta

Após confirmação diagnóstica, solicitam-se, para estadiamento (ver Quadro 24.2), hemograma completo, desidrogenase lática e exames de imagem (tomografia). Sorologia para HTLV1.

Prognóstico

Não há cura, e os doentes geralmente vão a óbito por complicações infecciosas.

Tratamento

Em geral não é curativo, e a primeira opção é a fotoférese extracorpórea (aférese do sangue, com exposição ao psoralênico e à UVA, e reinfusão do sangue irradiado). As alternativas são interferon-alfa (IFN-α) em monoterapia ou associado à PUVA; clorambucil associado à prednisona; retinoides sistêmicos (bexaroteno, acitretina ou isotretinoína) em monoterapia ou associados à PUVA; e metotrexato em baixas doses.

Caso clínico 3

Paciente do sexo feminino, 40 anos de idade, apresenta há dois anos pápulas eritematosas que ocorrem em surtos, pouco sintomáticas, principalmente no tronco e membros, deixando, por vezes, discromias ou cicatrizes atróficas residuais (Figura 24.4).

Figura 24.4. Pápulas eritematosas, algumas com discreta ulceração central, no antebraço

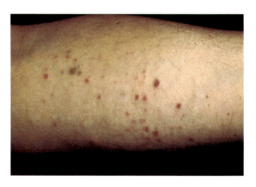

Fonte: Acervo do Departamento de Dermatologia do HCFMUSP.

Papulose linfomatoide (PL)

Epidemiologia

Doenças linfoproliferativas cutâneas primárias de células T CD30+ representam o segundo grupo mais frequente de linfomas cutâneos primários, correspondendo a cerca de 25 a 30% dos casos, ficando atrás apenas da MF. Esse grupo é constituído pela papulose linfomatoide (PL) e pelo linfoma anaplásico de grandes células T (LAGCT) cutâneo primário, além de alguns casos intermediários (*borderline*), sendo muitas vezes considerados espectro da mesma doença.

A PL corresponde a cerca de 12% dos LCCT, afetando principalmente adultos jovens, entre 35 e 45 anos.

Patogênese

Ainda é desconhecida.

Manifestação clínica

Caracteriza-se por lesões papulonodulares ou papulonecróticas, em geral agrupadas, que ocorrem em surtos e costumam ser autorresolutivas. Em geral, evidenciam-se lesões em diferentes estágios. As lesões podem evoluir com ulceração e necrose e, após resolução, podem deixar máculas hiper ou hipocrômicas, bem como cicatrizes atróficas varioliformes. O número de lesões é variável, atingem preferencialmente tronco e coxas, mas podem acometer qualquer área. O quadro pode recorrer por décadas. Prurido pode estar presente ou não, e não há sintomas sistêmicos.

Diagnóstico diferencial

Entre os diferenciais, há a pitiríase liquenoide crônica, o linfoma anaplásico de grandes células CD30+ cutâneo primário (lesões tumorais) e a hiperplasia linfoide reacional (por exemplo, reação a picada).

Diagnóstico

» Exame histopatológico: mais de seis tipos histológicos são descritos, podendo assemelhar-se à MF, ao linfoma de Hodgkin ou apresentar infiltrado de linfócitos grandes e anaplásicos, semelhante ao LAGCT (o diferencial é a manifestação clínica).

» Exame imuno-histoquímico: apresenta, em geral, fenótipo CD3+, CD4+, CD8-, com perda variável na expressão de CD7 e em quase todas as variantes, CD30 é fortemente expresso.

» Pesquisa de clonalidade do gene do receptor de células T na pele (TCR): presença de população monoclonal detectada por PCR ou Southern Blot (em 40 a 100% dos casos).

Conduta

Após confirmação pela biópsia de pele e, se possível, clonalidade, solicitam-se, para estadiamento, hemograma completo, desidrogenase lática e exames de imagem (radiografia de tórax, ultrassonografia de abdome ou tomografia computadorizada). Sorologia para HTLV1 deve ser solicitada em todos os casos de linfoma de células T em países endêmicos, como o Brasil, para o diferencial com ATLL.

Prognóstico

Excelente, com sobrevida global próximo a 100%, mas em 20 a 60% dos casos pode estar relacionada com uma segunda neoplasia hematológica (principalmente MF, LAGCT ou linfoma de Hodgkin), sugerindo-se, portanto, seguimento clínico periódico.

Tratamento

O tratamento visa diminuir a duração e a intensidade das lesões, mas parece não alterar a evolução natural da doença. Pode-se ter uma conduta expectante, usar corticosteroides tópicos e metotrexato em doses baixas semanais, e há relatos de respostas parciais com fototerapia (PUVA e UVB-nb).

Linfoma cutâneo primário de células B

Caso clínico 4

Paciente do sexo masculino, 60 anos de idade, referia tumor de crescimento rápido na perna direita com ulceração. Ao exame, apresentava placa eritematoinfiltrada associada a nódulos e tumor com necrose na superfície (Figura 24.5). Apresentava dor local, sem outros sintomas.

Linfoma difuso de grandes células B (LDGCB), tipo perna

Epidemiologia

Os linfomas cutâneos de células B (LCCB) representam cerca de 20 a 25% de todos os linfomas cutâneos primários. Entre as formas mais frequentes, há duas indolentes (linfoma centro folicular e linfoma da zona marginal), com sobrevida em cinco anos de 95 a 99%, e uma forma mais agressiva, o LDGCB, tipo perna. Outras variantes raras são o linfoma de grandes células, outro (não perna) e o linfoma de grandes células intravascular.

Figura 24.5. Placa e nódulos eritematosos e infiltrados associados a tumor de ±5 cm recoberto por crosta necrótica no membro inferior direito

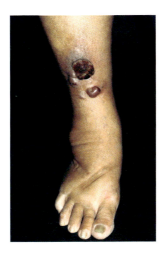

Fonte: Acervo do Departamento de Dermatologia do HCFMUSP.

Patogênese

Ainda é desconhecida. Diferentemente dos linfócitos T, que fazem parte do sistema imunológico da pele, os linfócitos B parecem não pertencer à população celular cutânea em condições fisiológicas.

Manifestação clínica

Apresenta-se como lesões de crescimento rápido, formando nódulos, placas ou tumor, solitários ou múltiplos, com ulceração e necrose frequentes. Em geral, acometem um único membro inferior (pode, eventualmente, acometer outros locais que não a perna) e, predominantemente, a faixa etária mais idosa, em geral com mais de 70 anos.

Diagnóstico diferencial

Linfoma anaplásico de grandes células CD30+, infiltração cutânea secundária por neoplasia hematológica sistêmica, sarcomas, linfoma e leucemia de células T do adulto.

Diagnóstico

» Exame histopatológico: apresenta infiltrado denso de grandes células na derme e tecido subcutâneo, formado por centroblastos, imunoblastos e grandes centrócitos, com atipia e mitoses frequentes.

» Exame imuno-histoquímico: apresenta, em geral, fenótipo CD20+, CD79a+, bcl2+, bcl6+, MUM1+ e CD10-. Apresenta alto índice proliferativo, com KI-67 elevado.

» Pesquisa de clonalidade para imunoglobulina de cadeias leve e pesada (IgH): presença de população monoclonal.

Conduta

Após confirmação, solicitam-se, para estadiamento, hemograma completo, desidrogenase lática, exames de imagem (tomografia computadorizada ou, se possível, PET-CT) e biópsia de medula óssea.

Prognóstico

A sobrevida em cinco anos é de cerca de 50%, podendo ocorrer disseminação extracutânea.

Tratamento

Diferentemente dos linfomas B cutâneos indolentes, que podem ter conduta expectante ou tratamento local, no caso do LDGCB tipo perna o tratamento de escolha é poliquimioterapia, em geral com esquema R-CHOP (ciclofosfamida, doxorrubicina, vincristina e prednisona, associado ao rituximabe – anticorpo monoclonal anti-CD20), e posterior consolidação com radioterapia no local do tumor.

Referências consultadas

Kim YH, Willemze R, Pimpinelli N, Whittaker S, Olsen EA, Ranki A et al. TNM classification system for primary cutaneous lymphomas other than mycosis fungoides and Sezary syndrome: a proposal of the International Society for Cutaneous Lymphomas (ISCL) and the cutaneous lymphoma task force of the European Organization of Research and Treatment of Cancer (EORTC). Blood. 2007;110:479-84.

NCCN. National Comprehensive Cancer Network. Clinical practice guidelines in oncology: T-cell lymphomas. Versão I.2018. Disponível em: https://www.nccn.org/professionals/physician_gls/default.aspx; acessado em 12 de julho de 2019.

Swerdlow SH, Campo E, Pileri SA, Harris NL, Stein H, Siebert R et al. The 2016 revision of the World Health Organization classification of lymphoid neoplasms. Blood. 2016;127(20):2375-90.

Wilcox RA. Cutaneous B-cell lymphomas: 2016 update on diagnosis, risk-stratification, and management. Am J Hematol. 2016; 91(10):1052-5.

Willemze R, Jaffe ES, Burg G, Cerroni L, Berti E, Swerdlow SH et al. WHO-EORTC classification for cutaneous lymphomas. Blood. 2005;105:3768-85.

Capítulo 25

Dermatoses paraneoplásicas

Roberta Vasconcelos Berg
Denis Miyashiro

Conceito

Doenças paraneoplásicas correspondem a manifestações de neoplasias malignas internas, sem acometimento direto das células tumorais. Elas decorrem da produção de substâncias inflamatórias, metabólicas ou proliferativas pelas células neoplásicas, alterando a atividade celular e causando dano em diferentes órgãos. A pele é o segundo sítio mais frequente de acometimento por paraneoplasias, seguida pelo sistema endócrino. Sendo o órgão mais acessível do corpo humano, a avaliação dermatológica cuidadosa para o reconhecimento precoce dessas desordens é fundamental para realizar a investigação adequada, possibilitando o diagnóstico precoce da neoplasia subjacente. Dermatoses paraneoplásicas também são indicativos de recorrência da neoplasia, e devem ser prontamente reconhecidas, para proceder à investigação do *status* da doença após o tratamento.

Caso clínico 1

Paciente do sexo masculino, 71 anos de idade, apresenta, há 15 dias, lesões ao redor dos olhos e no tórax. Queixa-se, ainda, de dificuldade para se locomover e para levantar os membros superiores. Além disso, apresenta disfagia, tendo sido alimentado por sonda nasoenteral.

» Antecedente pessoal: linfoma não Hodgkin difuso de grandes células B em atividade.
» Exame dermatológico: placas eritematoedematosas periorbitais e placa poiquilodérmica no tórax anterior (Figuras 25.1 e 25.2).

Figura 25.1. Placas eritematoedematosas periorbitais

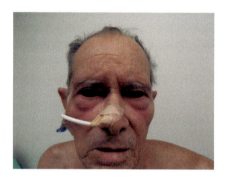

Fonte: Acervo do Departamento de Dermatologia do HCFMUSP.

Figura 25.2. Placa poiquilodérmica no tórax anterior

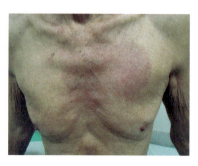

Fonte: Acervo do Departamento de Dermatologia do HCFMUSP.

A hipótese diagnóstica feita nesse caso foi de dermatomiosite paraneoplásica. Foi realizada biópsia de pele da lesão torácica, que evidenciou dermatite crônica perivascular e perianexial superficial, com adensamento focal do colágeno dérmico e deposição focal de mucina intersticial. A imunofluorescência direta resultou negativa. Os exames laboratoriais apresentaram os seguintes resultados:

» Desidrogenase lática (DHL) = 1.361 U/L (240 a 480 U/L), creatino-fosfoquinase (CPK) = 1.035 (22 a 334), aldolase = 16 ($\leq$ 7,6), alanina aminotransferase (ALT) = 358 ($\leq$ 37) e aspartato aminostransferase (AST) = 515 ($\leq$ 41).

» Anti-Jo negativo, anti-SRP positivo e anti-Mi-2 positivo.

» Ressonância magnética: edema difuso com realce difuso da musculatura das coxas, com aspecto bilateral e simétrico, um pouco mais evidente nos quadríceps, nos quais se destaca maior edema.

Dermatomiosite paraneoplásica

Discussão

A dermatomiosite (DM) é uma doença autoimune mediada por linfócitos B e T CD4+ que, tipicamente, envolve pele e musculatura proximal. Manifestações extramusculares incluem disfagia, alterações cardíacas e pulmonares. A ocorrência de câncer em pacientes com DM ocorre em cerca de 24% dos casos. As neoplasias mais frequentemente associadas a DM são ovário, pulmão, trato gastrointestinal, mama e linfomas não Hodgkin.

Dermatologicamente, o doente pode apresentar heliotropo (placas eritematosas, tendendo a violáceas periorbitais), pápulas de Gottrom (pápulas violáceas localizadas sobre as articulações, especialmente metacarpofalangeanas e interfalangeanas), poiquilodermia, tipicamente, na face, pescoço, tórax anterior e dorso. A presença de eritema periungueal e de sinais de necrose nas lesões cutâneas deve alertar o dermatologista para uma maior possibilidade de a dermatomiosite estar associada a uma neoplasia de base.

Do ponto de vista clínico, os sinais de acometimento muscular apresentam-se como fraqueza da musculatura proximal simétrica, sobretudo dos deltoides e flexores do quadril. O paciente queixa-se de dificuldade para atividades diárias, como subir escadas e levantar pesos.

O exame histopatológico da pele revela hiperqueratose, atrofia epidérmica, dermatite de interface com degeneração vacuolar da camada basal, infiltrado linfocítico esparso, em banda ou perivascular, espessamento da membrana basal e presença de derrame pigmentar. Na derme, há depósito de mucina. Em lesões iniciais, pode haver apenas espessamento da membrana basal e depósito de mucina na derme, como visto no caso clínico em estudo. A imunofluorescência direta pode ser negativa ou apresentar depósito de imunoglobulinas e complemento ao longo da membrana basal, em banda, de maneira semelhante ao lúpus eritematoso.

Para investigação do acometimento muscular, devem ser solicitadas, além do exame clínico, enzimas musculares (CPK, DHL, aldolase, ALT e AST) e eletromiografia. Podem ser realizados, ainda, exames de imagem (ressonância magnética ou tomografia) para diagnóstico diferencial e para guiar a biópsia e a biópsia muscular, sendo este último o padrão-ouro para diagnóstico.

Como a DM pode ocorrer antes, ao mesmo tempo ou depois do diagnóstico de câncer, o rastreamento oncológico deve ser sempre realizado. O risco de câncer é maior (60%) no primeiro ano após o diagnóstico de DM, e há declínio gradual do risco nos anos subsequentes. No entanto, carcinomas colorretal e de pâncreas podem ocorrer cinco anos após o diagnóstico de DM. A rotina diagnóstica para câncer em DM está resumida no Quadro 25.1.

O tratamento da DM paraneoplásica tem como objetivo melhorar os sintomas musculares e aliviar o quadro cutâneo, além de tratar os sintomas extracutâneos, quando presentes. A recorrência dos sintomas é frequente, tanto pela recidiva da neoplasia quanto por resistência da DM ao tratamento proposto.

Inicialmente, emprega-se prednisona 1 mg/kg (até 80-100 mg/dia) por 4 a 6 semanas. Após esse período, deve-se tentar o desmame gradual, de acordo com a resposta clínica. Metotrexato e azatioprina são os imunossupressores mais utilizados como poupadores de corticoides e podem, inicialmente, ser combinados à prednisona, nos casos mais severos. Outras drogas que podem ser empregadas são ciclosporina, tacrolimus e micofenolato mofetil. Alternativamente, utilizam-se imunoglobulina intravenosa e rituximabe.

Quadro 25.1. Rastreamento proposto para diagnóstico de câncer em pacientes com dermatomiosite

Todos os pacientes (anual)

Hemograma completo

Velocidade de hemossedimentação (VHS)

Proteína C-reativa (PCR)

Urina 1

Pacientes > 50 anos

Colonoscopia

Radiografia de tórax

Homens

Exame prostático e testicular

Mulheres

Ultrassom pélvico transvaginal, mamografia, colpocitologia oncótica

Outros exames

Tomografia computadorizada de tórax, abdome e pelve: se alteração nos exames anteriores ou pacientes com alto risco familiar ou tabagistas

Fonte: Adaptado de Zerdes et al., 2017.

A literatura sugere que o tratamento da neoplasia de base favorece a melhora da DM. As recidivas do quadro de DM parecem também estar relacionadas com as recidivas oncológicas. No entanto, após o tratamento da DM paraneoplásica, cerca de 30% dos casos permanecem severamente debilitados.

Pacientes com anti Jo-1 positivos parecem responder pior ao tratamento. Por outro lado, anti-SRP e anti-Mi-2 positivos estão associados a melhor prognóstico.

Caso clínico 2

Paciente do sexo feminino, 50 anos de idade, queixa-se de lesões orais há dez dias, com dor à deglutição. Antecedente pessoal de linfoma não Hodgkin folicular em atividade. Não havia feito quimioterapia recentemente.

Ao exame dermatológico, apresentava erosões na mucosa oral (palato, gengivas, dorso da língua e mucosa jugal), que se estendia ao vermelhão dos lábios (Figura 25.3). No abdome, apresentava placas eritematodematosas com vesícula rota central (Figura 25.4).

O exame citológico de Tzanck foi negativo para alterações compatíveis com herpes vírus.

Figura 25.3. Erosões e crostas na mucosa oral

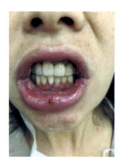

Fonte: Acervo do Departamento de Dermatologia do HCFMUSP.

Figura 25.4. Placas eritematosas com vesícula rota central

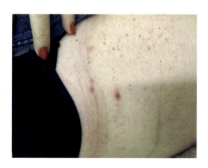

Fonte: Acervo do Departamento de Dermatologia do HCFMUSP.

Diante do caso, foram feitas as hipóteses de eritema polimorfo e pênfigo paraneoplásico.

Realizou-se biópsia de uma lesão do abdome, com análise histopatológica e imunofluorescência direta. Solicitou-se, ainda, imunofluorescência indireta com substrato bexiga de rato.

» Anatomopatológico: dermatite de interface linfocitária com queratinócitos apoptóticos.
» Imunofluorescência direta (na lesão): presença de fluorescência intracelular epidérmica de C3.
» Imunofluorescência indireta (prepúcio humano): presença de anticorpos para pênfigo, intercelular.
» Imunofluorescência indireta (bexiga de rato): IgG positivo intercelular.

Após os resultados, confirmou-se a hipótese de pênfigo paraneoplásico.

Pênfigo paraneoplásico

Discussão

Pênfigo paraneoplásico (PPN) é uma dermatose bolhosa autoimune associada a neoplasias, sobretudo hematológicas (cerca de 84% dos casos de PPN). Destas, prevalecem os linfomas não Hodgkin (36,8%), seguidos por leucemia linfocítica crônica (18,4%) e doença de Castelman (18,4%). É uma doença de incidência rara, que ocorre mais comumente entre os 40 e os 70 anos, sem predominância de gênero.

A patogênese do PPN ainda não está completamente esclarecida, acreditando-se haver participação de imunidade celular e de autoanticorpos. Os autoanticorpos mais comumente encontrados são direcionados contra a família das plaquinas (envoplaquina, periplaquina, desmoplaquinas I e II, plectina e antígeno do penfigoide bolhoso). Acredita-se que as diferentes possibilidades de mecanismos patogênicos sejam responsáveis pela variedade de apresentações clínicas possíveis do PPN.

Dermatologicamente, o PPN apresenta lesões extremamente polimorfas. Comumente, envolve mucosas (sobretudo oral) e pele.

Na mucosa oral, tipicamente há erosões, raramente precedidas por lesões bolhosas. As lesões costumam envolver o vermelhão dos lábios. Outras mucosas, como a genital e a ocular, podem estar envolvidas.

Na pele, o paciente pode apresentar lesões tipicamente bolhosas (bolhas flácidas, erosões), lesões do tipo eritema polimorfo ou lesões liquenoides. É possível, ainda, que um mesmo paciente apresente os três tipos de lesão cutânea, simultânea ou alternadamente. Acredita-se que a patogênese complexa seja a responsável pelos diferentes tipos de lesão, e as lesões bolhosas seriam decorrentes dos autoanticorpos intracelulares epidérmicos e as lesões liquenoides, secundárias à resposta imune celular.

Em 92,8% dos casos, o PPN afeta o epitélio respiratório, causando dispneia, doença obstrutiva pulmonar e bronquiolite obliterante, que é a principal causa de óbito nesses pacientes.

O exame histopatológico está relacionado com a morfologia clínica das lesões. Assim, as lesões bolhosas apresentam acantólise suprabasal com disqueratose e as lesões liquenoides apresentam-se como dermatite de interface liquenoide.

A imunofluorescência direta pode ser negativa em até 50% dos casos. Quando positiva, apresenta depósito de IgM e C3 nos espaços intercelulares epidérmicos e/ou na zona de membrana basal.

A imunofluorescência indireta tem uma maior sensibilidade quando a bexiga de rato é utilizada como substrato, sendo positiva para anticorpos antiplaquinas em 75% dos casos. O exame padrão-ouro para o diagnóstico de PPN é a imunoprecipitação, com positividade para plaquinas e alfa-2-macroglobulina-*like*-1.

Os principais diagnósticos diferenciais são pênfigo vulgar, eritema polimorfo e penfigoide bolhoso.

O tratamento deve visar à estabilização clínica do doente, ao tratamento da neoplasia de base e ao tratamento específico do PPN, utilizando imunomodulação, imunossupressão ou plasmaférese. Como primeira linha de tratamento, utilizam-se corticoides em altas doses. É comum a associação de outras drogas, como azatioprina, ciclosporina, micofenolato mofetil, imunoglobulina intravenosa e plasmaférese. No entanto, é comum a refratariedade das lesões mucosas a esses tratamentos. Os tratamentos com os anticorpos monoclonais rituximabe (anti-CD20), alemtuzumabe (anti-CD52) e daclizumabe (anti-IL2) mostraram-se eficientes para o tratamento de PPN.

O prognóstico do PPN é ruim, com mortalidade de 90% dos casos, geralmente por complicações sistêmicas, como sepse, sangramento gastrointestinal e bronquiolite obliterante. O tratamento da neoplasia de base não se mostrou suficiente para o controle do PPN, podendo este último progredir mesmo após o controle da neoplasia.

Caso clínico 3

Paciente do sexo feminino, 35 anos de idade, há um mês queixa-se de prurido generalizado. Já utilizou diversos anti-histamínicos e hidratantes, sem melhora. Referia, ainda, febre não aferida, principalmente à noite, durante esse período.

Ao exame dermatológico, apresenta escoriações e lesões prurigoides (pápulas liquenificadas) nos membros superiores, tronco e membros inferiores (Figuras 25.5 e 25.6).

Ao exame clínico, linfonodos aumentados nas cadeias cervical anterior e posterior e axilares, de até 3 cm, fixos e endurecidos.

Figura 25.5. Escoriações e lesões prurigoides (pápulas liquenificadas) nos membros superiores e tronco

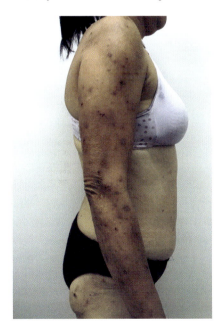

Fonte: Acervo do Departamento de Dermatologia do HCFMUSP.

Figura 25.6. Escoriações e lesões prurigoides (pápulas liquenificadas) nos membros inferiores

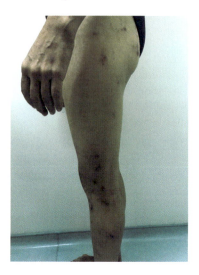

Fonte: Acervo do Departamento de Dermatologia do HCFMUSP.

Solicitou-se biópsia de linfonodo cervical, que foi compatível com linfoma de Hodgkin.

O exame histopatológico da pele (de uma das pápulas) revelou dermatite psoriaseforme e espongiótica, compatível com prurigo.

Após o estadiamento, a paciente foi tratada com quimioterapia direcionada à doença de base, com resolução completa do prurido e das lesões prurigoides.

Prurido paraneoplásico
Discussão

Prurido paraneoplásico (PP) é uma afecção dermatológica relativamente comum em pacientes oncológicos. Mais frequente em neoplasias hematológicas, o PP afeta cerca de 30% dos casos de linfoma não Hodgkin, 15 a 50% dos linfomas de Hodgkin e 50% dos casos de policitemia vera e 15 e 50% dos casos de linfoma e policitemia vera, respectivamente. Entre as neoplasias sólidas, o PN é mais comum em neoplasias do ducto biliar.

O PP pode preceder o diagnóstico do tumor, como no caso apresentado, e comumente desaparece com a remissão do câncer. Pode haver recorrência do prurido acompanhando as recidivas do tumor, e a intensidade do prurido costuma ser compatível com a gravidade da neoplasia.

Ao exame dermatológico, a pele pode apresentar-se normal, ter sinais de coçadura (p. ex., escoriações), lesões do tipo prurigo, hiper e hipopigmentação e cicatrizes.

A patogênese do PP ainda não está totalmente esclarecida. Recentemente, encontrou-se maior expressão de IL-31, citocina Th2 produzida em células T malignas, em pacientes com PP.

Como o PP é mais comum em neoplasias hematológicas e do trato biliar, a investigação oncológica de casos de prurido deve focar essas doenças. Sugere-se que seja realizado exame clínico completo, com palpação de linfonodos. Além disso, hemograma completo, enzimas hepáticas e canaliculares e DHL, radiografia de tórax e ultrassonografia de abdome. Outros exames, como tomografias, devem ser direcionados pelos achados do rastreamento inicial.

O tratamento do PP apoia-se no tratamento da neoplasia de base. Anti-histamínicos não costumam ser efetivos para controle do prurido, mas podem ter efeito positivo causado pela sedação. Corticoide sistêmico (p. ex., prednisona 0,5 mg/kg) tem papel importante no controle dos sintomas. Antidepressivos inibidores da recaptação de serotonina (p. ex., paroxetina, fluvoxamina e sertralina) têm efeito antipruriginoso moderado. Outros antidepressivos, como os tricíclicos (amitriptilina, doxepina) e tetracíclicos (mirtazapina), podem ser utilizados.

Outras medicações possíveis são os antagonistas de canal de cálcio, gabapentina, pregabalina, talidomida, antagonistas opioides e aprepitan.

Caso clínico 4

Paciente do sexo feminino, 59 anos de idade, há uma semana apresenta placas eritematoedematosas circulares, algumas esboçando vesícula central, no tronco e membros superiores (Figura 25.7). Nega febre.

Foi feita hipótese de síndrome de Sweet e foram solicitados os exames, com os seguintes resultados:

» Anatomopatológico de pele: epiderme sem alterações, na derme, presença de infiltrado linfo-histiocitário com numerosos neutrófilos perivascular e intersticial, com figuras de leucocitoclasia. Sem sinais de alteração fibrinoide no endotélio vascular.

Figura 25.7. Placas eritematoedematosas circulares, algumas esboçando vesícula central, no tronco

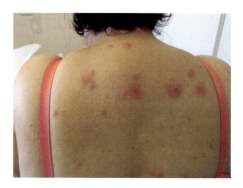

Fonte: Acervo do Departamento de Dermatologia do HCFMUSP.

» O hemograma revelava anemia pancitopenia. As provas de atividade inflamatória (VHS e PCR) estavam elevadas.

Prosseguiu-se à investigação da leucocitose, com biópsia de medula, e foi feito diagnóstico de leucemia mieloide aguda (LMA).
A paciente foi tratada com quimioterapia e prednisona 1 mg/kg, com remissão do quadro. Entre as sessões de quimioterapia, a doente apresentou neutropenia severa e foi medicada com filgrastim (fator estimulador do crescimento de colônia de neutrófilos), com recidiva das lesões cutâneas.

Síndrome de Sweet
Discussão
Síndrome de Sweet (SS), ou dermatose neutrofílica aguda febril, pode ser idiopática, paraneoplásica ou secundária a drogas.
Cerca de 21% dos casos de SS estão ligados à neoplasia. Destes, 85% são neoplasias hematológicas, sendo a leucemia aguda mieloblástica a mais comum. Entre os tumores sólidos, os mais associados à SS foram os do trato geniturinário, mama e trato gastrointestinal. É comum haver associação temporal das lesões com o câncer, e a presença das lesões cutâneas é indicativa de neoplasia ativa ou recidiva.

A síndrome de Sweet paraneoplásica (SSP) apresenta algumas peculiaridades clínicas, as quais a diferenciam das demais formas. Diferentemente da SS idiopática, que é mais frequente em mulheres, a SSP tem incidência igual entre os sexos. Além disso, na SSP é menos comum observar infecções respiratórias prévias (20% dos casos), como na idiopática (75 a 90% dos casos).

A patogênese da SSP ainda não é bem esclarecida. Acredita-se que há uma hiperprodução e regulação inapropriada de citocinas inflamatórias, como IL-1, IL-3, IL-6, IL-8, fator estimulador de colônia de granulócitos (G-CSF) e de macrófagos (GM-CSF). Essa teoria é reforçada pela existência de casos como o supradescrito, em que o surgimento da SS está relacionado com a administração de G-CSF/GM-CSF.

As lesões dermatológicas são pápulas e placas eritematoedematosas, tumefeitas (aspecto descrito como "suculento"). Na SSP, as lesões podem ser bolhosas, ulcerar e ter aspecto morfológico semelhante ao do pioderma gangrenoso.

Clinicamente, o paciente apresenta lesões dermatológicas, que podem estar precedidas por febre. Na SS paraneoplásica, é comum o envolvimento extracutâneo pela doença, sendo o trato respiratório o mais afetado.

É comum haver alterações laboratoriais na SSP: anemia (82 a 83%), plaquetopenia (68%) e leucocitose com neutrofilia ou neutropenia.

À histologia, observa-se infiltrado neutrofílico maduro dérmico com leucocitoclasia. A epiderme apresenta aspecto normal, e não costuma haver sinais de vasculite.

O tratamento definitivo é o tratamento da neoplasia de base. No entanto, usualmente é necessário administrar prednisona 1 mg/kg por 3 a 4 semanas. Outras drogas possíveis são iodeto de potássio, colchicina, dapsona, ciclosporina, indometacina e clofazimina.

Referências consultadas

Miyashiro D, Sanches JA. Paraneoplastic skin disorders: a review. G Ital Dermatol Venereol. 2016 Feb;151(1):55-76.

Paolino G, Didona D, Magliulo G, Iannella G, Didona B, Mercuri SR et al. Paraneoplastic pemphigus: insight into the autoimmune pathogenesis, clinical features and therapy. Int J Mol Sci. 2017 Nov 26;18(12).

Raza S, Kirkland RS, Patel AA, Shortridge JR, Freter C. Insight into Sweet's syndrome and associated-malignancy: a review of the current literature. Int J Oncol. 2013 May;42(5):1516-22.

Weisshaar E, Weiss M, Mettang T, Yosipovitch G, Zylicz Z; Special Interest Group of the International Forum on the Study of Itch. Paraneoplastic itch: an expert position statement from the Special Interest Group (SIG) of the International Forum on the Study of Itch (IFSI). Acta Derm Venereol. 2015 Mar;95(3):261-5.

Zerdes I, Tolia M, Nikolaou M, Tsoukalas N, Velentza L, Hajiioannou J et al. How can we effectively address the paraneoplastic dermatomyositis: Diagnosis, risk factors and treatment options. J Buon. 2017 Jul-Aug;22(4):1073-80.

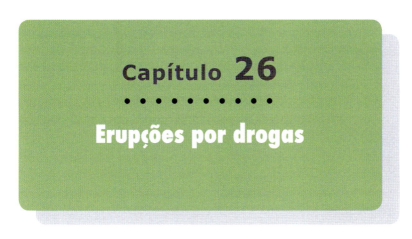

Capítulo 26

Erupções por drogas

João Avancini

Conceito

Estima-se que cerca de 1 a 8% das exposições a fármacos desencadeiem reações adversas, entre as quais as reações cutâneas são as mais frequentes. Em pacientes internados, a incidência é de 1 a 3%. Idade avançada, quantidade de drogas em uso, infecção por HIV e outras imunossupressões estão associados a maior risco de desenvolvimento de reações adversas. A identificação das possíveis drogas desencadeantes é essencial; porém, muitas vezes desafiadora, especialmente em pacientes em uso de múltiplos fármacos. A investigação de farmacodermias deve levar em consideração todas as medicações utilizadas previamente à reação, doses, estudo da cronologia da introdução, suspensão ou alterações de doses e possíveis interações entre os medicamentos. As manifestações clínicas das erupções por drogas são diversas, desde casos mais comuns e de evolução benigna, como o exantema desencadeado por medicamentos, até erupções potencialmente fatais, como a necrólise epidérmica tóxica.

A Figura 26.1 apresenta um fluxograma para diagnóstico de farmacodermias.

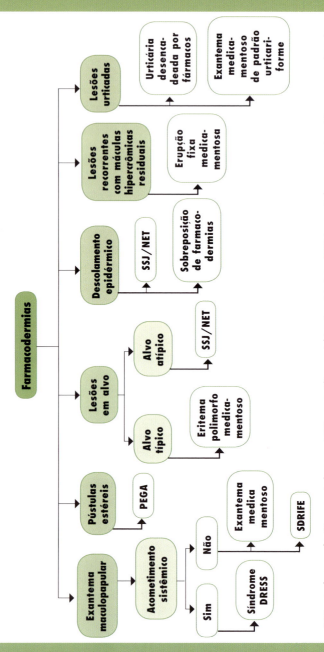

SSJ: síndrome de Stevens-Johnson; NET: necrólise epidérmica tóxica; PEGA: pustulose exantemática generalizada aguda; SDRIFE: symmetrical drug-related intertriginous and flexural exanthema.
Fonte: Acervo do autor.

Caso clínico 1

Paciente do sexo masculino, 5 anos de idade, fez uso de albendazol por dois dias e, após três dias, surgiram placas eritematoedematosas ovaladas, com rápida progressão e desenvolvimento de área eritematoviolácea e formação de bolha na porção central das lesões (Figura 26.2). Após a suspensão da medicação e a resolução do quadro agudo, persistiram máculas hipercrômicas ovaladas nos locais das lesões prévias (Figura 26.3).

Figura 26.2. Placas eritematoedematosas ovaladas com área eritematoviolácea e formação de bolha na porção central

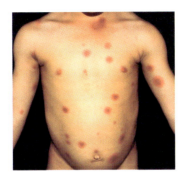

Fonte: Acervo do Departamento de Dermatologia do HCFMUSP.

Figura 26.3. Máculas hipercrômicas ovaladas nos locais das lesões prévias

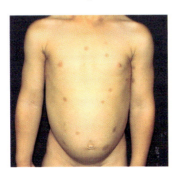

Fonte: Acervo do Departamento de Dermatologia do HCFMUSP.

Erupção fixa medicamentosa (eritema pigmentar fixo)

Epidemiologia

Entre as reações cutâneas por drogas, a erupção fixa medicamentosa não é incomum, podendo corresponder a até 20% dos casos de farmacodermias. Os medicamentos mais frequentemente envolvidos são os derivados da sulfa, anti-inflamatórios não hormonais, tetraciclinas, metronidazol, dipirona, anti-helmínticos e antifúngicos.

Patogênese

Classificada como reação imune tipo IVc, com predomínio de células T citotóxicas. Há persistência de linfócitos T CD8+ de memória na epiderme previamente lesionada e, a partir da reexposição à droga, os linfócitos persistentes são novamente estimulados, ocasionando o desenvolvimento de novas lesões.

Manifestação clínica dermatológica

A latência a partir da introdução da droga desencadeante varia entre poucos dias a duas semanas e, na reexposição, a latência é mais curta, podendo ser de horas a dois dias. Inicialmente, nota-se pápula eritematosa ou placa eritematoviolácea com halo eritematoedematoso, por vezes, com formação de bolha central. As mucosas são frequentemente acometidas. Após a resolução da fase aguda, nota-se a persistência de mácula hipercrômica ovalada de coloração cinza-azulada no local da lesão prévia. Caso haja reexposição ao mesmo medicamento desencadeante ou a drogas farmacologicamente correlatas, os locais de lesões prévias, que apresentavam apenas a mácula residual, voltam a apresentar inflamação, e podem surgir novas lesões.

Exames laboratoriais

Não são necessários, pois o acometimento é restrito à pele e mucosas.

Exame histopatológico

Na fase aguda, há infiltrado superficial e profundo intersticial e perivascular composto por linfócitos, eosinófilos e, por vezes, neutrófilos, queratinócitos apoptóticos e derrame pigmentar. A mácula residual pode, ainda, apresentar raros queratinócitos apoptóticos, e o elemento mais importante é o derrame pigmentar.

Diagnósticos diferenciais

Síndrome de Stevens Johnson, eritema polimorfo, síndrome de Sweet, picadas de inseto, infecção herpética.

Conduta

Identificar as drogas possivelmente desencadeantes e, sempre que possível, suspender a medicação desencadeante e evitar seu uso em outras ocasiões.

A maioria dos casos tende a uma rápida resolução após a suspensão da droga desencadeante.

Corticoides tópicos podem ser prescritos na vigência de eritema, edema e desconforto local.

Nos casos mais extensos, especialmente com acometimento mucoso, podem ser utilizados corticoides orais por períodos curtos.

Caso clínico 2

Paciente do sexo masculino, 48 anos de idade, buscou atendimento no pronto-socorro por causa de lesões na pele há cinco dias. Ao exame dermatológico, apresentava edema da face (Figura 26.4) e exantema maculopapular extenso (Figura 26.5), associado a linfonodomegalia cervical e axilar. Referia ter iniciado uso de carbamazepina e, duas semanas depois, passou a apresentar febre diária de 38,2°C e, após dois dias, notou início das lesões cutâneas. O exames da admissão demonstraram presença de 2.400 eosinófilos/mm^3, 1.500 linfócitos atípicos/mm^3, TGO de 752 U/L, TGP 640 U/L, fosfatase alcalina 910 U/L, gama GT 1.108 U/L, bilirrubina direta 1,4 mg/dL, bilirrubina indireta 0,8 mg/dL e 130.000 plaquetas/mm^3.

Síndrome DRESS (reação a drogas com eosinofilia e sintomas sistêmicos)

Epidemiologia

Rara. Estima-se que ocorra a cada 1.000 a 10.000 exposições a drogas. A mortalidade descrita varia entre 5 e 10%. As medicações mais frequentemente envolvidas são os anticonvulsivantes, especialmente fenitoína, carbamazepina, fenobarbital e lamotrigina, alopurinol, derivados da sulfa, antimicrobianos, especialmente vancomicina, minociclina, nevirapina e medicações para tratamento da tuberculose (rifampicina, isoniazida, pirazinamida e etambutol).

Figura 26.4. Eritema, descamação e edema da face

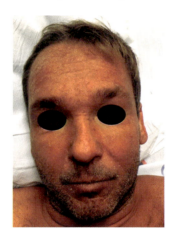

Fonte: Acervo do autor.

Figura 26.5. Exantema maculopapular extenso

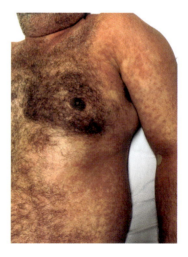

Fonte: Acervo do autor.

Patogênese

Considera-se a síndrome DRESS uma reação de hipersensibilidade tardia grave a fármacos e seus metabólitos reativos, classificada como uma reação tipo IVb – mediada por células T, subtipo Th2 com eosinófilos. A etiopatogênese da síndrome DRESS é multifatorial, com participação das drogas, vírus e fatores genéticos. A partir da introdução da droga desencadeante, nota-se uma progressiva alteração de mecanismos imunes, principalmente com redução das imunoglobulinas séricas. É descrita a reativação de vírus da família do herpes, em especial o herpes vírus tipo 6 e expansão de células T regulatórias. Alelos do HLA foram identificados como marcadores de risco em populações específicas. Nos casos desencadeados por anticonvulsivantes, a deficiência da enzima epóxido hidrolase altera os mecanismos de detoxificação das drogas, ocasionando uma persistência de metabólitos reativos.

Manifestação clínica dermatológica

A síndrome DRESS caracteriza-se por acometimento cutâneo extenso, edema da face, febre, eosinofilia, linfonodomegalia e acometimento de órgãos internos. O quadro clínico dermatológico mais frequente é o exantema maculopapular, e também podem ser evidenciadas lesões semelhantes ao eritema polimorfo, com esboço de formação de alvos, presença de vesículas, pústulas e bolhas, púrpura e eritrodermia esfoliativa. O período de latência entre o início das medicações causadoras e o desenvolvimento de lesões cutâneas é mais prolongado em relação aos exantemas medicamentosos, variando de 2 a 4 semanas, e pode haver uma piora do quadro clínico mesmo após a suspensão da droga desencadeante.

Manifestação clínica geral

Para definição de um caso de síndrome DRESS, o acometimento de órgãos internos é importante. Febre é uma das manifestações iniciais, podendo estar presente antes do início das lesões. Também podem fazer parte da síndrome linfonodomegalia periférica, eosinofilia e presença de linfócitos atípicos. O dano hepático é o mais comum, presente em cerca de 80% dos casos. Rins, pulmões, pâncreas, músculos e sistema nervoso central também podem ser acometidos. O desenvolvimento de doenças autoimunes posteriores à resolução do quadro é descrito, principalmente, patologias tireoidianas autoimunes e *diabetes mellitus*.

Exames laboratoriais diagnósticos

A investigação do acometimento de órgãos internos é essencial para o diagnóstico e o manejo de pacientes com a síndrome DRESS. Para investigação de acometimento sistêmico, devem ser solicitados TGO, TGP, fosfatase alcalina, gama-GT, bilirrubinas totais e frações, albumina, coagulograma, amilase, lipase, hemograma completo com plaquetas, ureia e creatinina, radiografia de tórax, hemoculturas e sorologias para hepatites virais.

Exame histopatológico

O achado histopatológico da síndrome DRESS não é específico. Há presença de infiltrado perivascular composto por linfócitos, eosinófilos, neutrófilos e, por vezes, linfócitos atípicos. O padrão de dermatite de interface é o mais frequente, entretanto, dermatite espongiótica e pústulas subcórneas também podem estar presentes. A associação de padrões histopatológicos em um mesmo fragmento de biópsia pode ser uma pista diagnóstica para a síndrome DRESS.

Diagnósticos diferenciais

Exantemas medicamentosos e virais, outras farmacodermias graves, como pustulose exantemática generalizada aguda (PEGA), síndrome de Stevens-Johnson e necrólise epidérmica tóxica, linfomas e pseudolinfomas, síndrome hipereosinofílica idiopática e linfadenopatia angioimunoblástica.

Conduta

Identificar as drogas possivelmente desencadeantes. A suspensão da medicação desencadeante é essencial, e seu uso em outras ocasiões deve ser proscrito. Pode haver piora mesmo após a suspensão da medicação.

Solicitar os exames laboratoriais supradescritos para definição do caso.

O tratamento de escolha é a prednisona na dose de 1,0 mg/kg/dia. A melhora clínica é lenta, e a redução da dosagem deve ser gradual – em média, 2 a 3 meses até a suspensão completa.

Casos em que o acometimento de órgãos internos não seja exuberante podem ser tratados apenas com a suspensão da medicação suspeita e uso de medicações voltadas aos sintomas, como anti-histamínicos e corticoides tópicos.

Casos refratários podem ser tratados com metilprednisolona intravenosa, pulsos de corticoides ou ciclosporina. Na evidência de reativação viral, considerar o uso do ganciclovir. Em casos graves, pode ser necessário o transplante hepático.

Caso clínico 3

Paciente do sexo feminino, 47 anos de idade, fez uso de amoxicilina por causa de amigdalite bacteriana e, oito dias após a introdução do medicamento, notou lesões nas axilas. Buscou atendimento cinco dias após o início das lesões e, ao exame dermatológico, apresentava pústulas não foliculares agrupadas sobre placas eritematoedematosas na região axilar e progressão para os membros superiores e região abdominal (Figura 26.6).

Figura 26.6. Pústulas não foliculares agrupadas sobre placas eritematoedematosas no membro superior esquerdo

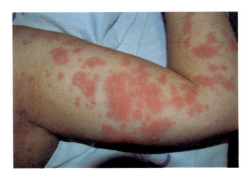

Fonte: Acervo do autor.

Pustulose exantemática generalizada aguda (PEGA)
Epidemiologia

Rara. A mortalidade é inferior a 5%. As drogas mais frequentemente envolvidas são antibióticos betalactâmicos, macrolídeos, quinolonas, inibidores do canal de cálcio, hidroxicloroquina e antifúngicos.

Patogênese

O mecanismo sugerido para a patogênese da PEGA envolve um padrão de resposta mediado por células T. As células T CD4+ ativadas no início do quadro liberam citocinas que recrutam neutrófilos, resultando em um infiltrado neutrofílico intenso e formação de pústulas intraepidérmicas.

Manifestação clínica dermatológica

Após um período de incubação que pode variar de horas a até 15 dias, notam-se pústulas estéreis não foliculares agrupadas sobre base eritematoedematosa, inicialmente nas regiões de dobras, como axilas e região inguinal. Posteriormente, as pústulas coalescem e as lesões apresentam uma progressão centrífuga. O envolvimento mucoso é infrequente, e o quadro cutâneo pode ser acompanhado de febre.

Exames laboratoriais diagnósticos

O hemograma demonstra neutrofilia. Devem ser solicitados exames para investigação de órgãos internos, pois cerca de 17% dos pacientes podem apresentar alterações hepáticas, renais e disfunções pulmonares.

Exame histopatológico

A histopatologia da PEGA é caracterizada pela presença de pústulas de localização intra e subcórnea, espongiose e presença de infiltrado inflamatório composto por neutrófilos e eosinófilos. Podem ser visualizadas exocitose de neutrófilos e queratinócitos apoptóticos. A diferenciação para casos de psoríase pustulosa é desafiadora.

Diagnósticos diferenciais

Psoríase pustulosa, pustulose subcórnea, outras farmacodermias graves, foliculites bacterianas e fúngicas, síndrome de Sweet.

Conduta

» Identificar as drogas possivelmente desencadeantes.
» Suspender a droga desencadeante e evitar seu uso posteriormente.
» Solicitar TGO, TGP, fosfatase alcalina, gama GT, hemograma completo, ureia, creatinina, glicemia, radiografia de tórax e hemoculturas para investigação de acometimento interno.
» Realizar biópsia para exame histopatológico.

Compressas com soluções antissépticas, como permanganato de potássio, podem ser utilizadas na fase aguda.

A maioria dos casos tendem a resolver após a suspensão da droga causadora, e corticoides tópicos podem ser utilizados para alívio do prurido e redução da inflamação.

Em casos prolongados, pode ser considerado o uso de corticoides orais, e há relatos de uso de ciclosporina.

Caso clínico 4

Paciente do sexo feminino, 28 anos de idade, referia troca da medicação anticonvulsivante para lamotrigina duas semanas antes do início das lesões. Ao exame dermatológico na consulta, quatro dias após o surgimento das lesões, notavam-se vesículas e bolhas de conteúdo sero-hemático difusamente distribuídas, com predomínio de lesões na face (Figura 26.7). As vesículas dessecadas resultavam em erosões, e o sinal de Nikolsky estava presente. Lesões com aspecto de alvo atípico nos membros inferiores (Figura 26.8) e importante acometimento das mucosas, com eritema conjuntival, e, nos lábios e região vulvar, presença de edema e extensas erosões recobertas por crosta hemática.

Figura 26.7. Vesículas e bolhas de conteúdo sero-hemático na face, edema e erosões nos lábios com presença de crosta hemática

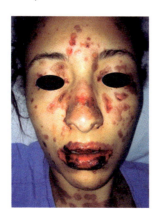

Fonte: Acervo do autor.

Figura 26.8. Lesões com aspecto de alvo atípico nos membros inferiores

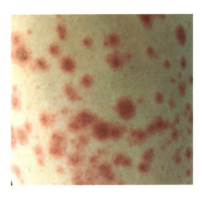

Fonte: Acervo do autor.

Síndrome de Stevens-Johnson

Epidemiologia

Rara. Estima-se que sua incidência seja de 1 a 5 casos por milhão de pessoas anualmente. A síndrome de Stevens-Johnson (SSJ) e a necrólise epidérmica tóxica (NET) são reações medicamentosas graves e fazem parte de um mesmo espectro. A mortalidade é de 30 a 50% dos doentes com NET e de 5 a 10% para SSJ. As drogas mais frequentemente envolvidas são os anticonvulsivantes aromáticos, lamotrigina, derivados da sulfa, anti-inflamatórios não hormonais e alopurinol. Agentes infecciosos, como *Mycoplasma pneumoniae*, também são descritos como causa de SSJ-NET.

Patogênese

Participam da patogênese da síndrome de Stevens-Johnson alterações metabólicas, mecanismos imunológicos e predisposição genética. Há uma extensa necrose e apoptose de queratinócitos em um processo iniciado por linfócitos T citotóxicos específicos a drogas. Porém, a presença de células inflamatórias na histologia é escassa, e acredita-se, portanto, que mediadores solúveis tenham um papel importante na gênese do quadro, sendo a granulisina a molécula citotóxica mais expressa nos fluidos das vesículas.

Manifestação clínica dermatológica

O espectro SSJ/NET é dividido de acordo com a área de destacamento epidérmico. Até 10% e predomínio de lesões mucosas caracterizam os quadros de SSJ. Entre 10 e 30% de áreas descoladas, o caso é classificado como uma forma intermediária (*overlap*), e acima de 30% classifica-se com NET. A presença de alvos atípicos, com dois halos concêntricos, é sugestiva do espectro SSJ/NET. As lesões em alvo podem confluir e evoluir para extensas áreas de necrose epidérmica, com presença do sinal de Nikolsky. Existem formas de NET, em que o quadro se inicia como exantema com lesões de coloração eritematopurpúricas rapidamente progressivas para descolamento epidérmico. O acometimento mucoso com enantema e erosões, podendo acometer todas as mucosas, é mais frequente nos quadros de SSJ, e existem formas puramente mucosas.

Manifestação clínica geral

O quadro pode ter início com queixas pouco específicas, como odinofagia, fraqueza e mal-estar, antes do surgimento das lesões cutâneas. Há dor em queimação intensa e, nos casos de acometimento mucoso extenso, limitações para alimentação. Podem estar presentes lesões nos tratos respiratório e gástrico, além de insuficiência renal aguda e elevação transitória das enzimas hepáticas.

Exames laboratoriais

Hemograma completo, creatinina, ureia, exames hepáticos, eletrólitos, radiografia de tórax e hemoculturas na vigência de picos febris.

Exame histopatológico

Presença de extensa apoptose dos queratinócitos e infiltrado inflamatório paucicelular, caracterizado pela presença de linfócitos. Pode haver formação de vesículas subepidérmicas e acometimento de estruturas anexiais.

Diagnósticos diferenciais

Outras farmacodermias, como erupção fixa medicamentosa, PEGA e DRESS; lúpus eritematoso bolhoso, varicela, síndrome da pele escaldada estafilocócica, queimaduras, doença do enxerto *versus* hospedeiro aguda, eritema polimorfo (ligado ao herpes vírus), doenças vesicobolhosas autoimunes intra e subepidérmicas.

Conduta

» Identificar e suspender as drogas possivelmente suspeitas. A suspensão das medicações desencadeantes é essencial, e seu uso em outras ocasiões deve ser proscrito.
» Avaliar a extensão das áreas de descolamento.
» Solicitar exames laboratoriais para investigação de acometimento interno.
» Realizar biópsia para exame histopatológico.
» Oferecer suporte clínico e internação em unidade intensiva, com manutenção do balanço hidroeletrolítico; vigilância infecciosa.
» Evitar desbridamento das lesões e manter limpeza com soro fisiológico.

Não há um consenso quanto às medicações que podem ser utilizadas como tratamento. Nas fases iniciais agudas, em que ainda não há um destacamento epidérmico extenso e ainda há presença de lesões em alvo, os corticoides sistêmicos, na dose equivalente a prednisona 1 mg/kg/dia, podem ser utilizados. Ciclosporina e imunoglobulina intravenosa são opções.

O cuidado com as mucosas é essencial, e a presença de equipe multidisciplinar para cuidados específicos pode prevenir complicações tardias.

Referências consultadas

Adler NR, Aung AK, Ergen EN, Trubiano J, Goh MSY, Phillips EJ. Recent advances in the understanding of severe cutaneous adverse reactions. Br J Dermatol. 2017;177(5):1234-47.

Cho YT, Yang CW, Chu CY. Drug Reaction with Eosinophilia and Systemic Symptoms (DRESS): An Interplay among Drugs, Viruses, and Immune System. Int J Mol Sci. 2017;18(6)pii: E1243.

Creamer D, Walsh SA, Dziewulski P, Exton LS, Lee HY, Dart JKG et al. UK guidelines for the management of Stevens-Johnson syndrome/toxic epidermal necrolysis in adults 2016. Br J Dermatol. 2016;174(6):1194-227.

Ingen-Housz-Oro S, Hotz C, Valeyrie-Allanore L, Sbidian E, Hemery F, Chosidow O et al. Acute generalized exanthematous pustulosis: a retrospective audit of practice between 1994 and 2011 at a single centre. Br J Dermatol. 2015;172(5):1455-7.

Heng YK, Lee HY, Roujeau JC. Epidermal necrolysis: 60 years of errors and advances. Br J Dermatol. 2015;173(5):1250-4.

Hoetzenecker W, Nägeli M, Mehra ET, Jensen AN, Saulite I, Schmid-Grendelmeier P et al. Adverse cutaneous drug eruptions: current understanding. Semin Immunopathol. 2016 Jan;38(1):75-86.

Shiohara T, Kano Y, Hirahara K, Aoyama Y. Prediction and management of drug reaction with eosinophilia and systemic symptoms (DRESS). Expert Opinion on Drug Metabolism & Toxicology. 2017;13(7):701-4.

Szatkowski J, Schwartz RA. Acute generalized exanthematous pustulosis (AGEP): a review and update. J Am Acad Dermatol. 2015;73(5):843-8.

Thakkar S, Patel TK, Vahora R, Bhabhor P, Patel R. Cutaneous adverse drug reactions in a tertiary care teaching hospital in india: an intensive monitoring study. Indian J Dermatol. 2017;62(6):618-25.

Capítulo 27

Alterações metabólicas e avitaminoses

Vítor Manoel Silva dos Reis

Conceito

As manifestações cutâneas de alterações metabólicas, deficiências de vitaminas e depósito de substâncias advindas do metabolismo são bastante peculiares, com sinais típicos. Com base nessas alterações na pele, dirigiu-se a investigação para as devidas doenças metabólicas.

Caso clínico 1

Paciente do sexo masculino, 50 anos de idade, apresenta há seis meses bolhas no dorso das mãos. É alcoólatra e faz tratamento de hepatite C. Relata que tem notado escurecimento da urina, aumento de pelos na face e aparecimento de bolhas nas mãos, com rompimento da pele por pequenos atritos (Figura 27.1).

Descrição dermatológica

Ao exame clínico dermatológico, mostra vesículas e milia no dorso de ambas as mãos.

Figura 27.1. Porfiria cutânea tardia. Vesículas, crostas e cicatrizes nas mãos

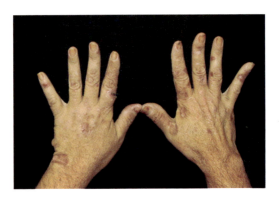

Fonte: Acervo do Departamento de Dermatologia do HCFMUSP.

Porfiria cutânea tardia (PCT)

Epidemiologia

Ocorre, atualmente, em homens e mulheres de maneira equitativa, geralmente após os 40 anos de idade. Tem prevalência variável de 1 para 2.500 até 1 para 25.000. São descritos três tipos de PCT: tipo I, adquirida (80% dos casos), com inibição da enzima uroporfirinogênio descarboxilase (URO-D) nos hepatócitos; tipo II, familiar genética, com inibição da URO-D em todos os tecidos do organismo, de transmissão autossômica dominante; e tipo III, familiar, com inibição da URO-D apenas nos hepatócitos, com mecanismo de transmissão genética desconhecido.

Patogênese

Diminuição da atividade da enzima URO-D, principalmente no fígado. Tem como fatores desencadeantes ou agravantes alcoolismo, uso de estrógenos, infecções pelo vírus da hepatite C (HCV), pelo vírus da imunodeficiência humana (HIV) e hemocromatose hereditária.

Manifestações clínicas

Vesículas e bolhas com exulcerações e crostas nas áreas expostas ao sol e a pequenos traumas, como mãos e pés.

Cicatrizes discrômicas e milia sucedem essas lesões, dando um aspecto característico principalmente no dorso das mãos, com lesões representativas dos vários estágios, concomitantes.

Pode ocorrer, também, hiperpigmentação, principalmente na face, e, na mulher, eventualmente, ocorre aumento da pilificação.

É comum o paciente notar escurecimento da urina.

Diagnósticos diferenciais

» Outras porfirias.
» Epidermólise bolhosa adquirida.
» Pseudoporfiria.

Exames laboratoriais

» Urina de 24 horas – aumento de porfirinas urinárias URO > COPRO 3:1.
» Aumento do ferro sérico e da saturação de ferro e da ferritina.

Histopatologia

» Bolha subepidérmica, papilas festonadas, material eosinofílico nas paredes dos vasos dérmicos e junção dermoepidérmica, PAS + diástase resistente.
» Imunofluorescência direta + nas paredes dos vasos dérmicos e junção dermoepidérmica para IgG, IgM, IgA e fibrinogênio e/ou C3.

Conduta

» Eliminação dos fatores agravantes.
» Hidroxicloroquina 400 mg, duas vezes por semana.
» Flebotomias sucessivas.

Caso clínico 2

Paciente com placas eritematosas, descamativas, crostosas e com edema no dorso das mãos, pés, pescoço e região esternal. Queixa-se de mal-estar, irritabilidade, insônia, depressão e lesões na pele das áreas expostas ao sol. Relata que há seis meses vem sentindo fraqueza, mal-estar e notando escurecimento da pele exposta ao sol. Ultimamente, tem tido episódios de diarreia (Figura 27.2).

Figura 27.2. Pelagra. Lesões eritematoexulceradas na região do pescoço (parte superior), lesões eritematodescamativas acastanhadas no dorso das mãos e antebraços (parte média) e lesões eritematosas, vesículas, descamação e crostas no dorso dos pés, poupando as áreas cobertas (parte inferior)

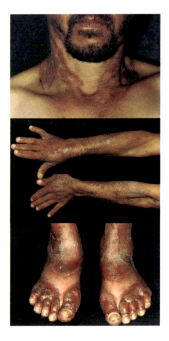

Fonte: Acervo do Departamento de Dermatologia do HCFMUSP.

Descrição dermatológica

Placas eritematosas descamativas e crostosas no dorso das mãos e pés. Poupa nos pés a área protegida pela fita da sandália. Placa envolvendo o pescoço das laterais até a fúrcula.

Pelagra

A pelagra é um quadro cutâneo nas áreas expostas ao sol e uma afecção de mucosas, como queilite angular e língua despapilada, em decorrência de alterações metabólicas na produção da niacina (vitamina B3) a partir do triptofano.

As lesões de pele e mucosas em geral são precedidas de quadro geral, com fraqueza e mal-estar.

Pode haver acometimento do sistema nervoso, provocando neurites e alterações psiquiátricas.

A diarreia que pode surgir é decorrente de alterações atróficas das mucosas gástrica e intestinal. Conhecida como doença dos três D: dermatite, demência e diarreia.

Epidemiologia

Ocorre principalmente em pacientes alcoólatras, mas também em decorrência de dietas inadequadas, por anorexia, em doentes psiquiátricos e usuários de drogas.

Patogênese

A niacina é obtida por dieta ou pela produção endógena a partir do triptofano. A deficiência de niacina resulta na pelagra.

Manifestações clínicas

Sintomas gástricos, como náuseas, vômitos, anorexia, dor abdominal e diarreia; neurológicos, como ansiedade, fadiga, insônia, apatia, depressão, cefaleia, amnésia, psicose e demência.

Prurido e dores nas áreas expostas ao sol acometidas, com eritema, edema, vesículas, bolhas, hiperpigmentação e crostas.

Mãos, pés, face, pescoço ("colar de casal") e região anterior do tórax são as áreas mais acometidas.

Podem ocorrer queilite, estomatite angular e glossite. As unhas podem apresentar alterações "*half and half*".

Diagnósticos diferenciais

» Erupção polimorfa à luz.
» Porfiria cutânea tardia.
» Dermatite actínica crônica.
» Fotodermatoses por drogas.
» Lúpus eritematoso cutâneo.
» Síndrome de Hartnup.

Exames laboratoriais
Diagnóstico eminentemente clínico. É possível detectar diminuição de metabólitos da niacina na urina (N-metilnicotinamida e 2-piridona).

Conduta
» Reposição de niacina.
» Tratamento com nicotinamida 500 mg/dia.

Caso clínico 3
Paciente do sexo feminino, 46 anos de idade, queixa-se de manchas amarelas nas pálpebras há um ano (Figura 27.3).

Figura 27.3. Xantelasma. Placas amareladas pouco elevadas de superfície irregular, com limites nítidos nas pálpebras inferiores e superiores

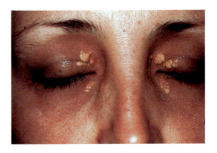

Fonte: Acervo do Departamento de Dermatologia do HCFMUSP.

Descrição dermatológica
Lesões planas ou pouco elevadas, amareladas, com limites nítidos nas pálpebras superiores e inferiores.

Xantelasma
Epidemiologia
Mais comum em adultos de meia-idade, maior prevalência em mulheres que em homens (4:1).

Patogênese

Depósitos de lipídios na pele. Pode estar associado a hiperlipedemias familiares, mas em um grande número de casos não ocorre nenhuma alteração lipídica.

Manifestações clínicas

Placas planas ou pouco elevadas amareladas nas pálpebras, bem delimitadas.

Diagnósticos diferenciais

Siringoma, mílio e xantogranuloma necrobiótico.

Exames laboratoriais

Diagnóstico clínico. Devem-se investigar lipoproteínas séricas, as quais se estima que ocorram em cerca de metade dos pacientes

Histopatologia

Presença de histiócitos espumosos na derme, com células de Touton e infiltrado linfocitário.

Conduta

Exérese das lesões com cirurgia, eletrocoagulação, cauterização química, ácido tricloroacético ou uso de *lasers*.

Na eventual hipercolesterolemia, devem-se usar estatinas. É incerto que as lesões involuam com a normalização dos lipídios séricos.

Caso clínico 4

Paciente do sexo feminino, com lesões que coçam muito nas pernas há três anos (Figura 27.4).

Descrição dermatológica

Pápulas cor da pele ou hiperpigmentadas endurecidas e entremeadas por crostas nas faces extensoras das pernas. Essas pápulas agrupam-se, formando grandes placas de formato irregular.

Figura 27.4. Líquen amiloide. Placas papulosas na região anterior das pernas

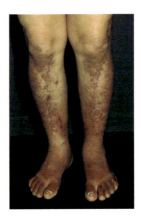

Fonte: Acervo do Departamento de Dermatologia do HCFMUSP.

Líquen amiloide

Epidemiologia
Pode acometer qualquer gênero e qualquer faixa etária.

Patogênese
Julga-se que sejam queratinas epidérmicas e de tonofilamentos de queratinócitos degenerados que atingem a derme. Desconhece-se a razão pela qual essa substância migra para a derme, suspeitando-se de fatores como atrito local, predisposição genética ou vírus Epstein-Barr.

Manifestações clínicas
Pápulas semiesféricas agrupadas aleatoriamente, dispostas em rosário da cor da pele ou hiperpigmentadas com grande prurido, que geralmente se localizam nas faces extensoras dos antebraços, pernas ou em qualquer outra região do tronco.

Diagnósticos diferenciais
» Líquen simples crônico.
» Líquen plano hipertrófico, mucinose folicular, mixedema pré-tibial.

Exames laboratoriais

Histopatologia: na derme, há depósitos de substância amiloide nas papilas. É possível utilizar colorações específicas, como violeta genciana e vermelho congo.

Conduta

É possível realizar corticoterapia tópica com corticoides potentes, sob a forma oclusiva, ou corticoides intralesionais. Outras formas de tratamento incluem inibidores da calcineurina tópicos, retinoides sistêmicos, fototerapia UVB ou UVA, entre outros.

Referências consultadas

Karthikeyan K, Tappa DM. Pellagra and skin. Int J Dermatol. 2002;41(8):476-81.

Poh-Fitzpatrick MB. Porphyria cutanea tarda: treatment options revisited. Clin Gastroenterol Hepatol. 2012;10:1410-11.

Schreml S, Szeimies RM, Vogt T, Landtahler M, Schroeder J, Babilas P. Cutaneous amyloidosis ans systemic amyloidoses with cutaneous involvement. Eur J Dermatol. 2010;20(2):152-60.

Vieira FMJ, Nakhle MC, Abrantes-Lemos CP, Cançado ELR, dos Reis VMS. Precipitating factors of porphyria cutanea tarda in Brazil with emphasis on hemochromatosis gene (HFE) mutations. Study of 60 patients. An Bras Dermatol. 2013;88:530-40.

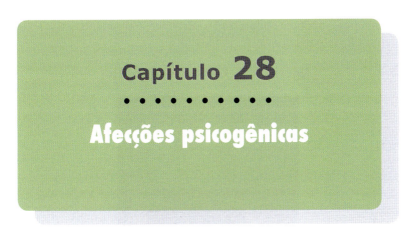

Conceito

As dermatoses abordadas neste capítulo são classificadas como secundárias a um distúrbio psiquiátrico primário, e as lesões cutâneas são autoinfligidas. Um estudo epidemiológico envolvendo 178 pacientes com psicodermatoses mostrou a seguinte proporção de diagnósticos:

» 71,9% – escoriação neurótica.
» 12,4% – tricotilomania.
» 9% – delírio de parasitose.
» 6,7% – dermatite artefata.

Caso clínico 1

Paciente do sexo feminino, 52 anos de idade, com queixa de prurido e lesões na face há cinco anos. Refere que utiliza as unhas para coçar as lesões e que o prurido é tão intenso que chega a causar erosões e sangramentos. Ao exame dermatológico, apresenta múltiplas erosões, escoriações, crostas hemáticas e cicatrizes na face, membros superiores e inferiores e abdome (Figura 28.1). Apresenta antecedente pessoal de depressão, sem tratamento no momento.

Figura 28.1. Escoriação neurótica

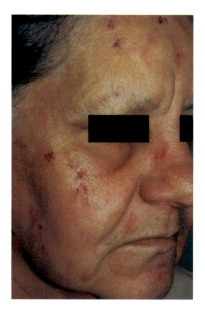

Fonte: Acervo do autor.

Escoriação neurótica

É uma alteração dermatológica que pode estar associada a transtornos ansiosos, depressivos e transtornos obsessivo-compulsivos (TOC), em que lesões cutâneas são autoinfligidas em decorrência da sensação incontrolável de prurido, queimação ou necessidade de remover algo da pele, como pápulas foliculares, queratoses e acne discreta, mas podem aparecer sobre pele sã.

A paciente admite que produz as lesões, o que diferencia a escoriação neurótica (EN) da dermatite artefata. A acne escoriada é um subtipo de EN em que o paciente escoria e/ou coça as lesões de acne preexistentes, principalmente na face.

Epidemiologia

Afeta cerca de 1 a 5% da população, com predominância feminina. O início, frequentemente, ocorre entre 30 e 45 anos de idade.

Comorbidades psiquiátricas associadas incluem: transtorno dismórfico corporal, abuso de drogas e transtorno de personalidade *borderline*.

Manifestações clínicas

As lesões distribuem-se, tipicamente, nas regiões que as mãos podem alcançar. Regiões de mais difícil acesso, como a região central do dorso, não apresentam lesões, ou estas estão presentes em menor número. As lesões variam entre escoriações, cicatrizes e lesões ulcerocrostosas, geralmente em vários estágios evolutivos e com bordas anguladas.

Em razão da quebra da barreira cutânea, infecções bacterianas secundárias são comuns.

Diagnóstico

O diagnóstico é clínico, sendo necessário excluir afecções cutâneas primárias.

Exames complementares

Realizar exames para excluir causas de prurido autotóxico.

Conduta

A conduta depende da psicopatologia envolvida. Se associado a distúrbio depressivo, podem ser introduzidos antidepressivos, como:

» Doxepina 5 a 300 mg/dia antes de dormir.
» Amitriptilina 25 a 100 mg/dia antes de dormir.

O efeito colateral mais comum é a sedação.

Um estudo norte-americano de 2016, randomizado, controlado, duplo-cego, com 66 pacientes com diagnóstico escoriação neurótica, mostrou redução significativa dos sintomas com o uso de N-acetil-cisteína na dose de 1.200 a 3.000 mg/dia.

A terapia cognitivo-comportamental e o treinamento de reversão de hábitos (que visa substituir um hábito indesejado por um socialmente aceitável) têm crescido como opção terapêutica e mostrado benefícios.

Caso clínico 2

Paciente do sexo feminino, 8 anos de idade, vem trazida pela mãe com queixa de rarefação capilar há seis meses. Ao exame do couro cabeludo, nota-se uma área de rarefação capilar irregular, com formato bizarro e fios quebrados em diferentes comprimentos na região do vértex, sem sinais de inflamação (Figura 28.2). A mãe notou que, em alguns momentos do dia, a filha fica manuseando fios de cabelo entre os dedos.

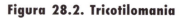

Figura 28.2. Tricotilomania

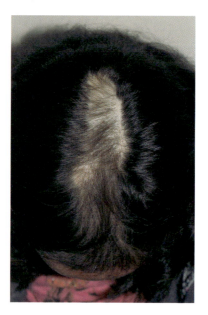

Fonte: Acervo do autor.

Tricotilomania

Impulso continuado de arrancar os próprios cabelos, gerando áreas irregulares de alopecia com fios fraturados em diferentes comprimentos, sem sinais inflamatórios. O resto do couro cabeludo tem aspecto normal.

É um distúrbio complexo, classificado como integrante do grupo de doenças relacionadas com TOC, que envolve fatores ambientais e genéticos.

Epidemiologia

Prevalência de 1 a 4% ao longo da vida. Tipicamente se inicia na fase pré-puberal, com idade média de início aos 13 anos. É mais frequente no sexo feminino. Há um pior prognóstico se o quadro persiste na vida adulta.

Manifestações clínicas

O couro cabeludo é o local mais comumente afetado, seguido das sobrancelhas e dos cílios. Após o arrancamento, os fios podem ser manipulados com movimentos circulares ao redor dos dedos, mordidos em sua raiz (tricofagia) ou até ingeridos (podendo causar o tricobezoar).

As áreas de alopecia não cicatricial tendem a ser bem definidas, assimétricas e com formatos bizarros. O teste de tração geralmente é negativo, o que ajuda a diferenciar da alopecia areata.

Exames complementares

Os achados já descritos na dermatoscopia que podem ajudar no diagnóstico são:

- » Fios fraturados em diversos comprimentos.
- » Pontos pretos e pontos amarelos.
- » Sinal do v (dois fios quebrados na mesma altura, saindo de um único orifício).
- » Fios encaracolados.
- » Fios tortuosos lembrando uma figura em chamas ocorrem em 25% dos casos e são considerados específicos da tricotilomania.
- » Fios semelhantes aos pelos peládicos (ponto de exclamação-símile) podem ser encontrados e dificultam o diagnóstico diferencial com a alopecia areata.
- » Fios com formato de tulipas.

O tricograma mostra que os cabelos da área afetada são anágenos.

O exame anatomopatológico mostra aumento de catágenos, bulbo traumatizado, tricomalácia e melanina dentro do canal folicular. O infiltrado inflamatório é mínimo.

Diagnóstico

O diagnóstico é clínico-patológico. Se o quadro clínico não for suficiente para conclusão diagnóstica, deve-se prosseguir à investigação com o exame anatomopatológico para afastar outras causas de alopecia.

O principal diagnóstico diferencial é realizado com alopecia areata. Outros diferenciais incluem *tinea capitis* e *moniletrix*.

Tratamento

Habitualmente, utilizavam-se a clomipramina e os inibidores seletivos da recaptação de serotonina (ISRS), mas uma revisão sistemática de 2007 mostrou que o treinamento de reversão de hábitos foi superior a esses tratamentos medicamentosos, tornando-se a terapêutica de primeira linha. Nesse estudo, a clomipramina foi superior ao placebo e, portanto, mantém-se como opção terapêutica de segunda linha.

A N-acetil-cisteína na dose de 1.200 a 2.400 mg/dia, por 12 semanas, pode ser utilizada como adjuvante, como mostrou o estudo de Grant em 2009, um estudo randomizado, controlado, duplo-cego, com 50 pacientes com tricotilomania.

Além da tricotilomania e da escoriação neurótica, existem outras dermatocompulsões (impulso persistente e incontrolável de realizar um ato repetitivo e estereotipado, irracional ou inútil na pele e/ou anexos), como lavagem excessiva, onicofagia, cutisfagia e queilite esfoliativa.

Caso clínico 3

Paciente do sexo masculino, 56 anos de idade, com queixa de lesões na pele há três anos. Refere já ter passado por diversos médicos, que não conseguiram curá-lo. O paciente afirma ter lesões de pele causadas por parasitas que caminham sob sua pele e que já usou desinfetantes no corpo para erradicá-los, mas sem sucesso. Ao exame dermatológico há ausência de lesões de pele, mas o paciente chama atenção do médico para os locais onde ele verificou a presença dos parasitas, que ele marcou para lhe mostrar (Figura 28.3). Além disso, trouxe um pote contendo seus achados.

Figura 28.3. Delírio de parasitose

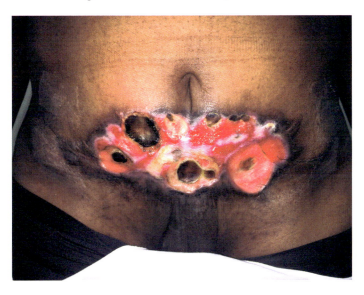

Fonte: Acervo do autor.

Delírio de parasitose

Delírio de parasitose, delírio de infestação ou síndrome de Ekbom é um distúrbio psiquiátrico raro, em que o paciente se apresenta com uma ideia fixa e delirante de que está infestado por parasitas ou vermes, podendo produzir ou não lesões cutâneas nas regiões que ele acredita estarem contaminadas.

Epidemiologia

Incidência de 1,9 em 100.000 pessoas por ano. Há estudos recentes demonstrando aumento da sua frequência. Há uma predominância feminina de 2:1, sendo mais comum em mulheres idosas e de meia-idade.

Fisiopatologia

A fisiopatologia não é totalmente compreendida. Acredita-se que haja uma disfunção ou alteração cerebral estrutural no córtex frontal, temporal e parietal, corpo estriado e tálamo, que são as áreas do cérebro envolvidas no julgamento, na sensação corpórea e no aprendizado.

Manifestações clínicas

O paciente refere estar infestado por parasitas, insetos ou vermes que são vistos ou sentidos andando sob ou sobre sua pele, com ou sem sensação de prurido, pinicação ou mordidas. O doente pode gastar várias horas examinando seu corpo na tentativa de apanhar o parasita, frequentemente trazendo à consulta diversos fragmentos como grãos, fios, insetos do solo, afirmando que eles foram retirados de sua pele. Esse fenômeno é chamado de sinal do espécime ou sinal da caixa de fósforo e pode estar presente em 29 a 74% dos casos. O paciente perde a crítica, não sendo possível argumentar com ele e, quanto maior o nível educacional, mais plausíveis podem parecer as explicações e mais difícil é convencê-lo do tratamento.

Ao exame dermatológico, a pele pode apresentar desde poucas escoriações até extensas áreas de ulceração, crostas e cicatrizes. Em geral, há poucas lesões de pele, mas o paciente pode se utilizar de instrumentos como tesouras, agulhas, pinças, cortadores de unha ou corrosivos químicos para tentar remover os parasitas, causando quadros extensos e destrutivos. O paciente pode apresentar também história de rituais de limpeza tanto do corpo quanto do vestuário e, consequentemente, apresentar dermatoses secundárias, como eczema de contato por irritante primário e impetiginização.

A síndrome de Morgellons é semelhante ao delírio de parasitose; porém, o paciente acredita que os agentes causais, em vez de parasitas ou vermes, são fibras, grãos ou cristais que se exteriorizam através da pele.

Quando a crença da ideia delirante da infestação é compartilhada por terceiros, geralmente familiares, recebe o nome de *Folie à deux* e ocorre em 8 a 12% dos casos de delírio de parasitose.

Diagnóstico

O diagnóstico baseia-se na presença da convicção indissolúvel do paciente de que está infestado por parasitas na ausência de evidências médicas para tal.

Portanto, é necessário excluir infestações reais por meio de exame dermatológico minucioso e avaliação cuidadosa de todos os materiais trazidos pelo paciente.

Além disso, é preciso avaliar fatores desencadeantes ou agravantes, como início recente de medicações (principalmente antibióticos ou estimulantes), uso de drogas (principalmente cocaína) e sintomas ansiosos ou depressivos.

É importante excluir outras doenças psiquiátricas, como demência ou esquizofrenia, causas de prurido autotóxico (*diabetes mellitus*, alterações da função tireoidiana, hepatites B e C, HIV, policitemia vera, linfoma de Hodgkin, hiperbilirrubinemia, insuficiência renal crônica) e causas orgânicas de *delirium* (distúrbios hidroeletrolíticos, infecção de sistema nervoso central, infecção de corrente sanguínea, alterações hepáticas, renais, glicêmicas etc.).

Se todos os exames vierem sem alterações, deve-se evitar a coleta sistemática de exames adicionais, para não reforçar a ideia delirante.

Conduta

Apesar de ser um distúrbio primariamente psiquiátrico, o paciente geralmente é bastante resistente à consulta com um psiquiatra. Estudos observacionais mostram que clínicas onde a equipe de psiquiatria trabalha em conjunto com médicos dermatologistas apresentam maior chance de adesão ao tratamento.

A abordagem deve ser cautelosa e feita ao longo de várias consultas. Não se deve confrontar o paciente. É importante mostrar empatia, demonstrando que compreende o intenso sofrimento, sem reforçar as ideias delirantes. Frases como: "Fique tranquilo, não é nada infeccioso" ou "É só psicológico" devem ser evitadas, para que o paciente não perca confiança no médico e não abandone o tratamento.

A introdução de medicamentos antipsicóticos é um desafio, pois o doente se recusa a utilizar uma medicação psiquiátrica. A droga classicamente utilizada era a pimozida, na dose de 1 a 6 mg/dia, sendo menos utilizada atualmente, por causa de seus efeitos colaterais: hipotensão postural, sintomas extrapiramidais e alargamento do intervalo QT. Não há um consenso no tratamento dessa doença, pois estudos randomizados e controlados não são factíveis, já que o paciente não é considerado plenamente consciente para assinar o termo de consentimento livre e esclarecido. Séries de casos sugerem o uso de risperidona (1 a 5 mg/dia), olanzapina (5 a 15 mg), quetiapina (25 mg, 2 vezes/dia), que são medicações mais recentes e com melhor perfil de segurança. O tratamento é prolongado e recaídas são comuns. O doente não recupera a crítica, mas há melhora dos sintomas.

Caso clínico 4

Paciente do sexo feminino, 32 anos de idade, com queixa de úlceras na região suprapúbica há um ano, as quais surgem após a formação súbita e espontânea de bolhas. Ao exame dermatológico, há presença de múltiplas úlceras de aspecto circular em diferentes estágios de cicatrização, áreas necróticas arredondadas e tecido de granulação confluindo para formar uma lesão de formato bizarro com bordas bem demarcadas (Figura 28.4).

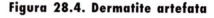

Figura 28.4. Dermatite artefata

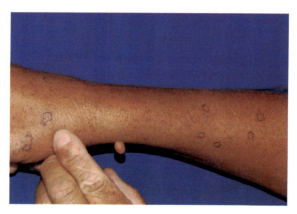

Fonte: Acervo do autor.

Dermatite artefata

Dermatite artefata, ou factícia, é uma doença em que o paciente totalmente lúcido produz lesões cutâneas, mas, propositadamente, nega sua autoria.

Tem origem psicogênica, visando preencher uma necessidade psíquica inconsciente. Essa necessidade poder ser: assumir um papel de doente, obter simpatia, atenção, contrariar ou magoar familiares, por exemplo. É englobado nos transtornos de personalidade *borderline*.

Epidemiologia

A prevalência varia entre 0,4 a 1,5% das consultas dermatológicas. Há uma predominância feminina de até 20:1. Apesar de ocorrer em qualquer idade, é comum iniciar ao redor de 20 anos.

Os pacientes são, frequentemente, ligadas à área da saúde ou parentes de profissionais da saúde, e invariavelmente apresentam um transtorno psicológico ou psiquiátrico associado, como transtorno de ajustamento, depressão e transtornos de personalidade. Muitos pacientes apresentam história de abuso ou negligência durante a infância.

Manifestações clínicas

A história clínica geralmente é vaga, com poucos detalhes ou incoerente. Os pacientes frequentemente manifestam desapontamento e insatisfação com relação aos atendimentos prévios, além de já terem passado por diversos serviços médicos, que não resolveram o problema.

As lesões têm configuração geométrica, contornos bizarros e bem demarcados, não naturais, geralmente de surgimento abrupto e sem características morfológicas e topográficas típicas de dermatoses conhecidas.

As apresentações clínicas possíveis incluem: eritema, escoriações, vesículas, bolhas, ulcerações, crostas, lesões eczematosas, púrpura, equimose e até paniculite.

As lesões encontram-se nas áreas que o paciente alcança com facilidade. Elas podem apresentar pior aspecto e ser mais numerosas nos locais mais facilmente acessíveis à mão dominante. Segundo estudo espanhol com 201 pacientes, as localizações mais frequentes são: face (34,5%), membros inferiores (25%), membros superiores (16,6%) e mãos (15,5%). O local mais comumente afetado nos homens foram as pernas (51%) e nas mulheres, a face (40%).

Diagnóstico

Se não houver suspeita clínica, a diagnose pode levar meses ou até anos. Três características principais sugerem o diagnóstico: a morfologia das lesões, a personalidade do paciente e a história clínica.

Curativos oclusivos realizados de maneira a dificultar a manipulação podem ajudar no diagnóstico. Para conclusão definitiva, pode ser necessária internação hospitalar.

A dermatite artefata difere de fingimento/simulação, pois, nesse caso, o paciente produz as lesões para obter ganhos secundários premeditados, como aposentadoria por invalidez, auxílio-doença ou ganhar um processo trabalhista.

Exames complementares

Exame anatomopatológico, exames laboratoriais e de imagem devem ser solicitados para excluir quaisquer outras hipóteses diagnósticas. A histologia pode mostrar que a injúria acometeu o paciente em diferentes momentos, com alterações marcadamente superficiais sobre alterações mais profundas. Há uma grande variedade de achados histológicos descritos, a depender do modo como as lesões foram produzidas.

Conduta

Preferencialmente, deve-se proceder a internação hospitalar e avaliação multidisciplinar com as equipes da dermatologia, enfermagem, psiquiatria, psicologia, serviço social e cirurgia plástica, quando pertinente.

O tratamento é um verdadeiro desafio, cujos pilares são:

» Psicoterapia: criar uma relação amigável, em que o paciente não se sinta julgado.

» Medicação para eventual comorbidade psiquiátrica associada: benzodiazepínicos e buspinona podem ajudar a controlar ansiedade; inibidores seletivos da recaptação da serotonina podem ser utilizados para tratamento da depressão e do comportamento autodestrutivo; pimozida, risperidona e olanzapina também podem contribuir para controle desse comportamento.

» Tratamento das lesões de pele: uso de emolientes, antibióticos e antifúngicos, quando indicado para infecções secundárias. Curativos oclusivos podem ser uma ferramenta para acelerar a cicatrização e impedir a manipulação das lesões.

Não se deve confrontar o paciente. A introdução do assunto sobre a origem das lesões pode ser realizada de maneira bastante cautelosa e gradual, conforme o aumento da confiança do paciente no médico, e por um profissional habituado a acompanhar psicodermatoses.

O prognóstico é pobre. A doença tende a seguir um curso com períodos de melhora e piora, a depender das circunstâncias da vida do paciente.

Referências consultadas

Bailey CH, Andersen LK, Lowe GC, Pittelkow MR, Bostwick JM, Davis MD. A population-based study of the incidence of delusional infestation in Olmsted County, Minnesota, 1976-2010. Br J Dermatol. 2014;170:1130-5.

Bloch MH, Landeros-Weisenberger A, Dombrowski P, Kelmendi B, Wegner R, Nudel J et al. Systematic review: pharmacological and behavioral treatment for trichotillomania. Biol Psychiatry. 2007;62:839-46.

Christenson GA, Mackenzie TB, Mitchell JE. Characteristics of 60 adult chronic hair pullers. Am J Psychiatry. 1991;148:365-70.

Ehsani AH, Toosi S, Mirshams Shahshahani M, Arbabi M, Noormohammadpour P. Psycho-cutaneous disorders: an epidemiological study. J Eur Acad Dermatol Venereol. 2009;23:945-7.

Grant JE, Chamberlain SR, Redden SA, Leppink EW, Odlaug BL, Kim SW. N-Acetylcysteine in the treatment of excoriation disorder: a randomized clinical trial. JAMA Psychiatry. 2016;73:490-6.

Grant JE, Odlaug BL, Kim SW. N-Acetylcysteine, a glutamate modulator, in the treatment of trichotillomania: a double-blind, placebo-controlled study. Arch Gen Psychiatry. 2009;66:756-63.

Kuhn H, Mennella C, Magid M, Stamu-O'Brien C, Kroumpouzos G. Psychocutaneous disease: clinical perspectives. J Am Acad Dermatol. 2017;76(5):779-91.

Lepping P, Huber M, Freudenmann RW. How to approach delusional infestation. BMJ. 2015;350:h1328.

Martins AC, Mendes CP, Nico MM. Delusional infestation: a case series from a university dermatology center in São Paulo, Brazil. Int J Dermatol. 2016;55(8):864-8.

Mohandas P, Bewley A, Taylor R. Dermatitis artefacta and artefactual skin disease: the need for a psychodermatology multidisciplinary team to treat a difficult condition. Br J Dermatol. 2013;169(3):600-6.

Nielsen K, Jeppesen M, Simmelsgaard L, Rasmussen M, Thestrup-Pedersen K. Self-inflicted skin diseases. A retrospective analysis of 57 patients with dermatitis artefacta seen in a dermatology department. Acta Derm Venereol. 2005;85:512-5.

Rakowska A, Slowinska M, Olszewska M, Rudnicka L. New trichoscopy findings in trichotillomania: flame hairs, V-sign, hook hairs, hair powder, tulip hairs. Acta Derm Venereol. 2014;94:303-6.

Rodríguez Pichardo A, García Bravo B. Dermatitis artefacta: a review. Actas Dermosifiliogr. 2013;104(10):854-66.

Schumer MC, Bartley CA, Block MH. Systemic review of pharmacological and behavioral treatments for skin picking disorder. J Clin Psychopharmacol. 2016;362:147-52.

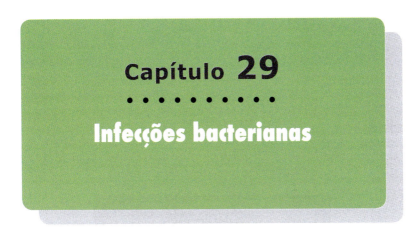

Capítulo 29

Infecções bacterianas

Paula Silva Ferreira

Conceito

As piodermites são infecções cutâneas primárias causadas por bactérias piogênicas capazes de induzir resposta inflamatória aguda, com neutrófilos e, portanto, pus. As piodermites são queixas muito frequentes em consultórios dermatológicos, principalmente no verão, e acometem com maior frequência as áreas de dobras, uma vez que a umidade e calor locais são fatores predisponentes à proliferação bacteriana. A etiologia dessas infecções é muito semelhante, sendo o *Staphylococcus aureus* e o *Streptococcus pyogenes* as principais bactérias envolvidas, mas o quadro clínico é muito variável, pois a manifestação clínica depende do local da pele onde a bactéria se instala e inicia a infecção. As principais piodermites causadas pelo *S. aureus* são: impetigo, ectima, foliculite, furúnculo/abscesso, antraz, celulite e erisipela. Por sua vez, o *S. pyogenes*, além de estar envolvido nas piodermites, é isolado em culturas de vulvovaginites, infecções perianais e fasciíte necrotizante.

Caso clínico 1

Paciente do sexo masculino, 10 anos de idade, apresenta há duas semanas queixa de lesões nos glúteos, pruriginosas, que vêm aumento em número na mesma localização. Ao exame dermatológico, observam-se múltiplas erosões recobertas por crostas marrom-amareladas de aspecto melicérico (Figura 29.1).

Figura 29.1. Múltiplas erosões recobertas por crostas marrom-amareladas de aspecto melicérico na região glútea bilateral em um caso de impetigo

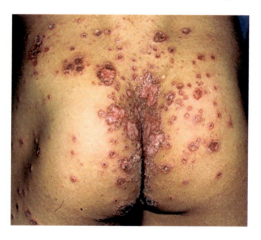

Fonte: Acervo do Departamento de Dermatologia do HCFMUSP.

Impetigo

O impetigo é uma infecção primária da pele muito comum, causada por *S. aureus* e *S. pyogenes*. A infecção é contagiosa e superficial, acometendo as porções epidérmicas mais altas, sem destruição total da epiderme.

Epidemiologia

É a infecção bacteriana mais comum em crianças, sendo responsável por até 20% das consultas dermatológicas e, ao longo da vida, 7% das pessoas terão apresentado ao menos um episódio de impetigo.

Patogênese

Trata-se de uma dermatose de etiologia bacteriana. Um dos principais fatores predisponentes para impetigo em crianças são as infestações, como escabiose e pediculose, picadas de insetos e pequenos traumas.

Manifestação clínica dermatológica

Existem duas apresentações clínicas de impetigo, uma forma bolhosa e outra não bolhosa (impetigo contagioso de Tilbury Fox).

No impetigo não bolhoso, as lesões iniciais são caracterizadas pelo surgimento de vesícula de parede fina e conteúdo purulento sobre base eritematosa. A vesícula rompe-se facilmente e resulta em erosão muito superficial, aspecto clínico mais comumente observado nessa condição. O exsudato liberado da vesícula seca, formando crosta grosseira, marrom-amarelada/melicérica (cor de mel) e com aspecto de "sujeira". Novas lesões surgem perifericamente sem cicatrização das lesões centrais, e múltiplas lesões podem coalescer. A resolução da lesão não deixa cicatriz, uma vez que se trata de acometimento exclusivo das porções superficiais da epiderme. Na apresentação de impetigo bolhoso, as bolhas demoram um pouco mais para se romper e podem se tornar maiores que aquelas encontradas na apresentação não bolhosa, podendo atingir 1 a 2 cm e persistir por 2 a 3 dias. O conteúdo da bolha é purulento. Após a ruptura, crostas finas marrom-amareladas (melicéricas) são formadas. A resolução das lesões centrais com o surgimento de novas lesões periféricas pode dar origem a lesões circinadas.

Quadro clínico geral

Os pacientes afetados mantêm estado clínico geral sem alterações. Linfadenite periférica é raramente observada.

Diagnóstico diferencial

O quadro clínico típico de impetigo é bem característico. Alguns casos disseminados com vesículas e bolhas fazem diagnóstico diferencial com pênfigo foliáceo.

Exames laboratoriais e histopatológico

Em geral, não são necessários exames laboratoriais adicionais ao diagnóstico clínico. Em casos de dúvida diagnóstica, o exame histopatológico revela clivagem subcórnea com conteúdo neutrofílico ou erosão recoberta por serosidade.

Complicações

Complicações infecciosas dos impetigos são incomuns, sendo rara também a disseminação para tecidos profundos. Impetigos estreptocócicos podem apresentar como complicação tardia a glomerulonefrite aguda pós-estreptocócica, mas essa complicação é infrequente.

Conduta

Em infecções moderadas e localizadas, pode ser empregado o uso de antibioticoterapia tópica direcionada para *Staphylococcus aureus* meticilina resistente (*MRSA*), como pomada de mupirocina ou ácido fusídico. Neomicina tópica é pouco eficaz contra estreptococos; bacitracina apresenta atividade contra estreptococos e estafilococos, e a associação dessas duas drogas tópicas é comum e eficaz em grande parte dos casos. Na ausência de resposta ou recorrência da infecção e, na suspeita de resistência bacteriana à mupirocina e ao ácido fusídico, uma alternativa tópica é pomada de retapamulina.

É imprescindível a limpeza local com remoção de crostas antes da aplicação de pomadas. A limpeza pode ser feita com sabonetes líquidos e posterior aplicação de antissépticos como clorexidine, água boricada a 3% ou líquido de Dakin.

No caso de infecções disseminadas ou em pacientes imunossuprimidos, antibióticos sistêmicos como cefalexina ou eritromicina devem ser empregados.

Caso clínico 2

Paciente do sexo feminino, 5 anos de idade, apresenta, há três semanas, úlcera no membro inferior direito recoberta por crosta espessa marrom-amarelada (Figura 29.2).

Ectima

O ectima caracteriza-se por ulceração recoberta por crostas aderentes meliceéricas.

Figura 29.2. Úlcera no membro inferior direito recoberta por crosta espessa marrom-amarelada

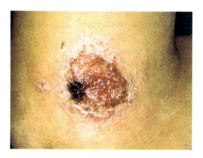

Fonte: Acervo do Departamento de Dermatologia do HCFMUSP.

Patogênese

A etiologia do ectima é a mesma do impetigo, sendo as bactérias *S. aureus* e *S. pyogenes* as principais envolvidas.

Manifestação clínica dermatológica

O início do quadro ocorre com formação de pústula ou pequena bolha, que logo é recoberta por crosta dura e aderente. A lesão aumenta para a periferia por contiguidade. A base da lesão pode ficar endurecida, e um halo periférico edematoso e eritematoso é frequentemente observado. A crosta é removida com dificuldade, e sua remoção revela uma úlcera purulenta e irregular. A lesão pode levar semanas para resolver caso não seja adequadamente tratada. Após a resolução da infecção, observa-se cicatriz, uma vez que a infecção ultrapassa os limites da epiderme.

Quadro clínico geral

Os doentes afetados mantêm estado clínico geral sem alterações, e linfadenite periférica é raramente observada.

Diagnóstico diferencial

A ectima, em alguns casos, faz diagnóstico diferencial com leishmaniose.

Exames laboratoriais e histopatológico

Em geral, não são necessários exames laboratoriais adicionais ao diagnóstico clínico. Em casos de dúvida diagnóstica, o exame histopatológico revela perda da epiderme e derme superficial e presença de crosta composta por serosidade e neutrófilos.

Tratamento

A conduta é a mesma descrita para o impetigo, entretanto, a resolução do quadro costuma ser um pouco mais demorada e até duas semanas de antibioticoterapia podem ser necessárias para sua resolução.

Caso clínico 3

Paciente do sexo masculino, 50 anos de idade, refere dor e calor em região occipital com saída de grande quantidade de secreção purulenta local. Refere antecedente de pênfigo vulgar e estar em uso atual de corticoterapia sistêmica (Figura 29.3).

Figura 29.3. Placas elevada, eritematosa, quente e dolorosa encimada por pústulas que drenam pus por múltiplos orifícios na região occipital

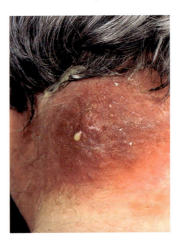

Fonte: Acervo do Departamento de Dermatologia do HCFMUSP.

Antraz ou carbúnculo

O antraz é uma infecção profunda que acomete um conjunto de unidades pilossebáceas, acompanhada por respostas inflamatória intensa do tecido conectivo e tecido celular subcutâneo subjacente.

Epidemiologia

É raro em mulheres e crianças, sendo mais comum em pacientes do sexo masculino, idosos, malnutridos ou portadores de dermatoses generalizadas.

Manifestação clínica dermatológica

A lesão essencial inicia-se com pápulas ou pústulas foliculares que coalescem em placas elevadas, eritematosas, quentes e dolorosas encimadas por pústulas que drenam pus por múltiplos orifícios. O centro da lesão torna-se purulento e necrótico em sua evolução, e a resolução da lesão deixa uma cicatriz crateriforme.

Quadro clínico geral

O estado geral dos pacientes usualmente está prejudicado nesses casos.

Tratamento

O tratamento desse quadro requer internação e antibioticoterapia sistêmica com oxacilina ou outro antibiótico penicilino-resistente.

Caso clínico 4

Paciente do sexo feminino, 60 anos de idade, apresenta há um dia dor no membro inferior direito, acompanhada de febre. Ao exame dermatológico, nota-se área de edema e eritema locais, com calor e presença de bolha hemorrágica no membro inferior direito (Figura 29.4).

Celulite e erisipela

Celulite é uma infecção subaguda ou crônica do tecido celular subcutâneo.

Figura 29.4. Edema e eritema locais mal delimitados, com calor e presença de bolha hemorrágica no membro inferior direito

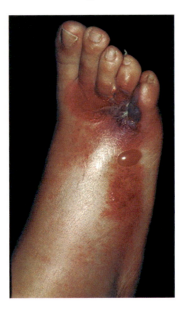

Fonte: Acervo do Departamento de Dermatologia do HCFMUSP.

Erisipela é o nome dado à infecção bacteriana aguda da derme e tecido celular subcutâneo superior. As bactérias envolvidas na etiologia da celulite e erisipela são as mesmas das demais piodermites: *S. aureus* e *S. pyogenes*, sendo o último o agente mais isolado nessas infecções.

Epidemiologia

Os fatores de risco para celulite são *diabetes mellitus*, obesidade, imunossupressão, trauma, micose dos pés ou unhas dos pés.

Manifestação clínica dermatológica

A erisipela é definida clinicamente como uma placa eritematoedematosa, ligeiramente elevada, com calor e dor local, com bordas bem definidas. Nas celulites, a infecção do tecido celular subcutâneo frouxo é mais profunda que nas erisipelas, e as alterações clínicas encontradas são edema, eritema, calor e dor locais sem limite bem definido das bordas da lesão. A celulite pode se estender superficialmente, e a erisipela pode se disseminar para camadas mais profundas do tecido celular subcutâneo. Atualmente, o termo erisipela tem sido empregado como uma forma de celulite, e não como uma entidade distinta da última.

Em erisipelas, a presença de bolhas é comum, e pode haver hemorragia superficial dentro das bolhas. As celulites mais intensas podem evoluir e progredir para necrose dérmica e, algumas vezes, para fasciíte necrotizante e piomiosite. A presença de linfangite e linfadenopatia é comum.

Quadro clínico geral

Exceto em casos muito leves, febre e mal estado geral costumam ocorrer.

Tratamento

O tratamento das celulites e erisipelas deve ser feito sob monitoração. Em casos leves, antibióticos orais podem ser empregados, e as drogas de escolha são cefalexina, clindamicina e sulfametoxazol/trimetoprim. Em infecções moderadas a graves, o paciente deve ser tratado, de preferência, sob regime hospitalar, com uso de antibióticos sistêmicos como clindamicina, cefazolina, vancomicina ou linezolida.

Outras piodermites

Foliculite

A foliculite crônica ou subaguda do folículo piloso, na qual a inflamação está confinada à porção superficial do folículo conhecido como óstio folicular, nem sempre tem etiologia infecciosa e pode ser desencadeada por injúria física ou química. A foliculite superficial infecciosa é uma infecção do óstio folicular causada pelo *S. aureus*. O principal fator predisponente é o uso de corticoide tópico de alta potência.

Quadro clínico

A lesão individual da foliculite bacteriana é uma pústula amarelada, em formato de domo, circundada por halo eritematoso. As pústulas são múltiplas e cicatrizem em 7 a 10 dias.

Tratamento

A foliculite superficial de origem externa física ou química cessa após suspensão dos fatores irritantes. O tratamento da foliculite bacteriana é o mesmo para o impetigo.

Furúnculo

O furúnculo é uma infecção aguda, em geral necrótica, da unidade pilossebácea, causada pelo *S. aureus*. Os furúnculos são incomuns na infância, exceto em crianças portadoras de dermatite atópica, mas sua frequência aumenta rapidamente após a puberdade, e são muito comuns em adolescentes. O trauma mecânico da superfície cutânea, como a fricção da pele, é o principal fator predisponente para o furúnculo.

Quadro clínico

Inicialmente, o furúnculo apresenta-se como um nódulo subcutâneo doloroso recoberto por pele eritematosa e calor local. Posteriormente, esse nódulo evolui com ponto de flutuação central, visível externamente como uma pústula, e à palpação nota-se flutuação. Caso não seja adequadamente tratado, o centro da lesão torna-se necrótico e, após a saída desse material necrótico, a lesão cicatriza, deixando cicatriz hipercrômica. O furúnculo pode se manifestar como lesão única ou múltipla. A recorrência de novos surtos por meses ou anos é comum.

Tratamento

Cada episódio de furúnculo deve ser tratado sistemicamente, com cefalexina ou eritromicina oral. Antibióticos tópicos podem ser associados e são particularmente úteis em casos de recorrência para descontaminação de pacientes e dos contactantes que moram na mesma casa. O uso de compressas quentes locais pode aliviar os sintomas e abreviar o quadro. Caso se note flutuação, pode ser necessário drenagem cirúrgica. Esses casos devem ser reavaliados e monitorados, em razão do risco de disseminação profunda da infecção.

Referências consultadas

Baker CJ. Group B streptococcal cellulitis – adenitis in infants. Am J Dis Child. 1982;136:631–3.

Cohen PR. Community-acquired methicillin-resistant Staphylococcus aureus skin infections: a review of epidemiology, clinical features, management and prevention. Int J Dermatol. 2007;46:1-11.

Chartier C, Grosshans E. Erysipelas. Int J Dermatol. 1990;29:459-67.

Dajani AS, Ferrieri P, Wannamaker LW. Endemic superficial pyoderma in children. Arch Dermatol. 1973;108:517-22.

Durupt F, Major L, Bes M, Reverdy ME, Vandenesch F, Thomas L et al. Prevalence of Staphylococcus aureus toxins and nasal carriage in furuncles and impetigo. Br J Dermatol. 2007;157:1161-7.

Kelly C, Taplin D, Allen AM. Streptococcal ecthyma. Arch Dermatol. 1971;103:306-10.

Reichman O, Sobel J. MRSA infection of buttocks, vulva, and genital tract in women. Curr Infect Dis Rep. 2009;11:465-70.

Schachner LA. Treatment of uncomplicated skin and skin infections in the pediatric and adolescent patient populations. J Drugs Dermatol. 2005;4(Suppl. 6):s30-3.

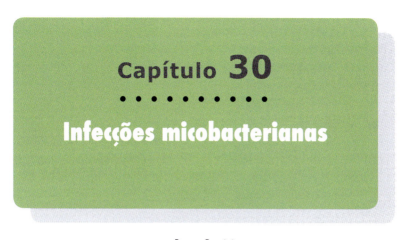

Renato Pazzini
Maria Angela Bianconcini Trindade

Conceito

Micobactérias são organismos unicelulares caracterizados por uma parede celular mais espessa que as demais bactérias, sendo esta rica em ácidos micólicos. São denominadas bacilos álcool-ácido resistentes (BAAR), pois se coram em vermelho pela fucsina e não se descoram pela ação do álcool e do ácido.

Graças ao interesse clínico na dermatologia, é possível separar esses bacilos em três grupos: complexo *Mycobacterium tuberculosis*, *Mycobacterium leprae* e micobactérias não tuberculosas (MNT), ou micobactérias atípicas. Clinicamente, cada grupo tem diferentes formas de apresentação: o *M. tuberculosis* causa a tuberculose cutânea e as tuberculídes; o *M. leprae* é o agente infeccioso causador da hanseníase; e as MNT são responsáveis por uma série de infecções da pele e subcutâneas, que podem se manifestar como pápulas, placas, nódulos, celulites, úlceras, abscessos, foliculites e paniculites.

Ainda, em razão do interesse clínico, as MNT podem ser subdivididas de acordo com sua velocidade de crescimento em meios de cultura, sendo as de baixa velocidade de crescimento *M. marinum, M. ulcerans, M. kansasii M. haemophilum*, e as de rápida velocidade de crescimento, *M. fortuitum, M. abscessus* e *M. chelonae*.

Caso clínico 1

Paciente do sexo masculino, 32 anos de idade, pardo, vendedor ambulante, natural de Marabá (PA), residente em São Paulo há cinco anos, apresenta diferentes lesões que apareceram ao longo dos últimos dois anos: na face, há rarefação das sobrancelhas com lóbulos das orelhas infiltrados, no tórax posterior e anterior, observam-se manchas hipocrômicas mal delimitadas, discretamente eritematosas e enduradas. No antebraço direito, há rarefação dos pelos e lesão ulcerada na extremidade distal do quinto dedo da mão direita. Apresenta também, no tórax posterior, múltiplas lesões papulosas e nodulares que poupam a linha média (Figura 30.1). Os pés apresentam calosidades nas áreas de pressão e xerose difusa. À palpação dos nervos periféricos, há espessamento do ulnar direito. À prova de sensibilidade realizada com monofilamentos, apresenta alterada com o da cor lilás nas manchas do tórax anterior e posterior e no quarto e no quinto dedos da mão direita.

Figura 30.1. Lesões papulosas e infiltração difusa acastanhada que poupa a linha média, hanseníase virchowiana

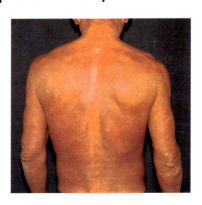

Fonte: Acervo do Departamento de Dermatologia do HCFMUSP.

Hanseníase forma virchowiana

Epidemiologia

No Brasil, é mais prevalente nas regiões Norte, Centro-Oeste e capitais do Nordeste. Em 2016, o número de casos novos registrados foi de 25.218, com uma taxa de 12,04 casos/100 mil habitantes, tendo apresentado uma queda de 34% em relação a 2006; porém, persistindo como um problema de saúde pública, segundo a Organização Mundial da Saúde, pois ainda apresenta uma incidência de mais de 10 casos/100 mil habitantes.

Patogênese

A infecção é causada pelo *M. leprae*, um BAAR que se cora pelos métodos de Fite-Faraco (histopatológico) e Ziehl-Neelsen (esfregaço dérmico), e que conta com lípide específico em sua cápsula, a glicolipoproteína fenólica (PGL-1). A infetividade é alta, e a patogenicidade, baixa, já que muitas pessoas se infectam em áreas endêmicas; porém, poucas desenvolvem a doença. A transmissão ocorre por contato próximo e prolongado entre doentes bacilíferos não tratados, com pessoas geneticamente suscetíveis, sendo a via área superior a principal forma de eliminação e porta de entrada do bacilo.

Manifestações clínicas dermatológicas

A hanseníase virchowiana apresenta grande polimorfismo de lesões. No início, apresenta máculas mal delimitadas, hipocrômicas, com leve alteração de sensibilidade (térmica, dolorosa, tátil), rarefação de pelos e exerose, que, se não tratadas, tornam-se acastanhadas e, por vezes, violáceas, além de enduradas. Alguns pacientes podem apresentar pápulas e nódulos acastanhados, conhecidos como hansenomas, com muitos bacilos. Nas fases avançadas, nota-se que as lesões predominam nas áreas frias, como os lóbulos das orelhas, os cotovelos, as nádegas e os joelhos, que, em geral, estão mais enduradas, em virtude da maior multiplicação bacilar, ao passo que as áreas quentes, como o couro cabeludo, os cavos axilar e inguinal e a linha mediana, são poupadas. A face, quando acometida por grande número de bacilos, apresenta-se endurada e com madarose das sobrancelhas e/ou ciliar, dando o aspecto de fácies leonina. As mucosas também podem ser acometidas, ocorrendo infiltração da mucosa nasal, e, por vezes, nos casos mais avançados, podem ocorrer perfuração do septo e desabamento nasal.

É importante ressaltar a predileção do bacilo pelo sistema nervoso periférico, tanto ramuscular, expressada por queda de pelos, xerose, histamina incompleta, quanto por comprometimento de tronco neural periférico, com dor e/ou espessamento neural à palpação e/ou alteração sensitiva. Alterações que, no início, são insulares e que, se não receberem tratamento específico para hanseníase, podem evoluir para anestesia em bota e luva e/ou déficit sensitivo-motor, caracterizando a mononeurite múltipla das formas virchowianas avançadas. Por isso, diante da presença de lesões ulceradas e/ou bolhosas e/ou lesões residuais sugestivas de traumas não referidos, em áreas inervadas em geral pelo ulnar e/ou fibular, deve-se pensar no diagnóstico de hanseníase.

Quadro clínico geral

Preservado no início, com o progredir da doença, podem aparecer sinais de neuropatia crônica, como dor e limitação funcional, comprometendo as atividades de vida diária dos pacientes. Por esse motivo, é importante questionar sobre sinais e sintomas iniciais de neuropatia (xerose, rarefação dos pelos e parestesias), quando se está diante de um paciente com suspeita de hanseníase, o que, em um país endêmico, é obrigatório na anamnese clínica. Ademais, nos homens, pode ocorrer acometimento dos testículos, manifestando-se como hipogonadismo. Nos olhos, pode ocorrer desde olho vermelho, lago oftálmico e até cegueira, ocasionados por perda de sensibilidade corneana secundária ao dano neural.

Quando ocorre infiltração difusa da pele sem formação de nódulos, com alopecia, a forma virchowiana é denominada "hanseníase bonita", que em geral apresenta grande comprometimento visceral, em razão da alta carga bacilífera. Muito raramente, ainda, pode haver infiltração por bacilos no endotélio, ocasionando obliteração de pequenos e médios vasos, manifestando-se clinicamente por lesões purpúricas, estelares, que se iniciam pelas extremidades e se tornam ulceradas e necróticas, chamadas de "fenômeno de Lúcio".

Muitos indivíduos do polo virchowiano, em especial os subpolares ou dimorfos virchowianos, podem desenvolver um quadro reacional mediado por imunocomplexos, chamado de reação tipo 2 ou eritema nodoso hansênico (ENH). Este pode acontecer antes, durante ou após o tratamento, e caracteriza-se por manifestações cutâneas e sistêmicas. Na pele, encontram-se nódulos eritematosos mais palpáveis que visíveis, dolorosos à palpação, sobretudo nos membros inferiores, mas que, diferentemente do eritema nodoso por outras causas, podem acometer outras áreas da pele. Nos casos graves, as lesões podem se ulcerar e apresentar manifestações sistêmicas, com queda do estado geral, febre, linfadenopatia e, muitas vezes, neurite, artrite, orquite, hepatoesplenomegalia e iridociclite.

Diagnósticos diferenciais

Como o quadro clínico é polimorfo, os diagnósticos diferenciais também são muitos. As placas devem ser diferenciadas de simples xerose e pitiríase alba, até mesmo linfoma cutâneo e esclerodermia, quando mais enduradas. As lesões papulonodulares podem ser confundidas com dermatofibroma; porém, as da hanseníase não apresentam o característico "sinal da pastilha"; além disso, sífilis, neurofibromatose, leiomioma, sarcoidose e leishmaniose devem ser diferenciadas. As lesões neurais devem ser diferenciadas de outras neuropatias, que variam desde compressões neurais, como a síndrome do túnel do carpo, a notalgia e a meralgia parestésica, até síndromes neurológicas degenerativas e acidentes vasculares cerebrais. O quadro reacional tipo 2 ou ENH é diferenciado do eritema nodoso, que predomina nos membros inferiores, não ulceram e ocorrem frequentemente por estreptococos ou efeitos adversos a medicamentos.

Exames laboratoriais diagnósticos

Prova da histamina endógena

Baseia-se na ausência da segunda fase da resposta à histamina descrita por Lewis. Essa prova é realizada por leve escoriação de uma área suspeita de hanseníase, que apresenta pequeno eritema em 20 segundos (primeira fase), pela ação direta da histamina sobre os vasos da pele, e após 20 a 40 segundos ocorre um halo eritematoso maior, chamado de eritema reflexo (segunda fase), pelo estímulo neural nos vasos, provocando mais vasodilatação, mediada pela liberação da histamina, que, por fim, entre 60 e 180 segundos, ocasiona a formação de pequena urtica, pela transudação de líquido do interior dos vasos. A ausência do eritema reflexo pode ocorrer em áreas com sensações parestésicas e/ou xeróticas e/ou com rarefação de pelos e/ou manchas pelo comprometimento de ramúsculo neural, sendo esse, então, um teste diagnóstico importante nos casos duvidosos ou de lesões iniciais.

Testes de sensibilidade cutânea

O teste é realizado por meio da pesquisa de sensibilidade pelo monofilamento de Semmes-Weinstein. Cada monofilamento de nylon tem um peso específico, variando de 0,05 a 300 g, que, quando aplicado sobre áreas com lesões suspeitas, pode revelar sinais de neuropatia. Quando o indivíduo não reconhece o toque ao monofilamento violeta, peso de 2 g, significa perda da sensibilidade protetora para as mãos; e o monofilamento laranja, com 10 g, para os pés, correspondendo a alteração da sensibilidade térmica.

Baciloscopia

Exame laboratorial que colabora para o diagnóstico e o acompanhamento, em especial das formas multibacilares. É realizado provocando-se isquemia da área suspeita e/ou áreas frias, como lobo da orelha, seguida por incisão para coleta de esfregaço dérmico e, sequencialmente, corando-a pelo método de Ziehl-Neelsen. Esse procedimento, quando realizado em seis áreas suspeitas e/ou lóbulos, cotovelos e joelhos, torna possível calcular o índice baciloscópico, que varia de 0 a 6 cruzes. Nos indivíduos da forma virchowiana, a baciloscopia costuma ter grande número de bacilos.

Histopatologia

Colhe-se biópsia da borda da lesão suspeita e submete-se à coloração por hematoxilina-eosina e Fite-Faraco. Na hanseníase virchowiana, é comum a presença de macrófagos vacuolizados com numerosos bacilos em seu interior, essas células são chamadas de células de Virchow e, quando agrupadas, podem ser denominadas granulomas macrofágicos.

Exame sorológico

Sendo o PGL-1 presente nos bacilos, o acompanhamento de títulos de anticorpos (Ac) contra esse antígeno pode ser útil em casos de suspeita de resistência ao tratamento, quando não se teria diminuição dos níveis de Ac; ou nas suspeitas de recidiva, já que haveria um aumento dos níveis de Ac e/ou reinfecção. Nos indivíduos em contato com pessoas não tratadas, um alto nível de Ac pode colaborar para detectar infecção subclínica.

PCR (reação em cadeia de polimerase)

Exame ainda pouco disponível; porém, pode detectar pequenas quantidades do material genético do bacilo na linfa e/ou material de biópsia. Utilizado, principalmente, nos quadros de suspeita de doença inicial ou paucibacilíferos, quando o diagnóstico pode ser mais desafiador e/ou pesquisa de resistência e/ou recidiva.

Conduta

Quando confirmado o diagnóstico, institui-se o tratamento. Nos casos virchowianos, recomenda-se a poliquimioterapia multibacilar (PQT-MB): dapsona 100 mg/dia e clofazimina 50 mg/dia, autoadministradas, e uma dose mensal supervisionada de 300 mg de clofazimina e 600 mg de rifampicina. A duração habitual do tratamento é de 12 cartelas de PQT-MB, administradas em até 18 meses.

Os quadros de reação tipo 2, se leves, podem ser tratados com anti-inflamatórios não esteroides e analgésicos; já as reações mais graves podem ser tratadas com talidomida, observando as recomendações do Ministério da Saúde para não utilizar em mulher em idade fértil sem dupla contracepção, e corticoides, quando há adenite, neurite, artrite, iridociclite, orquiepididimite e hepatite.

Caso clínico 2

Paciente do sexo masculino, 32 anos de idade, pardo, pedreiro, natural de Manaus (AM), residente em São Paulo há dez anos, refere lesões nos membros inferiores com dois anos de evolução, apresentando edema recente. Ao exame dermatológico, apresenta placas eritematoedematosas, borda interna bem delimitada e borda externa com delimitação imprecisa, com centro claro formando fóvea (Figura 30.2). Na lesão, há, ainda, rarefação de pelos, e o teste de sensibilidade com monofilamento não reconhece a cor lilás. Ao exame das plantas dos pés, nota-se lesão queratósica e ulcerada na topografia da primeira articulação metatarso-falangeana do pé direito, e o teste de sensibilidade com monofilamento não reconhece a cor laranja.

Figura 30.2. Lesões em placas foveolares da hanseníase forma dimorfa-dimorfa em reação tipo 1 ou reversa

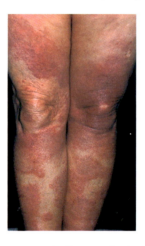

Fonte: Acervo do Departamento de Dermatologia do HCFMUSP.

Hanseníase forma dimorfa-dimorfa (HDD) em reação tipo 1

Epidemiologia e patogênese

Rever caso clínico 1.

Manifestações dermatológicas

Na HDD, encontram-se lesões com características clínicas semelhantes às lesões do polo virchowiano e do polo tuberculoide. Comumente notam-se lesões foveolares, que são descritas como máculas ou placas hipocrômicas, com centro claro ou deprimido, borda interna bem delimitada, e a externa com delimitação imprecisa, que se dispõe de maneira circular ou anular. Essas lesões podem aparecer em qualquer local do tegumento e costumam ter diminuição da sensibilidade e rarefação dos pelos. Em contraste, as lesões puramente tuberculoides são bem delimitadas, mais enduradas, menos numerosas (por vezes, únicas) e com maior dano neural, expressado por alopecia, anidrose e anestesia. No caso das lesões dimorfas, pode ocorrer reação do tipo 1, também chamada de reação reversa, quando podem aparecer novas lesões cutâneas e neurais, aumento do eritema das lesões antigas, acompanhado por edema e sensações parestésicas. Em geral, a reação do tipo 1 ocorre por melhor organização da resposta inflamatória contra o bacilo, que, quando muito intensa, gera comprometimento neural, por vezes, com necrose caseosa formando "abscessos neurais", expressados por dor espontânea e à palpação do nervo e incapacidade funcional.

Quadro clínico associado

O estado geral dos indivíduos com hanseníase dimorfa costuma estar preservado, mesmo nos quadros reacionais. É importante atentar aos danos neurais, que podem se exacerbar nos quadros reacionais, gerando incapacidades físicas irreversíveis.

Diagnóstico diferencial

Entre os diversos diagnósticos diferenciais que podem estar associados, é importante destacar: dermatofitose, esclerodermia, eritema anular centrífugo, granuloma anular, sarcoidose, lúpus e síndrome de Sweet.

Exames laboratoriais diagnósticos

A baciloscopia, em geral, é positiva. No exame anatomopatológico da HDD, nota-se coleção de células macrofágicas epitelioides entremeadas com células macrofágicas vacuolizadas, e os linfócitos estão mais dispersos, formando esboços granulomatosos. A imuno--histoquímica para anti-BCG costuma ser positiva. Nos quadros de reação tipo 1, nota-se edema intra e extracelular nos esboços granulomatosos, associado a congestão vascular e pequenos agrupamentos de células epitelioides.

Conduta

O tratamento da HDD é realizado com PQT-MB, da mesma maneira que para os indivíduos da forma virchowiana.

O quadro de reação tipo 1 é tratado com prednisona, na dose de 1 a 1,5 mg/kg/dia, principalmente se a neurite for intensa. Esse corticoide deve ser lentamente diminuído, ao longo de 4 a 6 meses.

Caso clínico 3

Paciente do sexo feminino, 45 anos de idade, branca, trabalhadora doméstica, natural e residente em São Paulo (SP), refere lesão em crescimento progressivo na face com um ano de evolução. Ao exame dermatológico, apresenta placa de aproximadamente 5 cm no maior diâmetro com centro cicatricial e atrófico, e na periferia há lesões vegetantes alternadas com lesões ulceradas que, quando comprimidas, apresentam aspecto de geleia de maçã (Figura 30.3). Refere também emagrecimento de 10 kg no período e tosse ocasional com expectoração.

Figura 30.3. Lesão em placa com centro atrófico e vegetações alternadas com exulcerações

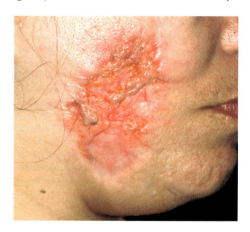

Fonte: Acervo do Departamento de Dermatologia do HCFMUSP.

Tuberculose cutânea – lúpus vulgar
Epidemiologia

Apesar de a tuberculose ser uma doença endêmica no Brasil, com quase 68 mil casos novos diagnosticados em 2014, o acometimento da pele é bastante incomum, menos nos casos de tuberculose extrapulmonar. Todavia, na população de imunodeprimidos, essas manifestações tornam-se mais frequentes, sendo importante diagnóstico diferencial.

Etiologia

A tuberculose cutânea é causada pelo *Mycobacterium tuberculosis*, que, diferentemente do *M. lepreae*, é cultivável em diferentes meios de cultura. A tuberculose primária, sendo a forma pulmonar mais comum, é adquirida pela inalação de gotículas de Flügge. Já nos casos de tuberculose cutânea, habitualmente, há formação de lesões por disseminação do bacilo por via hematogênica, contiguidade ou, raramente, por inoculação primária. No caso de infecção primária na pele, há inoculação do bacilo com formação de pápula ou lesão ulcerada (cancro) associada a linfangite e adenite satélite. Esse complexo costuma ter regressão espontânea e deixa uma pequena cicatriz no local de inoculação. Após a primoinfecção, pode ocorrer cura espontânea ou, dependendo da resposta celular do indivíduo ao bacilo, evoluir para algum tipo de manifestação clínica.

No caso do lúpus vulgar, que é considerado uma tuberculose cutânea paucibacilífera, a resposta celular ao bacilo está presente, apresentando um teste tuberculínico (PPD) forte reator. Habitualmente, os indivíduos têm outro foco de tuberculose, sendo a infecção por disseminação hematogênica ou de contiguidade a mais comum.

Manifestações dermatológicas

A lesão inicia-se por uma pápula que apresenta crescimento centrífugo lento, formando uma placa com bordas sarcoídeas e centro cicatricial. Em geral, acomete áreas expostas da face, e o crescimento progressivo pode destruir até mesmo cartilagens.

Quadro clínico associado

Manifestações sistêmicas de tuberculose podem estar presentes, como tosse, emagrecimento e febre. É importante pesquisar a tuberculose em todas as pessoas que apresentam suspeita diagnóstica, já que muitas têm formas subclínicas de tuberculose.

Diagnósticos diferenciais

Nas fases iniciais, deve ser diferenciado de piodermites e, na evolução, sarcoidose, leishmaniose, micoses profundas, sífilis gomosa e carcinomas baso e espinocelular.

Exames laboratoriais e diagnóstico

O isolamento do bacilo por meio de cultura de secreção ou de exame anatomopatológico é o padrão-ouro para o diagnóstico; porém, nem sempre é factível, considerando que algumas tuberculoses cutâneas são paucibacilares e o desenvolvimento em culturas não ocorre sempre.

A intradermorreação com PPD auxilia no diagnóstico. Esse teste é realizado por meio da inoculação intradérmica de 1 mL de solução contendo derivados proteicos purificados de *M. Tuberculosis*. A leitura é realizada após 48 horas e, se a enduração for menor ou igual a 4 mm, considera-se não reator; entre 5 a 9 mm, reator fraco; e se maior ou igual a 10 mm, reator forte. Esse teste expressa a resposta celular do indivíduo ao bacilo e indica a sensibilização prévia. Um resultado reator nem sempre significa infecção ativa, pode apenas indicar um contato recente; porém, na suspeita diagnóstica, é um exame importante e que pode corroborar a suspeita diagnóstica de tuberculose para o início do tratamento, mesmo na não identificação do agente.

No anatomopatológico, observam-se granulomas tuberculoides com necrose caseosa, além de células gigantes multinucleadas e um halo linfocitário ao redor dos granulomas. As colorações para micobactérias (p. ex., Fite-Faraco ou Ziehl) podem identificar bacilos. Caso não sejam identificados, por vezes, a imuno-histoquímica com anti-BCG e a reação de cadeia da polimerase (PCR) podem ser positivas.

Tratamento

O tratamento da tuberculose no Brasil é padronizado pelo Ministério da Saúde. Nos primeiros dois meses, é preconizada a administração de quatro medicamentos: rifampicina, isoniazida, pirazinamida e etambutol. No final desse ciclo, o tratamento continua com rifampicina e isoniazida por mais quatro meses.

Caso clínico 4

Paciente do sexo masculino, 47 anos de idade, pardo, pescador, natural de Vitória da Conquista (BA), residente em São Vicente (SP), refere aparecimento de lesões na nádega esquerda há um ano. Ao exame dermatológico: múltiplas pápulas e placas hipocrômicas e verrucosas, confluentes e áreas cicatriciais atróficas centrais, acometendo toda a nádega esquerda, região lombar inferior esquerda e lateral esquerda do quadril (Figura 30.4). Apresenta, ainda, lesões verrucosas semelhantes na nádega direita; porém, com menor tamanho e outras lesões papuloverrucosas nos antebraços.

Figura 30.4. Múltiplas pápulas e placas hipocrômicas e verrucosas, confluentes e áreas cicatriciais atróficas centrais

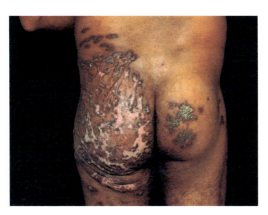

Fonte: Acervo do Departamento de Dermatologia do HCFMUSP.

Micobacteriose atípica – M. marinum
Etiologia

O grupo das micobacterioses atípicas ou MNT é composto por uma grande variedade de espécies que, normalmente, são saprofíticas. Podem infectar o ser humano quando há estados de imunodeficiências ou até mesmo indivíduos imunocompetentes. São encontradas em água e locais úmidos, solo, aves, bovinos e primatas. Das diversas espécies identificadas, apenas algumas são patogênicas ao homem, com destaque para *M. ulcerans*, *M. scrofulaceum*, *M. marinum*, *M. kansasii* e *M. avium intracellulare* – de crescimento lento em cultura –; e *M. chelonae*, *M. fortuitum* e *M. abscessus* – de crescimento rápido em cultura.

Essas bactérias apresentam crescimento intracelular obrigatório, e as manifestações clínicas vão depender do modo de inoculação e da resposta celular do indivíduo ao bacilo. A anamnese tem papel especial, ao poder mostrar que a atividade laboral do indivíduo, bem como traumas prévios ou procedimento médicos no local da lesão inicial, podem sugerir o diagnóstico.

Manifestações dermatológicas

São variáveis, dependendo do estado imunológico do indivíduo, mas, frequentemente, são pápulas ou nódulos verrucosos ou ulcerados próximos ao sítio de inoculação, que podem estar associados a doença sistêmica causada pela mesma micobactéria.

O *M. marinum* é uma micobactéria encontrada na água, tanto doce quanto salgada, e animais como peixes e crustáceos podem abrigar a bactéria. A contaminação ocorre diretamente pela água ou por traumas pelos animais. Essa infecção costuma acometer limpadores de aquários e pescadores. A lesão inicial é uma pápula no local da inoculação, que pode evoluir para nódulo e ulceração de caráter crônico. Pode ocorrer disseminação por continuidade e linfática. Em indivíduos imunodeprimidos, podem aprofundar-se, causando artrites, tenossinovites e até mesmo osteomielite.

Quadro clínico associado

As MNT, quando acometem pessoas imunocompetentes, causam doença local, de caráter crônico, mas, algumas vezes, podem evoluir para cura espontânea. Nos imunodeprimidos, o quadro pode ser mais grave, com disseminação de outro foco para a pele e, geralmente, o estado geral é diminuído. Quando há suspeita de *M. avium intracelullare*, é importante descartar focos de acometimento pulmonar.

Diagnósticos diferenciais

As lesões ulceradas precisam ser diferenciadas de piodermite, leishmaniose, úlcera diabética e vascular, pioderma gangrenoso e carcinoma espinocelular. As lesões com distribuição linfática podem ser confundidas com micoses profundas, esporotricose, leishmaniose e escrofuloderma tuberculoso.

Exames laboratoriais e diagnóstico

Baciloscopia

É realizada a partir da coleta de secreções, seja por *swab* de lesão ulcerada, ou aspirado de pus de adenopatia. Colore-se o preparado por Ziehl-Neelsen e submete-se à leitura microscópica.

Cultura para micobactérias

Método mais específico para o diagnóstico, porém, mais demorado, já que algumas micobactérias apresentam crescimento lento, podendo haver positividade após quatro semanas de cultura. As culturas são realizadas em meio específico, como o Lowenstein-Jensen e, conforme a velocidade de crescimento da cultura, são classificadas como: crescimento lento (superior a sete dias) ou crescimento rápido (inferior a sete dias). Algumas micobactérias, ainda, produzem pigmento e são classificadas em cromogênicas ou não cromogênicas.

Histopatologia

Além de um infiltrado celular polimorfonuclear, pode haver formação de granulomas intersticiais ou tuberculoides, a depender da resposta celular individual, porém, sem necrose caseosa. A coloração para micobactérias pelo Fite-Faraco mostra bacilos isolados alongados.

Biologia molecular

O desenvolvimento de PCR para MNT proporciona uma rápida diferenciação entre *M. tuberculosis* e as demais MNT; porém, ainda é um exame caro e pouco acessível.

Tratamento

Não há consenso sobre o tratamento das MNT Sempre que possível, realizar antibiograma da cultura e tratamento direcionado. O *M. marinum* é particularmente sensível à doxiciclina e à minociclina; porém, os tratamentos geralmente são realizados em esquema de multidroga, para evitar resistência. Costuma-se associar a claritromicina, macrolídeo que tem bom espectro de ação contra as MNT. A duração do tratamento é no mínimo de seis meses, podendo ser estendida.

Referências consultadas

Belda Jr W, Chiacchio N, Criado PR. Tratado de dermatologia. Rio de Janeiro: Atheneu; 2014.

Brasil. Ministério da Saúde. Secretaria de Vigilância em Saúde. Departamento de Vigilância das Doenças Transmissíveis. Diretrizes para vigilância, atenção e eliminação da Hanseníase como problema de saúde: manual técnico-operacional. Brasília, DF: Ministério da Saúde; 2016.

Brasil. Ministério da Saúde. Secretaria de Vigilância em Saúde. Departamento de Vigilância Epidemiológica. Manual de recomendações para o controle da tuberculose no Brasil. Brasília, DF: Ministério da Saúde; 2011.

World Health Organization. Global leprosy update, 2016: accelerating reduction of disease burden. Wkly Epidemiol Rec. 2017 Sep 1;92(35):501-19.

Capítulo 31

Doenças sexualmente transmissíveis

Walmar Roncalli Pereira de Oliveira
Maria Isabel Ramos Saraiva Rocha

Conceito

As doenças sexualmente transmissíveis (DST) agrupam infecções associadas à atividade sexual. As DST são infecções muito disseminadas em todo o mundo, facilitando a infecção pelo vírus da imunodeficiência humana (HIV). O conceito de DST, por relacionamento homo ou heterossexual, é aplicado a qualquer prática sexual. Essas práticas permitem a transmissão de infecções por vírus, bactérias, leveduras, protozoários e artrópodes. As DST podem ser classificadas em doenças que são transmitidas predominantemente por contato sexual, como sífilis, gonorreia, cancroide, linfogranuloma venéreo, granuloma inguinal e síndrome da imunodeficiência adquirida (Aids), e doenças que, eventualmente, podem ser transmitidas pela atividade sexual, como verruga genital, herpes simples, molusco contagioso, candidíase, hepatites B e C, escabiose, pediculose e infecções do aparelho digestivo.

Caso clínico 1

Paciente do sexo feminino, 20 anos de idade, heterossexual e sexualmente ativa, com único parceiro, refere aparecimento de lesões no tronco não pruriginosas e feridas na boca. Ao exame clínico, observam-se lesões eritematopapulosas disseminadas no tronco e regiões proximais dos membros, lesões eritematodescamativas nas regiões palmoplantares e úlcera superficial na mucosa jugal (Figuras 31.1 e 31.2). Múltiplos e pequenos gânglios palpáveis foram identificados nas regiões cervicais, axilares e inguinocrurais.

Figura 31.1. Lesões eritematopapulosas com descamação periférica no tronco

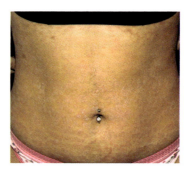

Fonte: Acervo dos autores.

Figura 31.2. Lesões eritematodescamativas palmares

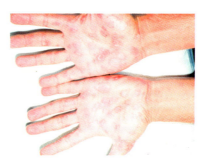

Fonte: Acervo dos autores.

Sífilis

A sífilis é uma infecção crônica sistêmica causada pelo *Treponema pallidum,* de transmissão sexual e, eventualmente, transplacentária ou perinatal, que apresenta intensa variedade de manifestações clínicas. É uma doença de evolução intermitente, apresentando três estágios: sífilis primária, secundária e terciária, além de um período de latência.

Epidemiologia

A sífilis é uma doença de distribuição universal. É mais comum nos indivíduos jovens, por terem maior atividade sexual e contatos mais promíscuos. São também grupos de riscos prostitutas e homens que praticam sexo com homens. Nos últimos anos, tem sido notificada uma importante recrudescência da doença, principalmente nos grandes centros urbanos.

Patogênese

O *T. pallidum* penetra o organismo através de membranas mucosas íntegras e de microabrasões na pele. Multiplica-se no local da inoculação, determinando reação inflamatória e formação do cancro duro. A resposta imune celular é o fator mais importante na resolução da lesão primária e no controle da infecção. A sífilis secundária é caracterizada pela disseminação e multiplicação do microrganismo em diversos tecidos, determinando o aparecimento de complexos imunes circulantes, anticorpos e complemento. A sífilis terciária é uma doença essencialmente vascular. As lesões são secundárias à endarterite obliterante de arteríolas terminais e pequenas artérias, e também de reações inflamatórias e necróticas.

Manifestações clínicas

Sífilis primária

A lesão inicial, cancro duro ou protossifiloma surge, em média, 10 a 90 dias após a infecção. A lesão é geralmente única, erosiva, de fundo limpo e com bordas endurecidas. É indolor e associada a adenomegalia regional. Quando presente em localização não visível, passa despercebida (canal anal e colo do útero). O cancro duro cicatriza espontaneamente em poucas semanas, mesmo na ausência de tratamento.

Sífilis secundária

É uma atividade recorrente da doença, que determina lesões mucocutâneas e manifestações sistêmicas diversas. O exantema morbiliforme não pruriginoso, a roséola, é a lesão mais precoce. Posteriormente, podem surgir lesões papulosas e eritematosas disseminadas pelo tronco, que podem afetar a região palmoplantar. Diversos outros tipos de lesões cutâneas podem estar presentes, pois é o estágio da doença que apresenta intenso polimorfismo clínico. Nas lesões descamativas, um elemento morfológico importante é o "colarete de Biet", que se expressa por colarete descamativo na periferia das lesões. Placas mucosas ricas em treponemas e, portanto, contagiantes, podem estar presentes na cavidade oral. Nas regiões genitais e perianais, desenvolvem-se condilomas planos, lesões papuloerosivas hipertróficas ricas em treponemas. Alopecia "em clareira", pequenas áreas de alopecia nas regiões parietais e eflúvio difuso são também manifestações do secundarismo. Micropoliadenopatia generalizada, principalmente nas regiões cervicais, axilares, inguinais e epitrocleares, é frequente.

Fase de latência

Após 3 a 12 semanas, as lesões da sífilis secundária não tratadas resolvem-se espontaneamente, deixando os pacientes assintomáticos durante muitos anos. Essa fase é caracterizada pela ausência de sinais e sintomas da infecção; porém, com sorologia positiva. É classificada em sífilis latente recente (menos de um ano de infecção) e sífilis latente tardia (mais de um ano de infecção).

Sífilis terciária ou tardia

Atualmente rara, apresenta grande variedade de manifestações clínicas, que se desenvolvem anos após a infecção inicial. Na pele, pode provocar gomas, nódulos que necrosam centralmente, formando ulcerações destrutivas. Nos ossos, determina periostite, osteíte gomosa e nódulos justarticulares. No sistema cardiovascular, o quadro mais frequente é de aortite, com insuficiência aórtica, aneurisma e estenose das coronárias. No sistema nervoso central, pode ocorrer um quadro de irritação meníngea, paralisia geral e *tabes dorsalis*.

Diagnóstico diferencial

A sífilis primária deve ser diferenciada de herpes genital, trauma local, carcinoma de células escamosas, cancroide e doença de Behçet. A sífilis secundária requer diagnóstico diferencial com pitiríase rósea, psoríase, exantemas virais, líquen plano, aftas, perleche e verrugas genitais. Na sífilis terciária, devem ser excluídos casos de lúpus eritematoso e vulgar, tumores cutâneos, sarcoidose, leishmaniose e infecções fúngicas profundas.

Exames laboratoriais e histopatológico

Exame em campo escuro

Exame diagnóstico definitivo da sífilis, pois permite observar o *T. pallidum* vivo, com seus movimentos característicos. É indicado, principalmente, para sífilis primária e lesões papulosas da sífilis secundária, como condiloma plano e placas mucosas. Na cavidade oral, tem indicação limitada, em razão da presença de espiroquetas saprófitas.

Testes sorológicos

Principal método diagnóstico da sífilis. Não existe teste sorológico padrão-ouro. Os testes são utilizados na forma de algoritmos para o diagnóstico e avaliar resposta terapêutica. Testes não treponêmicos são testes não específicos que detectam anticorpos (IgG e IgM) contra cardiolipina, lipoproteína celular que é modificada pelo treponema. Os mais empregados são VDRL e RPR. Os testes treponêmicos são testes específicos que detectam anticorpos contra o treponema. Os mais empregados são FTA-ABS e testes que empregam métodos ELISA, quimioluminescência e imunoenzimático.

Histopatologia

Na sífilis recente, observam-se células endoteliais edemaciadas e proliferadas e infiltrado inflamatório de linfócitos e plasmócitos. Eventualmente, podem ser observados espiroquetas. Na sífilis tardia, há infiltrado inflamatório granulomatoso com células epitelioides e gigantócitos.

Tratamento

- » Sífilis recente (primária, secundária e latente com menos de um ano de duração): penicilina G benzatina, duas doses de 2.400.000 unidades, aplicadas com intervalo de uma semana, via intramuscular (IM).
- » Sífilis tardia: latente tardia, cutânea, cardiovascular e outras, com exceção de neurossífilis – penicilina G benzatina, três doses de 2.400.000 unidades com intervalo de uma semana via intramuscular (IM).
- » Neurossífilis: penicilina G aquosa potássica, 12 a 24 milhões de unidades/dia, administradas com intervalo de quatro horas por via intravenosa, por 10 a 14 dias ou penicilina G procaína, 2 a 4 milhões de unidades/dia, IM, por 10 a 14 dias.
- » Nos pacientes alérgicos à penicilina, podem ser empregados outros antibióticos, sendo os mais indicados a tetraciclina ou a doxiciclina.

Caso clínico 2

Paciente do sexo masculino, 25 anos de idade, homossexual com múltiplos parceiros, refere aparecimento de secreção uretral purulenta e dor ao urinar. Ao exame, observaram-se edema do meato uretral, secreção uretral amarelada e adenomegalia inguinal bilateral.

Gonorreia

A gonorreia, ou blenorragia, é causada pela *Neisseria gonorrhoeae*. Caracteriza-se, principalmente, pelo corrimento uretral nos homens, doença inflamatória pélvica nas mulheres e, eventualmente, por casos de anorretite e faringite.

Epidemiologia

Doença de distribuição universal, é a DST mais frequente em países subdesenvolvidos. É mais comum nos homens jovens.

Patogênese

A transmissão do gonococo ocorre por contato genitogenital, genitoanal ou genitoral. O microrganismo atinge as células mucosas, determinando reação inflamatória de leucócitos polimorfonucleares na submucosa, com secreção purulenta.

Manifestações clínicas

No homem o período de incubação de 2 a 3 dias, seguido pelo aparecimento de edema do meato uretral, secreção purulenta abundante e micção dolorosa. Na mulher a infecção uretral é rara. É a principal causa de doença inflamatória pélvica, com endometrite e salpingite, determinando quadros de febre, dor abdominal inferior e nas relações sexuais. Anorretite é mais comum nas mulheres e nos homossexuais masculinos, pode causar ardor, dor, secreção purulenta e tenesmo. A faringite é mais comum em mulheres e homossexuais, pode provocar eritema e edema na faringe ou inflamação das amígdalas com secreção purulenta.

Uretrites não gonocócicas

O principal agente é a *Chlamydia trachomatis*. Apresentam incubação mais prolongada (7 a 15 dias) e sintomatologia discreta, com secreção uretral escassa, pouco espessa e clara. Na mulher, é geralmente assintomática; porém, pode causar doença inflamatória pélvica.

Diagnóstico diferencial

Tricomoníase.

Exames laboratoriais

» Exame bacterioscópico direto: diplococos Gram-negativos nos leucócitos polimorfonucleares.
» Cultura: confirma o diagnóstico. Nas infecções por clamídia, o diagnóstico é suspeito, em função da ausência de gonococos e pequeno número de células inflamatórias. A cultura é pouco utilizada. PCR pode ser empregado.

Tratamento

» Uretrite gonocócica: ciprofloxacina 500 mg, VO, dose única. Cefriaxona 250 mg, IM, dose única. Azitromicina 1 g, VO, dose única. Tianfenicol 5 g granulado, dose única.
» Uretrite por clamídia: doxiciclina 100 mg, VO, a cada 12 horas, por 10 a 14 dias. Azitromicina 1 g, VO, dose única. Ofloxacino 400 mg, 2 ×/dia, por 7 dias.

Caso clínico 3

Paciente do sexo masculino, 21 anos de idade, heterossexual, refere aparecimento de feridas dolorosas no pênis, acompanhadas de aumento de volume da região inguinal direita. Exame dermatológico evidenciou duas lesões ulceradas no prepúcio e adenomegalia na região inguinal ipsilateral (Figuras 31.3 e 31.4).

Figura 31.3. Lesões ulceradas no pênis

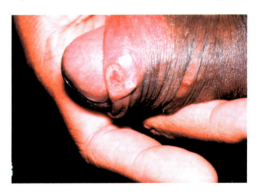

Fonte: Acervo dos autores.

Figura 31.4. Adenite inguinal direita

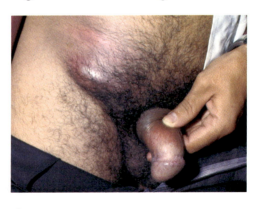

Fonte: Acervo dos autores.

Cancroide ou cancro mole

É uma ulceração aguda, geralmente localizada na genitália externa e associada a adenite inguinal, causada pelo bacilo Gram-negativo *Haemophilus ducreyi*.

Epidemiologia

Doença de distribuição universal mais comum em regiões menos desenvolvidas. No Brasil, a incidência está em declínio. É mais comum nos homens jovens.

Patogênese

O cancroide resulta, quase sempre, de transmissão sexual. A infecção primária desenvolve-se no local da inoculação, seguida por linfadenite. A doença facilita a infecção pelo HIV, pois, rompida a barreira epitelial, a penetração do HIV e seu contato com células $CD4^+$ tornam-se mais prováveis.

Manifestações clínicas

Período de incubação: 4 a 7 dias. Pápula eritematosa que evolui para pústula, erosão e ulceração. A úlcera apresenta bordas bem definidas e friáveis, com fundo purulento e base mole. Pode ser dolorosa. O cancroide é autoinoculável. A adenite inguinal (bubão cancroso) é um processo agudo que evolui rapidamente para liquefação e fistulização.

Diagnóstico diferencial

Cancro duro, trauma local, herpes simples, linfogranuloma venéreo, donovanose e infecções bacterianas.

Exames laboratoriais e histopatológico

Bacterioscopia é o método eletivo, por meio do esfregaço corado pelo Gram. O exame histopatológico pode demonstrar vasos com proliferação do endotélio e infiltrado linfoplasmocitário. Bacilos podem raramente ser demonstrados.

Tratamento

Azitromicina 1 g, VO, dose única. Ciprofloxacina 500 mg, VO, a cada 12 horas, durante 3 dias. Eritromicina 500 mg, VO, a cada 8 horas, durante 7 dias. Ceftriaxona 250 mg, IM, dose única.

Caso clínico 4

Homem, 45 anos, heterossexual, queixa-se de lesão tumoral dolorosa na região inguinal direita. No exame clínico, observou-se massa volumosa com fístulas e sinais flogísticos na região inguinal ipsilateral (Figura 31.5).

Figura 31.5. Massa volumosa na região inguinal direita com fístulas e sinais flogísticos

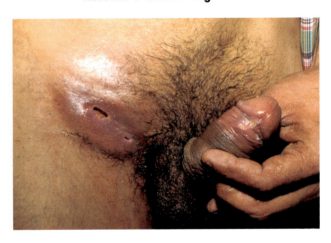

Fonte: Acervo dos autores.

Linfogranuloma venéreo

É uma doença transmitida, essencialmente, por contato sexual, sendo causada pelos sorotipos L1, L2 e L3 da *Chlamydia trachomatis*, bactéria com parasitismo intracelular obrigatório.

Epidemiologia

Apresenta distribuição universal, sendo mais comum em climas tropicais e subtropicais. No Brasil, é uma doença relativamente rara.

Patogênese

O linfogranuloma venéreo é uma infecção primariamente do tecido linfático. A *C. trachomatis* penetra o organismo através de microabrasões da pele ou mucosas e, atingindo os tecidos linfáticos regionais, provoca trombolinfangite e perilinfangite, com processo inflamatório de tecidos vizinhos. Esse processo obstrui os linfáticos, resultando em edema, fibrose e aumento das áreas afetadas.

Manifestações clínicas

A lesão inicial afeta a região genital e apresenta-se como vesícula, pápula ou exulceração, que, normalmente, passa despercebida. Após um período de 2 a 4 semanas, surge a adenopatia inguinal, manifestação mais característica da doença. Pode ser unilateral ou bilateral, comum nos homens e excepcional nas mulheres, em razão das diferenças da anatomia dos linfáticos. Vários linfonodos podem ser comprometidos, determinando o aparecimento de uma massa volumosa que pode fistulizar. As alterações decorrentes da linfoestase crônica podem provocar elefantíase dos genitais externos e retite estenosante, mais comum em mulheres e homossexuais masculinos. O intervalo de tempo entre a inoculação e a adenopatia pode apresentar sinais e sintomas de infecção sistêmica pela bacteremia.

Diagnóstico diferencial

Cancro mole, sífilis, tuberculose, paracoccidioidomicose e donovanose.

Exames laboratoriais

» Bacterioscopia: colorações especiais com anticorpos fluorescentes monoclonais. PCR pode ser utilizado.
» Sorologia: teste de fixação do complemento, títulos acima de 1:64 confirmam a infecção aguda.
» Tratamento: doxiciclina, droga de escolha, 100 mg 2 ×/dia, durante 21 dias. Eritromicina ou tetraciclina 500 mg 4 ×/dia, durante 21 dias.

Caso clínico 5

Paciente do sexo feminino, 32 anos de idade, queixa-se de ferida extensa na região genital, não dolorosa e com sangramentos frequentes. O exame dermatológico demonstrou extensa lesão ulcerovegetante, friável e com abundante tecido de granulação no fundo da lesão (Figura 31.6).

Figura 31.6. Extensa lesão ulcerovegetante, friável e com tecido de granulação na região de pequenos e grandes lábios

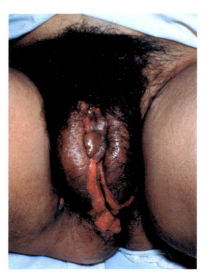

Fonte: Acervo dos autores.

Donovanose ou granuloma venéreo ou granuloma inguinal

É uma doença crônica, de localização anogenital, que pode provocar lesões granulomatosas e destrutivas. É uma infecção de transmissão sexual, apesar de outras formas de transmissão não sexual terem sido relatadas.

Etiologia

Calymmatobacterium granulomatis (*Klebsiella granulomatis*), bactéria Gram-negativa, encapsulada e de parasitismo intracelular.

Epidemiologia

Infecção pouco frequente, mais comum em homens na faixa etária dos 20 aos 40 anos de idade. A ocorrência da doença está associada a fatores socioeconômicos e promiscuidade sexual.

Manifestações clínicas

O período de incubação é variável, porém, costuma ser longo. Inicia-se como lesão nodular subcutânea que evolui para ulcerações indolores, de crescimento lento, que sangram com facilidade. A doença apresenta intenso polimorfismo clínico de lesões, podendo ser encontradas lesões cutâneas ulcerovegetantes, vegetantes e elefantiásicas, bem como lesões extragenitais e sistêmicas. As lesões cutâneas podem atingir grandes dimensões, principalmente as formas ulcerosas, em virtude da expansão das lesões e da autoinoculação. Nódulos subcutâneos próximo às lesões podem simular adenomegalias (pseudobulbo).

Diagnóstico diferencial

Cancroide, sífilis secundária, carcinoma espinocelular, leishmaniose e paracoccidioidomicose.

Exames laboratoriais e histopatológico

A confirmação diagnóstica da donovanose é estabelecida pela demonstração dos corpúsculos de Donovan, que são microrganismos na forma de pequenos corpos ovoides, nos esfregaços das lesões ou nos cortes tissulares.

Tratamento

Vários antibióticos atuam na donovanose, os quais devem ser administrados durante 21 dias ou até a cura clínica. A primeira opção é a doxiciclina 100 mg, 2 ×/dia. Outros regimes de tratamento incluem a azitromicina 1 g, 1 ×/semana; ciprofloxacino 750 mg, 3 ×/dia; eritromicina e tetraciclina 500 mg, a cada 6 horas; e sulfametoxazol 800 mg + trimetoprima 160 mg, 2 ×/dia.

Caso clínico 6

Paciente do sexo masculino, 41 anos de idade, casado, apresenta-se em consulta com história de dor intensa na região hemicraniana esquerda há quatro dias, associada a mal-estar geral que evoluiu com lesão cutânea no local da dor há dois dias. Ao exame, observou-se extensa lesão eritematovesicocrostosa nas regiões frontal e temporal esquerda (Figura 31.7). Pela suspeita clínica de herpes-zóster em paciente jovem, foi solicitado sorologia para HIV. A sorologia para HIV foi positiva, confirmando o diagnóstico.

Figura 31.7. Herpes-zóster em paciente imunossuprimido

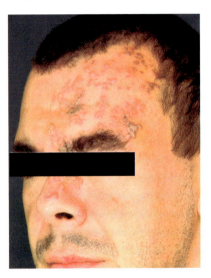

Fonte: Acervo dos autores.

HIV/aids

O vírus da imunodeficiência humana (HIV) é o causador da síndrome da imunodeficiência humana adquirida (aids), doença infectocontagiosa, transmissível sexualmente ou por outras formas de trocas de fluidos corporais.

A história natural da infecção pelo HIV segue um padrão de comportamento que é dividido em síndrome retroviral aguda, fase assintomática e fase sintomática. As manifestações clínicas dependerão de fatores relacionados com o vírus e com o hospedeiro, da carga viral no momento da transmissão e da instituição da terapia antirretroviral (TARV). O espectro de manifestação dermatológica é amplo e pode contribuir para o diagnóstico dessa doença.

Patogênese

A infecção primária pelo HIV resulta em uma resposta imune natural ou inata, que inclui inflamação e ativação de macrófagos, células *natural killers* (NK) e complemento, com liberação de citocinas. A replicação viral persiste dentro dos órgãos linfoides, causando ativação inapropriada e exaustão progressiva da resposta imune. Com isso, há redução intensa da capacidade de manter resposta imune efetiva contra o HIV e novos patógenos.

Epidemiologia

Desde sua descoberta, em 1983, o HIV já contaminou mais de 77,3 milhões de pessoas, sendo responsável pela morte de mais de 35,4 milhões. O número de novas infecções e de mortes relacionadas com o HIV vem apresentando declínio, porém, ainda é considerado alto.

Manifestações clínicas

Alterações cutâneas ocorrem em praticamente todo paciente durante o curso da infecção pelo HIV. O espectro é extenso e varia conforme a fase da doença.

Síndrome retroviral aguda ou primoinfecção pelo HIV

Apresenta febre, fadiga, *rash* cutâneo, mialgia/artralgia, sudorese noturna e/ou náuseas, vômitos e diarreia.

Assintomática

Nenhum sinal ou sintoma além da linfadenopatia.

Sintomática precoce

Presença de infecções não fatais ou doença crônica ou intermitente.

Sintomática tardia e avançada

É a síndrome da imunodeficiência humana propriamente dita, com sintomas crescentes, infecções potencialmente fatais e neoplasias. A diminuição da imunidade celular aumenta a suscetibilidade a doenças oportunistas, com manifestações atípicas e exuberantes.

As neoplasias malignas estão bastantes relacionadas com vírus oncogênicos, como o *Eptein-Barr* (EBV), o herpes vírus humano tipo 8 (HHV-8) e o papilomavírus humano (HPV), tais como cânceres de reto e ânus, carcinomas basocelulares e espinocelulares.

Infecções oportunistas

Ocorrem por crescimento excessivo da flora residente, reativação de infecção latente (p. ex., herpes simples e herpes-zóster) ou transformação de doença subclínica em doença clínica: verrugas vulgares, planas, faciais, intraorais, genitais (Figura 31.8) e disseminadas, além de molusco contagioso (Figura 31.9). A instituição da TARV diminuiu a incidência de todas as infecções oportunistas, com exceção da infecção pelo HPV.

Figura 31.8. Múltiplas verrugas genitais em paciente imunossuprimido

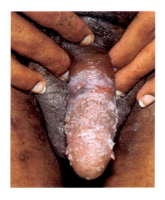

Fonte: Acervo dos autores.

Figura 31.9. Molusco contagioso em paciente imunossuprimido

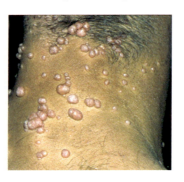

Fonte: Acervo dos autores.

Prurido

Sintoma muito comum, pode ser decorrente de uma dermatose primária, secundária ou distúrbio metabólico.

Outros

Psoríase vulgar e artrite psoriásica, eritrodermia de diversas causas e distúrbios pigmentares. Distúrbios da orofaringe são comuns, destacando-se a candidíase como achado mais comum e a leucoplasia oral pilosa (Figura 31.10), com lesão específica.

Figura 31.10 Placa branca, não removível à raspagem, na região lateral esquerda da língua

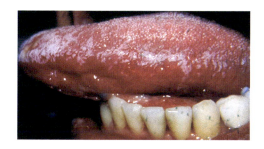

Fonte: Acervo dos autores.

Síndrome da reconstituição imune

É a piora paradoxal de infecções oportunistas preexistentes ou surgimento de novas manifestações de doenças, após a instituição da TARV, pela melhora do sistema imune. As manifestações clínicas podem ser locais ou sistêmicas. Os episódios são, frequentemente, causados por micobactérias, herpes vírus, citomegalovírus e criptococos, entre outros.

Efeitos adversos da terapia

Reações de hipersensibilidade, principalmente relacionadas com os inibidores da transcriptase reversa análogos de nucleotídeos. A síndrome da lipodistrofia, mais relacionada com o uso de inibidores da protease, é caracterizada por lipo-hipertrofia com obesidade central, aumento da circunferência do pescoço, gordura abdominal e da mama e aparência pseudoatlética da face pela hipoatrofia da gordura subcutânea.

Diagnóstico

É realizado utilizando-se no mínimo dois testes: um de triagem, mais sensível, e um segundo, mais específico, para confirmação. A combinação padrão-ouro era a de um imunoensaio seguido pelo Western Blot. Atualmente, o Ministério da Saúde admite pelo menos seis fluxogramas diferentes no Brasil, que utilizam diferentes tipos de testes para diversas situações para o diagnóstico dessa infecção. Esses fluxogramas podem ser consultados no *Manual Técnico para Diagnóstico da Infecção pelo HIV*.

Tratamento

O tratamento utiliza combinações de três ou mais medicamentos que inibem as enzimas do HIV e tem o objetivo de suprimir a replicação desse vírus. Se essa supressão for sustentada, ele é capaz de restaurar a função imunitária na maioria dos pacientes tratados.

Referências consultadas

Belda Jr W, Chiacchio, N, Criado, PR. Tratado de dermatologia. 2 ed. Rio de Janeiro: Atheneu; 2014.

Brasil. Ministério da Saúde. Manual técnico para diagnóstico da infecção pelo HIV. 3.ed. Brasília, DF: MS; 2016.

Bologna JL, Jorizzo JL, Shaffer JV. Dermatologia. 3.ed. Rio de Janeiro: Elsevier; 2014.

Burns T, Breathnach S, Cox N, Griffiths C. Rook's textbook of dermatology. 8.ed. London: Wiley-Blackwell; 2013.

Fitzpatrick TB. Tratado de dermatologia. 7.ed. Rio de Janeiro: Revinter; 2010.

Rivitti EA. Dermatologia de Sampaio e Rivitti. 4.ed. São Paulo: Artes Médicas; 2018.

Unaids Brasil. Relatório informativo Julho 2018. Disponível em: https://unaids.org.br/wp-content/uploads/2018/07/2018_07_17_Fact-Sheet_miles-to-go.pdf; acessado em 22 de agosto de 2018.

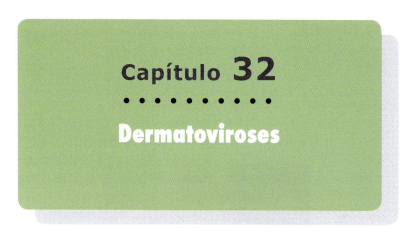

Capítulo 32
Dermatoviroses

Natasha Favoretto Dias de Oliveira

Conceito

Os vírus são microrganismos de replicação intracelular obrigatória, dependendo da célula hospedeira. São classificados, essencialmente, em vírus DNA ou RNA, a depender do ácido nucleico do qual são constituídos. Além disso, há viroides e príons, que não apresentam a composição completa dos demais vírus, mas também podem causar doenças.

A transmissão viral pode ser interpessoal, por objetos contaminados por sangue, por transfusão sanguínea, transplante de órgãos ou por outros animais, principalmente os artrópodes.

As infecções virais podem acometer exclusivamente ou preferencialmente a pele, como nos casos de molusco contagioso e verrugas, bem como pode haver acometimento cutâneo de infecções virais sistêmicas, como nos casos de exantemas virais e varicela.

Caso clínico 1

Paciente do sexo masculino, 25 anos de idade, apresenta há três anos quadro recorrente (entre 1 e 2 vezes ao ano) de vesículas agrupadas sobre base eritematosa na região labial superior (Figura 32.1)

Refere que as lesões são dolorosas e que melhoram após cerca de cinco dias.

Figura 32.1. Herpes simples labial

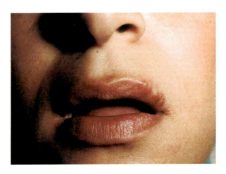

Fonte: Acervo do Departamento de Dermatologia do HCFMUSP.

Herpes simples labial
Epidemiologia

A infecção pelo herpes vírus tipo 1 (HSV1) geralmente é contraída na infância e na adolescência, podendo se manifestar com o quadro clínico da primoinfecção herpética ou ser assintomática. Estudos de soroprevalência demonstraram prevalência de anticorpos contra HSV1 em cerca de 90% dos indivíduos adultos. Herpes labial recorrente afeta 1/3 da população norte-americana.

Patogênese

A transmissão do vírus herpes simples tipo 1 ocorre por contato com saliva ou secreções contaminadas. O HSV 1 replica-se na superfície mucosa ou cutânea e dissemina-se dos axônios até os gânglios das raízes dorsais, onde permanece latente. Após o período de latência, o vírus pode reativar, principalmente após estímulos, como radiação ultravioleta, estresse, traumas, imunossupressão ou infecções.

Manifestações clínicas

A primoinfecção pode se manifestar como uma gengivoestomatite ou ser assintomática. O quadro de herpes simples manifesta-se como vesículas agrupadas sobre base eritematosa, que progridem para ulcerações e crostas, sendo a borda do vermelhão do lábio o local mais frequente (90%). Também pode acometer a região perioral, a mucosa nasal, o palato, a região malar ou outras áreas do corpo. Antes do aparecimento das lesões, 60% dos pacientes apresentam pródromo de prurido, dor ou queimação. Pode haver linfadenopatia associada. O quadro é autolimitado e, habitualmente, resolve-se em até cinco dias.

» Herpes genital: o agente mais frequente é o HSV tipo 2, mas o HSV1 é responsável por 10 a 30% dos casos, e a transmissão é principalmente sexual. As vesículas aparecem na genitália e na região glútea.
» Erupção variceliforme de Kaposi ou eczema herpético: erupção cutânea disseminada causada pelo HSV. Ocorre em pacientes com perda da barreira cutânea, como nos casos de dermatite atópica, pênfigos, queimados e micose fungoide.
» Panarício herpético: causado principalmente por HSV1, é a infecção das extremidades digitais, afetando principalmente crianças e profissionais de saúde.
» Ceratoconjuntivite, encefalite e herpes neonatal.

Diagnósticos diferenciais

» Herpes labial: impetigo, síndrome de Stevens-Johnson, candidose oral, mucosite por quimioterápicos, aftas.
» Herpes genital: cancro duro, cancro mole, linfogranuloma venéreo, traumatismos.

Exames laboratoriais

Podem ser solicitados sorologia para herpes, imunofluorescência direta, cultura viral, reação em cadeia de polimerase (PCR) e citodiagnóstico de Tzanck.

Exame histopatológico

Na epiderme, observam-se balonização citoplasmática dos queratinócitos, corpos de inclusão intranucleares, células gigantes multinucleadas, espongiose, vesiculação intraepidérmica. Na derme, há resposta inflamatória com presença de linfócitos, neutrófilos e, eventualmente, eosinófilos.

Conduta
Herpes labial
O quadro é autolimitado, mas o tratamento pode ser indicado nas primeiras 48 horas dos sintomas, amenizando os sintomas e reduzindo o tempo de cicatrização. Utiliza-se aciclovir 200 mg, VO, 5 ×/dia, por 5 dias (400 mg, VO, 5 ×/dia, se paciente imunossuprimido); valaciclovir 500 mg, VO, 2 ×/dia, por 3 a 5 dias; ou famciclovir 1,5 g, VO, dose única. A eficácia de cremes de penciclovir ou aciclovir é controversa.

Herpes genital
Aciclovir 200 mg, VO, 5 ×/dia; ou 400 mg, VO, 3 ×/dia, por 5 dias (400 mg, VO, 5 × dia se paciente imunossuprimido); ou valaciclovir 500 mg, VO, 2 × dia, por 3 a 5 dias; ou famciclovir 125 mg, VO, 2 ×/dia, por 5 dias.

Terapia crônica supressiva
Pode ser indicada nos casos de seis ou mais crises por ano ou, eventualmente, menos crises ao ano nos casos de episódios graves. Utiliza-se aciclovir 400 mg, VO, 2 ×/dia; ou famciclovir 250 mg, VO, 2 ×/dia; ou valaciclovir 500 mg, VO, 1 ×/dia.

Caso clínico 2
Paciente do sexo feminino, 61 anos de idade, apresenta há quatro dias quadro de vesículas agrupadas sobre base eritematosa dispostas linearmente na dorsal superior direita e face interna do braço direito. Refere dor e queimação intensas no local, que se iniciaram dois dias antes do surgimento das lesões (Figura 32.2).

Figura 32.2. Herpes-zóster

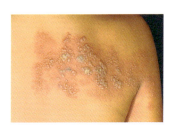

Fonte: Acervo do Departamento de Dermatologia do HCFMUSP.

Herpes-zóster

Epidemiologia

Cerca de 30% da população apresentará herpes-zóster no decorrer da vida, sendo maior o risco após os 50 anos.

Patogênese

A infecção primária pelo vírus herpes-zóster (VHZ) é a varicela. A reativação viral do VHZ é latente nos nervos cranianos.

Manifestações clínicas

Sintomas como dor, prurido, formigamento e queimação ocorrem em cerca de 90% dos pacientes, podendo preceder o surgimento de lesões cutâneas. As lesões cutâneas características são vesículas agrupadas sobre base eritematosa dispostas em um dermátomo. Contudo, o quadro pode acometer mais de um dermátomo, havendo casos disseminados, principalmente em pacientes imunossuprimidos, nos quais pode haver acometimento visceral.

Diagnósticos diferenciais

Herpes simples, pitiríase liquenoide e varioliforme aguda, farmacodermia, dermatite de contato, reações a picadas de inseto e outras doenças virais.

Exames laboratoriais

O diagnóstico é essencialmente clínico, mas podem ser realizados citodiagnóstico de Tzanck, cultura viral, sorologia, PCR (reação em cadeia da polimerase) e imunofluorescência direta.

Exame histopatológico

Na epiderme, observam-se balonização citoplasmática dos queratinócitos, corpos de inclusão intranucleares, células gigantes multinucleadas, espongiose e vesiculação intraepidérmica. Na derme, há resposta inflamatória com presença de linfócitos, neutrófilos e, eventualmente, eosinófilos.

Complicações

A neuralgia pós-herpética acomete de 5 a 30% dos pacientes, sendo mais frequente nos pacientes mais idosos. Outras complicações são meningite, infecção bacteriana secundária, paralisia facial, acometimento ocular, surdez, neuropatia motora, síndrome de Ramsay Hunt, mielite transversa e encefalite.

Conduta

A terapia antiviral deve ser iniciada o mais precocemente possível, preferencialmente nas primeiras 72 horas.

- » Aciclovir 800 mg, via oral, 5 vezes ao dia.
- » Famciclovir 500 mg, via oral, 3 vezes ao dia.
- » Valaciclovir 1 g, via oral, 3 vezes ao dia.

O tratamento deve ser feito por sete dias, mas pode ser estendido em alguns casos com complicações.

Em casos de pacientes imunossuprimidos com indicação de hospitalização e com complicações neurológica graves, o tratamento deve ser realizado com aciclovir intravenoso.

Para o tratamento da dor, podem ser prescritos anti-inflamatórios não esteroidais, paracetamol e opioides nos casos intensos. Em casos resistentes, podem ser utilizados anticonvulsivantes como gabapentina e pregabalina e antidepressivos tricíclicos, como amitriptilina.

Caso clínico 3

Paciente do sexo masculino, 7 anos de idade, apresenta há dois meses pápulas amareladas queratósicas nos quirodáctilos (Figura 32.3). Não apresenta sintomas associados.

Figura 32.3. Verrugas vulgares

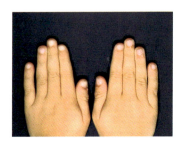

Fonte: Acervo do Departamento de Dermatologia do HCFMUSP.

Verruga vulgar

Epidemiologia

As verrugas vulgares acometem 33% das crianças em idade escolar e 3,5% dos adultos. Os pacientes imunossuprimidos apresentam maior incidência, bem como maior número de lesões, habitualmente mais resistentes.

Patogênese

As verrugas vulgares são causadas, principalmente, pelos papilomavírus humanos (HPV) tipos 1, 2 e 4. Os papilomavírus são vírus DNA, que mais frequentemente estão envolvidos em lesões benignas, como as verrugas virais; porém, alguns subtipos são potencialmente oncogênicos. O contágio é interpessoal direto ou por superfícies ou fômites contaminados. Pode haver autoinoculação. As lesões anogenitais são mais frequentemente, mas não exclusivamente, transmitidas por via sexual.

Manifestações clínicas

As verrugas vulgares apresentam-se como pápulas queratósicas com pontos enegrecidos em forma de domo, geralmente dispostas nos quirodáctilos, cotovelos, joelhos e face, onde há mais lesões filiformes.

Outras manifestações cutâneas do HPV são:

» Verrugas plantares: geralmente causadas por HPV 1, 2 e 4. Manifestam-se como pápulas queratóticas endofíticas dolorosas, com pontos enegrecidos na região plantar. Podem coalescer, formando as chamadas "verrugas em mosaico". Acometem mais crianças e adolescentes.

» Verrugas planas: causadas, comumente, por HPV 3 e 10, eventualmente, 26-29, 41 e 5 em pacientes com HIV. Acometem, geralmente, crianças e mulheres, sendo raras em homens não infectados pelo HIV. Apresentam-se como pápulas achatadas acastanhadas, róseas ou cor da pele, dispostas, habitualmente, na face, dorso das mãos e pernas.

» Epidermodisplasia verruciforme: é uma doença autossômica recessiva rara devida à mutação nos genes *EVER 1* ou *EVER 2* (cromossomo 17), que provoca uma redução de clones de linfócitos T associados à infecção por alguns subtipos de HPV. Clinicamente, há verrugas planas disseminadas (principalmente HPV 3 e 10) e lesões verrucosas com potencial de malignização (principalmente HPV 5 e 8).

» Condiloma acuminado: causado por HPV 6 e 11, além de 40, 42-44, 54, 61, 70, 72, 81 e 89. Apresenta-se como lesões papilomatosas exofíticas, dispostas preferencialmente na região anogenital. Nas mulheres, também podem acometer o cérvice.

» Papulose bowenoide: caracteriza-se por múltiplas pápulas hipercrômicas, geralmente dispostas na região anogenital. Histologicamente, são lesões intraepiteliais de alto grau. Causadas por tipos de HPV de alto risco, principalmente HPV 16.

» Eritroplasia de Queyrat: placa bem delimitada eritematosa na região genital. Histologicamente, são lesões intraepiteliais de alto grau. Causadas por tipos de HPV de alto risco, principalmente HPV 16.

» Carcinoma verrucoso: lesões localmente destrutivas. O tumor de Buschke-Lowenstein (condiloma acuminado gigante) é associado a HPV 6 e 11, apresentando-se como uma tumoração exofítica infiltrativa, com formação de fístulas e abscessos. O epitelioma *cuniculatum* acomete a planta. A papilomatose oral florida (tumor de Ackerman) caracteriza-se por múltiplas lesões orais papilomatosas associadas a HPV 6 e 11.

Diagnósticos diferenciais

Queratoses seborreicas, queratoses actínicas, líquen plano, calosidade, psoríase, condiloma plano e molusco contagioso são alguns dos diagnósticos diferenciais.

Exames laboratoriais

Em casos extensos, disseminados ou atípicos, podem ser solicitados exames para pesquisa de imunossupressão. Após exame histopatológico, pode ser feita hibridização *in situ*.

Exame histopatológico

» Verrugas vulgares: presença de papilomatose, acantose, paraqueratose e ortoquераratose, hipergranulose e coilocitose. Na derme papilar, há hipervascularização e vasos trombosados.

» Verrugas plantares: presença de acantose e papilomatose, com crescimento endofítico e hipergranulose. Na derme papilar, há hipervascularização e vasos trombosados.

» Verrugas planas: ortoqueratose alternada com paraqueratose, acantose, hipergranulose e coilocitose.

» Condiloma acuminado: hiperqueratose com paraqueratose, papilomatose, acantose, coilocitose e hipergranulose.
» Papulose bowenoide: acantose e atipia de queratinócitos.

Conduta

A maioria das verrugas regride após 1 a 2 anos, e as taxas de recidivas são altas. São opções terapêuticas:
» Terapias destrutivas: crioterapia, eletrocirurgia, aplicação de ácido tricloroacético, excisão, curetagem, vaporização a *laser*, aplicação domiciliar de ácido salicílico e ácido lático.
» Terapias farmacológicas: imiquimode em creme, podofilotoxina, 5-fluoracil em creme.

Caso clínico 4

Paciente do sexo feminino, 5 anos de idade, apresenta há dois meses quadro de pápulas cor da pele umbilicadas dispostas no dorso (Figura 32.4). Os pais referem que, inicialmente, havia apenas uma lesão e que as demais surgiram posteriormente. Não apresenta sintomas associados.

Figura 32.4. Molusco contagioso

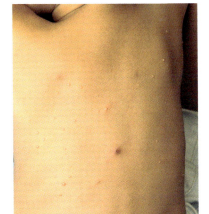

Fonte: Acervo do Departamento de Dermatologia do HCFMUSP.

Molusco contagioso

Epidemiologia

Acomete, predominantemente, crianças e adultos jovens. Pacientes com dermatite atópica são mais acometidos.

Patogênese

Causada pelo vírus do molusco contagioso (vírus MC), pertencente à família poxvírus, transmitido por contato interpessoal, ambiental, como piscina, ou fômites. Em adultos, é habitualmente transmitido por via sexual. Pode haver autoinoculação.

Manifestações clínicas

Pápulas cor da pele umbilicadas, geralmente de 3 a 5 mm de diâmetro, nas flexuras e genital, podendo ser disseminadas em casos de pacientes imunocomprometidos. Pode haver dermatite associada, principalmente em atópicos.

Diagnósticos diferenciais

Tumores de anexo, verrugas, carcinoma basocelular, nevo de Spitz. Em pacientes imunossuprimidos, criptococose e histoplasmose podem simular lesões de molusco contagioso.

Exame histopatológico

Corpúsculos de Henderson-Patterson nos queratinócitos.

Conduta

Como o quadro geralmente é autolimitado, deve-se pesar o risco dos tratamentos. Entre as opções terapêuticas há:

- » Destruição física: curetagem, crioterapia, *laser*.
- » Agentes destrutivos: aplicação de fenol, aplicação de ácido tricloroacético.
- » Agente químicos: cantaridina, podofillina, ácido salicílico, peróxido de benzoíla, ácido retinoico, hidróxido de potássio.
- » Imunomoduladores: imiquimode creme, cimetidina oral.

Referências consultadas

Bolognia JL, Jorizzo JL, Schaffer JV. Dermatology. 3.ed. Philadelphia: Elsevier Saunders; 2012.

Cardoso JC, Calonge E. Cutaneous manifestations of human papillomaviruses: a review. Acta Dermatovenerol Alp Pannonica Adriat. 2011;20(3):145-54.

Cernik C, Gallina K, Brodell RT. The treatment of herpes simplex infections: an evidence-based review. Arch Intern Med. 2008;168(11):1137-44.

Chen X, Anstey AV, Bugert JJ. Molluscum contagiosum virus infection. Lancet Infect Dis. 2013;13(10):877-88.

Cohen JI. Clinical practice: herpes zoster. N Engl J Med. 2013;369(3):255-63.

Cubie HA. Diseases associated with human papillomavirus infection. Virology. 2013;445(1-2):21-34.

Kawai K, Gebremeskel BG, Acosta CJ. Systematic review of incidence and complications of herpes zoster: towards a global perspective. BMJ Open. 2014;4(6):e004833.

Nguyen HP, Tyring SK. An update on the clinical management of cutaneous molluscum contagiosum. Skin Therapy Lett. 2014;19(2):5-8.

Worrall G. Herpes labialis. BMJ Clin Evid. 2009;2009. pii: 1704.

Capítulo 33

Micoses superficiais

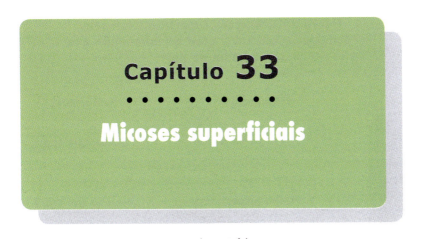

Raquel Leão Orfali
Caroline Maris Takatu
Mariana Colombini Zaniboni

Conceito

Micoses superficiais são infecções fúngicas que acometem tecidos queratinizados, como estrato córneo, cabelos e unhas. Os agentes etiológicos mais comuns são os dermatófitos e a *Candida* spp. Podem ser divididas em micoses superficiais, que induzem nenhuma ou uma inflamação mínima, ou aquelas que comumente induzem uma resposta inflamatória (Figura 33.1).

Micoses superficiais não inflamatórias

Caso clínico 1

Paciente do sexo masculino, 30 anos de idade, vem ao consultório por queixa de lesões recidivantes há um ano, na região do tronco. Ao exame dermatológico, observavam-se placas finas, com escamas delicadas, hipocrômicas na região do tronco e dos ombros (Figura 33.2), com acentuação da descamação após estiramento da pele – sinal de Zileri positivo (Figura 33.3).

Figura 33.1. Micoses superficiais cutâneas, divididas conforme o grau de inflamação que causam na pele

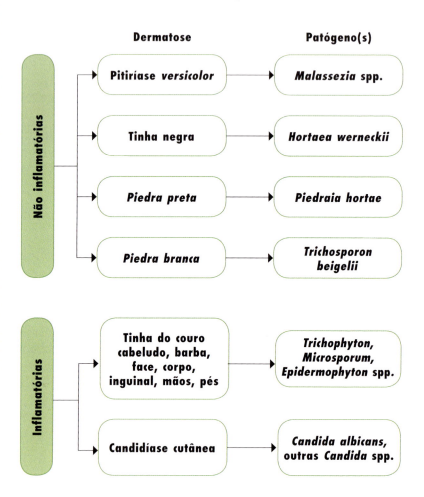

Fonte: Adaptada de Bolognia et al., 2012.

Figura 33.2. Lesões hipocrômicas, com fina descamação, na região de ombros, membros superiores e tronco

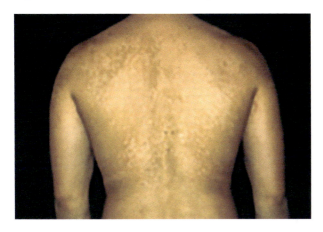

Fonte: Acervo do Departamento de Dermatologia do HCFMUSP.

Figura 33.3. Sinal de Zileri: acentuação da descamação das lesões ao estiramento da pele

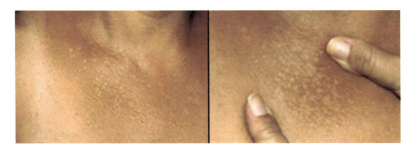

Fonte: Acervo do Departamento de Dermatologia do HCFMUSP.

Foi realizado o exame micológico direto, colhido por meio da raspagem da lesão e com fita durex (sinal de Porto), que evidenciou células leveduriformes agrupadas e pseudo-hifas (Figura 33.4).

Figura 33.4. Método de Porto: presença tanto de células leveduriformes agrupadas em "cachos de uva" quanto de pseudo-hifas. Este achado é comparado a "espaguete com almôndegas"

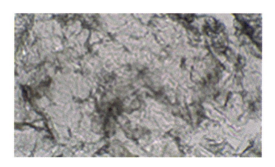

Fonte: Acervo do Departamento de Dermatologia do HCFMUSP.

Pitiríase versicolor

A pitiríase versicolor é uma infecção crônica da camada córnea, não inflamatória, causada por leveduras do gênero Malassezia.

Epidemiologia

A infecção afeta, principalmente, adolescentes e adultos jovens, nos quais a atividade das glândulas sebáceas é mais acentuada.

Patogênese

As leveduras do gênero Malassezia fazem parte da microbiota normal da pele e, em certas condições, sofrem pseudofilamentação. O clima quente e úmido é o principal fator exógeno envolvido e, entre os fatores relacionados com o hospedeiro que facilitam a infecção, destacam-se: idade, sexo, predisposição genética, sudorese aumentada e condições que diminuam a imunidade (diabetes mellitus, gestação, uso de corticoide sistêmico, má nutrição e infecção por HIV).

Manifestação clínica dermatológica

Lesões ovais, múltiplas e confluentes, inicialmente perifoliculares, e com fina descamação, nas regiões do tronco, dos membros superiores, do pescoço, das flexuras e, mais raramente, da face. O estiramento da pele acentua a descamação das lesões (sinal de Zileri) (ver Figura 33.3), bem como passar a unha sobre elas (sinal da unha). As lesões podem ser hipopigmentadas, hiperpigmentadas ou, mais raramente, levemente eritematosas. Na maioria dos casos, não há sintomas, mas prurido pode acontecer. A doença geralmente é crônica e recidivante.

Diagnóstico diferencial

Pitiríase alba, hipopigmentação pós-inflamatória e hipomelanose macular progressiva são os principais diagnósticos diferenciais das lesões hipocrômicas.

Exames laboratoriais diagnósticos

Ao exame micológico direto do raspado das lesões, tanto as formas filamentosas (pseudo-hifas) quanto as leveduriformes são encontradas e são comparadas a "espaguete com almôndegas" (ver Figura 33.4). A cultura da *Malassezia*, geralmente, não é imperativa para o diagnóstico; entretanto, caso necessário, a placa de coleta necessita ser enriquecida com óleo estéril, em função da natureza lipofílica do fungo. O exame macroscópico da cultura revela colônia branco-amarelada, ao passo que seu exame microscópico mostra células leveduriformes com aspecto de "garrafa de boliche", com brotamento único.

O exame com a lâmpada de Wood pode ajudar no diagnóstico e revela fluorescência amarelada ou prateada, em função da presença de coproporfirinas.

Exame histopatológico

Células em formato de "garrafa de boliche" e pseudo-hifas são visualizadas na camada córnea. Nas lesões eritematosas, pode ser observado infiltrado perivascular linfocítico.

Tratamento

Em razão do caráter recidivante, deve-se orientar a evitar os fatores que facilitam a pseudofilamentação do fungo, tais como sudorese excessiva, uso de lubrificantes no corpo, higiene inadequada e imunossupressão.

O tratamento medicamentoso tópico é geralmente o indicado e pode ser realizado com agentes queratolíticos, sulfeto de selênio, hipossulfito de sódio e derivados imidazólicos.

Terapias sistêmicas com cetoconazol, fluconazol ou itraconazol podem ser utilizados, sobretudo em formas muito disseminadas ou recidivantes. Pacientes com alto risco de recorrência podem se beneficiar do uso de xampu de cetoconazol uma vez por semana, no corpo todo. Outra medida preventiva é uma dose de cetoconazol (400 mg), fluconazol (300 mg) ou itraconazol (400 mg) oral, 1 vez ao mês. Deve-se orientar exposição solar para acelerar a repigmentação da frequente hipocromia residual.

Caso clínico 2

Paciente do sexo masculino, 10 anos de idade, trazido pela mãe por queixa de lesão única na mão direita há dois meses. Ao exame dermatológico, mácula acastanhada homogênea de aproximadamente 3 cm em seu maior diâmetro, de contornos bem definidos, na região palmar direita (Figura 33.5). Negava sintomas associados, bem como antecedentes pessoais ou familiares relevantes. Quando questionado, o paciente referia sudorese intensa nas mãos. O exame micológico direto da lesão revelou a presença de hifas septadas pigmentadas (Figura 33.6).

Figura 33.5. Tinha negra: mácula acastanhada, de contornos bem definidos, na região palmar direita

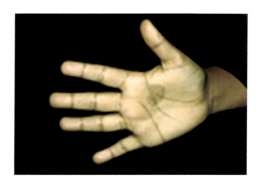

Fonte: Acervo do Departamento de Dermatologia do HCFMUSP.

Figura 33.6. (A) Exame micológico direto: hifas septadas demáceas ao exame micológico direto. (B) Cultura: colônia de fungo filamentoso, de coloração que varia do castanho-esverdeado ao negro

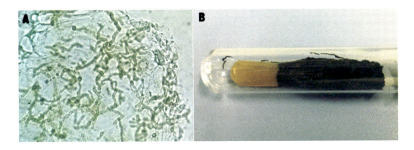

Fonte: Acervo do Departamento de Dermatologia do HCFMUSP.

Tinha negra

A tinha negra, ou *tinea nigra*, é uma micose superficial cutânea não inflamatória, crônica e assintomática, causada pelo fungo demáceo *Hortaea werneckii*.

Epidemiologia

A doença ocorre, principalmente, nas regiões de clima tropical, tais como Américas do Sul e Central, Ásia e África. Ainda que indivíduos de todas as raças, gêneros e idades possam ser afetados, os mais comumente infectados são adultos jovens. Atinge 3 a 5 vezes mais frequentemente mulheres, e muitos dos pacientes apresentam hiperidrose.

Patogênese

Hortaea werneckii é um fungo filamentoso demáceo geofílico que, às vezes, se torna leveduriforme, atingindo a camada córnea, principalmente das regiões palmar e plantar.

Manifestação clínica dermatológica

Mácula ou placa acastanhada, única, que ocorre mais comumente nas regiões cervical, palmar e plantar, bem delimitada, podendo apresentar finas escamas. Geralmente, não há sintomas associados.

Diagnóstico diferencial

O principal diagnóstico diferencial é feito com nevos melanócitos adquiridos e melanoma. Para a diferenciação, as lesões da tinha negra costumam ser maiores, mais claras e sem as estriações lineares típicas dos nevos. Outros diagnósticos incluem eritema pigmentar fixo, pigmentação exógena e hipercromia pós-inflamatória.

Exames laboratoriais diagnósticos

O exame micológico direto revela hifas septadas demáceas (Figura 33.6 A) e a cultura, crescimento de colônia de fungo filamentoso, de coloração que varia do castanho-esverdeado ao negro (Figura 33.6 B). No microcultivo, observam-se células leveduriformes com divisão por cissiparidade.

Exame histopatológico

Na camada córnea, são visualizadas hifas demáceas septadas e ramificadas.

Tratamento

Tratamento tópico com queratolíticos ou medicações antifúngicas, como azóis ou alilaminas, por várias semanas, para impedir a recorrência da doença. Geralmente, não se indica tratamento sistêmico.

Caso clínico 3

Paciente do sexo feminino, 14 anos de idade, apresentando há oito meses nódulos esbranquiçados aderidos aos cabelos, sem outros sintomas. Ao exame dermatológico, apresentava concreções esbranquiçadas amolecidas aderidas aos fios de cabelo no couro cabeludo (Figura 33.7). Foi realizado exame micológico direto, por meio da coleta de alguns fios de cabelos contendo as concreções, que revelou nódulos branco-amarelados aderidos à haste dos cabelos, formados por estruturas fúngicas artroconídeos e blastoconídeos, dispostos perpendicularmente aos fios (Figura 33.8).

Piedra branca

A *piedra branca* é uma infecção crônica, superficial e assintomática que acomete a haste dos pelos pubianos, axilares ou barba e, mais raramente, couro cabeludo, causada pelo fungo leveduriforme *Trichosporon beigelii*.

Figura 33.7. *Piedra branca*: apresentava concreções esbranquiçadas amolecidas aderidas aos fios de cabelo no couro cabeludo

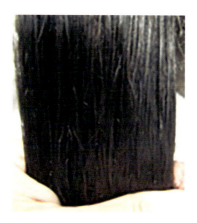

Fonte: Acervo do Departamento de Dermatologia do HCFMUSP.

Figura 33.8. Presença de nódulos branco-amarelados aderidos à haste dos cabelos, formados por artroconídeos e blastoconídeos ao exame direto com hidróxido de potássio (KOH)

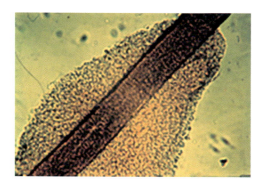

Fonte: Acervo do Departamento de Dermatologia do HCFMUSP.

Epidemiologia

O fungo tem distribuição universal, com predileção por regiões temperadas e tropicais. No Brasil, é alta sua frequência na região Norte. Afeta indivíduos de ambos os sexos e pode comprometer qualquer faixa etária. Não está relacionado com falta de higiene, baixo padrão socioeconômico ou transmissão sexual.

Patogênese

Trichosporon beigelii é adquirido do meio ambiente, mas, ocasionalmente, pode ser parte da flora normal da pele, principalmente nas regiões axilar e inguinal.

Manifestação clínica dermatológica

Nódulos amolecidos, pouco aderidos, de cor branca (ocasionalmente vermelhos, verde ou castanho-claro), que podem acometer a face (barba, bigode, cílios ou sobrancelhas), axilas, região pubiana, e ocasionalmente, couro cabeludo.

Diagnóstico diferencial

Os principais diagnósticos diferenciais devem ser feitos com pediculose (lêndeas), tricorrexe nodosa, *piedra preta* e tricomicose axilar.

Exames laboratoriais diagnósticos

O exame micológico direto com hidróxido de potássio (KOH) dos pelos coletados revela presença de hifas não demáceas com blastoconídeos e artroconídeos (ver Figura 33.8). Na cultura, após semeadura com os pelos acometidos, observa-se o crescimento de colônia branco-amarelada, preagueada, posteriormente, adquirindo coloração acinzentada (Figura 33.9). No microcultivo, observam-se hifas hialinas, artroconídeos e blastoconídeos.

Tratamento

A terapêutica de escolha da *piedra branca* é cortar o pelo da área afetada, associado ao uso de xampu de cetoconazol a 2%, sendo, geralmente, eficaz. Podem-se utilizar, ainda, terbinafina oral e outros antifúngicos tópicos, como imidazólicos, ciclopirox olamina e piritionato de zinco.

Figura 33.9. Cultura de *T. beigelii*: colônia branco-amarelada, pregueada

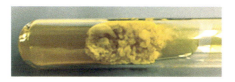

Fonte: Acervo do Departamento de Dermatologia do HCFMUSP.

Micoses superficiais inflamatórias
Caso clínico 4

Paciente do sexo masculino, 6 anos de idade, apresentando há três meses múltiplas placas arredondadas, tonsuradas, descamativas, e uma placa maior elevada e com secreção purulenta, localizadas em região frontoparietal do couro cabeludo (Figura 33.10). Foi realizado exame micológico direto, por meio da coleta de cabelos envolvidos, que revelou um padrão ectotrix, ou seja, presença de artroconídeos fora da haste do pelo (Figura 33.11).

Figura 33.10. Placas arredondadas, tonsuradas, descamativas, e uma placa maior elevada e com secreção purulenta, em região frontoparietal do couro cabeludo

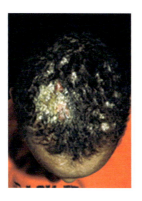

Fonte: Acervo do Departamento de Dermatologia do HCFMUSP.

Figura 33.11. *Microsporum canis*: **(A)** Exame direto: artroconídeos fora da haste do pelo. **(B)** Cultura: colônia filamentosa, plana, anverso de coloração branca e reverso amarelo-ouro. **(C)** Microcultivo: macroconídeos fusiformes, de extremidades afiladas e paredes grossas, com mais de seis células internas

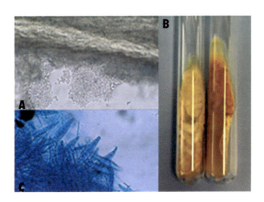

Fonte: Acervo do Departamento de Dermatologia do HCFMUSP.

Tinha do couro cabeludo

Infecção do couro cabeludo comum em crianças, causada por fungos dermatófitos, menos frequente em adultos. Os patógenos mais comuns pertencem aos gêneros: *Tricophyton* e *Microsporum*.

Epidemiologia

Com distribuição universal, existe uma grande variação na epidemiologia da tinha do couro cabeludo. Cerca de 90% dos casos, nos Estados Unidos, são causados pelo *T. tonsurans*, seguidos pelo *M. canis*. Na África, há predominância do *T. violaceum*. No Brasil, há relatos de uma maior frequência de *T. tonsurans* nas regiões Norte e Nordeste e *M. canis* nas regiões Sul e Sudeste.

Patogênese

A intensidade da gravidade da tinha do couro cabeludo depende da patogenicidade do agente etiológico responsável pelo quadro clínico e da resposta imune do hospedeiro.

Manifestação clínica dermatológica

O quadro clínico mais comum é a placa de alopecia, com ou sem descamação. Pode variar desde uma descamação não inflamatória, que remete à dermatite seborreica, até uma erupção grave pustulosa, acompanhada por alopecia, chamada de *kerion* (geralmente associada ao gênero *Microsporum*). Pode estar acompanhada por linfadenopatia cervical e auricular posteriores.

Diagnóstico diferencial

Alopecia areata, dermatite seborreica, tricotilomania, psoríase, outras alopecias cicatriciais (líquen plano, lúpus eritematoso discoide, foliculite decalvante).

Exames laboratoriais diagnósticos

O exame micológico direto dos pelos acometidos com KOH revela, dependendo do agente etiológico:

» Padrão endotrix: presença de artroconídeos dentro da haste dos pelos, geralmente associado à infecção pelo gênero *Trichophyton*.
» Padrão ectotrix: presença de artroconídeos formados por hifas fragmentadas localizadas fora da haste do pelo, geralmente associado ao gênero *Microsporum* (ver Figura 33.11).
» Favo: infecção grave, associada ao *T. schoenleinii*, revela presença de hifas e espaços de ar dentro da haste do pelo.

Ao exame com luz de Wood, a infecção ectotrix pode apresentar fluorescência esverdeada, e o favo, fluorescência branco-azulada. O exame histológico pode evidenciar presença de artroconídeos e hifas dentro de hastes do cabelo, no limite da zona de queratinização.

Tratamento

A melhor opção terapêutica é a oral, visto que a droga deve penetrar o folículo piloso. Podem-se utilizar griseofulvina oral, terbinafina, itraconazol e fluconazol. Devem-se incluir orientações como: tratar familiares e desinfecção ou descarte de materiais de uso pessoal (escovas, pentes, chapéus). Topicamente, recomenda-se xampu de cetoconazol 2% ou sulfeto de selênio 2,5% até que o paciente esteja livre da infecção.

Referências consultadas

Bolognia J, Jorizzo J, Schaffer J. Dermatology. 3.ed. London: Elsevier; 2012.

Brown SJ, Asai Y, Cordell HJ, Campbell LE, Zhao Y, Liao H et al. Loss-of-function variants in the filaggrin gene are a significant risk factor for peanut allergy. J Allergy Clin Immunol. 2011;127(3):661-7.

Diniz LM, Souza Filho JB. Study on 15 cases of White Piedra in Grande Vitória (Espírito Santo – Brazil) over a five-year period. An Bras Dermatol. 2005;80(1):49-52.

Gupta AK, Batra R, Bluhm R, Boekhout T, Dawson TL. Skin diseases associated with Malassezia species. J Am Acad Dermatol. 2004;51(5):785-98.

John AM, Schwartz RA, Janniger CK. The kerion: an angry tinea capitis. Int J Dermatol. 2018;57(1):3-9.

Lacaz C, Porto E, Martins J, Heins-Vaccari EM, Takahashi de Melo N. Tratado de micologia médica Lacaz. 9.ed. São Paulo: Sarvier; 2002.

Marques SA, Camargo RMP, Fares AH, Takashi RM, Stolf HO. Tinea capitis: epidemiological and ecological aspects of cases observed from 1983 to 2003 in the Botucatu Medical School, state of São Paulo-Brazil. An Bras Dermatol. 2005;80(6):597-602.

Veasey JV, Avila RB, Miguel BAF, Muramatu LH. White piedra, black piedra, tinea versicolor, and tinea nigra: contribution to the diagnosis of superficial mycosis. An Bras Dermatol. 2017;92(3):413-6.

Zaitz C, Campbell I, Marques S. Compêndio de micologia médica. 2.ed. Rio de Janeiro: Guanabara Koogan; 2012.

Capítulo 34

Micoses profundas e leishmaniose

Anderson Alves Costa
Ninoska Paola Nieto Salazar
Walter Belda Junior

Conceito

Micoses profundas

Micoses profundas são infecções fúngicas que podem acometer a pele e/ou o subcutâneo ou outros orgãos (micoses sistêmicas) e constituem um grupo de doenças infecciosas provocadas por agentes capazes de atingir órgãos internos, induzir a formação de anticorpos séricos e determinar reação inflamatória de tipo granulomatoso.

As micoses sistêmicas de importância médica são: paracoccidioidomicose, criptococose, esporotricose, cromomicose, blastomicose norte-americana (doença de Gilchrist), histoplasmose (doença de Darling), histoplasmose africana (histoplasmose Duboisii), coccidioidomicose (Fiebre de San Joaquin), blastomicose queloideana (doença de Jorge Lobo), aspergilose, zigomicose (ficomicose), ficomicose subcutânea, hialo-hifomicose, feo-hifomicose e outras raras doenças fúngicas oportunistas.

Leishmanioses

As leishmanioses são infecções crônicas, não contagiosas, causadas por protozoários flagelados pertencentes ao gênero *Leishmania*. Trata-se de uma doença zoonótica transmitida ao homem por picada de fêmeas de flebotomíneos, classificados em dois gêneros – *Lutzomyia* e *Psychodopygus*, conhecidos no Brasil por birigui, mosquito-palha ou tatuquira. Podem-se distinguir duas formas de leishmanioses: a tegumentar e a visceral.

Predominante em áreas tropicais e subtropicais do mundo, no Brasil, a leishmaniose tegumentar é encontrada em vários estados, com maior incidência no Norte e no Nordeste. Existem mais de vinte espécies de leishmania, e no Brasil são reconhecidas seis espécies: *L. (V) braziliensis, L. (V) guyanensis, L. (V) lainsoni, L. (V) shawi, L. (V) naiffi* e *L. (L) amazonensis*.

Caso clínico 1

Paciente do sexo masculino, 38 anos, tratorista, proveniente do Centro-Oeste paulista, apresenta úlcera de borda eritematosa emoldurada e fundo granuloso com exsudação serosanguinolenta na perna direita há quatro meses (Figura 34.1).

Figura 34.1. Úlcera de borda emoldurada e fundo granulomatoso na face anterior da perna direita

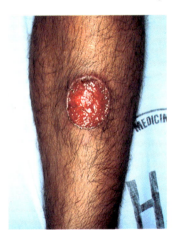

Fonte: Acervo do Departamento de Dermatologia do HCFMUSP.

Leishmaniose cutânea

A lesão inicial é pápula eritematosa única ou múltipla, frequentemente em área exposta que constitui o local da inoculação, evoluindo lentamente para nódulo ou placa que adquire aspecto papulovesiculoso, papulopustuloso e papulocrostoso, até, em seguida, ulcerar. A úlcera apresenta contornos circulares bem definidos, bordas altas e infiltradas (lembrando moldura de quadro), o fundo é vermelho com granulações grosseiras e, eventualmente, recoberto por exsudato, geralmente quase indolor. A lesão pode adquirir aspecto verrucoso.

As áreas mais frequentemente acometidas são face, pescoço, braços e pernas. Pode ocorrer cicatrização espontânea da lesão, com formação de cicatrizes, ou a lesão pode tornar-se crônica ou disseminada.

Leishmaniose cutânea difusa (disseminada)

Observam-se múltiplas lesões acometendo pelo menos duas regiões corporais. Encontram-se pápulas, pústulas, nódulos e ulcerações, podendo ser até centenas de lesões nos casos mais exuberantes e acometendo, principalmente, face e membros. Em 30% dos casos, há acometimento de mucosa, havendo infiltração e ulceração do septo nasal, da faringe e da laringe. Acontece em pacientes com comprometimento da imunidade mediada por células, com ou sem evidências de imunossupressão.

Leishmaniose mucocutânea

O acometimento mucoso pode ser precoce ou ocorrer anos após a lesão inicial, sendo, em geral, decorrente de disseminação hematogênica. Em ordem de frequência, as lesões manifestam-se no nariz, na faringe e na laringe.

Clinicamente, caracteriza-se por edema, eritema e infiltração, chegando a perfuração do tecido cartilaginoso do septo nasal e do palato. Quando há destruição do septo, o nariz tomba para a frente, constituindo o chamado nariz de anta ou tapir; no palato, as lesões são ulcerovegetantes com granulações grosseiras, às vezes separadas por sulcos que formam a chamada "cruz de espudia" ou cruz de Escomel.

Patogênese

As leishmânias são parasitas que apresentam duas formas em seu desenvolvimento: promastigota e amastigota (sem flagelo). As formas amastigotas são encontradas no ser humano e em animais parasitados (p. ex., cães, roedores, gambás, tamanduás). Ao sugar animais infectados, os flebotomíneos ingerem os parasitas, que se multiplicam como promastigotas flagelados no intestino do mosquito. Quando inoculados na pele, os parasitas são interiorizados pelos fagócitos mononucleares do hospedeiro e transformam-se em amastigotas, que se multiplicam por divisão binária.

Manifestação clínica dermatológica

As formas clínicas da leishmaniose tegumentar constituem espectro: em um polo, estão as formas com boa reposta imunecelular, em que há poucas lesões cutânea e/ou mucosa com pequeno número de parasitas; já no outro polo, encontra-se a leishmaniose cutânea difusa, com baixa resposta celular, múltiplas lesões e grande número de parasitas. A posição no espectro depende de fatores tanto do indivíduo (perfil genético e resposta imune) quanto do parasita (espécie e cepa da leishmânia).

Diagnóstico

Para o diagnóstico, levam-se em consideração as características clínicas da lesão, a epidemiologia, o anatomopatológico e alguns exames complementares (esfregaço, reação de montenegro e sorologia). No histopatológico, há granuloma linfo-histoplasmocitário, geralmente com grande número do plasmócitos, e as leishmanias podem ser visualizadas no hematoxilina-eosina (HE), principalmente nas lesões recentes.

Diagnóstico diferencial

Entre os principais diagnósticos diferenciais, encontram-se: carcinoma basocelular, úlcera de estase, micobacterioses atípicas e sífilis. Quando verrucosas, diferenciar das PLECT (paracoccidioidomicose, leishmaniose, esporotricose, cromomicose e tuberculose).

Tratamento

Antimoniais pentavalentes parenterais são o tratamento de escolha (glucantime), em formas resistentes à terapia antimonial e à anfotericina B. Em razão de seu alto custo e da baixa disponibilidade, a anfotericina B lipossomal é indicada nas formas graves ou resistentes.

Caso clínico 2

Paciente do sexo masculino, 42 anos de idade, lenhador, apresenta há dois anos placa eritematosa infiltrada, com pontilhado hemorrágico na mucosa do lábio superior. Posteriormente, houve progressão para úlcera verrucosa com destruição do lábio superior e septo nasal (Figura 34.2).

Figura 34.2. Úlcera verrucosa com pontilhado hemorrágico causando destruição do lábio superior e do septo nasal

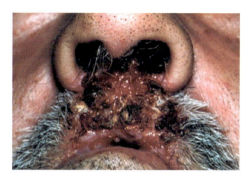

Fonte: Acervo do Departamento de Dermatologia do HCFMUSP.

Paracoccidioidomicose

Paracoccidioidomicose ou blastomicose sul-americana é uma micose sistêmica causada pelo fungo dimórfico *Paracoccidioides brasiliensis*. É endêmica na América do Sul, acometendo todos os países, exceto o Chile. Há ampla predisposição pelo sexo masculino (9:1) e acomete com maior frequência indivíduos entre 20 e 40 anos de idade que vivem no meio rural.

Patogênese

O *P. braziliensis* vive no solo e em vegetais, e o contágio é por inalação de conídios do ambiente. Após inalado, o fungo pode ser eliminado pelo sistema imune inato ou se transformar em levedura, infectar os pulmões e, posteriormente, progredir para acometimento da pele, das membranas mucosas, do baço, do trato gastrointestinal, das glândulas adrenais e dos linfonodos.

Manifestação clínica dermatológica

Paracoccidioidomicose forma juvenil ou subaguda

Em pacientes jovens, acomete, principalmente, baço, fígado, aparelho digestivo e medula óssea. O quadro clínico evolui em meses, apresentando, inicialmente, linfonodomegalias cervicais que confluem até formar abscessos e fistulizar com saída de secreção purulenta. Pode haver comprometimento também de linfonodos profundos, mesentéricos, aórticos, mediastinais e ilíacos. Os sintomas sistêmicos variam desde mal-estar geral e inapetência, até ictérica por granulomas no colédoco e náuseas, vômitos e diarreia por comprometimento intestinal.

Paracoccidioidomicose forma crônica ou do adulto

Ocorre, geralmente, em pacientes do sexo masculino da área rural, com histórico de tabagismo ou alcoolismo. Acomete, principalmente, o pulmão e, em menor porcentagem, o sistema nervoso central. Quando se apresenta de forma multifocal, além do comprometimento pulmonar, pode estar associada a lesões na mucosa oral ou pele. As lesões orais acometem lábio inferior, gengiva, mucosa jugal, língua e palato, e a lesão característica é úlcera com pontilhado hemorrágico fino (estomatite moriforme de Aguiar Pupo).

Lesões de longa data podem evoluir com acometimento de faringe e laringe, produzindo rouquidão. As lesões cutâneas são variadas e polimórficas, e geralmente decorrem de disseminação hematogênica. Encontram-se lesões em vários estágios evolutivos: papulosas, pustulosas, vegetantes e ulcerocrostosas. O estado geral do paciente comumente está comprometido com caquexia e dispneia.

Diagnóstico

No diagnóstico, a biópsia de pele é particularmente útil, há infiltrado granulomatoso e podem ser observados os fungos com dupla parede refringente e brotramento múltiplo. Pode-se também visualizar o paracoco no micológico direto como estruturas arredondadas em gemulação (roda de leme). A cultura é de grande utilidade, o fungo é dimórfico, e na temperatura ambiente apresenta-se como colônias brancas, cotonosas, aderentes ao meio e a 37°C como colônias leveduriformes. As sorologistas auxiliam no diagnóstico e são de grande importância no seguimento.

Diagnóstico diferencial

Os principais diagnósticos diferencias são: cromoblastomicose, leishmaniose, tuberculose, esporotricose, neoplasias e sífilis.

Tratamento

O itraconazol é, atualmente, eletivo na terapia da paracocidioidomicose, sendo mais eficaz e mais bem tolerado que o cetoconazol; utilizam-se 200 mg/dia por 12 a 24 meses, consonante às evoluções clínica, sorológica e radiológica.

As sulfas também apresentam boa resposta. Utiliza-se sulfametoxazol-trimetropima 800/160 mg, a cada 12 horas, durante 30 dias. Após esse período, reduz-se a dose para 400/80 mg e mantém-se até a cicatrização das lesões e a queda dos títulos da sorologia.

A afontericina B liposomal é indicada nas formas mais graves da doença e em pacientes com hepatopatias, sendo contraindicada em pacientes idosos e naqueles com insuficiência cardíaca ou renal.

Caso clínico 3

Paciente do sexo masculino, 42 anos de idade, jardineiro, refere lesão inicialmente no antebraço esquerdo há seis meses, com evolução para múltiplas lesões lineares estendendo-se até a região proximal do braço (Figura 34.3).

Figura 34.3. Nódulos eritematovioláceos ulcerados, lineares seguindo trajeto ascendente sobre cordão espessado

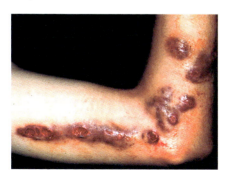

Fonte: Acervo do Departamento de Dermatologia do HCFMUSP.

Esporotricose

Micose profunda causada pelo fungo dimórfico *Sporothrix*, composto pelas subespécies *schenckii* (distribuição universal), *brasiliensis* (Brasil), *globosa* (Ásia) e *luriei*.

Patogênese

O fungo encontra-se, principalmente, em áreas tropicais, e o contágio ocorre por inoculação cutânea de material contaminado, como espinhos de plantas, palhas, vegetação ou por mordeduras de animais (gatos, cães, equídeos e roedores).

Manifestação clínica

Apresenta as seguintes formas clínicas:

» Cutâneas: cutânea linfática (forma mais comum), cutânea localizada e cutânea disseminada.
» Extracutâneas: são raras, e têm sido descritas localizações ósseas, pulmonares, testiculares, articulares, nervosas e nas mucosas ocular, oral, nasal, faríngea e laríngea.

A apresentação inicial é no local do trauma, lesão papulonodular eritematocrostosa, que por vezes ulcera, e as lesões são indolores. Semanas após a inoculação, o quadro evolui para nódulos dérmicos e subcutâneos seguindo o trajeto da drenagem linfática do membro acometido. Existem formas raras disseminadas e decorrem de disseminação hematogênica em pacientes imunocomprometidos. Na maioria das vezes, localiza-se nos membros superiores ou na face, podendo, eventualmente, apresentar-se nos membros inferiores, e raramente acomete o tronco.

Diagnóstico

O padrão-ouro é a cultura da secreção, em 3 a 5 dias surgem colônias castanho-negras características, e o exame microscópico da cultura revela hifas septadas com conídios. Auxiliam no diagnóstico o exame direto, o histopatológico e o teste da esporotríquina.

Diagnóstico diferencial

Os principais diferenciais são: paracoccidioidomicose, leishmaniose, coccidioidomicose, tuberculose, micobacterioses atípicas, doença da aranhadura do gato, antraz, linfangites bacterianas e pioderma gangrenoso.

Tratamento

Iodeto de potássio é a droga de escolha (manipulação: iodeto de potássio 20 g + água destilada qsp 20 mL – em dez gotas há 0,5 g de iodeto de potássio), iniciando-se com 0,5 a 1 g/dia e aumenta-se uma gota da solução a cada dia, dependendo da tolerabilidade do paciente, até chegar a 4 a 6 g. Com o aumento da dose, acentua-se o gosto metálico amargo do iodo e surge espectoração e rinite, e a dose é mantida por duas semanas após a cicatrização das lesões.

O itraconazol é opção terapêutica quando o iodeto não é tolerado pelo paciente, na dose de 100 a 200 mg/dia por 90 a 180 dias.

Outras opções terapêuticas são fluconazol 200 a 400 mg/dia, terbinafina 250 a 500 mg/dia e sulfas. Em casos disseminados, anfotericina B.

Caso clínico 4

Paciente do sexo masculino, 52 anos de idade, morador de zona rural, apresenta há dois anos placa verrucosa com pontos enegrecidos sobre base atrófica de bordas infiltradas no membro inferior esquerdo (Figura 34.4).

Cromomicose

A cromomicose é uma micose profunda, crônica e progressiva da pele e do subcutâneo que acomete, principalmente, homens trabalhadores rurais, tem distribuição mundial, sendo mais prevalente nos países tropicais e subtropicais, notadamente, Brasil, México, Cuba e República Dominicana.

Patogênese

A cromomicose pode ser causada por diferentes fungos demáceos (fungos pigmentados), e os organismos mais frequentemente isolados são: *Fonsecaea pedrosoi* (principal agente), *Phialophora verrucosa*, *Cladosporium carrioni* e *Rhinocladiella aquaspersa*. Menos frequentemente, encontram-se *Exophiala jeaselnei*, *E. spinifera*, *E. castellani* e *F. compacta*. Esses fungos habitam o solo e vegetais, e penetram a pele por inoculação direta, seja por trauma ou ferimento.

Figura 34.4. Placa verrucosa extensa acometendo grande parte do membro inferior esquerdo e detalhe da lesão no calcanhar esquerdo mostrando a placa verrucosa com áreas atróficas e os característicos pontos enegrecidos sobre a lesão

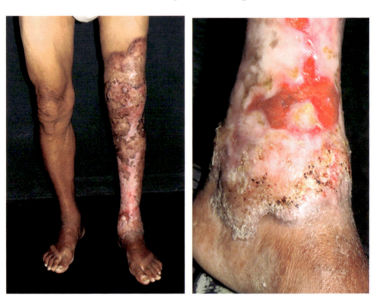

Fonte: Acervo do Departamento de Dermatologia do HCFMUSP.

Manifestação clínica

Manifesta-se, geralmente, nos membros inferiores, inicialmente como pápula ou nódulo unilateral que evolui lentamente para placas verrucosas com característicos pontos enegrecidos (*black dots*), podendo apresentar ulceração central e provocar linfedema e elefantíase do membro. Há raros relatos de progressão para carcinoma espinocelular.

Diagnóstico

No exame micológico direto, é possível visualizar os corpos fumagoides, também conhecidos como corpos escleróticos (corpos arredondados, "cor de charuto", multiplicando-se por septação sem brotamentos), que são característicos. No histopatológico, encontram-se infiltrado granulomatoso e os corpos fumagoides.

Na cultura, tem-se o crescimento do fungo em uma a duas semanas, que se apresenta como colonias escuras. Na microcultura, é possível identificar a espécie.

Diagnóstico diferencial

Os principais diagnósticos diferenciais são as outras doenças de aspecto verrucoso: leishmaniose, esporotricose, tuberculose, paracoccidioidomicose e carcinoma espinocelular.

Tratamento

O tratamento da cromomicose é, por vezes, desafiador, geralmente crônico e, muitas vezes, com pouco resultado, principalmente nos quadros mais extensos. O Prof. Walter Belda tem apresentado ótima resposta com uso de imiquimod, 4 vezes por semana, até a resolução das lesões.

Classicamente, nas lesões pequenas e localizadas, realiza-se tratamento com criocirurgia, exérese cirúrgica ou eletrocoagulação. Nas lesões extensas, utiliza-se itraconazol 200 a 400 mg/dia por vários meses, às vezes, associado a terbinafina 250 mg/dia. Nos casos resistentes, a terapêutica o voriconazol 200 mg/dia é uma boa opção terapêutica; porém, sua baixa disponibilidade e seu elevado custo dificultam o uso. Afotericina B também é uma opção terapêutica.

Referências consultadas

Akhoundi M, Kuhls K, Cannet A, Votýpka J, Marty P, Delaunay P et al. A historical overview of the classification, evolution, and dispersion of Leishmania parasites and sandflies. PLoS Negl Trop Dis. 2016;10(3):e0004349.

Bonifaz A, Martinez-Soto E, Carrasco-Gerard E, Peniche J. Treatment of chromoblastomycosis with itraconazole, cryosurgery, and a combination of both. Int J Dermatol. 1997;36(7):542-7.

Bravo FG. Protozoa and Worms: Leishmaniasis. In: Bologna J, Schaffer J, Cerroni L (eds.). Dermatology. 4.ed. London: Elsevier; 2018. p.1470-6.

Caus ALO, Zanotti RL, Faccini-Martínez ÁA, Paterlini GV, Falqueto A. Epidemiological and Clinical Aspects of Sporotrichosis in Espírito Santo State, Southeast Brazil: A Study of Three Decades (1982–2012). Am J Trop Med Hyg. 2019;100(3):706-13.

Correia RTM, Valente NYS, Criado PR, Martins JEC. Cromoblastomicose: relato de 27 casos e revisão da literatura. An. Bras. Dermatol. 2010;85(4):448-54.

Elewski BE, Hughey LC. Fugal disease: Paracoccidioidomycosis. In: Bologna J, Schaffer J, Cerroni L (eds.). Dermatology. 4.ed. London: Elsevier; 2018. p.1356-57.

Meireles CB, Maia LC, Soares GC, Teodoro IPP, Gadelha MDSV, Silva CGL et al. Atypical presentations of cutaneous leishmaniasis: a systematic review. Acta Trop. 2017;172:240-54.

Mendes JF, Von Groll A, Poester VR, Brasil CL, Brandolt TM, Klafke GB et al. Paracoccidioides spp. in Soil from the Pampa Biome in Southern Brazil. Curr Microbiol. 2019;76(2):258-62.

Mora-Montes HM. Special Issue "Sporothrix and Sporotrichosis". J Fungi (Basel). 2018;4(4). pii:E116.

Qin J, Junmin Zhang J. Sporotrichosis. N Engl J Med. 2019;380(8):771.

Rivitti EA. Leishmaniases. In: Dermatologia de Sampaio e Rivitti. 4.ed. São Paulo: Artes Medicas; 2018. p.778-86.

Rivitti EA. Manual de dermatologia clínica de Sampaio e Rivitti. Porto Alegre: Artes Médicas; 2014.

Rivitti EA. Paracoccidiodomicose. In: Dermatologia de Sampaio e Rivitti. 4.ed. São Paulo: Artes Medicas; 2018. p.762-71.

Saliba M, Shalhoub A, Taraif S, Loya A, Houreih MA, El Hajj R et al. Cutaneous leishmaniasis: an evolving disease with ancient roots. Int J Dermatol. 2019;58(7):834-43.

Silva JP, Souza W, Rozental S. Chromoblastomycosis: a retrospective study of 325 cases on Amazonic Region (Brazil). Mycopathologia. 1998-1999;143:171-5.

Sousa Mda G, Belda W Jr, Spina R, Lota PR, Valente NS, Brown GD et al. Topical application of imiquimod as a treatment for chromoblastomycosis. Clin Infect Dis. 2014;58(12):1734-7.

Capítulo 35

Doenças zooparasitárias

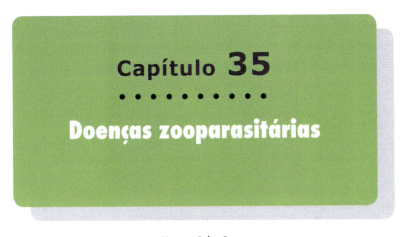

Vanessa Rolim Bessa
Roberto Takaoka

Conceito

As doenças zooparasitárias formam um grupo heterogêneo de condições causadas por ácaros, insetos e helmintos, que podem acometer qualquer indivíduo, a despeito de idade, etnia ou sexo. Essas doenças têm ampla distribuição geográfica; porém, são mais prevalentes nas populações de baixo nível socioeconômico, em razão das condições de higiene e pobreza. Sua relevância reside na alta prevalência. São doenças muitas vezes negligenciadas, que têm morbidade importante e podem ser tratadas sem demandar grandes recursos. Nesse grupo encontram-se pediculose, escabiose, miíase, oxiuríase, larva migrans, tungíase, entre outras.

Caso clínico 1

Paciente do sexo feminino, 6 meses de vida, apresenta há duas semanas lesões pruriginosas na face, tronco, região genital, extremidades superiores e inferiores e interdígitos. Ao exame dermatológico, observam-se pápulas, nódulos eritematosos e vesículas, formando túneis, com sinais de escoriação (Figuras 35.1 e 35.2).

Figura 35.1. Pápulas, nódulos eritematosos e vesículas, com tunelização no abdome

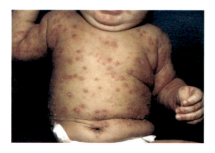

Fonte: Acervo do Departamento de Dermatologia do HCFMUSP.

Figura 35.2. Pápulas eritematosas e vesículas na palma da mão

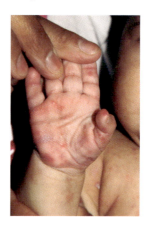

Fonte: Acervo do Departamento de Dermatologia do HCFMUSP.

Escabiose
Epidemiologia

A escabiose, também conhecida como sarna, é uma infestação de pele bastante comum, causada pelo ácaro *Sarcoptes scabiei* var. *hominis*.

Sua transmissão ocorre a partir do contato pessoal com indivíduo contaminado ou, mais raramente, por fômites. Todas as faixas etárias, raças e grupos socioeconômicos estão suscetíveis à doença; porém, incidência mais alta ocorre em locais aglomerados e em populações de pior condição socioeconômica. Há uma variante denominada crostosa, que é mais frequente nos pacientes imunocomprometidos (idosos, portadores de HIV, transplantados), em que há grande número de ácaros e alta taxa de contágio.

Patogênese

O *Sarcoptes scabiei* var. *hominis* é um ácaro hospedeiro-específico. Seu ciclo de vida dura cerca de 30 dias. Após o acasalamento, o macho morre e a fêmea fecundada penetra a camada córnea com a ajuda de enzimas proteolíticas, onde formará túneis para deposição de seus ovos. Estes originam larvas hexápodes que vão à superfície e se tornam ninfas octópodes, gerando a forma adulta do ácaro.

Manifestação clínica dermatológica

O principal sintoma da escabiose é o prurido, que em geral piora à noite e pode preceder as lesões cutâneas. Classicamente, a escabiose manifesta-se com lesões intensamente pruriginosas, de distribuição simétrica e localização típica, como região interdigital das mãos, face flexural dos punhos, axilas, região retroauricular, cintura, tornozelos, pés, nádegas, mamas e região escrotal. Crianças pequenas, idosos e imunocomprometidos podem apresentar lesões em toda a superfície cutânea, inclusive couro cabeludo, face, pescoço, palmas e plantas.

Na primeira infestação, os sintomas podem levar 2 a 6 semanas para manifestar-se; porém, nas infestações subsequentes, esse período reduz para 24 a 48 horas. As lesões são descritas como pápulas eritematosas, algumas escoriadas, associadas a pápulas enduradas e vesículas. O achado típico é a presença de túnel, caracterizado por saliência linear, que apresenta uma vesicopápula perlácea em sua extremidade, onde a fêmea deposita seus ovos. Nos lactentes, vesiculopústulas acrais sugerem o diagnóstico. As principais complicações são eczematização e infecção bacteriana secundária.

Na sarna crostosa, há um número muito grande de ácaros e ocorre formação de crostas nas lesões. Qualquer área pode ser afetada, mas couro cabeludo, mãos e pés são acometidos com frequência.

Quadro clínico geral

Em geral, não há alteração do estado clínico.

Exames laboratoriais e histopatológico

O diagnóstico é confirmado por meio de material obtido do raspado de lesões sugestivas e da visualização do ácaro ou de seus ovos, por meio de microscopia óptica. O exame negativo não exclui a hipótese. A biópsia pode confirmar o diagnóstico se contiver o espécime, mas em geral não é empregada. No anatomopatológico, observam-se infiltrado com linfócitos e histiócitos na derme reticular, associados à presença de eosinófilos. O ácaro, ocasionalmente, pode ser visto na epiderme. Nos casos em que não há disponibilidade de microscopia óptica, o diagnóstico presuntivo pode ser realizado a partir da história clínica e do exame dermatológico.

Diagnóstico diferencial

No diagnóstico diferencial, entram dermatite atópica, acropustulose infantil, dermatite de contato alérgica, autossensibilização, picadas de artrópodes, dermatite herpetiforme e penfigoide bolhoso.

Tratamento

As terapias de primeira linha incluem permetrina tópica e ivermectina oral. A permetrina pode ser administrada em creme ou loção a 5%, devendo ser aplicada em todo o corpo à noite, com remoção após 8 a 14 horas e reaplicação em 24 horas. Após 1 semana, o tratamento deverá ser repetido. A cada tratamento, sugere-se lavar e secar separadamente as roupas pessoais, de cama e banho utilizadas. A permetrina pode ser utilizada em adultos, crianças, gestantes e mulheres em aleitamento. Ivermectina pode ser utilizada em pacientes acima de 5 anos como opção de tratamento sistêmico, na dose de 200 a 400 mcg/kg, administrada 2 vezes, com 1 a 2 semanas de intervalo.

Outras opções incluem enxofre precipitado a 5% em vaselina (opção de escolha para recém-nascidos), monossulfiram, benzoato de benzila, tiabendazol e ivermectina tópica a 1%. Todos os contatos íntimos devem ser tratados simultaneamente.

Complicações

O prurido pode permanecer por 2 a 4 semanas após o tratamento adequado, bem como lesões vesicopustulosas acrais nos lactentes ou nodulares, quadro que não implica falha de tratamento. Nesse caso, corticoides tópicos ou sistêmicos podem ser indicados. Devem-se evitar tratamentos repetidos, pois a permetrina pode causar dermatite eczematosa por irritação primária ou por sensibilização. Lesões nodulares podem persistir por meses, podendo-se utilizar corticoide oclusivo ou infiltração com triancinolona.

Caso clínico 2

Paciente do sexo masculino, 7 anos de idade, apresentando queixa de prurido no couro cabeludo e nuca há um mês. Ao exame dermatológico, observam-se lesões escoriadas na região cervical posterior, no couro cabeludo e no dorso superior (Figura 35.3).

Figura 35.3. Múltiplas escoriações na região cervical posterior e dorso superior

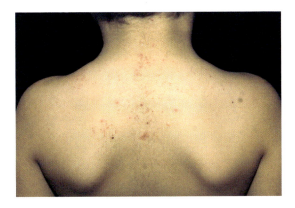

Fonte: Acervo do Departamento de Dermatologia do HCFMUSP.

Pediculose do couro cabeludo

Epidemiologia

A pediculose é causada pelo inseto *Pediculus humanus capitis*, ectoparasita que causa doença no couro cabeludo. A transmissão ocorre, principalmente, por contato direto, e o contágio por fômites é controverso. É uma infestação comum em todo o mundo, atingindo em maior parte crianças de 3 a 11 anos e indivíduos do sexo feminino.

Patogenia

São parasitas humanos obrigatórios que se alimentam exclusivamente de sangue do hospedeiro. A fêmea vive em torno de 30 dias e deposita 5 a 10 ovos por dia na cutícula do cabelo. As cápsulas do ovo (lêndeas) costumam ficar próximo ao couro cabeludo, em razão do calor local, concentrando-se na região da nuca, aderidas ao fio.

Manifestação clínica dermatológica

O prurido é a principal manifestação clínica e limita-se ao couro cabeludo, região retroauricular e cervical posterior. Apesar de o prurido ser um sintoma marcante, existem indivíduos assintomáticos carreadores. Ao exame dermatológico, observam-se escoriações e descamação do couro cabeludo. Infecção bacteriana secundária pode estar presente.

Quadro clínico geral

Em geral, não há alteração do estado clínico, mas pode ocorrer linfadenopatia occipital.

Exames laboratoriais e histopatológico

O diagnóstico é firmado pela visualização dos insetos no couro cabeludo. O achado exclusivo de lêndeas não permite diagnosticar infecção ativa, pois estas podem persistir após um tratamento eficaz. A dermatoscopia facilita a visualização do parasita e o exame com lâmpada de Wood pode ajudar no diagnóstico, visualizando as lêndeas com coloração azulada. Exame histopatológico não é empregado.

Diagnóstico diferencial

O diagnóstico diferencial inclui dermatite seborreica, psoríase do couro cabeludo, *piedra branca* ou *preta* e tricorrexe nodosa.

Tratamento

O tratamento pode ser feito com xampu de permetrina a 1%, deixando agir por dez minutos e enxaguando em seguida. O tratamento deverá ser repetido após uma semana. A remoção mecânica das lêndeas com pente-fino após o uso de solução de vinagre diluído em 50% com água morna deve ser realizada. Outras opções incluem xampu de deltametrina a 0,02%, álcool benzílico a 5%, ivermectina tópica e ivermectina oral – esta última, nos casos refratários.

Caso clínico 3

Paciente do sexo masculino, 6 anos, apresentando lesões nos pés há uma semana. Ao exame dermatológico, são observadas pápulas amareladas com ponto enegrecido central nas plantas dos pés (Figura 35.4).

Figura 35.4. Pápulas amareladas com ponto escuro central no calcanhar esquerdo

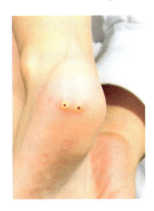

Fonte: Acervo do Departamento de Dermatologia do HCFMUSP.

Tungíase
Epidemiologia

Dermatose causada pela *Tunga penetrans*, pulga não alada que costuma habitar solos arenosos. Pode ocorrer em qualquer indivíduo, independentemente de sexo, raça ou idade. Os sítios de picadas mais frequentes são os pés, pois a pulga não tem capacidade de saltar. As larvas desenvolvem-se no solo, e a fêmea penetra a pele de humanos e porcos, onde deposita seus ovos.

Manifestação clínica dermatológica

Pode manifestar-se com prurido discreto e dor. O quadro dermatológico caracteriza-se por múltiplas pápulas amareladas, com um halo branco bem demarcado ao redor de um ponto enegrecido central. Os locais mais frequentes são região periungueal dos dedos dos pés, espaços interdigitais e plantas dos pés.

Quadro clínico geral

Em geral, não há alteração do estado clínico.

Diagnóstico diferencial

O diagnóstico diferencial inclui verruga viral, queratólise plantar sulcada, infecções bacterianas, granulomas de corpo estranho e miíase furunculoide.

Tratamento

O tratamento consiste na remoção do inseto, que pode ser realizada com auxílio de uma agulha estéril, eletrocauterização ou curetagem. Nos casos intensos ou disseminados, pode-se administrar ivermectina por via oral em dose única ou tiabendazol 25 mg/kg, 2 vezes ao dia, por 3 a 5 dias. Profilaxia para tétano é recomendada. Medidas preventivas consistem na utilização de calçados fechados nas áreas de risco e uso de inseticidas nesses locais.

Complicações

As possíveis complicações são ulceração, infecção secundária, tétano, deformidade ou perda da unha.

Caso clínico 4

Paciente do sexo masculino, 18 anos, apresentando lesões pruriginosas nos pés e pernas há duas semanas, após brincar com cachorros na praia. Ao exame dermatológico, observam-se lesões eritematosas lineares serpiginosas nas pernas, plantas e dorso dos pés (Figura 35.5).

Larva migrans

Epidemiologia

A larva *migrans*, também denominada bicho geográfico, é uma dermatose causada por larvas do *Ancylostoma braziliensis* ou, menos comumente, por larvas do *Ancylostoma caninum,* endêmicas em climas quentes, tropicais e subtropicais. É transmitida por meio de contato com solo contaminado com fezes de cães e gatos.

Figura 35.5. Lesão eritematosa de formato serpiginoso na lateral da perna

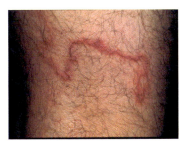

Fonte: Acervo do Departamento de Dermatologia do HCFMUSP.

Manifestação clínica dermatológica

A doença manifesta-se cerca de uma semana após o contato e caracteriza-se por uma pápula eritematosa pruriginosa no local da penetração, que evolui para lesão em túnel com formato serpiginoso, adquirindo aparência vesicular. As complicações mais frequentes são ulceração e infecção secundária.

Quadro clínico geral

Em geral, não há alteração do estado clínico.

Diagnóstico diferencial

O diagnóstico diferencial inclui eczema de contato, dermatofitose e lesões migratórias de outros parasitas, como estrongiloides.

Tratamento

A infecção pode ter resolução espontânea em 2 a 8 semanas, porém, o tratamento é importante para alívio dos sintomas e para evitar complicações. As opções incluem ivermectina 200 mcg/kg em dose única, podendo ser repetida em um semana, e albendazol 400 mg em dose única, podendo ser repetido em 24 a 48 horas nos casos intensos ou resistentes. Para os casos leves, pode-se considerar tratamento tópico com tiabendazol 5%.

A doença pode ser prevenida evitando-se o contato direto com áreas arenosas e por meio do controle da presença de cães e gatos nas praias.

Outras zooparasitoses

Pediculose do corpo

Epidemiologia

Doença causada pelo *Pediculus humanus corporis*, ectoparasita que tem estrutura semelhante à do *Pediculus humanus capitis*; porém, com tamanho maior. É um problema frequente nas populações de baixa renda que convivem em locais aglomerados. Camas compartilhadas em abrigos, desastres naturais e guerras são fatores de risco importantes. Podem atuar como vetores de outras doenças, entre elas, tifo epidêmico, febre das trincheiras e endocardite.

Patogênese

O parasita é encontrado mais facilmente nas costuras de roupas, onde deposita seus ovos. Alimenta-se de sangue através da fixação aos pelos do corpo, mas pode sobreviver até três dias sem alimento.

Manifestações clínicas dermatológicas

Manifesta-se com lesões papulosas urticadas com centro purpúrico associadas a prurido. Pode haver lesões secundárias, como escoriações, áreas de eczema, hiperpigmentação pós-inflamatória e infecções bacterianas.

Exames laboratoriais e histopatologia

O diagnóstico é clínico e confirmado pela visualização do parasita, sem necessidade de métodos complementares.

Diagnóstico diferencial

O diagnóstico diferencial inclui dermatite atópica, escabiose e dermatite de contato.

Tratamento

Como os piolhos do corpo habitam principalmente as roupas, o tratamento consiste na lavagem das roupas e higiene do paciente.

Pediculose pubiana (ftiríase)

Epidemiologia

Doença causada pelo *Phthirius* púbis, que afeta, principalmente, adolescentes e adultos jovens do sexo masculino, sexualmente ativos. Como as outras formas de pediculose, afeta mais comumente as populações de baixo nível socioeconômico. A transmissão ocorre a partir do contato direto com outro indivíduo, portanto, é mais comum durante o contato sexual. Há controvérsias sobre a transmissão por fômites.

Patogênese

A patogênese é semelhante à das outras formas de pediculose.

Manifestações clínicas dermatológicas

Caracteriza-se, principalmente, por prurido na região pubiana; porém, pode acometer outras áreas. Alguns pacientes podem ser assintomáticos. A lesão típica é a urticaria papulosa, assim como na pediculose do corpo. Também podem ocorrer lesões secundárias à coçadura e infecção bacteriana.

Manifestações clínicas gerais

Pode haver linfadenopatia inguinal.

Exames laboratoriais e histopatologia

O diagnóstico é clínico e confirmado pela visualização do piolho, ninfas ou lêndeas na região pubiana, sem necessidade de métodos complementares

Diagnóstico diferencial

Entram no diagnóstico diferencial escabiose, *tinea cruris*, molusco contagioso, dermatite seborreica e dermatite atópica.

Tratamento

O tratamento de primeira escolha é permetrina 5% em loção. Outras opções são deltametrina 0,02% e ivermectina oral 250 mcg/kg em duas doses, com diferença de duas semanas. As lêndeas devem ser removidas manualmente e os contatos sexuais devem ser tratados.

Miíase

A miíase é um tipo de parasitose causada por larvas de moscas que se alimentam de tecido vivo ou necrótico de animais vertebrados. Pode ser primária, quando a larva invade tecido sadio, ou secundária, quando a mosca deposita ovos em lesões preexistentes.

Epidemiologia

A doença apresenta variação sazonal, sendo mais frequente no verão, e é mais prevalente na África e nas Américas (regiões tropicais).

Patogênese

O principal agente da miíase primária é a *Dermatobia hominis*. As larvas alimentam-se de tecidos do hospedeiro, e seu ciclo de vida depende da espécie em questão.

A *Dermatobia hominis,* causadora da miíase furunculoide, deposita seus ovos em mosquitos, que os depositam nos mamíferos. Na miíase secundária, as moscas depositam seus ovos diretamente na ferida aberta ou no orifício.

Quadro clínico dermatológico

» Miíase furunculoide: tipo mais comum de miíase primária, também conhecido como berne. Manifesta-se com nódulo furunculoide com orifício central por onde se observa a saída da larva. Pode haver dor, irritação local, as quais, em geral, dependem da área acometida.

» Miíase secundária: divide-se em forma cutânea, cavitária ou intestinal. Na forma cutânea, o principal agente é a *Cochliomyia macellaria,* que deposita larvas em ulcerações prévias. A forma cavitária em geral ocorre na cavidade nasal, ocular ou auricular, onde já existe uma lesão prévia. A forma intestinal ocorre pela ingestão de larvas em alimentos contaminados.

Tratamento

» Miíase primária: retirada manual da larva.

» Miíase secundária: retirada da larva após aplicação de éter para matá-las. Outra opção é aplicação de ivermectina tópica a 1%.

Referências consultadas

Chosidow O. Clinical practices. Scabies. N Engl J Med 2006;354(16):1718-27.

Connet J, George R. JAAD Grand Rounds quiz. Vacation dermatoses. J Am Acad Dermatol. 2014 May;70(5):961-3.

Jourdan PM, Lamberton PHL, Fenwick A, Addiss DG. Soil-transmitted helminth infections. Lancet. 2018;391(10117):252-65.

Markova A, Kam SA, Miller DD, Lichtman MK. In the clinic. Common cutaneous parasites. Ann Intern Med. 2014;161(5).

Micheletti RG, Domingues AR, Wanat KA. Bedside diagnostics in dermatology: Parasitic and noninfectious diseases. J Am Acad Dermatol 2017;77(2):221-30.

Rivitti EA. Dermatologia de Sampaio e Rivitti. 4.ed. São Paulo: Artes Médicas; 2018. p.784-805.

Sweileh WM. Global output of research on epidermal parasitic skin diseases from 1967 to 2017. Infect Dis Poverty. 2018 Aug 6;7(1):74.

Parte 3

Dermatoses classificadas por topografia

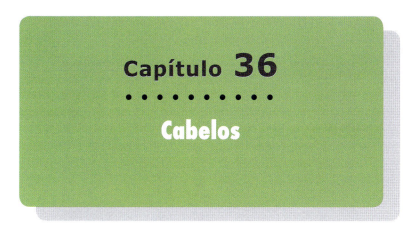

Capítulo 36
Cabelos

Neusa Yuriko Sakai Valente

Conceito

As doenças que acometem os cabelos podem ter origem no couro cabeludo ou nos fios. Podem ser decorrentes de deficiências internas ou serem manifestação de doença autoimune sistêmica. São causa frequente de consulta dermatológica.

Caso clínico 1

Paciente do sexo feminino, 50 anos de idade, queda de cabelos iniciada há três meses. Nega qualquer doença atual. Antecedentes familiares de calvície (pai e avô materno). Há seis meses, fez cirurgia para desoclusão intestinal, consequente de bridas cicatriciais de cirurgia de úlcera do estômago feita há 20 anos. Exame dermatológico evidencia rarefação leve e difusa de cabelos, sem outras alterações. Dermatoscopia do couro cabeludo (Figura 36.1) mostra ausência de áreas cicatriciais e menos de 20% de pelos velos e intermediários. Restante do tegumento sem alterações relevantes.

Figura 36.1. Eflúvio telógeno: dermatoscopia – menos de 10% de pelos miniaturizados

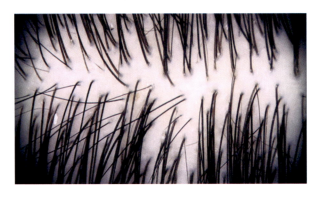

Fonte: Cortesia da Dra. Alessandra Anzai.

Hipóteses diagnósticas
» Eflúvio telógeno pós-cirúrgico.
» Alopecia androgenética mais eflúvio telógeno.

Exames laboratoriais
Realização de tricograma após sete dias sem lavar os cabelos, coletada da região anterior ao vértex. Resultado: total de cabelos: 90; pelos telógenos: 35%; relação pelos velos e terminais: 1:9. Conclusão: achados consistentes com eflúvio telógeno. Outros exames laboratoriais no sangue: hemograma, ferritina, VDRL, TSH, T4, FAN e exames para avalição das funções renal e hepática. Resultados: todos normais ou negativos.

Diagnóstico
Eflúvio telógeno pós-cirúrgico.

Tratamento
A paciente foi informada sobre a natureza autolimitada do eflúvio telógeno pós-cirúrgico. Nenhum tratamento tópico ou sistêmico foi ministrado.

Eflúvio telógeno

O eflúvio telógeno consiste em queda aumentada de pelos telógenos do couro cabeludo e de outras áreas corporais.

Etiopatogênese

No couro cabeludo normal, 5 a 15% dos folículos pilosos estão na fase telógena, em que os pelos estão totalmente queratinizados e superficializados, destacando-se facilmente a trações mínimas, como ao pentear e lavá-los. Esses pelos estão distribuídos aleatoriamente, e normalmente 30 a 60 podem cair diariamente. Essa quantidade aumenta nos dias em que eles são lavados e, nas condições que causam eflúvio telógeno (parto, doenças febris, ingestão excessiva de vitamina A, tração dos cabelos, cirurgias, dermatite seborreica, dermatite de contato, certos medicamentos como retinoides, anticoagulantes, principalmente a heparina, propiltiuracil, metimazol, anticonvulsivantes (fenitoína, valproato e carbamazepina), metais pesados, betabloqueadores e estresse emocional), interrompem difusa e abruptamente a fase anágena dos folículos, que, após rápida passagem pela fase catágena, que dura 2 a 3 semanas, passam para a fase telógena, que dura cerca de 3 meses, culminando com queda aguda de grande quantidade de pelos telógenos. O surto pode durar até 6 meses.

No processo descrito, ocorre sincronização das fases de crescimento da maioria dos pelos, podendo propiciar novos surtos de ET. Entre os eflúvio telógenos fisiológicos estão o pós-parto e o do recém-nascido. Alguns trabalhos contestam o parto como causa de eflúvio telógeno, entretanto, muitas mulheres relatam essa ocorrência. Estudo sugere que, à semelhança do que ocorre no eflúvio anágeno, também ocorra afinamento suprabulbar da haste pilosa no eflúvio telógeno. A determinação da etiologia do eflúvio telógeno exige interrogatório dirigido dos pacientes e investigação por exame físico e laboratorial de possível doença sistêmica, atual ou precedendo por 2 a 3 meses o início da queda de cabelos. Alguns classificam o eflúvio telógeno em agudo e crônico, entretanto, há relatos sugerindo que o crônico seja, na verdade, vários surtos seguidos de eflúvio telógeno agudo.

Quadro clínico

O início é abrupto, difuso, sem quaisquer sinais inflamatórios ou áreas cicatriciais. Repilação pode ser vista em fases mais tardias, evidenciada por pelos curtos de pontas finas. Pode durar até cerca de seis meses.

Diagnóstico diferencial

O eflúvio telógeno deve ser diferenciado de outras alopecias difusas, principalmente a alopecia androgenética, que evolui cronicamente, com padrões definidos, afinamento e rarefação capilar e relatos frequentes de antecedentes familiares de calvície. No tricograma, há aumento da representação relativa de pelos velos, podendo ser acompanhado de eflúvio telógeno secundário ao aumento de velos. Outro diagnóstico diferencial deve ser feito com a alopecia areata do tipo difusa. A dermatoscopia pode auxiliar na difícil diagnose dessa forma, evidenciando *black* e *yellow dots* e pelos peládicos, e no tricograma podem ser vistos pelos anágenos distróficos, clavas telógenas disformes e sinal de Widy (pigmentação melânica próxima à dilatação da clava telógena).

Exames laboratoriais

Tricograma que evidencia aumento da porcentagem de pelos telógenos (mais de 15%), sem aumento da representação relativa de velos, que é observada na alopecia androgenética. Se não houver relato confiável de alguns dos eventos desencadeadores do eflúvio telógeno, solicitar exames gerais, principalmente para avaliar a função da tireoide (tanto hiper como hipotireoidismo) e reserva de ferro, com ou sem anemia, além de sorologia para sífilis. Outros exames dependerão dos achados clínicos e da anamnese.

Tratamento

Deve ser voltado ao tratamento da condição associada. Quando é secundária a evento pontual no passado, como as cirurgias e estresses emocionais, deve-se informar o paciente de seu caráter autolimitado e que é desnecessário qualquer tratamento.

Caso clínico 2

Paciente dos sexo feminino, 55 anos de idade, queixando-se de queda de cabelos há anos, com piora após a menopausa, para a qual não fez reposição hormonal. O único medicamento que toma é sinvastatina para hipercolesterolemia. Antecedente familiar positivo para calvície (mãe e avô materno). Vem fazendo tratamento local com minoxidil a 5%, com leve melhora. Ao exame dermatológico, havia rarefação difusa de cabelos na região da coroa (Figura 36.2 A). Ao exame dermatoscópico, ausência de áreas cicatriciais, presença de mais de 20% de pelos velos e intermediários (Figura 36.2 B).

Figura 36.2. (A) Alopecia androgenética feminina: rarefação e afinamento de cabelos na coroa. (B) Tricoscopia: aumento da representação relativa de pelos miniaturizados e muitos pelos isolados

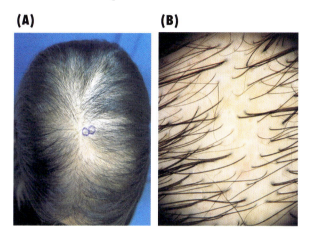

Fonte: Cortesia da Dra. Alessandra Anzai.

Hipótese diagnóstica
Alopecia androgenética de padrão feminino.

Exames laboratoriais
Tricograma após uma semana sem lavar os cabelos, coletando amostra do vértex. Resultado: total de cabelos = 80; pelos telógenos = 30%; relação velos = terminais de 1:2. Conclusão: tricograma consistente com alopecia androgenética com eflúvio telógeno, primário ou secundário (mais provável) ao aumento de velos.

Diagnose
Alopecia androgenética de padrão feminino.

Tratamento

Por estar menopausada e não apresentar antecedentes pessoais ou familiares de câncer ginecológico, foi receitada finasterida por via oral e aplicação local de minoxidil a 5%.

Alopecia androgenética

A alopecia androgenética (AAG) decorre da transformação de folículos pilosos velos em miniaturizados (também chamados de velos), por influência de andrógenos, com progressão seguindo padrão predeterminado e com base genética.

Etiopatogênese

A miniaturização dos folículos pilosos ocorre por influência da di-hidrotestosterona (DHT). A transformação da testosterona para DHT é feita pela enzima 5-alfa-redutase. É relatado que, após longa duração a AAG, pode se tornar alopecia permanente por desparecimento de folículos pilosos. É de herança multifatorial, ainda não muito bem determinada. Um estudo demonstrou que, na AAG feminina, são mais importantes os antecedentes familiares de mulheres com AAG, ao passo que, nos homens, é a linhagem masculina que importa. Quando o pai era calvo, a AAG era, frequentemente, de início precoce. O indivíduos predispostos geneticamente têm sensibilidade maior dos folículos pilosos à DHT. Em 2015, um estudo propôs a participação do músculo piloeretor na patogênese da AAG, comparando a reversibilidade da miniaturização da alopecia areata, em que o músculo continua conectado ao folículo, com a irreversibilidade na AAG, na qual essa conexão é perdida.

Quadro clínico

Na mulher, não se veem, geralmente, os tipos de AAG de Hamilton (frontoparietal e do vértex e a combinação destes), apresentando-se de maneira difusa, sem recessão da linha de implantação de cabelos frontotemporal. A rarefação é mais intensa na coroa. Um trabalho morfométrico recente demonstrou que locais como as regiões frontal e occipital também estavam comprometidas nas fases mais avançadas da AAG feminina. Na tricoscopia, observa-se aumento da representação relativa de pelos velos e intermediários (mais de 20%) e pontos amarelos de tamanhos e cor diferentes, estes variando do amarelo ocre ao amarelado acastanhado.

Diagnóstico diferencial

Com outras alopecias difusas não cicatriciais, principalmente o eflúvio telógeno e a alopecia areata difusa.

Exames laboratoriais

Nas mulheres, se a alopecia se acompanha de irregularidade menstrual, hirsutismo e acne, sugerem-se dosagens de testosterona total e livre, de-hidroepiandrosterona e 17-hidroxiprogesterona.

Tratamento

Em mulheres menopausadas, o tratamento pode ser feito com inibidores orais da 5-alfa-redutase de tipos 1 e 2, a finasterida que inibe a 2 e a dutasterida, a 1 e 2, sendo mais potente por esse motivo, porém, tem sido notada pouca eficácia nesse grupo, diferentemente de quando é utilizada em homens. Há controvérsia na literatura quanto ao aumento de risco de ginecomastia e de câncer de mama nos homens que tomam os inibidores de 5-alfa-redutase para hiperplasia prostática benigna. Estudo comprovou aumento do risco de ginecomastia, mas não de câncer da mama, e outro encontrou associação significante entre o uso de finasterida e câncer da mama em homens, mas acham necessário outros trabalhos confirmatórios. Nas mulheres com AAG e hiperandrogenismo, há eficácia no uso da espironolactona 50 a 100 mg/dia e acetato de ciproterona. Associa-se o tratamento tópico com minoxidil 5% em loção ou espuma. No tratamento dos homens com AAG, a finasterida e a dutasterida têm mostrado bons resultados, com poucos efeitos colaterais. Prescreve-se também o tratamento tópico com minoxidil a 5%.

Caso clínico 3

Paciente do sexo feminino, 60 anos, referindo queda dos pelos das sobrancelhas há três anos e do couro cabeludo há um ano. Presença de prurido e ardor no couro cabeludo.

Ao exame dermatológico, observou-se alopecia quase total das sobrancelhas, e na linha de implantação anterior dos cabelos, presença de pápulas foliculares com leve eritema e descamação. Recuo da linha de implantação deixando pele lisa, brilhante e desprovida de pelos velos e terminais (Figura 36.3 A). Ao exame dermatoscópico, aspecto cicatricial (ausência de orifícios foliculares) na área de recuo da linha de implantação. Ausência de pelos peládicos, pontos pretos e pontos amarelos. Presença de eritema e descamação peripilar nos folículos na nova linha de implantação (Figura 36.3 B).

Figura 36.3. (A) Alopecia frontal fibrosante: leve descamação e eritema peripilar na fronte. (B) Dermatoscopia ressaltando a descamação peripilar

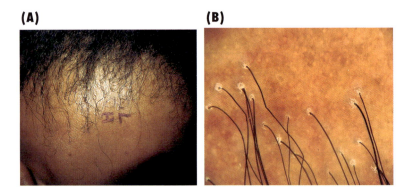

Fonte: Cortesia da Dra. Alessandra Anzai.

Hipótese diagnóstica
Alopecia frontal fibrosante.

Exames laboratoriais
Biópsia dos folículos com sinais inflamatórios para cortes histológicos transversais corados por HE, que demonstraram inflamação do periistmo linfocitária liquenoide moderada com fibrose perifolicular. Consistente com lesão do espectro do líquen plano pilar/alopecias fibrosantes.

Tratamento
Após liberação pelo oftalmologista, iniciou-se tratamento com cloroquina, via oral, e tratamento local do couro cabeludo com clobetasol. Em razão da presença de alguns pelos remanescentes nas sobrancelhas, prescreveu-se pomada de tacrolimo a 0,1%, 2 vezes ao dia.

Alopecia frontal fibrosante

A alopecia frontal fibrosante (AFF), como diz o nome, é uma alopecia cicatricial localizada na região frontal, com fibrose perifolicular, acometendo, principalmente, mulheres menopausadas.

Etiopatogênese

A etiologia ainda não é totalmente conhecida, mas, em função da histopatologia e da imunopatologia, que mostram semelhança com o líquen plano pilar, cogita-se que também resulte de agressão autoimune dos folículos pilosos pelos linfócitos, por quebra do privilégio imune do *bulge* que alberga as células tronco, resultando em alopecia cicatricial. Pode estar associada a outros processos autoimunes, como a síndrome de Sjogren e o lúpus eritematoso. Assim como em outros lugares do mundo, tem-se notado, no ambulatório de alopecias cicatriciais do HCFMUSP, aumento crescente dos casos de AFF, resultando em pesquisa, não publicada, de possíveis fatores responsáveis. A condição associada mais frequente foi o hipotireoidismo, e as pacientes relatavam maior frequência que nos controles de processos alérgicos da pele e a observação de que o processo se inicia, muitas vezes, nas sobrancelhas e na pele da face como pápulas da face e líquen plano pigmentoso, o que fez suspeitar de um contactante, sendo os fotoprotetores um dos grupos mais suspeitos.

Quadro clínico

O início é insidioso e interpretado por muitas pacientes como alteração fisiológica do envelhecimento. Notam-se, na linha de implantação anterior e, às vezes, em toda a orla do couro cabeludo, pápulas, eritema e descamação peripilar, que evolui para alopecia cicatricial, onde a pele é fina, lisa e pálida. Sintoma frequente é o prurido e, às vezes, há ardor e dor. O comprometimento das sobrancelhas é frequente, podendo preceder, ser simultâneo, suceder ao do couro cabeludo ou aparecer isoladamente.

Diagnóstico diferencial

Outras lesões do espectro do líquen plano pilar/alopecias fibrosantes (líquen plano pilar, alopecia frontal fibrosante, alopecia fibrosante em distribuição da alopecia androgenética, alopecia cicatricial central centrífuga, pseudopelada de Brocq) e lúpus eritematoso, entre outras.

Exames laboratoriais

Histopatologia: a epiderme está conservada ou retificada. A derme exibe infiltrado inflamatório linfo-histiocítico ao redor do istmo folicular, por vezes, de padrão liquenoide, que evolui para fibrose perifolicular e, finalmente, tratos cicatriciais substituem os folículos pilosos.

Tratamento

Cloroquina ou doxiclina por via oral, corticoide tópico no couro cabeludo e tacrolimo tópico na face. Não havendo história pessoal ou familiar de câncer ginecológico, podem-se também associar inibidores de 5-alfa-redutase (finasterida ou dutasterida) por via oral. O tratamento é por longo período, visando à diminuição da inflamação e da progressão da área cicatricial.

Caso clínico 4

Paciente do sexo masculino, 22 anos de idade, queixando-se de "espinhas" no couro cabeludo há um ano. Ao exame dermatológico, pústulas ao redor de área cicatricial de 5 cm no vértex (Figura 36.4).

Figura 36.4. Foliculite decalvante: (A) Pequena área cicatricial circundada por folículos com descamação e crostas aderentes e pústulas. (B) Dermatoscopia revelando áreas cicatriciais politriquia com mais de sete hastes pilosas

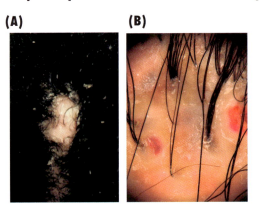

Fonte: Cortesia de Dra. Alessandra Anzai.

Dermatoscopia

Área central sem óstios foliculares, com presença de tufos de sete ou mais cabelos (Figura 36.4).

Hipótese diagnóstica

Foliculite decalvante, foliculite por fungos ou bactérias, foliculite abscedante e infecção secundária bacteriana de foliculite linfocitária.

Exames laboratoriais

Coleta de material de pústula íntegra para exame direto e cultura para fungos que foram negativos. Cultura para bactérias foi positiva para *Staphylococcus aureus,* coagulase negativa. Histopatologia**:** epiderme com retificação. Derme com fibrose perifolicular e interfolicular e presença de foliculite neutrofílica. Hipoderme não comprometida. Grocott: pesquisa de fungos negativa. Conclusão: achados consistentes com foliculite decalvante. Não se podem excluir, em bases histológicas, foliculite primariamente linfocítica impetiginizada. Necessária correlação com dados clínicos.

Tratamento

Sulfametoxazol-trimetoprim (SMT) por via oral, para o qual o *S. aureus* isolado era positivo, por tempo prolongado, até conseguir controle da doença. Lavagem diária dos cabelos com sabonete antisséptico.

Foliculite decalvante

A foliculite decalvante (FD) foi assim denominada por Brocq et al. em 1905, mas foi descrita, inicialmente, por Quinquaud no século XIX, e ainda não se tem certeza de sua patogênese. É classificada como foliculite neutrofílica primária, correspondendo a 11% dos casos de alopecia cicatricial.

Etiopatogenia

Não é considerada processo primariamente infeccioso bacteriano, embora se acredite que o *S. aureus* também participe da patogenia, produzindo os superantígenos ou citotoxinas que se ligariam ao MHC (*major histocompatibility complex*) de classe II. Predisposição genética também é proposta pela ocorrência de casos familiares.

Quadro clínico

Acomete, predominantemente, homens jovens, afrodescendentes. Inicia-se com pápulo-pústulas foliculares, mais frequentemente localizadas no vértex e na região occipital, que evoluem para cicatriz branco-nacarada central e atividade na periferia, representada por eritema peripilar, pústulas, escamocrostas foliculares e vários pelos emergindo de um óstio (politriquia/foliculite em tufos). A tricoscopia auxilia na diagnose da FD. Estudo envolvendo 58 pacientes encontrou mais frequentemente pelos em tufos, eritema perifolicular, hiperqueratose folicular e cicatrizes brancas.

Diagnóstico diferencial

Deve ser distinguida das foliculites primariamente infecciosas bacterianas, cuja clínica tem em comum com a FD as pápulo-pústulas foliculares; porém, sem tendência a evoluir excentricamente com cicatrização central. A foliculite fúngica (dermatofítica) é afastada pelos exames micológicos negativos, além de ser incomum após a puberdade, exceto em imunossuprimidos. A foliculite dissecante compromete tecidos mais profundos (derme profunda e hipoderme), apresentando as características áreas de flutuação, que podem fistulizar, drenando secreção purulenta-sanguinolenta. As foliculites linfocitárias impetiginizadas são diferenciadas com dificuldade da FD, tanto clinicamente como histopatologicamente. Havendo a suspeita diagnóstica de foliculite linfocitária impetiginizada, um curso de duas semanas de antibioticoterapia, por exemplo, com SMT ou cefalexina por via oral, antes da biópsia, pode auxiliar na distinção desses processos. É recomendada a realização de cultura e antibiograma de pústula intacta e de *swab* nasal, antes da antibioticoterapia.

Tratamento

O tratamento é feito com drogas antibacterianas orais e tópicas que atuam sobre *S. aureus*, por tempo prolongado, dependendo do caso clínico.

Referências consultadas

Anzai A, Donati A, Valente NYS, Romiti R, Tosti A. Isolated eyebrow loss in frontal fibrosing alopecia: relevance of early diagnosis and treatment. Br J Dermatol. 2016;175:1099-1101.

Cerqueira ER, Valente N, Sotto MN, Romiti R. Comparative Analysis of Immunopathological Features of Lichen Planopilaris and Female Patients with Frontal Fibrosing Alopecia. Int J Trichology. 2016;8(4):197-202.

Contin LA, Marques ERMC, Noriega L Frontal Fibrosing Alopecia Coexisting with Lupus Erythematosus: Poor Response to Hydroxychloroquine; S kin Appendage Disord. 2016;2:162.

Donati A, Molina L, Doche I, Valente NS, Romiti R. Facial papules in frontal fibrosing alopecia: evidence of vellus follicle involvement. Arch Dermatol. 2011:147:1424-7.

Fabris MR, Melo CP, Melo DF. Folliculitis decalvans: the use of dermatoscopy as na auxiliary tool in clinical diagnosis. An Bras Dermatol. 2013;88(5):814-6.

Fernándes-Crehuet P; Vañó-Galván S, Molina-Ruiz AM, Rodrigues-Barata AR, Serrano-Falcón C, Martorell-Calatayud A et al. Trichoscopic features of folliculitis decalvans: results in 58 patients. In J Trichology. 2017;9(3):140-1.

Furlan KC, Kakizaki P, Chartuni JCN, Valente NYS. Frontal fibrosing alopecia in association with Sjögren's syndrome: more than a simple coincidence. An Bras Dermatol. 2016 Sep-Oct; 91(5 Suppl 1):14-16.

Hagberg KW, Divan HA, Fang SC, Nickel JC, Jick SS. Risk of gynecomastia and breast cancer associated with the use of 5-alpha reductase inhibitors for benign prostatic hyperplasia. Clinical Epidemiology. 2017;9:83-91.

La Placa M, Balestri R, Bardazzi F, Vincenzi C. Scalp psorisiform contact dermatitis with acute telogen effluvium due to topical minoxidil treatment. Skin Appendage Disord. 2015;1:141-3.

Lima CS, Lemes LR, Melo DF. Pontos amarelos em tricoscopia: relevância, significado clínico e peculiaridades. An Bras Dermatol. 2017;92(5):726-8.

Loh SH, Lew BL, Sim WY. Localized telogen effluvium following hair transplantation. Ann Dermatol. 2018;30:214-7.

Meijer M, Thygesen LC, Green A, Emneus M, Brasso K, Iversen P et al. Finasteride treatment and male breast cancer: a register-based cohort study in four Nordic countries. Cancer Medicine. 2018;7(1):254-60.

Morais KL, Anzai A, Valente NYS, Romiti R. Acute diffuse and total alopecia of the female scalp albeit on immunossupression. Int J Trichology. 2017;9(3):135-6.

Piérard-Franchimont C, Piérard GE. Comment je explore...Les alopécies cicatricielles primitives. Rev Med Liège. 2012;67:44-50.

Rebora A. Intermitent chronic telogen effluvium. Skin Appendage Disord. 2017;3:36-8.

Rojhirunsakool S, Suchonwanit P. Parietal scalp is another affected área in female pattern hair loss: an analysis of hair density and hair diameter. Clin Cosmet Investig Dermatol. 2017;11:7-12.

Romiti R, Biancardi Gavioli CF, Anzai A, Munck A, Costa Fechine CO, Valente NYS. Clinical and Histopathological Findings of Frontal Fibrosing Alopecia-Associated Lichen Planus Pigmentosus. Skin Appendage Disord. 2017;3:59-63.

Salman KE, Altunay IK, Kucukunal NA, Cerman AA. Frequency, severity and related factors of androgenetic alopecia in dermatology outpatient clinic: hospital-based cross-sectional study in Turkey. An Bras Dermatol. 2017;92(1):35-40.

Shin S, Kim DY. Suprabulbar thinning of hair in telogen effluvium. Yonsei Med J. 2017:58(3):682-3.

Siah TW, Muir-Green L, Shapiro J. Female Pattern hair loss: a retrospective study in a tertiary referral center. In J Trichology. 2016;8(2):57-61.

Sinclair R, Torkamani N, Jones L. Androgenetic alopecia: new insights onto pathogenesis and mechanism of hair loss. F1000Res. 2015;4(F1000 Faculty Rev):585.

Vañó-Galván S, Molina-Ruiz AM, Fernández-Crehuet P, Rodrigues-Barata AR, Arias-Santiago S, Serrano-Falcón C et al. Folliculitis decalvans: a multicentre review of 82 patients. J Eur Acad Dermatol Venereol. 2015;29:1750-7.

Capítulo 37

Unhas

Tatiana Villas Boas Gabbi

Conceito

As doenças das unhas são muito frequentes na prática diária do médico dermatologista. Apesar de serem estruturas relativamente pequenas, alterações ungueais estão associadas a dor e a inflamação persistentes. Este capítulo abordará doenças relativamente comuns do aparelho ungueal, as quais todo dermatologista deve saber reconhecer a fim de orientar o tratamento.

Caso clínico 1

Paciente do sexo masculino, 13 anos de idade. A mãe conta que há mais ou menos três anos notou uma linha escura localizada na unha do quarto quirodáctilo esquerdo (Figura 37.1 A). À dermatoscopia, observou-se que o fundo da lesão é escuro e homogêneo (Figura 37.1 B). Optou-se por seguimento a cada seis meses com fotografia e dermatoscopia da placa ungueal acometida.

Figura 37.1. (A) Melanoníquia estriada lateral localizada no quarto quirodáctilo esquerdo. Observe que é possível visualizar a mancha através da cutícula (pseudo-Hutchinson). (B) Exame dermatoscópico da lesão. O fundo da faixa marrom é escuro e homogêneo

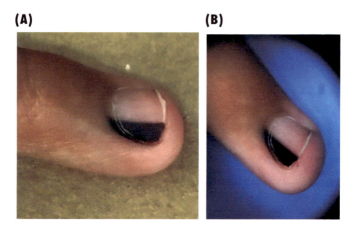

Fonte: Acervo da autora.

Melanoníquia estriada

Discromia longitudinal de coloração acastanhada ou enegrecida, que resulta da deposição de melanina na placa ungueal, originada a partir da matriz da unha.

Epidemiologia

A prevalência da melanoníquia estriada é maior nos fototipos mais altos e em pacientes acima dos 50 anos. É virtualmente encontrada em 100% dos pacientes com fototipo VI acima dos 70 anos de idade. A literatura refere uma prevalência igual nos dois sexos. Os dedos mais frequentemente acometidos são o primeiro e o segundo quirodáctilos.

Patogênese

Admitem-se dois mecanismos. Pode ser decorrente da ativação dos melanócitos, localizados na matriz e, neste cenário, várias entidades benignas e malignas podem estar associadas ao surgimento dessas lesões. Ou pode ser causada pelo aumento do número de melanócitos localizados na matriz. Essa proliferação pode ser típica, e há os nevos e o lentigo, ou atípica, e é justamente por isso que, sempre que se está diante do quadro de melanoníquia estriada, o diagnóstico diferencial a ser descartado é o do melanoma maligno.

Apresentação clínica

Pode estar presente em várias unhas ou apenas em uma. Vários padrões, nuances e tonalidades de listras podem ser observados. A ativação melanocítica, também chamada de mácula melanótica ou mancha melânica, é o achado mais frequentemente encontrado nos adultos. Costuma acometer mais de uma unha e apresenta uma coloração acinzentada ou marrom-clara. Os lentigos também costumam ser mais claros, mas, em geral, estão presentes em apenas uma das unhas. Já os nevos e o melanoma tendem a ter uma coloração mais escura, e também são localizados em apenas umas das unhas. Algumas características chamam atenção e fazem pensar na possibilidade de melanoma, sobretudo se o paciente for adulto, de fototipo mais baixo e a lesão estiver presente em uma única unha.

O sinal de Hutchinson refere-se a uma mancha localizada na pele ao redor da unha acometida pela melanoníquia. Essa lesão pode estar localizada na dobra ungueal proximal, nas dobras laterais ou no hiponíquio, e geralmente está associada ao melanoma, mas também pode ser vista em nevos e lentigos de crianças.

O sinal do triângulo indica uma rápida expansão da lesão. Neste sinal, a base é mais larga que a parte distal, indicando que houve crescimento da proliferação da matriz. Lesões com mais de 3 mm de espessura e pigmentos com alta variabilidade de cor também são suspeitos em adultos. Em crianças, o único sinal a ser levado em conta é o alargamento da banda.

Diagnósticos diferenciais

Onicopapiloma, onicomatricoma e carcinoma espinocelular podem estar associados ao quadro de ativação melanocítica, bem como hematoma, infecção fúngica e trauma. Os três diagnósticos possíveis diante do quadro de proliferação melanocítica são os nevos, o lentigo e o melanoma maligno.

Exames diagnósticos

Dermatoscopia

O exame dermatoscópico da placa pode indicar algumas características importantes. A presença de bandas irregulares, seja na espessura, no paralelismo, nos espaços ou, ainda, com grande variabilidade de cor, sugerem a possibilidade de melanoma, especialmente em adultos. Isso não é necessariamente verdadeiro para as crianças. O fundo extremamente escuro pode ser visto em alguns melanomas, nesse caso, não se distinguem as bandas. O micro-Hutchinson é a mancha que somente pode ser observada na dermatoscopia e auxilia na decisão de fazer ou não a biópsia da matriz.

A dermatoscopia intraoperatória é realizada com bloqueio anestésico, após a exposição da matriz e do leito. Esse procedimento permite a visualização direta da lesão que está na matriz ungueal, e os padrões são mais sensíveis e podem ajudar no diagnóstico e na conduta. No entanto, a histopatologia é o padrão-ouro.

Aspectos histopatológicos

A ativação melanocítica produz a chamada mancha melânica, que se caracteriza por pigmentação intensa, mas que não é acompanhada pelo aumento do número de melanócitos. A derme pode ou não exibir um infiltrado inflamatório superficial com melanófagos dérmicos, dependendo da causa da ativação.

A proliferação melanocítica, representada pelos nevos, o lentigo e o melanoma, apresenta um quadro histológico semelhante ao que é observado no exame da pele. Algumas considerações são importantes: os achados podem ser mais discretos, em razão do menor número de melanócitos na matriz, em relação ao da pele normal e ao fato de que eles estão quiescentes. Além disso, ocupam duas a quatro camadas em vez de apenas a basal.

Tratamento

Adultos devem ser submetidos a biópsia diante da presença de sinais de gravidade, e em crianças a conduta expectante é defendida por vários especialistas. Alguns recomendam proceder à biópsia apenas nos casos em que há alargamento documentado da banda. Os outros sinais de gravidade vistos nos adultos não representam alerta para a faixa etária pediátrica.

A biópsia longitudinal lateral deve ser feita nos casos em que o pigmento está no canto da unha e, nos outros casos, indica-se o *shaving* tangencial da matriz. Nos casos de melanoníquia total, alguns autores já fazem a ressecção "em *bloc*". Essa é a cirurgia indicada para os melanomas *in situ* do aparelho ungueal.

Caso clínico 2

Paciente do sexo masculino, 32 anos de idade, apresenta há quatro meses quadro de inflamação persistente na região periungueal do primeiro pododáctilo esquerdo (Figura 37.2). A dobra ungueal proximal apresenta eritema importante, com edema e infiltração. A cutícula desapareceu e surgiu um tecido friável entre a placa e a dobra ungueal, que sangra com facilidade. O paciente refere dor e calor no local e dificuldade para calçar sapatos. A unha apresenta-se amarelada e parou de crescer desde o surgimento do quadro. Refere uso ocasional de sapatos desconfortáveis, mas nega trauma agudo no local. De vez em quando, joga futebol com os amigos nos fins de semana. Foi submetido a antibioticoterapia sistêmica e tópica por diversas ocasiões, sem sucesso. Optou-se pela avulsão da unha, com visualização de placas sobrepostas na região da dobra ungueal proximal (Figura 37.3).

Figura 37.2. A dobra ungueal proximal do primeiro pododáctilo esquerdo apresenta sinais de paroníquia crônica, com edema, eritema e presença de granuloma piogênico. A placa ungueal está amarelada e espessada, e nota-se um encurtamento do leito ungueal em relação aos demais dedos

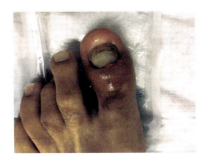

Fonte: *Acervo da autora.*

Figura 37.3. A avulsão da unha revelou a presença de três placas sobrepostas na região da dobra ungueal proximal

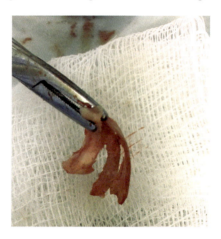

Fonte: Acervo da autora.

Retroníquia

Unha encravada na dobra ungueal proximal, associada a múltiplas camadas de unha sobrepostas.

Epidemiologia

É mais frequente em mulheres, entre a terceira e a quarta décadas. O dedo mais afetado é o primeiro pododáctilo, e um acometimento bilateral pode ser visto em cerca de 1/3 dos casos.

Patogênese

O descolamento da unha a partir da dobra proximal é o início de todo o processo. A nova unha encontra a unha antiga, que está descolada, ocupando a posição em que ela deveria estar. Nesse momento, há um desalinhamento da placa embaixo da dobra e penetração da unha nessa região, por um mecanismo de balanço. Isso provoca o surgimento de paroníquia crônica, isto é, uma inflamação da dobra ungueal proximal com perda da cutícula e eritema, que pode cursar com saída de secreção.

Apresentação clínica

O diagnóstico pode demorar para ser feito, ou porque o paciente não se preocupa e não busca atendimento médico ou porque o diagnóstico não é feito e o paciente não recebe o tratamento adequado.

Os sinais clínicos iniciais incluem paroníquia crônica, com interrupção do crescimento da unha, que se torna amarelada (xantoníquia). Essa discromia amarelada é mais evidente na região proximal e pode ocorrer em decorrência do exsudato inflamatório presente nessa região, bem como as múltiplas placas localizadas sob a dobra ungueal proximal e unha. Por esse motivo, ocorre uma discreta elevação da placa antiga, em sua porção proximal, e a dobra ungueal é empurrada para trás, dando a aparência de alongamento da lâmina. Em geral, a dobra ungueal proximal está com edema e eritema, em graus variados.

Podem se associar um exsudato asséptico e tecido de granulação, na intersecção entre as dobras proximal e lateral.

Alguns pacientes apresentam linhas de Beau e hemorragias subungueais.

Diagnósticos diferenciais

Infecção bacteriana, paroníquia crônica agudizada, onicomicose e tumores ungueais.

Exames diagnósticos

O diagnóstico é clínico, mas o ultrassom e a ressonância magnética podem auxiliar em caso de dúvida. No estudo ultrassonográfico, é possível visualizar as lâminas ungueais sobrepostas, com um espaço hipoecoico entre elas e sombra acústica posterior sob a lâmina ungueal inferior.

Tratamento

O tratamento conservador com corticoides oclusivos pode ser tentado, mas, em geral, não há resolução do quadro, apenas melhora dos sintomas inflamatórios.

O tratamento curativo é a avulsão proximal da unha, que deve ser feita de maneira cuidadosa, para que não haja lesão de matriz. Após a avulsão, cerca de 1/3 dos casos evolui com espessamento da unha e distrofia ungueal permanente.

Caso clínico 3

Paciente do sexo feminino, 24 anos de idade, comparece com queixa de deformidade dolorosa na unha do hálux há dois anos. Ao exame dermatológico, observa-se tumoração endurecida localizada no leito distal da unha do primeiro pododáctilo direito que eleva a lâmina ungueal, causando onicólise (Figura 37.4 A). A paciente não apresenta outras comorbidades. Realizaram-se exame radiológico PA, perfil verdadeiro dos dedos e oblíquo, com expansão séssil radiopaca localizada sobre a falange distal do hálux direito, compatível com o diagnóstico de exostose subungueal (Figura 37.4 B).

Figura 37.4. (A) Onicólise distal da unha do primeiro pododáctilo direito decorrente da lesão endurecida localizada no leito ungueal. (B) Radiografia do hálux direito mostra expansão séssil radiopaca localizada sobre a falange distal

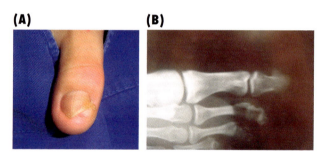

Fonte: Acervo da autora.

Exostose subungueal

Tumor ósseo benigno, relativamente incomum, que deforma a lâmina ungueal e deve ser tratado cirurgicamente.

Epidemiologia

É mais comum na segunda e na terceira décadas de vida, e há uma discreta predominância no sexo feminino. Raramente ocorre nos dedos das mãos, e cerca de 80% dos casos se apresentam no primeiro pododáctilo, assim como observado no caso em questão.

Patogênese

Ainda há controvérsia na literatura se é ou não variante do osteo-condroma, e sua causa permanece desconhecida, apesar de haver relatos de ser precipitado por trauma. Outros autores acreditam que se trata de uma neoplasia verdadeira, uma vez que uma translocação t(X,6) já foi descrita em alguns pacientes com exostose subungueal.

Apresentação clínica

Clinicamente, a maior parte das exostoses subungueais surge do aspecto laterodorsal da ponta da falange distal. De crescimento insidioso, evoluem para massa dolorosa, de consistência pétrea, que eleva a borda livre da lâmina ungueal. A tumoração gera uma grande distensão da pele sobrejacente, que se torna queratótica e brilhante e faz que haja desaparecimento do sulco distal. Ocasionalmente, pode ocorrer ulceração e infecção. O sintoma inicial geralmente é dor e, algumas vezes, paroníquia.

Em geral, é caracterizada pela tríade dor, deformidade ungueal e alteração radiológica.

Diagnósticos diferenciais

Unha encravada, granuloma piogênico, verruga subungueal, onicomicose, cisto epidérmico, tumor glômico, carcinoma espinocelular e melanoma.

Exames diagnósticos

Os achados radiológicos podem ser discretos em comparação à queixa clínica, como foi o caso da paciente relatada, mas em geral há uma expansão séssil ou pedunculada do osso trabecular, coberto por capa radioluscente de cartilagem.

Exame histopatológico

O exame histopatológico mostra tecido ósseo e cartilaginoso envolto por tecido fibroso. A epiderme é, geralmente, hiperqueratósica.

Tratamento

O tratamento dessa condição é eminentemente cirúrgico, e a excisão completa do tecido ósseo e cartilaginoso proliferados é necessária para que haja cura total e sem recidivas. A técnica cirúrgica empregada no tratamento da paciente é a mais utilizada em nosso meio: trata-se de abordagem a partir da lâmina ungueal, com excisão total ou parcial da unha. Essa é a técnica preferida para os casos em que a deformidade óssea é visualizada no leito. Raramente, pode provocar deformidade ungueal e, quando ocorre, é discreta, como observado no caso em estudo.

Caso clínico 4

Paciente do sexo masculino, 16 anos de idade, procura o ambulatório de onicopatias com queixa de unhas fracas e quebradiças que não crescem há mais de cinco anos. Não sabe dizer exatamente como ou quando se iniciou o quadro atual. Apresenta o quadro nas dez unhas das mãos, sem quaisquer alterações nas unhas dos pés. Nega comorbidades. Ao exame dermatológico, notaram-se tendência a anoníquia, espessamento das cutículas, com preservação da dobra ungueal e sinais de hemorragia no leito de alguns dedos. Algumas unhas apresentam aumento da lúnula (Figura 37.5 A). Nota-se melanoníquia estriada no segundo e terceiro quirodáctilos da mão esquerda (Figura 37.5 B).

Figura 37.5. (A) Aspecto das unhas das mãos mostra uma tendência a anoníquia. Nota-se espessamento das cutículas, com preservação da dobra ungueal e sinais de hemorragia no leito de alguns dedos. (B) Ao exame, nota-se melanoníquia estriada no segundo e terceiro quirodáctilos da mão esquerda

(A) **(B)**

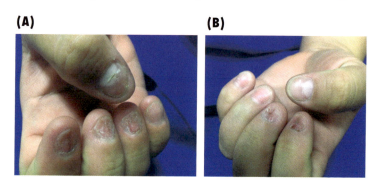

Fonte: Acervo da autora.

Onicotilomania

Psicodermatose induzida pelo hábito persistente, recorrente e repetitivo de manipular o aparelho ungueal. Pode provocar distrofias ungueais permanentes, melanoníquia ou infecções ungueais.

As onicocompulsões são comuns, mas pouco estudadas e frequentemente subdiagnosticadas ou confundidas com outras doenças ungueais. Fazem parte desse espectro: onicofagia, onicotilomania, onicotemnomania, onicoteiromania, onicodaquinomania, periniquiotilomania, unhas de Bidet e distrofia canalicular de Heller.

Epidemiologia

A prevalência real da onicotilomania é desconhecida, mas se admite que seja baixa, apesar de subdiagnosticada. O único estudo nesse sentido foi realizado com estudantes de medicina poloneses, por meio de questionário, e foi identificada uma prevalência de 46,9% de onicofagia e de apenas 0,9% de onicotilomania, ou seja, 50 vezes menor. Há vários relatos sobre onicocompulsão e, nestes, a incidência é de 1,5 homens para cada mulher, com a idade de apresentação no fim da infância e no início da adolescência.

Patogênese

A dificuldade de resistir ao impulso de realizar certos atos que causam algum grau de alívio, mas que trazem consequências negativas, tanto físicas quanto psicológicas, e que tendem a persistir, inclui doenças como a onicocompulsão, a tricotilomania e a escoriação neurótica. Todas elas são classificadas sob o espectro das desordens obsessivo-compulsivas. A manipulação persistente das estruturas ungueais resulta na lesão e na destruição dos tecidos, com quadro clínico variado.

Apresentação clínica

Vários achados clínicos foram descritos e são não específicos, como acontece em várias das dermatoses autoinduzidas. Os sinais da placa ungueal compreendem: distrofia ungueal generalizada, com sulcos transversais, áreas despolidas generalizadas, unhas fracas, finas, atróficas. Pode ou não afetar todas as unhas ou ter uma apresentação assimétrica. A pele periungueal geralmente está envolvida, sobretudo as cutículas e dobras ungueais, que se tornam eritematoedematosas, com áreas de erosão e crostas. A macrolúnula é outro sinal frequente e pode ocorrer pigmentação da placa, com melanoníquia devida à ativação dos melanócitos, decorrente do trauma repetitivo. A manipulação pode provocar paroníquia e anoníquia. Em alguns casos, os pacientes utilizam instrumentos pontiagudos, normalmente utilizados na manicure, como alicates e tesouras. Nesses casos, é possível visualizar hemorragias no leito, que podem estar presentes nos tecidos periungueais, com formação de crostas e descamação.

Diagnósticos diferenciais

Líquen plano, psoríase, síndrome das 20 unhas, traquioníquia, epidermólise bolhosa adquirida, paroníquia aguda e onicomicose.

Exames diagnósticos

Dermatoscopia

O exame dermatoscópico pode facilitar o diagnóstico, pois permite visualizar melhor as hemorragias em cabeça de alfinete do leito ungueal, bem como os outros achados descritos, mas o diagnóstico é feito clinicamente.

Aspectos histopatológicos

O quadro histopatológico pode ser considerado análogo ao que é visto em dermatoses, como o líquen simples crônico e o prurigo nodular. Em geral, observam-se hiperplasia epitelial, acantose, hipergranulose e hiperqueratose da placa. Apesar de não serem específicos, os achados permitem excluir alguns diagnósticos diferenciais, como o líquen plano e a epidermólise bolhosa adquirida.

Tratamento

Entre os tratamentos propostos, estão curativos oclusivos e colas, que são pouco aceitos pela maioria dos pacientes, e o uso de substâncias amargas, que acabam surtindo efeito apenas nos pacientes que apresentam um grau importante de onicofagia.

A n-acetil cisteína foi utilizada, com sucesso, em alguns casos de escoriação neurótica e tricotilomania, com resultados conflitantes na onicofagia. Pode ser uma opção para o tratamento da onicotilomania, mas ainda faltam estudos nesse sentido.

Os antidepressivos e os antipsicóticos foram utilizados, com sucesso, em alguns casos. Seu uso ainda é limitado aos dermatologistas com experiência em psicodermatoses e/ou naqueles pacientes que têm doenças psiquiátricas associadas e iniciam o tratamento para elas com esse tipo de medicação.

Há um relato bem-sucedido de intervenção analítico-comportamental no tratamento da onicotilomania. Essa modalidade de psicoterapia pode ser aplicada rapidamente com pouco treino, até mesmo por dermatologistas. É indicada para pacientes motivados que desejam tratamento. Consiste em auxiliar o paciente a identificar as situações de risco para seu comportamento e evitá-las a partir da instituição de algum outro comportamento que deve ser iniciado antes que a compulsão ocorra.

Não se pode esquecer de que há uma associação muito próxima desses quadros com doenças psiquiátricas, como transtorno obsessivo-compulsivo, depressão, ansiedade, neuroses e fobias, entre outras. É importante encaminhar os pacientes para avaliação psiquiátrica sempre que houver suspeita dessa possibilidade.

Referências consultadas

Baran LR, Ruben BS, Kechijian P, Thomas L. Non-melanoma Hutchinson's sign: a reappraisal of this important, remarkable melanoma simulant. J Eur Acad Dermatol Venereol. 2018 Mar;32(3):495-501.

Başar H, Inanmaz ME, Başar B, Bal E, Köse KÇ. Protruded and nonprotruded subungual exostosis: differences in surgical approach. Indian J Orthop. 2014;48(1):49-52.

Bate KS, Malouff JM, Thorsteinsson ET, Bhullar N. The efficacy of habit reversal therapy for tics, habit disorders, and stuttering: a meta-analytic review. Clin Psychol Rev. 2011;31(5):865-71.

Baumgartner M, Haneke E. Retronychia: diagnosis and treatment. Dermatol Surg. 2010;36(10):1610-4.

DaCambra MP, Gupta SK, Ferri-de-Barros F. Subungual exostosis of the toes: a systematic review. Clin Orthop Relat Res. 2014;472(4):1251-9.

Dumontier CA, Abimelec P. Nail unit enchondromas and osteochondromas: a surgical approach. Dermatol Surg. 2001;27(3):274-9.

Fernández J, Reyes-Baraona F, Wortsman X. Ultrasonographic Criteria for Diagnosing Unilateral and Bilateral Retronychia. J Ultrasound Med. 2018;37(5):1201-9.

Gerard E, Prevezas C, Doutre MS, Beylot-Barry M, Cogrel O. Risk factors, clinical variants and therapeutic outcome of retronychia: a retrospective study of 18 patients. Eur J Dermatol. 2016;26(4):377-81.

Halteh P, Scher RK, Lipner SR. Onychotillomania: diagnosis and management. Am J Clin Dermatol. 2017 Dec;18(6):763-70.

Hirata SH, Yamada S, Almeida FA, Enokihara MY, Rosa IP, Enokihara MM et al. Dermoscopic examination of the nail bed and matrix. Int J Dermatol. 2006;45(1):28-30.

Kato H, Nakagawa K, Tsuji T, Hamada T. Subungual exostoses – clinicopathological and ultrastructural studies of three cases. Clin Exp Dermatol. 1990;15(6):429-32.

Koga H, Yoshikawa S, Shinohara T, Le Gal FA, Cortés B, Saida T et al. Long-term follow-up of longitudinal melanonychia in children and adolescents using an objective discrimination index. Acta Derm Venereol. 2016;96(5):716-7.

Lipner SR, Scher RK. Clinical evaluation: clinical features, worrisome signs, and the ABCDEF rule. In: Di Chiacchio M, Tosti A (eds.). Melanonychias. Cham: Springer; 2017. p.9-24.

Ohn J, Bae JM, Lim JS, Park JS, Yoon HS, Cho S et al. Acral lentiginous melanoma, indolent subtype diagnosed by en bloc excision: a case report. Ann Dermatol. 2017;29(3):327-30.

Pacan P, Grzesiak M, Reich A, Kantorska-Janiec M, Szepietowski JC. Onychophagia and onychotillomania: prevalence, clinical picture and comorbidities. Acta Derm Venereol. 2014;94(1):67-71.

Rieder EA, Tosti A. Onychotillomania: An underrecognized disorder. J Am Acad Dermatol. 2016;75(6):1245-50.

Ruben BS, Daniel CR. Epidemiology of melanonychias. In: Di Chiacchio M, Tosti A (eds.). Melanonychias. Cham: Springer; 2017. p.5-7.

Ruben BS. Histological analysis of the nail plate in the diagnosis of melanonychia and other nail pigmentation. In: Di Chiacchio M, Tosti A (eds.). Melanonychias. Cham: Springer; 2017. p.111-8.

Singal A, Daulatabad D. Nail tic disorders: manifestations, pathogenesis and management. Indian J Dermatol Venereol Leprol. 2017;83(1):19-26.

Snorrason I, Woods DW. Nail picking disorder (onychotillomania): a case report. J Anxiety Disord. 2014;28(2):211-4.

Ward CM, Dittmer A. Subungual exotosis of the finger: case report and review of the literature. Iowa Orthop J. 2013;33:228-31.

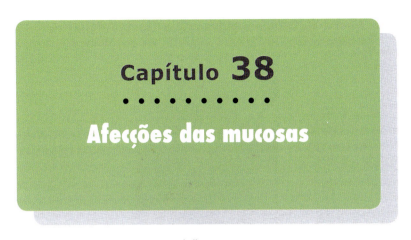

Capítulo 38
Afecções das mucosas

Isabelle I. Hue Wu
Paula Silva Ferreira
Claudia Giuli Santi
Marcello Menta Simonsen Nico

Conceito

O exame das mucosas faz parte do exame dermatológico. As características histológicas e anatômicas das mucosas dão às lesões aspectos muitas vezes diversos daqueles quando as doenças afetam a pele, devendo o dermatologista estar familiarizado com sua apresentação. As doenças das mucosas podem ser apresentações de doenças que afetam outras partes do tegumento ou próprias e exclusivas dessa região.

Afecções da mucosa genital feminina

Caso clínico 1

Paciente do sexo feminino, 45 anos de idade, com queixa de prurido e ardência vulvar associado a dispareunia de penetração há dois anos. Ao exame da vulva, apresenta placas branco-violáceas, estreitamento do introito vaginal, encapsulamento do clitóris e erosões (Figura 38.1). Ao exame físico, também foram encontradas placas esbranquiçadas de aspecto reticular na mucosa oral.

Figura 38.1. Líquen plano: placas branco-violáceas, estreitamento do introito vaginal, encapsulamento do clitóris e erosões

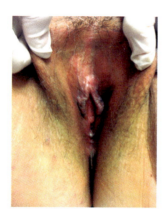

Fonte: Acervo dos autores.

Síndrome oro-vulvo-vaginal

Em 1867, Erasmus Wilson descreveu o primeiro caso clínico de líquen plano vulvar. Na década de 1950, os primeiros relatos de acometimento vaginal pelo líquen plano foram descritos e, em 1982, Pelisse cunhou o termo "síndrome oro-vulvo-vaginal" (SOVV). A SOVV é uma apresentação clínica de líquen plano (LP) mucoso erosivo crônico e sinequiante. Na SOVV, combinações variáveis de envolvimento vulvar, vaginal e oral estão presentes em dado momento, e a doença oral pode preceder a doença genital, e vice-versa.

Epidemiologia

A SOVV é rara e acomete, principalmente, mulheres entre 40 e 50 anos de idade. Afeta também pacientes do sexo masculino e, nessa população, recebe o nome de síndrome peno-gengival. Em uma coorte que avaliou pacientes do sexo feminino com diagnóstico de líquen plano vaginal, as lesões de líquen plano na mucosa oral foram encontradas em 70% dos casos. Com relação ao acometimento genital de pacientes do sexo feminino com diagnóstico estabelecido de gengivite descamativa, estudos mostraram frequência de lesões genitais em 20 a 60% dos casos.

Patogênese

Encontraram-se associação de SOVV e um alelo do HLA de classe II DQB1. Além disso, aventa-se a hipótese de que o líquen plano poderia se tratar de uma doença autoimune decorrente da concomitância com outras patologias autoimunes, como *diabetes mellitus* tipo 1, doenças da tireoide, doença celíaca, anemia perniciosa e síndrome de Sjögren. É evidente a associação de distúrbios psiquiátricos com líquen plano, sendo o estresse psicológico considerado um importante fator predisponente ou agravante da síndrome.

Manifestação clínica dermatológica

A SOVV é muito sintomática, e grande parte das pacientes referem dor, queimação, dispareunia e vulvodinia. As lesões vulvares encontradas no início da síndrome são erosões delimitadas por bordas finas, branco-violáceas, por vezes de aspecto reticulado, muito semelhante às lesões de líquen plano encontradas na mucosa jugal. Lesões clássicas de líquen plano cutâneo caracterizadas por pápulas planas, achatadas, violáceas brilhantes também podem ser encontradas na área externa da vulva, que compreende os grandes lábios e o monte pubiano. A manifestação clínica da SOVV encontrada na vagina varia entre eritema e edema incaracterísticos, presença de erosões superficiais e mucosa friável e dolorosa com secreção vaginal. Em sua evolução, as erosões cicatrizam, deixando sinéquias e alterações da arquitetura vulvar, que é encontrada em 70 a 90% dos casos. As alterações arquiteturais relatadas são perda ou fusão dos pequenos lábios, encapsulamento do clitóris e estreitamento do introito vaginal.

Na mucosa oral, as alterações encontradas também são erosivas, e sua cicatrização pode cursar com sinéquias. Além do envolvimento mucoso oral e genital, a pele está acometida em 18 a 40% dos casos, as unhas, em 13 a 18% dos casos, e o líquen plano pilar é referido em até 75% em séries de casos.

Diagnósticos diferenciais

Lesões iniciais em que predominam as erosões na mucosa oral e genital fazem diagnóstico diferencial com pênfigo vulgar, pênfigo paraneoplásico e penfigoide das membranas mucosas. Por sua vez, quadros vulvares sinequiantes têm como principal diagnóstico diferencial o líquen escleroso e atrófico.

Exames laboratoriais

Por tratar-se de doença rara, de curso crônico e importante impacto na qualidade de vida das pacientes, é imprescindível a realização de biópsia para exame anatomopatológico. O exame anatomopatológico deve ser preferencialmente colhido de áreas não erodidas e revela alterações epidérmicas como acantose em lesões papulosas ou atrofia em lesões antigas. Ocorre liquefação da camada basal do epitélio, associada a infiltrado inflamatório linfocitário superficial na junção do epitélio com a lâmina própria. Observam-se, também, numerosos corpúsculos coloides eosinofílicos na interface do epitélio com o tecido conjuntivo, conhecidos como corpos citoides, corpos apoptóticos ou corpos de Civatte, além de graus variáveis de derrame pigmentar.

Conduta

O tratamento primário padrão de casos localizados é feito com o emprego de corticoide tópico de alta potência, como o clobetasol pomada 0,05%, na frequência de 1 a 2 vezes ao dia na vulva, e na mucosa oral, com frequência de três vezes ao dia, associado a orabase ou bochechos. Para o tratamento intravaginal, podem ser empregados óvulos de prednisolona 5 mg. Para casos nos quais os corticoides tópicos estão contraindicados, podem ser utilizados os inibidores de calcineurina (tacrolimo 0,1% e pimecrolimo 1%), duas vezes ao dia. Também são descritas a associação de retinoide tópico e corticoide tópico e a associação de ciclosporina e corticoide tópicos. Em casos refratários à terapêutica tópica, pode-se considerar o emprego de medicamentos sistêmicos. Nesses casos, o tratamento de primeira escolha são os corticoides sistêmicos. Outros tratamentos foram relatados na literatura, como talidomida, azatioprina, ciclosporina, micofenolato de mofetil, dapsona, doxiciclina, griseofulvina, etretinato, acitretina, isoniazida e adalimumabe.

Caso clínico 2

Paciente do sexo feminino, 55 anos de idade, com queixa de prurido vulvar muito intenso há cinco anos. Ao exame da vulva, apresenta placas branco-nacaradas escleróticas, confluentes, sinéquia dos pequenos lábios, apagamento da silhueta dos pequenos lábios, sinéquia do capuz do clitóris com encapsulamento total do clitóris e estreitamento do introito vaginal (Figura 38.2).

Figura 38.2. Líquen escleroso e atrófico: placas branco-nacaradas escleróticas, sinéquia dos pequenos lábios, encapsulamento total do clitóris e estreitamento do introito vaginal

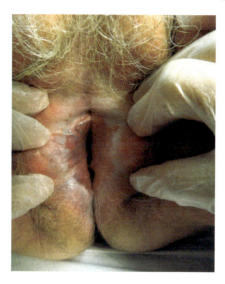

Fonte: Acervo dos autores.

Líquen escleroso e atrófico vulvar

Líquen escleroso e atrófico (LEA) é uma doença cutânea incomum, de caráter crônico, que envolve a vulva. O LEA de localização genital apresenta a capacidade de evoluir com cicatriz atrófica, sinequiante, com perda da arquitetura normal da vulva e, menos frequentemente, pode evoluir com transformação neoplásica, incluindo neoplasia vulvar intraepitelial (NIV) e carcinoma espinocelular invasivo (CEC).

Inicialmente, o líquen escleroso foi descrito como uma variante de líquen plano com tendência a acometer a região genital. Termos antigos, como leucoplaquia, vulvite leucoplásica, craurose vulvar e distrofia vulvar, eram aplicados tanto para apresentações clínicas de líquen escleroso quanto para líquen plano da genitália feminina, e o uso de tais termos acabou contribuindo, também, para confusão do diagnóstico diferencial entre as duas patologias.

Epidemiologia

A incidência do líquen escleroso e atrófico na população geral é desconhecida. A doença acomete mais pacientes do sexo feminino, e líquen escleroso e atrófico corresponde a até 2% dos casos de consultas ginecológicas. Uma série que avaliou 359 pacientes com LEA encontrou a proporção entre mulheres e homens afetados pela doença de 10:1. A condição é mais frequente em mulheres menopausadas, mas também acontece em pacientes do sexo feminino de 1 a 13 anos de idade.

Patogênese

A etiologia ainda é desconhecida, mas há evidência crescente de que o LEA é uma doença autoimune geneticamente determinada. Existem casos relatados em gêmeas idênticas e não idênticas. Além disso, é descrita a associação de LEA a outras doenças autoimunes, como vitiligo, líquen plano, tireoidite de Hashimoto, artrite reumatoide e lúpus. História familiar de doença autoimune ocorre em cerca de 50% das pacientes com LEA.

Alguns autores questionam se o LEA extragenital seria uma variante clínica de esclerodermia cutânea localizada. Em um estudo que avaliou 472 pacientes do sexo feminino com esclerodermia cutânea tipo morfeia, foi encontrada uma incidência de 17% de LEA vulvar.

Estudos correlacionando LEA e HLA específico apontaram um aumento na incidência de DQ7.

A predominância da doença em pacientes do sexo feminino, o início da doença no período pós-menopausa e a melhora espontânea de algumas pacientes pré-púberes após a puberdade sugerem um fator hormonal, mas a relação hormonal e LEA não foi comprovada até o momento.

Trauma pode funcionar como um fator precipitante, e são descritos casos de LEA após vacinação, radioterapia, mastectomia e queimadura solar.

Quadro clínico

O LEA pode afetar mulheres em qualquer idade, mas a maior parte das pacientes com LEA vulvar são pré-púberes ou estão na pós-menopausa. O sintoma mais comum apresentado é prurido, que pode ser uma importante queixa, fazendo a paciente procurar serviço médico com frequência e, em alguns casos, pode comprometer a qualidade de vida e atividades diárias da paciente. Em crianças, a queixa de constipação é frequente, com relatos de casos extremos com procura por atendimento emergencial e lavagens intestinais em razão do envolvimento anogenital. Queixas urinárias são raras, uma vez que o LEA acomete a porção cutânea e semimucosa da região vulvar e poupa a uretra. A queixa de disúria, quando presente, deve--se ao contato da urina com erosões.

Dispareunia é uma queixa frequente, principalmente no grupo de mulheres que são acometidas pelo LEA na pós-menopausa, ocorrendo em até 75% dos casos. O LEA de muitos anos de evolução pode provocar um estreitamento do introito vaginal, com importante dispareunia de penetração. Nessas pacientes, associam-se, ainda, alterações anatômicas vulvares próprias do hipoestrogenismo, que podem corroborar com piora da dispareunia.

Na região vulvar e anal, as lesões de LEA em geral se apresentam como placas branco-nacaradas, escleróticas, planas com tendência a confluência de lesões na região vulvar, perineal e anal. Uma apresentação clínica clássica é chamada de configuração em ampulheta ou em figura de oito, por envolver, concomitantemente, a vulva e a região anal. Os tampões córneos foliculares, em geral, não são visualizados na apresentação genital, por se tratar de acometimento preferencial de pele glabra (sem pelos) dessa região.

As lesões em atividade podem, ainda, apresentar edema, púrpura, bolhas, erosões e ulceração. O edema e bolhas são encontrados em lesões recentes com intensa atividade. A púrpura, erosões e ulceração estão mais comumente associadas a apresentações mais atróficas e menos escleróticas de LEA vulvar, e, em crianças, fazem diagnóstico diferencial com casos de abuso sexual. Raramente, alguns casos podem apresentar aspecto queratósico.

Os locais mais frequentemente envolvidos são as dobras genitocrurais, a região interna dos grandes lábios, os lábios menores, o clitóris e o capuz do clitóris. O envolvimento do vestíbulo vaginal é raro, e a região vaginal não é acometida. Não existe a descrição de envolvimento de epitélio escamoso estratificado não queratinizado (epitélio mucoso) pelo LEA. As lesões perianais são, frequentemente, associadas a lesões vulvares de LEA, podendo estar presentes em até 30% dos casos de LEA vulvar, diferentemente do que ocorre em lesões genitais masculinas, em que o envolvimento perianal é raro.

O fenômeno de Wolf e Koebner, com o surgimento de lesões de LEA sobre lesões preexistentes, é descrito sobre cicatriz prévia de episiotomia.

O LEA vulvar é uma doença com potencial de cicatrização, e as alterações arquiteturais vulvares que podem ocorrer são: sinéquia parcial ou completa dos pequenos lábios, com perda total da silhueta dos pequenos lábios, sinéquia do capuz do clitóris parcial ou completa, com encapsulamento total do clitóris e estreitamento do introito vaginal. O estreitamento vaginal resultante da fusão da porção anterior e posterior dos lábios maiores leva o nome de craurose vulvar. Cicatriz tipo milia também pode ocorrer.

Quadro clínico extravulvar

A apresentação clínica clássica das lesões cutâneas extravulvares são pápulas branco-nacaradas, com tampão córneo central, que podem se agrupar em placas, e, nesses casos, a esclerose é mais evidente, resultando em uma perda das rugosidades normais dessa região. Lesões antigas podem evoluir com atrofia e discromia, tanto hipercromia quanto hipocromia, sendo mais comum a apresentação de lesões cicatriciais atróficas de aspecto moteado de hiper e hipocromia. As lesões extragenitais estão presentes em 10% das pacientes com LEA vulvar e costumam acometer a região lombar média, áreas do quadril que sofrem pressão de costura de roupa e mamas.

Exames laboratoriais

A realização de biópsia com exame anatomopatológico deve ser realizada, preferencialmente, em todos os casos, por tratar-se de doença crônica que requer tratamento e acompanhamento prolongados, além de seu potencial de cicatrização e malignização. As alterações histológicas epidérmicas clássicas são adelgaçamento e retificação dos cones epiteliais, mas, dependendo do estágio da doença, a epiderme pode apresentar acantose variável e hiperqueratose. Na derme papilar, observa-se presença edema no início da doença e presença de colágeno hialinizado na doença estabelecida. Abaixo da faixa do colágeno hialinizado, encontra-se na derme área de infiltrado inflamatório crônico composto por linfócitos, por vezes, em apresentação em faixa. As fibras elásticas estão diminuídas ou ausentes na derme papilar. A imunofluorescência direta da pele em geral é negativa ou mostra alterações não específicas.

Diagnósticos diferenciais

As lesões iniciais, assintomáticas e que não evoluíram com cicatriz apresentam como diagnóstico diferencial principal lesões de vitiligo. Lesões que evoluíram com cicatriz têm como principais diagnósticos diferenciais o líquen plano e o penfigoide de membranas mucosas.

Tratamento

O tratamento atual recomendado é o propionato de clobetasol pomada. Em casos recém-diagnosticados, o regime de aplicação é de 1 vez dia, à noite, por quatro semanas, e reavaliação frequente, com diminuição da frequência de aplicação de acordo com melhora sintomática e clínica. A quantidade de pomada a ser aplicada é equivalente à meia polpa digital por aplicação, e um tubo de clobetasol de 30 g dura, em média, oito semanas.

Em casos nos quais a esclerose não está muito pronunciada ou em crianças que apresentam a pele mais adelgaçada, pode-se utilizar mometasona creme com o mesmo regime de frequência do clobetasol. O regime de tratamento deve ser analisado caso a caso. O alvo de tratamento não deve ser o controle dos sintomas, mas, sim, o controle clínico da doença, com retorno da pigmentação e textura da pele, uma vez que, com frequência, são observadas lesões clinicamente ativas em pacientes assintomáticas.

Os inibidores de calcineurina tacrolimo e pimecrolimo em pomada ou creme mostraram-se menos eficazes que os corticoides tópicos. Ardência e prurido após o uso de preparações com inibidores de calcineurina também são mais frequentemente relatados em relação ao uso de corticoides tópicos. Testosterona tópica não tem indicação atual no tratamento do LEA. Pacientes com LEA e hipoestrogenismo com diminuição da lubrificação e alterações arquiteturais da região vulvar beneficiam-se da associação de terapia de reposição hormonal local com uso de estrógenos tópicos. O uso de *lasers* ablativos, como CO_2 e erbium, é relatado em associação ao uso de corticoide tópico.

Caso clínico 3

Paciente do sexo feminino, 25 anos de idade, com queixa de prurido vulvar há cinco anos. Ao exame da vulva, apresenta placas eritematovioláceas com múltiplas fissuras lineares agrupadas em placas maceradas que se estendem à raiz das coxas (Figura 38.3).

Figura 38.3. Doença de Hailey-Hailey: placas eritematovioláceas com múltiplas fissuras lineares agrupadas em placas maceradas

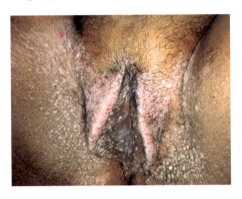

Fonte: Acervo dos autores.

Doenças bolhosas e erosivas da vulva

As doenças bolhosas e erosivas da vulva compreendem um grupo de doenças dermatológicas de acometimento vulvar de curso crônico, doloroso, progressivo e que resulta em considerável ansiedade com prejuízo da qualidade de vida.

O espectro de doenças bolhosas cutâneas vulvares pode ser dividido em doenças inflamatórias autoimunes e genodermatoses. O grupo de doenças bolhosas autoimunes, por sua vez, pode ser dividido em doenças bolhosas autoimunes intraepidérmicas, pênfigos e doenças bolhosas cutâneas subepidérmicas, representadas por penfigoide das membranas mucosas e epidermólise bolhosa adquirida. Com relação à principal genodermatose que cursa com vesículas, bolhas e erosões na região vulvar, deve-se considerar a doença de Hailey-Hailey, que corresponde ao caso apresentado.

Doença de Hailey-Hailey ou pênfigo benigno familiar

É uma doença autossômica dominante na qual se constata história familiar em 2/3 dos casos. O defeito genético corresponde a mutações no gene *ATP2C1*, as quais resultam em diminuição de produção de e-caderinas e aumento da fosforilação da desmoplaquina. A desmoplaquina e as e-caderinas são estruturas essenciais à adesão de queratinócitos, e seu defeito provoca ruptura dos desmossomos e diminuição da adesão celular intraepidérmica. O defeito epidérmico causa acantólise, espontânea ou como resultado de atrito ou infecções. Frequentemente, as lesões encontram-se infectadas por bactérias, como os estafilococos, leveduras, como a *Candida albicans*, e por vírus, particularmente, o herpes simples.

Quadro clínico

Em geral, o início das manifestações ocorre na segunda ou terceira décadas de vida. A sintomatologia mais frequente é o prurido e, quando as lesões estão infectadas, podem cursar com dor. As lesões podem ser únicas, localizadas ou múltiplas. As áreas mais comumente acometidas são as de dobras, como faces laterais do pescoço, axilas, regiões inguinocrurais, inguinoescrotais e inguinoperineais, regiões inframamárias e antecubitais. As lesões apresentam-se como placas eritematosas com vesículas flácidas, que se rompem facilmente, resultando em erosões lineares superficiais com exsudação e crostas, com maceração e odor desagradável.

A região vulvar pode ser local de acometimento exclusivo. Existem, ainda, casos em que a vulva é cronicamente afetada, com exacerbação das lesões nos meses quentes. Essas lesões crônicas, que persistem por anos, acabam assumindo aspecto papuloso, com pápulas acastanhadas elevadas e encimadas ou não por fissura linear. Essa apresentação clínica, por vezes, é confundida com lesões de condiloma acuminado. A confluência dessas pápulas pode, ainda, assumir aspecto vegetante, semelhante ao pênfigo vulgar.

Exames laboratoriais

Por se tratar de doença de curso crônico, rara e de difícil diagnóstico, na suspeita de doença de Hailey-Hailey, deve ser realizada uma biópsia para exame anatomopatológico. O exame anatomopatológico dessa doença revela bolha intraepidérmica acantolítica suprabasal e disqueratose dos queratinócitos. Os exames de imunofluorescência direta e indireta são negativos.

Tratamento

O tratamento é sintomático, de acordo com a localização e as características das lesões. A frequente infecção secundária das lesões e seu possível efeito desencadeante indicam o uso de antibióticos, como tetraciclinas e eritromicina, por prazo longo. Também podem ser utilizados imidazólicos para eliminação da *Candida*, como cetoconazol ou itraconazol. Localmente, podem ser utilizados cremes de corticoides, preferencialmente, associados a antibióticos tópicos e até mesmo infiltrações intralesionais com corticoides. Em condições extremamente agudas, os corticoides sistêmicos podem ser utilizados excepcionalmente, mas seu uso envolve os riscos de rebote e desencadeamento de infecção pelo herpes vírus. Existem relatos de benefícios com o uso tópico de tacrolimo e ciclosporina. A sintomatologia das lesões resistentes na região vulvar diminui consideravelmente com o uso de toxina botulínica local.

Afecções da mucosa oral
Caso clínico 4

Paciente do sexo masculino, 22 anos de idade, com queixa de lesões orais recorrentes dolorosas desde a adolescência. Ao exame, apresenta úlceras ovaladas de fundo fibrinoso, amarelado envoltas por halo eritematoso localizadas no palato (Figura 38.4).

Figura 38.4. Afta *minor*: úlceras de 2 a 5 mm ovaladas de fundo fibrinoso, amarelado, envoltas por halo eritematoso e localizadas no palato

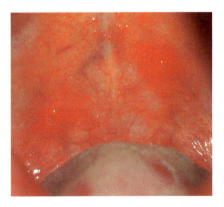

Fonte: Acervo dos autores.

Afta

Afta ou estomatite aftosa recorrente (EAR), é um transtorno sistêmico, de caráter crônico e recidivante, que se apresenta na mucosa oral como úlceras dolorosas arredondadas recobertas por tampão fibrino-leucocitário circundadas por halo eritematoso.

Epidemiologia

Muito comum. Início na infância, geralmente a partir dos 5 anos, com incidência crescente até os 30 anos e decrescente após essa idade.

Patogênese

Desconhecida. Parece ser multifatorial, sendo considerada uma desregulação imune associada a predisposição genética e presença de fatores predisponentes como trauma, estresse, alguns alimentos, desequilíbrio hormonal, infecções virais e bacterianas, creme dental contendo lauril-sulfato de sódio.

Pode estar associada a: doença de Behçet, curso transinfeccioso de infecção viral aguda, neutropenia cíclica, HIV, imunossupressão por transplante de órgãos, deficiências vitamínicas, doença inflamatória intestinal, doença celíaca e PFAPA (febre periódica, estomatite aftosa, faringite, adenite).

Manifestações clínica dermatológica

Úlcera dolorosa, arredondada, com fundo necrótico, fibrinoso, amarelado, envolto por halo eritematoso, localizada, principalmente, na mucosa oral não queratinizada. Fenômeno de patergia pode estar presente.

Classificação das formas clínicas:

» *Minor* ou de Mickulicz: 75 a 85% dos casos de EAR. Úlceras com tamanho de 5 a 10 mm, rasas, com duração de 7 a 14 dias, e que desaparecem sem deixar cicatriz. Localizadas, principalmente, na mucosa labial, vestibular, jugal e nas regiões ventral e lateral da língua.

» *Major* ou doença de Sutton: 10 a 15% dos casos de EAR. Apresentam-se, inicialmente, como nódulos que ulceram formando úlceras profundas, dolorosas, de bordas bem delimitadas, irregulares, com tamanho > 10 mm, com duração de mais de duas semanas e que deixam cicatrizes quando curadas. Localizam-se na mucosa labial, palato mole e pilares amigdalianos. Sintomas sistêmicos, como febre, disfagia e mal-estar, podem estar presentes.

» Herpetiforme: 5 a 10% dos casos de EAR. Múltiplas (5 a 100) pequenas úlceras arredondadas (1 a 3 mm), que podem coalescer formando arranjos semelhantes às lesões herpéticas. É mais comum em mulheres na terceira década de vida e costumam resolver em 10 a 14 dias.

Classificação segundo a gravidade da apresentação:

» Simples: pequeno número de lesões, pouco dolorosas, que resolvem espontaneamente, sem deixar cicatriz.

» Complexa: aftas que recorrem em curtos intervalos de tempo ou são contínuas e que podem estar associadas a úlceras genitais e dor incapacitante.

Curso da doença

Surto único, contínuo ou reentrante.

Diagnóstico

Clínico e de exclusão. O exame anatomopatológico está indicado quando a úlcera persiste por mais de três semanas para diagnóstico diferencial com carcinoma espinocelular, lesão herpética, citomegalovirose e infecção fúngica. Não confundir com lesão aftoide esporádica, que geralmente ocorre após trauma.

Exame histopatológico

Inespecífico. Infiltrado inicialmente neutrofílico perivascular na submucosa, com posterior migração de linfócitos e histiócitos.

Conduta

Tratamento sintomático:

» Corticoide tópico em gel orabase ou xarope diluído para bochecho.
» Anestésicos tópicos.
» Bochecho de tetraciclina com anti-histamínicos.

Evitar fatores desencadeantes, controle do estresse e, para os casos associados à deficiência de vitamina B12, suplementar essa vitamina.

Tratamento sistêmico:
- » Prednisona pode ser utilizada na fase aguda.
- » Colchicina 0,5 a 2 mg/dia.
- » Colchicina 0,5 a 2 mg/dia + dapsona 100 mg/dia.
- » Talidomida 100 a 300 mg/dia (pode ser considerada primeira escolha em homens).
- » Outras opções: infliximabe, clofazimina, levamizol, pentoxifilina, ciclosporina.

Caso clínico 5

Paciente do sexo masculino, 34 anos de idade, apresenta lesões na língua há dez anos. Refere ardência ao ingerir alimentos ácidos. Ao exame, apresenta múltiplas áreas de atrofia das papilas filiformes envoltas por bordas elevadas, anulares, esbranquiçadas, localizadas na região dorsal e lateral da língua (Figura 38.5).

Figura 38.5. Língua geográfica: múltiplas áreas de atrofia das papilas filiformes envoltas por bordas elevada, anulares, esbranquiçadas localizadas na região dorsal e lateral da língua

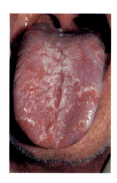

Fonte: Acervo dos autores.

Língua geográfica

Língua geográfica é uma doença inflamatória benigna caracterizada por placas anulares migratórias, localizadas, principalmente, no dorso da língua.

Epidemiologia

Comum. Acomete 1 a 2% da população, sendo mais comum em pacientes jovens. Está presente em 16,3% dos pacientes brasileiros com psoríase. Está associada à língua fissurada em 18 a 44,82% dos casos.

Patogênese

Desconhecida. Em virtude da associação de língua geográfica com psoríase, há uma discussão na literatura se a língua geográfica seria uma forma frustra de psoríase ou se seria uma expressão oral da psoríase propriamente dita. Alguns traços clínicos em comum sustentam essa hipótese: mesmo tipo da lesão elementar, fatores desencadeantes semelhantes e relação com HLA-cw6. Além disso, o exame histopatológico apresenta os mesmos achados que as lesões clássicas de psoríase.

Manifestação clínica dermatológica

Áreas eritematosas arredondadas ou anulares, com centro caracterizado por atrofia das papilas filiformes e papilas fungiformes mais evidentes. A borda dessa área apresenta-se elevada, esbranquiçada ou amarelada, e pode contar com a presença de pústulas. As lesões apresentam, tipicamente, caráter migratório desaparecendo de uma área e reaparecendo em outra área em 3 ou 4 dias. A localização mais comum é a região do dorso e lateral da língua. Quando acomete outras regiões da mucosa oral que não a língua, pode ser chamada de estomatite geográfica ou eritema migratório benigno.

Alguns pacientes relatam dor, sensação de queimação e ardência, principalmente com alimentos ácidos e salgados.

Diagnóstico

Clínico.

Exame histopatológico

Mucosite psoriasiforme: acantose, adelgaçamento suprapapilar, edema papilar, áreas de paraqueratose com agranulose. infiltrado inflamatório mononuclear na derme e submucosa. Na borda da lesão, há presença de numerosos microabscessos neutrofílicos intraepiteliais, superficiais.

Conduta

Orientar benignidade. Geralmente, não há necessidade de tratamento. Pacientes sintomáticos podem fazer uso de corticoides tópicos em orabase ou bochecho.

Caso clínico 6

Paciente do sexo feminino, 45 anos de idade, apresenta lesões dolorosas na mucosa oral há 15 anos. Ao exame, apresenta erosões bem delimitadas na mucosa jugal bilateralmente, com placas esbranquiçadas não destacáveis e cicatrizes ao redor (Figura 38.6). Refere antecedente pessoal de hepatite C.

Figura 38.6. Líquen plano erosivo: erosões bem delimitadas na mucosa jugal com placas esbranquiçadas não destacáveis e cicatrizes ao redor

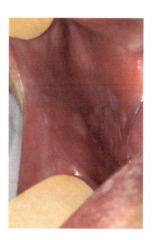

Fonte: Acervo dos autores.

Líquen plano erosivo

Dermatose cutâneo-mucosa caracterizada por um infiltrado de linfócitos T na junção dermoepidérmica. O líquen plano (LP) oral apresenta características particulares quando comparado ao LP cutâneo, como a cronicidade e a possibilidade de evolução para carcinoma espinocelular (CEC).

Epidemiologia

Mais comum em mulheres na faixa etária de 30 a 60 anos. Dos pacientes com LP, cerca de 1/3 apresenta apenas lesões cutâneas, 1/3, lesões cutâneo-mucosas, e 1/3, somente lesões mucosas. HLA-DR6 está presente com maior frequência em pacientes com LP oral associado a hepatite C.

Patogênese

Desconhecida. A hipótese de uma reação imunológica mediada por células T é embasada no encontro de imunoglobulinas na zona de membrana basal em 95% dos casos. Os queratinócitos modificados por fatores externos, como vírus, bactérias, alérgenos ou drogas, seriam alvo de imunoglobulinas que se depositam na junção dermoepidérmica e desencadeiam migração de linfócitos ativados e apoptose dos queratinócitos.

Manifestação clínica dermatológica

O LP oral apresenta seis formas clínicas clássicas: reticular, atrófico, semelhante a placas, papuloso, bolhoso e erosivo. Entre elas, a forma erosiva costuma ser a mais sintomática e, frequentemente, é acompanhada de lesões cutâneas. Caracteriza-se por erosões brilhantes, bem demarcadas, geralmente bilaterais e simétricas, circundadas por finas estrias com aspecto reticular. O LP erosivo na mucosa da gengiva faz parte do diagnóstico sindrômico de gengivite descamativa.

Locais mais frequentemente envolvidos: mucosa jugal, gengivas, dorso da língua e mucosa labial.

Classificada pela Organização Mundial da Saúde como doença potencialmente maligna. A transformação maligna para CEC ocorre em torno de 1,1% dos casos e leva, em média, 5,5 anos. Ela é mais frequente no LP oral erosivo, nas lesões localizadas na língua, em pacientes tabagistas, etilistas ou infectados pelo vírus da hepatite C.

Diagnóstico

Clínico. Exame histopatológico está indicado em casos de dúvida diagnóstica ou suspeita de evolução para CEC.

Exame histopatológico

» Dermatite de interface liquenoide: degeneração hidrópica da camada basal, infiltrado linfocítico em faixa na submucosa, corpos de Civatte e derrame pigmentar.

» Imunofluorescência direta: frequentemente positiva para IgM nos corpos citoides na derme papilar. Menos frequentemente, IgA, C3 e fibrina.

Exames complementares

Solicitar sorologia para hepatite C. O exame micológico direto pode ser realizado para afastar o diagnóstico ou coinfecção por *Candida*.

Conduta

» Tratamento expectante, se assintomático.
» Em casos sintomáticos:
  - Tópicos: corticoide, 3 a 4 vezes por dia; tacrolimo 0,1%, 2 vezes ao dia.
  - Sistêmicos: corticoide sistêmico em casos muito sintomáticos, talidomida, griseofulvina, metronidazol, retinoides e hidroxicloroquina.

Referências

Belfiore P, Di Fede O, Cabibi D, Campisi G, Amarù GS, De Cantis S et al. Prevalence of vulval lichen planus in a cohort of women with oral lichen planus: an interdisciplinary study. Br J Dermatol. 2006;155:994-8.

Dell EA, Miest RYN, Lohse CM, Torgerson RR. Vulvar neoplasms in 275 women with genital lichen sclerosus and impact of treatment: a retrospective chart review. J Eur Acad Dermatol Venereol. 2018;32(9):e363-e365.

Eisen D. The vulvovaginal-gingival syndrome of lichen planus: the clinical characteristics of 22 patients. Arch Dermatol. 1994;130(11):1379-82.

Gupta S, Jawanda MK. Oral lichen planus: an update on etiology, pathogenesis, clinical presentation, diagnosis and management. Indian J Dermatol. 2015;60(3):222-9.

Hampf BG, Malmstrom MJ, Aalberg VA, Hannula JA, Vikkula J. Psychiatric disturbance in patients with oral lichen planus. Oral Surg Oral Med Oral Pathol. 1987;63:429-32.

Jorge MA, Gonzaga HFS, Tomimori J, Picciani BLS, Barbosa CA. Prevalence and heritability of psoriasis and benign migratory glossitis in one Brazilian population. Anais Brasileiros de Dermatologia. 2017;92(6):816-9.

Marren P, Millard PR, Wojnarowska F. Vulval lichen sclerosus: lack of correlation between duration of clinical symptoms and histological appearances. J Eur Acad Dermatol Venereol. 1997;8:212-6.

Mashayekhi S, Flohr C, Lewis FM. The treatment of vulval lichen sclerosus in prepubertal girls: a critically appraised topic. Br J Dermatol. 2017;176(2):307-16.

Meyrick Thomas RH, Ridley CM, McGibbon DH, Black MM. Lichen sclerosus et atrophicus and autoimmunit – a study of 350 women. Br J Dermatol. 1988;118(1):41-6.

Neill SM, Tatnall FM, Cox NH. Guidelines on the management of lichen sclerosus. Br J Dermatol. 2002;147:640-9.

Nerantzoulis I, Grigoriadis T, Michala L. Genital lichen sclerosus in childhood and adolescence-a retrospective case series of 15 patients: early diagnosis is crucial to avoid long-term sequelae. Eur J Pediatr. 2017;176(10):1429-32.

Oliveira A, Vita P. Abordagem diagnóstica da aftose oral recorrente [dissertação]. Porto: Universidade do Porto; 2013.

Olszewska M, Banka-Wrona A, Skrok A, Rakowska A, Górska R, Solomon LW et al. Vulvovaginal--gingival Lichen Planus: Association with Lichen Planopilaris and Stratified Epithelium-specific Antinuclear Antibodies. Acta Derm Venereol. 2016;96(1):92-6.

Origoni M. Fractional carbon dioxide laser in recalcitrant vulvar lichen sclerosus. Australas J Dermatol. 2017;58(3):e157-e158.

Pelisse M, Leibowitch M, Sedel D, Hewitt J. A new vulvovaginogingival syndrome. Plurimucous erosive lichen planus. Ann Dermatol Venereol. 1982;109(9):797-8.

Rioboo Crespo M, Bascones Martínez, A. Aftas de la mucosa oral. Rev Odontoestomatol. 2011;27(2):63-74.

Setterfield JF. The vulvovaginal gingival syndrome: a severe subgroup of lichen planus with characteristic clinical features and a novel association with the class II HLA DQB1*0201 allele. J Am Acad Dermatol. 2006 Jul;55(1):98-113.

Tampa M, Caruntu C, Mitran M, Mitran C, Sarbu I, Rusu LC et al. Markers of Oral Lichen Planus Malignant Transformation. Disease Markers. 2018;2018:1959506.

Virgili A, Borghi A, Minghetti S, Corazza M. Mometasone fuoroate 0.1% ointment in the treatment of vulvar lichen sclerosus: a study of efficacy and safety on a large cohort of patients. J Eur Acad Dermatol Venereol. 2014;28(7):943-8.

Wallace HJ. Lichen sclerosus et atrophicus. Trans St John's Hosp Dermatol Soc. 1971;57:9-30.

Weidner T, Peckruhn M, Elsner P. Koebner phenomenon of extragenital lesions in lichen sclerosus et atrophicus in a 10-years-old girl. Klin Padiatr. 2017;229(4):247-8.

Wieselthier JS, Pincus SH. Hailey-Hailey disease of the vulva. Arch Dermatol. 1993;129(10):1344-5.

Índice remissivo

● ● ● ● ● ● ● ● ● ● ●

Obs.: números em *itálico* indicam figuras; números em **negrito** indicam tabelas e quadros.

A

Abaulamento na região inguinal, *266*
Abscesso(s), *230*
– neurais, 453
Absidia, 42
Abuso infantil, **24**
Acidente pela aranha marrom, **24**
Ácido(s)
– graxos livres, 138
– tricloroacético, 415
Acne
– conglobata, 108
– cosmética, 108
– da mulher adulta, 108
– escoriada, 108
– *fulminans*, 108
– mecânica, 108
– neonatal, 108
– ocupacional, 108
– tropical, 108
– vulgar
– – apresentações especiais, 108
– – epidemiologia, 106
– – manifestação clínica dermatológica, 107
– – patogênese, 106
– – quadro clínico sistêmico, 108
Acrocórdon, 164
Acrodermatite contínua de Hallopeau, 101
Adenite inguinal, 469
– direita, *468*

Adenomegalia na região inguinal ipsilateral, 468
Afecção(ões)
– da mucosa oral, 572
– das mucosas, 561
– – conceito, 561
– – genital feminina, 561
– psicogênicas, 419
– – conceito, 419
– – delírio de parasitose, 425
– – dermatite artefata, 428
– – escoriação neurótica, 420
– – tricotilomania, 422
Afta(s)
– conduta, 574
– curso da doença, 574
– de Mickulicz, 573
– diagnóstico, 574
– epidemiologia, 573
– exame histopatológico, 574
– hemorrágicas, 89
– *major*, 573
– manifestação clínica dermatológica, 573
– *minor*, *572*, 573
– patogênese, 573
Aglutininas ao frio, **42**
Aids, 474
Alopecia
– androgenética
– – diagnóstico diferencial, 539
– – etiopatogênerse, 538

- exames laboratoriais, 539
- feminina, *537*
- quadro clínico, 538
- tratamento, 539
- areata, 424
- "em clareira", 464
- frontal fibrosante
  - diagnóstico diferencial, 541
  - etiopatogênese, 541
  - exames laboratoriais, 542
  - quadro clínico, 541
  - tratamento, 542, 22
- frontal fibrosante, *540*

Alteração(ões)
- dérmicas, exemplos de doenças que apresentam pápulas, **66**
- dermoepidérmicas, exemplos de doenças que apresentam pápulas, **66**
- epidérmicas, exemplos de doenças que apresentam pápulas, **66**
- *half and half*, 413
- metabólicas, 409
  - manifestações cutâneas de, 409
- pigmentares, exemplos de doenças que apresentam pápulas, **66**

Amiloidose, **24**

Ancylostoma
- *braziliensis*, 524
- *caninum*, 524

"Anel lilás", 192

Anemia
- falciforme, **42**
- hemolítica grave, **42**

Anetodermia
- conduta, 205
- diagnóstico diferencial, 204
- epidemiologia, 203
- exames laboratoriais, 205
- manifestação clínica dermatológica, 204
- patogênese, 203

Angioedema, 46
- hereditário, *56*
  - algoritmo diagnóstico, *59*

- classificação, 57
- conduta, 58
- definição, 57
- epidemiologia, 57
- exames laboratoriais, 58
- fisiopatologia, 57
- manifestações clínicas, 58

Angiofibromas faciais, *272*, 273

Anoníquia, unhas das mãos com tendência à, *556*

Anorretite, 466

Anti-histamínicos, 52
- sistêmicos, 238

Antraz
- epidemiologia, 439
- manifestação clínica dermatológica, 439
- quadro clínico, 439
- tratamento, 439

Arterite cutânea, **43**

Artralgias, 77

Artrite
- cutânea, 326
  - critérios para diagnóstico de, **328**
- psoriásica, 477

Aspergillus, **42**

Aspergilose, 505

Ateroembolia, **43**

Atividade urinária, *score* de, **53**

Atrofia
- branca de Milian
  - conduta, 207
  - diagnóstico diferencial, 206
  - epidemiologia, 205
  - exame(s)
    - histopatológico, 206
    - laboratoriais, 206
  - manifestação clínica dermatológica, 206
  - patogênese, 205
- conceito, 201
- doenças que cursam com, 201
- macular, 203

Autoanticorpos, 216

Avitaminoses, 409

B

Bacilo álcool-ácido resistentes, 445
Baciloscopia, 450, 459
Bacterioscopia, 469
Bebê colódio, 289
Biologia molecular, 459
Black dots, 514, 536
Black palms, 28
Blastomicose queloideana, 505
Blenorragia, 466
Bleomicina intralesional, 71
Blastomicose norte-americana, 505
Bolha(s), 81
– de conteúdo sero-hemático na face, *403*
– em membros superiores, grandes, 277
– flácidas
  – de conteúdo seroso, *82*
  – de conteúdo seroso, erosões e crostas hemorrágicas, *84*
– tensas, de conteúdo seroso, *82*
Bubão cancroso, 469

C

Cabelos, 533
– conceito, 533
– doenças que acometem os, 533
Calcanhar negro, 164
Calcifilaxia, **24**, 40, **42**
Calosidade, 70, *162*, 167
– conduta, 168
– diagnósticos, 168
– epidemiologia, 167
– no quinto quirodáctilo esquerdo, *167*
– patogênese, 167
– quadro clínico dermatológico, 168
Calymmatobacterium granulomatis, 472
Cancro mole, 469
Cancroide
– diagnóstico diferencial, 469
– epidemiologia, 469
– exames laboratoriais e histopatológico, 469
– manifestações clínicas, 469
– patogênese, 469
– tratamento, 469
Candidíase, 47
Carbúnculo, 439
Carcinoma
– basocelular, 348
  – classificação, 350
  – esclerodermiforme, 350
  – mofeiforme, 350
  – nodular na região infraorbicular direita, 349
  – pagetoide, 350
  – subtipo nodular, 350
  – superficial, 350
– epidermoide, 149
– espinocelular, 70, 71, 149, *162*, 352, 355
  – classificação histológica, 356
  – conduta, 356
  – diagnóstico diferencial, 355
  – epidemiologia, 352
  – fatores de risco, 353
  – histopatologia, 356
  – *in situ*, 355
  – manifestação clínica dermatológica, 354
  – no dorso do antebraço esquerdo, *352*
  – oral, 355
  – patogênese, 353
  – variantes clínicas, 355
– verrucoso, *162*, 356, 486
Cauterização, 77
– química, 415
Cefaleia, 77
Célula(s)
– basaloide, proliferação de, 338
– de Virchow, 450
– *natural killers*, 475
– "névicas", 332
Células-tronco da crista neural, 333
Celulite, 242, 439
– epidemiologia, 440
– fatores de risco, 440
– manifestação clínica dermatológica, 440
– quadro clínico, 441

- tratamento, 441
Ceratoconjuntivite, 481
Chikungunya, **21**
Chlamydia trachomatis, 467, 470
Cianose, 3, 131
Cicatriz(es), *230*
- atróficas, *266*
- atróficas e hiperpigmentadas nas pernas, 120, 7
- crateriforme, 439
- discrômicas, 411
- em "saca-bocado", *326*
Cisto(s)
- cutâneos, *119*
- epidermoide, 339
  - exame dermatológico, *339*
  - palpação da lesão, *339*
Clavus, *162*, 164
Coagulação intravascular disseminada, **22, 42**
Coccidioidomicose, 505
Coilocitose, 156
"Colar de casal", 413
Colarete de Biet, 464
Comedos, 107
Complexo
- esclerose tuberosa, 273
  - conduta, 276
  - critérios clínicos para o diagnóstico de, **274, 275**
  - diagnóstico, 274
  - exames
    - complementares, 275
    - laboratoriais diagnósticos, 275
  - manifestações clínicas dermatológicas, 273
  - patogênese, 273
  - quadro clínico, 274
  - tratamento, 276
Condiloma
- acuminado, 155, 486
  - conduta, 156
  - diagnóstico diferencial, 156
  - epidemiologia, 155
  - exames

- complementares, 156
- laboratoriais diagnósticos, 156
- manifestação clínica dermatológica, 155
- patogênese, 155
Contagem de plaquetas, **20**
Coproporfirinas, 495
Corpúsculo
- de Donovan, 473
- de Henderson-Patterson nos queratinócitos, 488
Corticoides tópicos, 238
Crimeia-Congo, **21**
Criofibrinogenemia, **42**
Crioglobulinemia, **24, 42**
Crioterapia, 166, 338
Criptococose, 505
Cromomicose, 505
- diagnósticos, 514, 515
- manifestação clínica, 514
- patogênese, 513
- tratamento, 515
Crosta(s), *412*
- hemorrágicas, 89
- láctea, 139
- na mucosa oral, *384*
- nos lábios e face, *89*
Cultura
- colônia de fungo filamentoso, *497*
- para micobactérias, 459
Curetagem, 338
Cutisfagia, 424

D

Deficiência
- da vitamina K, **22**
- de fatores de anticoagulação, **22**
- funcional de plaquetas, **20**
Degranulação dos mastócitos, 48
Delírio de parasitose, 419, *425*
- conduta, 427
- diagnóstico, 426
- epidemiologia, 425
- fisiopatologia, 425

- manifestações clínicas, 426
Demodecidose, 105
Dengue, **21**
Deposição de cristais de oxalato, **43**
Depressões puntiformes no esmalte dentário, 274
Dermatite(s)
- artefata, 419, *428*
  - conduta, 430
  - diagnóstico, 429
  - epidemiologia, 429
  - exames complementares, 430
  - manifestações clínicas, 429
- atópica
  - conduta, 237
  - diagnósticos diferenciais, 237
  - epidemiologia, 235
  - exames laboratoriais, 237
  - fase inicial e da progressão para fase crônica da, *236*
  - manifestações clínicas, 236
  - patogênese, 235
  - terapêutica sistêmica, 238
  - terapia tópica, 238
- de contato, 239
- de contato alérgica, 239, 240
- de contato irritativa, 239
- esfoliativa, 247
- factícia, 428
- herpetiforme, 92, *93*
- liquenoide pigmentada de Gougerot e Blum, **23**
- perioral, 105
- seborreica, 132, 137
  - do adulto, 140
  - do lactente, 139, *140*
  - na face, *138*
  - no tronco, *138*
Dermatobia hominis, 528
Dermatocompulsões, 424
Dermatofitoses, 62
Dermatomiosite, 212, 307
- alterações cutâneas da, 215
- do adulto, 214
- juvenil, 214

- rastreamento proposto para diagnóstico de câncer em pacientes com, 383, 14
Dermatoporose, **24**
Dermatoscopia, *332*
- das lesões de atrofia branca, *321*
- resultando a descamação peripilar, *540*
- revelando áreas cicatriciais politriquia, *542*
Dermatose(s)
- eritematoescamosas, 132
- paraneoplásicas
  - conceito, 379
  - dermatomiosite paraneoplásica, 381
  - pênfigo paraneoplásico, 385
  - prurido paraneoplásico, 388
  - síndrome de Sweet, 390
- vesicobolhosas autoimunes, classificação das, *83*
Dermatoviroses, 479
- conceito, 479
- herpes simples labial, 480
- herpes-zóster, 483
- molusco contagioso, 488
- verruga vulgar, 485
Descamação, 131, *249*, *412*
- papilar, *540*
Descrição dermatológica, 409
Diabetes mellitus, 182
Diatermia, 170
Discromias residuais, *261*
Disfunção(ões)
- da barreira cutânea, 235
- da imunidade adquirida, 235
- da imunidade inata, 235
Dispareunia, 567
Displasia do osso esfenoide, 128
Distrofia canalicular de Heller, 557
Distúrbio da coagulação, **22**
Dobra ungueal proximal, *551*
Doença(s)
- autoimune(s)
  - do tecido conectivo, 299
    - conceito, 299
    - dermatomiosite, 307

587

- – lúpus eritematoso discoide, 300
- – lúpus eritematoso subagudo, 303
- dos vasos, 311
- bolhosas e erosivas da vulva, 570
- de Behçet, *178*
- de Bowen, 70
- de Crohn
  - – diagnóstico, 228, 229
  - – epidemiologia, 228
  - – patogenia, 228
  - – tratamento, 229
- de Darier linear, 174
- de Darling, 505
- de Degos, **42**
- de Gilchrist, 505
- de Hailey-Hailey, *570*, 571
- de Jorge Lobo, 505
- de Mondor, **24**
- de Sutton, 573
- de von Willebrand, *22*
- dermatológica sem lesão evidente, 265
- do tecido conectivo, **24**
- dos três D, 413
- hemorrágica, exames laboratoriais nas, **20**
- inflamatória intestinal, 228
- mieloproliferativa(s), **21, 42**
  - – com paraproteinemias, **24**
- papulosas
  - – generalizadas, **66**
  - – localizadas, **66**
- papulosa, exemplos e correspondência histopatológica, **66**
- paraneoplásicas, 379
- pigmentar progressiva de Schamberg, **23**
- que cursam com atrofia, 201
- sexualmente transmissíveis, 461
  - – cancroide, 469
  - – conceito, 461
  - – donovanose, 472
  - – gonorreia, 466
  - – HIV/aids, 474
  - – linfogranuloma venéreo, 470
  - – prurido, 477

- – sífilis, 463
- – síndrome da reconstituição imune, 477
- – uretrites não gonocócicas, 467
- veno-oclusivas, **178**
- vesicobolhosas autoimunes, 82
- zooparasitárias
  - – conceito, 517
  - – escabiose, 518
  - – larva *migrans*, 524
  - – miíase, 528
  - – pediculose do corpo, 526
  - – pediculose do couro cabeludo, 521
  - – pediculose pubiana, 527
  - – tungíase, 523

Donovanose
- diagnóstico diferencial, 473
- epidemiologia, 472
- etiologia, 472
- exames laboratoriais e histopatológico, 473
- manifestações clínicas, 473
- tratamento, 473

DRESS, *254*

Droga, erupções por, 393

E

Ecthyma gangrenosum, **42**

Ectima, *178*, 436
- diagnóstico diferencial, 437
- exames laboratoriais e histopatológico, 438
- manifestação clínica dermatológica, 437
- patogênese, 437
- quadro clínico, 437
- tratamento, 438

Eczema, 62, *252*
- atópico, 233
- classificação segundo a etiopatogenia, *234*
- conceito, 233
- conduta, 252
- de contato, 233, 239
- de estase, 233, 242
  - – conduta, 243
  - – diagnósticos diferenciais, 242
  - – exame histopatológico, 242

- manifestações clínicas, 242
- patogênese, 242
- dermatológico, *234*
- diagnóstico diferencial, 252
- disidrótico, 233, 243
  - conduta, 244
  - epidemiologia, 244
  - exame histopatológico, 244
  - manifestações clínicas, 244
  - patogênese, 244
- epidemiologia, 251
- exames histopatológico e laboratoriais diagnósticos, 252
- herpético, 481
- manifestação clínica dermatológica, 251
- mumular, 233
- patogênese, 251
- vesicular palmoplantar, 243

Edema(s)
- da face, *305*
- facial em paciente eritrodérmica, *254*
- locais mal delimitados, *440*
- nos lábios, *403*

Efélides, 128
Eflúvio telógeno, *523*
- diagnóstico diferencial, 536
- etiopatogênese, 535
- exames laboratoriais, 536
- pós-cirúrgico, 534
- quadro clínico, 535
- tratamento, 536

EIA (*enzyme immunoassay*), 77
Eletrocautério, 338
Embolia
- de mixoma atrial, **43**
- gasosa, **43**
- gordurosa, **43**
- vascular, **23**

Êmbolo de colesterol, **43**
Enantema, 4, 131
Encefalite, 481
Endocardite, **43**
Enoxaparina, paciente ao término do uso de, *318*

Enzima(s)
- musculares, 216
- uroporfirinogênio descarboxilase, 410

Eosinofilia, 62
Epidermodisplasia verruciforme, 485
Epidermólises bolhosas
- distrófica, 281
- hereditárias, 276
- juncional, 280
- simples, 277

Epitélio mucoso, 567
Equimose
- na pele fotodanificada do antebraço da paciente, *30*
- por distúrbios primários da coagulação, 31

Equimose, 12, 17
- *per se*, 17

Erisipela, 242, 440
Eritema, 3, 131, *249*
- conceito, 131
- da face, *305*
- descamação e edema da face, *398*
- figurados, 4
- indurado de Bazin, 118, 226
- locais mal delimitados, *440*
- no couro cabeludo, *132*
- nodoso, 226
  - caso clínico, 116
  - conduta, 118
  - diagnóstico diferencial, 117
  - epidemiologia, 116
  - exames complementares, 117
  - manifestação clínica dermatológica, 117
  - patogênese, 117
  - quadro clínico, 117
- pérnio, **24**
- pigmentar fixo, 396
- vermelho alaranjado no tronco, *144*

Eritrodermia, 4, 247, *370*, 477
- conceito, 247
- ictiosiforme congênita, 290

Eritromeralgia secundária, **42**
Eritroplasia de Queyrat, 195, 355, 486

Erosão(ões), 177
- hemorrágicas, 89
- na mucosa oral, *384*
- nos lábios e face, *89, 403*
- recobertas por crostas marrom-amareladas de aspecto melicérico, múltiplas, *434*
Erupção(ões)
- acneiforme, 105
- fixa medicamentosa
  - conduta, 397
  - diagnósticos diferenciais, 397
  - epidemiologia, 396
  - exames laboratoriais e histopatológico, 396
  - manifestação clínica dermatológica, 396
  - patogênese, 396
- por drogas, 393
  - conceito, 393
  - erupção fixa medicamentosa, 396
  - pustulose exantemática generalizada aguda, 401
  - síndrome de Stevens-Johnson, 404
  - síndrome DRESS, 397
- variceliforme de Kaposi, 481
Escabiose, 62
- complicações, 520
- diagnóstico diferencial, 520
- epidemiologia, 518
- exames laboratoriais e histopatológico, 520
- manifestação clínica dermatológica, 519
- patogênese, 519
- quadro clínico, 520
- tratamento, 520
Escama
- espessas, *249*
- no couro cabeludo, *132*
Esclerose, 191, *198*
- conceito, 191
- sistêmica
  - conduta, 199
  - diagnósticos diferenciais, 198
  - epidemiologia, 196
  - exame(s)

- histopatológico, 198
- laboratoriais, 198
- manifestação clínica dermatológica, 197
- patogênese, 197
- quadro clínico, 198
- sistêmica, *178*
Escorbuto, **24**
Escoriação(ões)
- e lesões prurigoides nos membros superiores e tronco, *387, 388*
- na região cervical, múltiplas, *521*
- neurótica, 419, *420*
  - conduta, 421
  - diagnóstico, 421
  - epidemiologia, 421
  - exames complementares, 421
  - manifestações clínicas, 421
Escrofuloderma, 225
"Espinhas" no couro cabeludo, 542
Esporotricose, 505
- diagnóstico, 512
- manifestação clínica, 512
- patogênese, 512
- tratamento, 513
Estado de hipercoagulabilidade, *178*
Estase venosa, *178*
Estomatite aftosa recorrente, 573
Estresse oxidativo, *7*
Estria(s)
- alba, 202
- conduta, 203
- de Wickham, 72
- diagnóstico diferencial, 202
- epidemiologia, 202
- exame(s)
  - diferencial, 203
  - histopatológico, 203
  - laboratoriais, 203
- manifestação clínica dermatológica, 202
- patogênese, 202
- rubra, 202
- violáceas no abdome, *202*
Estrongiloidíase disseminada, **42**

Etilismo crônico, 182
Exame(s)
- anatomopatológico
    - com coloração pela hematoxilina-eosina, *327*
    - da pele, periulceração, *317*
- dermatológico, *332*
    - erupção vesicobolhosa sobre base eritematosa, *243*
    - máculas eritemato-hipercrômicas, *241*
    - placa eritematoliquenificada, *239*
- dermatoscópico demonstrando presença de glóbulos purpúricos, *26*
- em campo escuro, 465
- laboratoriais nas doenças hemorrágicas, **20**
- micológico direto, *497*
- sorológico, 450
Exantema(s), 5
- maculopapular extenso, *398*
- malar do lúpus sistêmico, 105
- morbiliforme não pruriginoso, 464
- virais, 479
Exostose
- subungueal, 554
    - apresentação clínica, 555
    - diagnósticos diferenciais, 555
    - epidemiologia, 554
    - exame(s)
        - diagnósticos, 555
        - histológico, 555
    - patogênese, 555
    - tratamento, 555
Expansão séssil, *554*
Exposição solar, 336
Exulceração, 177

F

Face, eritema, descamação e edema da, *398*
Faringite, 466
Farmacodermia
- conduta, 254
- diagnóstico diferencial, 253
- epidemiologia, 253

- exame(s)
    - histológico, 254
    - laboratoriais diagnósticos, 253
- manifestação clínica dermatológica, 253
Farmacodermia, *254*
- exames laboratoriais diagnósticos, 253
- fluxograma para diagnóstico de, *394*
Fasciíte necrotizante, **43**
Febre(s)
- amarela, **21**
- de Lassa, **21**
- hemorrágicas, **21**
- tifoide, **21**
Fenômeno
- de Koebner, 72
- de Lúcio na hanseníase, **24, 42**
- pró-zona, 77
Feo-hifomicose, 505
Fibroma ungueal, 274
Ficomicose, 505
Fiebre de San Joaquin, 505
"Figuras em chama", 61, 62
Fio(s)
- com formato de tulipas, 423
- encaracolados, 423
- fraturados em diversos comprimentos, 423
- tortuosos, 423
Fissura causada por eczema de contato por cimento, *252*
Fístula, 223
- conceito, 223
- diagnóstico diferencial das, 223
Flushing, 105
Fogo selvagem, 85
Foliculite, 105
- decalvante, *542*, 543
    - diagnóstico diferencial, 544
    - etiopatogenia, 543
    - quadro clínico, 544
    - tratamento, 544
- dissecante, 544
- fúngica, 544
- quadro clínico, 441

- tratamento, 442
Folículos pilosos
- fase anágena dos, 535
- miniaturização dos, 538
Fotoexposição solar crônica, 212
Fotoproteção, 32
FTA-Abs (*Treponema pallidum immobilization*), 77
Ftiríase, 527
Furúnculo, 442
- quadro clínico, 442
- tratamento, 442

G

Gangrena simétrica periférica, **42**
Gene
- *PORNC*, mutação do, 208
- *RECQL4*, mutação do, 221
Genotipagem, 227
Glóbulos purpúricos, *26*
Glucantime, 508
Gonorreia
- epidemiologia, 466
- manifestações clínicas, 467
- patogênese, 466
Granuloma
- inguinal, 472
- piogênico
  - conduta, 154
  - diagnóstico diferencial, 154
  - epidemiologia, 153
  - exame histopatológico, 154
  - manifestação clínica dermatológica, 154
- venéreo, 472

H

Haemophilus ducreyi, 469
Half and half, 413
Hamartomas benignos, 171
Hanseníase, *178*, 182
- "bonita", 448
- forma dimorfa-dimorfa

- em reação tipo 1
  - conduta, 453
  - diagnóstico diferencial, 453
  - epidemiologia e patogênese, 452
  - exames laboratoriais diagnósticos, 453
  - manifestações dermatológicas, 452
  - quadro clínico associado, 453
- forma virchowiana
  - conduta, 451
  - diagnósticos diferenciais, 449
  - epidemiologia, 447
  - exames laboratoriais diagnósticos, 449
  - manifestações clínicas dermatológicas, 447
  - patogênese, 447
  - quadro clínico, 448
- indeterminada, 7
- virchowiana, **42**
Hantavirose, **21**
Helicobacter pylori, 47
Heliotropo, *214*, 215, 307
Hemácias extravasadas, 29
Hemangioma
- capilar lobular, 153
- infantil, 292
  - classificação oficial pela Sociedade Internacional para o Estudo de Anomalias Vasculares, **294**
  - conduta, 295
  - diagnóstico, 293
  - epidemiologia, 292
  - exames complementares, 294
  - manifestações clínicas dermatológicas, 293
  - patogênese, 292
  - tratamento, 295
- na infância, localizações de risco dos, **296**
Hemartroses, 18
Hemodiluição, **22**
- pós-coagulante, **22**
Hemofilia, **22**
Hemoglobinúria paroxística noturna, **21, 42**
Hemossiderófagos, 29
Herpes

- genital, 481
  - conduta, 482
- labial conduta, 482
- neonatal, 481
- simples labial, *480*
  - diagnósticos diferenciais, 481
  - epidemiologia, 480
  - exame(s)
    - histopatológico, 481
    - laboratoriais, 481
  - manifestações clínicas, 481
  - patogênese, 480
- simples, 81
Herpes-zóster, 81, *482*
- complicações, 483
- conduta, 484
- diagnósticos diferenciais, 483
- em paciente imunossuprimido, *474*
- epidemiologia, 483
- exames laboratoriais e histopatológico, 483
- manifestações clínicas, 483
- patogênese, 483
Hialo-hifomicose, 505
Hidradenite supurativa
- clínica, 231
- epidemiologia, 231
- patogenia, 231
- tratamento, 232
Hidratação da pele, 238
Hifas septadas, *497*
Hipercolesterolemia, 415
Hipercromia, 4
Hiperpigmentação, 411
- pós-inflamatória, 14
Hiperqueratose palmar, 143
Hipertrofia das cutículas, *306*
Hipocomplementêmica, 55
Hipocromia, 4
- pós-inflamatória, 7
Hipoplasia dérmica focal
- conduta, 209
- diagnóstico diferencial, 209
- epidemiologia, 208

- exames laboratoriais e histopatológico, 209
- manifestação clínica dermatológica, 208
- patogênese, 208
Histopatologia, 450
Histoplasmose, 505
- africana, 505
- Duboisii, 505
HIV
- infecção primária pelo, 474
- natural da infecção pelo, 474
- primoinfecção pelo, 475
Hortaea werneckii, 497

I

Ictiose(s)
- arlequim, 290
- congênitas, 284
  - autossômicas recessivas, 289
  - classificação, **287, 288**
  - manifestações clínicas dermatológicas, 285
  - patogênese, 285
  - subtipos, **286, 287**
  - tratamento, 291
- epidermolítica, 290
- lamelar, 290
- queratinopática, 290
- recessiva ligada ao, 289
- vulgar, 289
Impetigo, 433
- complicações, 436
- conduta, 436
- contagioso de Tilbury Fox, 435
- diagnóstico diferencial, 435
- epidemiologia, 434
- exames laboratoriais e histopatológico, 435
- herpetiforme, 101
- manifestação clínica dermatológica, 435
- patogênese, 435
- quadro clínico, 435
Imunidade
- adaptativa, 6
- inata, 6
Imunobiológicos, 238

Imunofluorescência direta, *93*
Imunorreagentes nos vasos da derme, *324*
Imunossupressão sistêmica, 238
Incontinência pigmentar, *162*
Incompetência valvular, 242
Infância, afecções congênitas, hereditárias e vasculares da, 271
Infecção(ões)
– bacteriana(s), 433
  – antraz, 439
  – celulite, 439
  – conceito, 433
  – ectima, 436
  – erisipela, 439
  – foliculite, 441
  – furúnculo, 442
  – impetigo, 434
– fúngicas angioinvasivas, **42**
– micobacterianas, 445
  – conceito, 445
  – hanseníase forma dimorfa-dimorfa, 452
  – hanseníase forma virchowiana, 447
  – micobacteriose atípica, 457
  – tuberculose cutânea, 454
– oportunistas, 476
– pelo papilomavírus humano, 155
– por Rickettsias, **21**
Inibidor(es)
– da calcineurina tópicos, 238
– de mTOR, 276
Insuficiência
– hepática, **22**
– renal, **22**
Interferon-gama *release assay* (IGRA), 226
Intradermorreação, 226
Iodeto de potássio, 513

K

Klebsiella granulomatis, 472

L

Lâmpada de Wood, 9

Larva migrans
– diagnóstico diferencial, 525
– epidemiologia, 524
– manifestação clínica dermatológica, 525
– quadro clínico, 525
– tratamento, 525
Laser
– *excimer*, 8
– *Q-switched*, 12
Laserterapia na púrpura actínica, 32
Lavagem excessiva, 424
Leishmânias, 507
Leishmaniose, *178*, 506
– cutânea, 507
  – difusa, 507
– mucocutânea, 507
– tegumentar americana
  – conduta, 186
  – diagnósticos diferenciais, 186
  – epidemiologia, 185
  – exame(es)
    – histopatológico, 185
    – laboratoriais diagnósticos, 185
  – manifestação clínica dermatológica, 185
  – patogênese, 185
– visceral, **21**
Lentigo maligno, 359
Leptospirose, **21**
Lesão(ões)
– aftoides na língua, *89*
– atróficas ovaladas, 204
– cicatricial de atrofia branca
  – na estase venosa crônica, *320*
  – vasculopatia livenoide, *319*
– coloração vermelho-viva, com vasos de diversos calibres na superfície, *292*
– com aspecto de alvo atípico nos membros inferiores, *404*
– crostosas no tronco, *88*
– de atrofia branca, *320*
– de livedo racemosa, 326
– dermatológicas comuns, 41
– discoide da face, *300*

- disseminadas na face, 68
- em placa(s)
    - com centro atrófico e vegetações alternadas com exulcerações, *454*
    - foveolares da hanseníase, *452*
- eritematodescamativa(s)
    - acastanhadas no dorso das mãos
    - e antebraços, *412*
    - no V do decote, 303
    - palmares, *462*
- eritematoexulcerada na região do pescoço, 412
- eritematopapulosa com descamação periférica no tronco, *462*
- eritematosa, *412*
- eritematosa de formato serpiginoso na lateral da perna, *525*
- eritematovioláceas, *306, 307*
    - com distribuição simétrica no V do decote, 307
- erodidas no tronco, *88*
- hipocrômicas, *493*
- liquenoides, *72*
- maculosas hipercrômicas, 27
- palmar de sífilis secundária, *76*
- papulosa, *67, 69, 156, 446*
    - eritematosas, *75*
- prurigoides múltiplas, *266*
- purpúricas confluentes formando padrão retiforme, **40**
- queratósica, 156
- ulceradas no pênis, *468*
- ulceradas no prepúcio, 468
- ulcerovegetante, extensa, *472*
- vegetante, 156
    - diagnóstico diferencial das, *150*
- verrucosas, *162*
- vesicobolhosas, 81
Leucemia, **21**
Leucodermia(s), 4
- associadas a melanoma ou a esclerodermia, 7
Levedura do gênero *Malassezia*, 494
Leveduriformes, 495
- com aspecto de "garrafa de boliche", 495

- comparadas a "espaguete com almôndegas", 495
Linfadenomegalias, 260
Linfoadenomegalia satélite, 185
Linfogranuloma venéreo
- diagnóstico diferencial, 471
- epidemiologia, 470
- exames laboratoriais, 471
- manifestações clínicas, 471
- patogênese, 470
Linfoma, *178*
- cutâneo
    - com manifestações cutâneas primárias
        - WHO-EORTC dos, **364**
    - de células T, estadiamento dos, **368**
    - primário de células B, 374
    - primário de células T, 365
- de Hodgkin, *266*
- difuso de grandes células B, 374
Língua
- despapilada, 413
- geográfica, 101, *575*
    - conduta, 577
    - diagnóstico, 576
    - epidemiologia, 576
    - exame histopatológico, 576
    - manifestação clínica dermatológica, 576
    - patogênese, 576
Lipídios, depósitos na pele, 415
Lipoma, 341
- exame dermatológico, *342*
Líquen
- amiloide, *416*
    - conduta, 417
    - diagnósticos diferenciais, 416
    - epidemiologia, 416
    - exames laboratoriais, 417
    - manifestações clínicas, 416
    - patogênese, 416
- áureo, **23**
- escleroso e atrófico
    - conduta, 196
    - diagnósticos diferenciais, 195

595

- epidemiologia, 194
- exame histopatológico, 195
- manifestação clínica dermatológica, 195
- patogênese, 194
- estriado, 174
- nítido, 164
- plano, 164, *561*
  - actínico, 74
  - agudo, 74
  - anular, 74
  - atrófico, 74
  - bolhoso, 74
  - conduta, 73
  - conduta, 75
  - diagnóstico diferencial, 73
  - epidemiologia, 71
  - erosivo, 195, *577*
  - exames laboratoriais diagnósticos, 73
  - hipertrófico, 74
  - inverso, 74
  - linear, 74
  - manifestação clínica dermatológica, 72
  - medicamentoso, 74
  - oral, 74
  - patogênese, 72
  - pigmentoso, 14
  - planopilar, 74
  - quadro clínico, 73
  - ulcerativo, 74
  - ungueal, 74
  - variantes de, 74
  - vulvovaginal, 74
- seroso e atrófico, *565*
  - vulvar, 565
    - diagnósticos diferenciais, 569
    - exames laboratoriais, 568
    - patogênese, 566
    - quadros clínicos, 566, 568
    - tratamento, 569
- simples crônico, 233
Livedo
- racemosa, 321
- reticular, 318

Loxoscelismo, **24**
Lúpus
- eritematoso
  - discoide, 300
  - cutâneo subagudo, 7
  - discoide, 300
  - subagudo, 303
- vulgar, 454

M

M. avium intracellulare, 457
M. kansasii, 457
M. marinum, 457
M. scrofulaceum, 457
M. ulcerans, 457
Mácula
- conceito, 3
- eritematosa na face, 302
- hipercrômicas ovaladas nos locais das lesões prévias, *395*
- melasma, 9
- nevo de Ota, 11
- ocronose exógena, 13
- vitiligo, 5
Má-formações venosas, 12
Mal
- perfurante, *178*
- conduta, 183
- diagnósticos diferenciais, 183
- epidemiologia, 182
- exames histopatológico e laboratoriais diagnósticos, 183
- manifestação clínica dermatológica, 183
- patogênese, 182
Malária, **21**
Malassezia furfur, 139
Mancha(s), 3
- anêmica, 4
- angiomatosa, 4
- em confete, 273
- hipocrômicas, *272*
  - em folha, 273
- lívida, 4

- mongólica, 12
- pigmentares, 4
- vasculossanguíneas, 3

Manobra de Valsalva, **24**

Mão em "garra de lagosta", 207, *208*

Marcha atópica, 235

Massa volumosa na região inguinal, *470*

Mastocitomas, 62, 4

Melanoma, *357*
- extensivo superficial com área nodular
- no dorso, 357
- lentiginoso acral, 359
- nodular, 359
- subtipos, 359

Melanoníquia estriada
- apresentação clínica, 549
- aspectos histopatológicos, 550
- diagnósticos diferenciais, 549
- etiopatogenia, 548
- exames diagnósticos, 550
- lateral, *548*
- patogênese, 548
- tratamento, 550
- Melanoníquia, *556*
- unhas das mãos com tendência à, *556*

Melasma, *8*
- conduta, 10
- diagnósticos, 9
- epidemiologia, 9
- manifestação clínica dermatológica, 9
- patogênese, 9

Meningococcemia, 21, **42**

Método
- de Porto, *494*
- de Ziehl-Neelsen, 450

MHC (*major histocompatibility complex*), 543

Miacina, 413

Micobactérias, 445

Micobacteriose atípica, 457
- diagnósticos diferenciais, 458
- exames laboratoriais, 459
- manifestações dermatológicas, 458
- quadro clínico associado, 458

- tratamento, 459

Micobacterium tuberculosis, 225

Micose(s)
- fungoide poiquilodérmica, 212
    - conduta, 219
    - diagnóstico diferencial, 218
    - epidemiologia, 217
    - estadiamento, 218
    - exame(s)
        - histológico, 218
        - laboratoriais, 218
    - manifestações dermatológicas, 218
    - patogênese, 218
- profundas, *178*, 505
- sistêmicas, 505
- superficiais, 491
    - conceito, 491
    - cutâneas, *492*
    - inflamatórias, 501
    - não imflamatórias, 491
        - piedra branca, 498
        - pitiríase versicolor, 494
        - tinha negra, 497

Microabcesso
- de Munro, 136
- de Pautrier, 218

Microangiopatia, 242

Micro-Hutchinson, 550

Micropoliadenopatia generalizada, 464

Microsporum canis
- cultura, *502*
- exame direto, *502*
- microcultivo, *502*

Miíase, 528
- furunculoide, 528
- secundária, 528

Milia, 411

Micoses profundas, *162*

Molusco
- contagioso, 67, *487*
    - conduta, 488
    - conduta, 68
    - diagnósticos diferenciais, 68, 488

- epidemiologia, 67, 488
- em paciente imunossuprimido, *476*
- exame histopatológico, 488
- exames laboratoriais diagnósticos, 68
- manifestação clinicas, 68, 488
- patogênese, 67, 488
- quadro clínico, 68

Moniletrix, 424

Morfeia
- "em golpe de sabre", 193
- apresentações especiais, 193
- diagnóstico diferencial, 193
- epidemiologia, 192
- exame(s)
  - histopatológico, 193
  - laboratoriais diagnósticos, 193
- manifestação clínicas, 192, 193
- quadro clínico geral, 193
- tratamento, 193

Mosaicismo, 208

Mucormicose, **42**

Mucosa(s)
- afecções das, 451
- oral
  - afeções da, 572
  - erosões e crostas na, *384*

Mucosite psoriasiforme, 576

Mycobacterium
- *leprae*, 445
- *tuberculosis*, 445

Mycoplasma pneumoniae, 404

N

Necrólise epidérmica tóxica, 82, 404

Necrose
- cutânea
  - induzida pela varfarina, 40
  - pela varfarina, **22**, **42**
- por cumarínicos, **42**

Neisseria gonorrhoeae, 466

Neoplasias hematológicas, 363

Neuralgia pós-herpética, 483

Neurofibroma, 126

Neurofibromatose, 126
- diagnóstico diferencial,
- epidemiologia, 127
- exames complementares, 129
- manifestação clínica dermatológica, 128
- patogênese, 128
- quadro clínico, 128

Nevo(s)
- acrômicos, 7
- anêmicos, 7
- azul, 12
- composto, *334*
- conjuntivos, 273
- de Ota, *11*
  - conduta, 12
  - definição, 11
  - diagnósticos, 12
  - epidemiologia, 11
  - manifestação clinica dermatológica, 12
  - patogênese, 12
- epidérmico, *162*, 171
  - avaliação complementar, 173
  - conduta, 174
  - diagnósticos, 173, 174
  - epidemiologia, 172
  - histopatologia, 173
  - patogênese, 172
  - quadro clínico dermatológico, 172
  - verrucoso inflamatório linear, 172, 173
  - verrucoso linear no hemitórax e membro superior direito, *171*
- hipocrômicos, 7
- intradérmico, *334*
- juncionais, 333, *334*
- melanocítico, *119*, 332
- organoide, *119*
- Ota, 14
- *spilus* associado a nevo azul, 12
- tipos, *334*

Nevus unius lateris, 172

Niacina na urina, 414

Nódulo(s), *230*
- amolecidos, *127*

- branco-amarelados aderidos à haste
- dos cabelos, *499*
- conceito, 115
    - eritema indurado de Bazin, 118
    - eritema nodoso, 116
    - panculite lúpica, 123
- de Lisch, 128
- eritemato-acastanhados, *120*
- eritematoso, *375*
- eritematovioláceo múltiplos, *116*
- eritematovioláceos ulcerados, *511*
- justarticulares, 464
- normocrômico na face anterior do tornozelo, 115
- por etiologia, *119*

Normocomplementêmica, 55
Notalgia parestésica discreta hipercromia na região escapular, *263*

O

Ocronose
- exógena, *12*, 14
    - conduta, 15
    - definição, 13
    - diagnósticos, 14
    - epidemiologia, 14
    - manifestação clínica dermatológica, 14
    - patogênese, 14
- por alcaptonúria, 14

Ocronose, 8
Omalizumab, 52
Onicodaquinomania, 557
Onicofagia, 424, 557
Onicólise distal da unha, *554*
Onicoteiromania, 557
Onicotemnomania, 557
Onicotilomania, 557
- apresentação clínica, 557
- aspectos histopatológicos, 558
- diagnósticos diferenciais, 558
- epidemiologia, 557
- exames diagnósticos, 558
- patogênese, 557
- tratamento, 558

Orifício de trajetos fistulosos, *230*
Osteíte gomosa, 464
Óstio, 544
Overlap líquen plano-lúpus eritematoso, 74
Oxalúria, **43**

P

Paciente imunossuprimido
- herpes-zóster em, *474*
- molusco contagioso em, *476*
- múltiplas verrugas genitais em, *476*

Padrão "árvore de Natal", 337
Palidez, 260
Panarício herpético, 481
Paniculite, *178*
- por etiologia, *120*

"Papel de cigarro", aspecto em, *365*
Papilomatose confluente e reticulada, *162*
Pápula(s), 107
- acrômicas e brilhantes múltiplas no abdome, *194*
- amareladas com ponto escuro central, *523*
- conceito, 65
- cor da pele, 415
- de Gottron, 214
- e placas hipocrômicas, múltiplas, *457*
- eritemato-purpúrea, 18
- eritematosas, *372*
- eritematosas e vesículas na palma da mão, *518*
- escoriadas, múltiplas, *261*
- foliculares, *104*
- generalizadas
    - líquen plano, 71
    - sífilis secundária, 76
- liquenificadas, *387*
- localizada, 67
    - molusco contagioso, 67
    - verruga vulgar, 69
- na região perianal, *155*
- nódulos eritematosos e vesículas, com tunelização no abdome, 518
- purpúreas ora isoladas, ora confluentes
- na coxa, *333*
- sobre base eritematosa, *102*

- vegetante, séssil, vinhosa no lábio superior, 154

Papulose
- bowenoide, 486
- linfomatoide, 372

Paracoccidioides brasiliensis, 509

Paracoccidioidomicose, 505
- Diagnóstico, 510
- Diagnóstico diferencial, 511
- forma crônica, 510
- forma juvenil, 510
- manifestação clínica dermatológica, 510
- patogênese, 509
- tratamento, 511

Parasitismo intracelular, 472

Parasitoses, 47

Patches localizados na mama, *365*

Patch-test, 239

PCR, ver Reação em cadeia de polimerase

Pectum carinatum, 128

Pediculose
- do corpo, 526
- do couro cabeludo
  - diagnóstico diferencial, 522
  - epidemiologia, 521
  - exames laboratoriais e histopatológico, 522
  - manifestação clínica dermatológica, 522
  - patogenia, 522
  - quadro clínico, 522
  - tratamento, 522
- pubiana, 527

Pediculus
- *humanus capitis*, 526
- *humanus corporis*, 526

PEGA (pustulose exantemática generalizada aguda), 401

Pelagra, *412*
- conduta, 414
- diagnósticos diferenciais, 413
- epidemiologia, 413
- exames laboratoriais, 414
- manifestações clínicas, 413
- patogênese, 413

Pele por membrana espessa, tensa e brilhante, *285*

Pelos telógenos, 535

Pênfigo
- benigno familiar, 570
- foliáceo, *87*, 88
  - diagnósticos, 86
  - endêmico, patogenia do, 85
  - formas clínicas, 86
- paraneoplásico, 385
- vegetante, 157
  - conduta, 158
  - epidemiologia, 157
  - exames laboratoriais diagnósticos, 158
  - manifestação clínica dermatológica, 157
  - patogênese, 157
- vulgar, 89
  - autoanticorpos patogênicos no, 90
  - tratamento, 91

Penfigoide bolhoso, *87*

Periniquiotilomania, 557

Periostite, 464

Periulceração, *317*

Petéquia(s), 17
- calcâneas, 25
  - conduta, 29
  - diagnóstico diferencial, 28
  - epidemiologia, 27
  - exames
    - complementares, 29
    - histopatológico, 28
    - laboratoriais diagnósticos, 28
  - exames laboratoriais diagnósticos, 28
  - manifestação clínica dermatológica, 27
  - patogênese, 27
  - quadro clínico geral, 27
- retiforme doenças ou entidades que podem se manifestar como, **42-43**
  - sinonímia na literatura de língua anglo-saxônica ou portuguesa, 25

PFAPA (febre periódica, estomatite aftosa, faringite, adenite), 573

Phthirius, 527

Picada de artrópodes, 62
Piedra branca, 498, *499*
- diagnóstico diferencial, 500
- epidemiologia, 500
- exames laboratoriais diagnósticos, 500
- manifestação clínica dermatológica, 500
- patogênese, 500
- tratamento, 500
Pigmentação
- externa, 4
- reticulada, 212
Pioderma
- facial, 105
- gangrenoso
  - conduta, 188
  - diagnósticos diferenciais, 188
  - epidemiologia, 187
  - exame(s)
    - histopatológico, 188
    - laboratoriais, 187
  - exames laboratoriais, 187
  - manifestações clínicas, 187
  - patogênese, 187
- gangrenoso, *178*
Piodermites, 433
Pitiríase
- rósea, 132, *141*, 142
  - conduta, 142
  - diagnóstico diferencial, 142
  - exames laboratoriais diagnósticos, 142
  - manifestação clínica dermatológica, 142
- rubra pilar, 132, *143*, *144*
  - conduta, 146
  - diagnóstico, 146
  - epidemiologia, 143
  - exames complementares, 146
  - manifestação clínica dermatológica, 145
  - patogênese, 145
- versicolor
  - diagnóstico diferencial, 495
  - epidemiologia, 494
  - exame
    - histopatológico, 495

- laboratoriais diagnósticos, 495
- exames laboratoriais diagnósticos, 495
- manifestação clínica dermatológica, 494
- patogênese, 494
- versicolor, 7
Pits, 274
Placa(s)
- arredondadas, tonsuradas, descamativas, 501
- atróficas
  - com eritema e telangectasias, múltiplas, *207*
  - e ovaladas múltiplas na lateral do tronco, *204*
  - seguindo as linhas de Blaschko, 208
- branca, não removível à raspagem, *477*
- com eritema e descamação no tronco na região pré-external, *138*
- de Shagreen, *272*, 274
- elevada, eritematosa, quente e dolorosa encimada por pústulas, *438*
- eritematoedematosa
  - encimadas por vesículas agrupadas, *91*
  - ovaladas com área eritematoviolácea, *395*
  - periorbitais, *380*
- eritematoedematosas, circulares, algumas esboçando vesícula central, no tronco, *390*
- eritematoescamosa(s)
  - nos cotovelos, *133*
  - com colarete descamativo, 141
  - confluente com bordas bem demarcadas, *144*
  - nos cotovelos, *133*
- eritematoinfiltradas, *365*
- eritematosa, *375*
  - com vesícula rota central, *384*
- escleroatrófica no dorso, *192*
- esclerótica hipercrômica no tornozelo, *206*
- exulceradas recobertas por crostas hemáticas com distribuição linear, *224*
- fibrosa cefálica, *272*, 274
- fungoide, 366
- infiltrada com ulcerações correspondentes à abertura de trajeto fistuloso, *227*
- na região perianal, *155*

601

- poiquilodérmica
  - múltiplas de formato ovalado no tronco, *217*
  - no tórax anterior, *380*
- poiquilodérmica(s)
  - extensas nos membros superiores bilateralmente, *220*
  - na face, criança com, *219*
  - na região cervical, *212*
- sobrepostas região da dobra ungueal
- proximal, *552*
- vegetante na região axilar, *157*
- verrucosa extensa acometendo grande parte do membro inferior esquerdo, 514

Plaquetopenia, **21**

PLECT (paracoccidioidomicose, leishmaniose, esporotricose, cromomicose e tuberculose), 508

Poiquilodermatomiosite
- conduta, 217
- diagnóstico diferencial, 216
- epidemiologia, 214
- exame
  - histológico, 216
  - laboratoriais, 216
- manifestação clínica dermatológica, 215
- patogênese, 215
- quadro clínico sistêmico, 215

Poiquilodermia
- conceito, 211
- de Civatte, 212
- solar
  - conduta, 213
  - diagnóstico diferencial, 212
  - epidemiologia, 212
  - exame(s)
    - histopatológico, 213
    - laboratoriais, 213
  - manifestação clínica dermatológica, 212
  - patogênese, 212

Poliarterite nodosa
- cutânea, **43**
- sistêmica, **43**

Policitemia vera, 42

Poliquimioterapia multibacilar, 451

Pompholix, 243

Pontos enegrecidos agrupados na região do calcanhar, *26*

Porfiria
- cutânea tardia, *410*
- conduta, 411
- diagnósticos diferenciais, 411
- epidemiologia, 410
- exames laboratoriais, 411
- histopatologia, 411
- manifestações clínicas, 410
- patogênese, 410

Poroqueratose, *162*
- linear, 174

PPD (derivado proteico purificado), 226

Predisposição genética, 336

Pressão intravascular, aumento de, **24**

Propionibacterium acnes, 106, 139

Prova
- da histamina endógena, 449
- de coagulação, **20**

Prurido, 477
- aquagênico, 267
- com lesões cutâneas secundárias à coçadura, 259
- crônico
  - causas neurológicas/neuropsiquiátricas de, **263**
  - causas sistêmicas do, **261**
- generalizado sem lesão relacionado
- à malignidade, 266
  - conduta, 267
- generalizado sem lesão relacionado com a doença sistêmica metabólica
  - conduta, 262
  - diagóstico, 262
  - conduta, 262
  - diagnóstico, 262
  - manifestação clínica dermatológica, 260, 262
  - patogênese, 260
- localizado sem lesão cutânea primária
  - conduta, 264
  - diagnóstico, 264

- manifestação clínica dermatológica, 264
- patogênese, 264
- na pele inflamada primariamente, 259
- na pele normal, 259
- paraneoplásico, 388

Prurigo nodular, 62
Pseudobulbo, 473
Pseudocomedões, *230*
Pseudo-hifas, 495
Pseudo-Hutchinson, *548*
Pseudovasculites, **23**
Psicodermatose, 557
Psoríase, 132, *162*, *249*
- conduta, 251
- diagnóstico diferencial, 250
- em gotas, 135
- em placas, *133*
- epidemiologia, 250
- eritrodérmica, 135, 251
- exame(s)
  - histopatológico, 250
  - laboratoriais diagnósticos, 250
- invertida, 135
- linear, 174
- manifestação clínica dermatológica, 250
- palmoplantar, 136
- patogênese, 250
- pustulosa, 101
- pustulosa generalizada von Zumbusch, 98
- vulgar, 135, 477

Pulse dye laser, 71, 166
Pulsoterapia com metilprednilosona, 91
PURPLE (úlceras purpúricas dolorosas com distribuição reticulada nas extremidades inferiores), 318
Púrpura(s), 4
- actínica, 30
  - conduta, 32
  - diagnóstico diferencial, 31
  - epidemiologia, 30
  - exame(s)
    - complementares, 32
    - histopatológico, 32

- laboratoriais diagnósticos, 32
- manifestação clínica dermatológica, 31
- patogênese, 31
- anamnese e exame físico na, dados, **19**
- anular telangiectásica de Majocchi, **23**
- classificação, **21-24**
- conceito, 17
- de Bateman, **24**
- de estase, 242
- eczematoide, **23**
- fulminante, 21
- fulminante associada à septicemia, **42**
- hipergamaglobulinêmica de Waldenström, **43**
- não palpáveis, 18
- palpável(is), 18, 33
  - diagnóstico diferencial, 35
  - exame histopatológico, 35
  - manifestação clínica dermatológica, 34
  - patogênese, 34
  - tratamento, 37
- *per se*, 17
- pigmentosas crônicas, **23**
- psicogênica, **24**
- retiforme
  - doenças que podem se manifestar como, **42-43**
  - doenças ou entidades que podem se manifestar como, **42-43**
- senil, **24**
- senil de Bateman, 30
- trombocitopênica
  - associada ao uso da heparina**, 21**
  - idiopática, **21**
  - trombótica**, 42**
- úmida, 18

Pus, 98
Pústula(s), *97*, 107
- apresentação
  - em adultos, *110*
  - em crianças, *111*
- classificação, 109
  - por etiologia, *112*
- disseminadas sobre exantema generalizado, *99*

- foliculares agrupadas sobre placas eritematoedematosas, *401*
- foliculares, *104*
- generalizadas, 98
  - psoríase pustulosa, 98
  - pustulose subcórnea de Sneddon-Wilkinson, 103
- localizadas, 103
  - acne vulgar, 106
  - rosácea, 104
- não foliculares agrupadas sobre placas eritematoedematosas, *401*
- sobre base eritematosa, *102*

Pustulose
- exantemática generalizada aguda
  - conduta, 402
  - diagnósticos diferenciais, 402
  - epidemiologia, 401
  - exame
    - histopatológico, 402
    - laboratoriais diagnósticos, 402
  - manifestação clínica dermatológica, 402
  - patogênese, 402
- palmoplantar, 101
- subcórnea de Sneddon-Wilkinson
  - conduta, 103
  - diagnóstico diferencial, 103
  - epidemiologia, 103
  - exames laboratoriais diagnósticos, 103
  - manifestação clínica dermatológica, 103
  - patogênese, 103

Q

Queilite
- angular, 413
- esfoliativa, 424

Queimadura, *178*
- por agentes físicos ou químicos, 82

Queratoacantoma, 355

Queratodermia
- palmar, *252*
- plantar exuberante, *370*

Queratose
- actínica, 346
  - conduta, 348
  - diagnósticos, 347
  - epidemiologia, 346
  - histopatologia, 347
  - manifestação clínica dermatológica, 346
  - na região malar direita, *346*
- seborreica, *162*, 164, 336
  - acantótica, 338
  - conduta, 170
  - diagnóstico diferencial, 170
  - epidemiologia, 169
  - histopatologia, 170
  - na região clavicular esquerda, *169*
  - patogênese, 169
  - quadro clínico dermatológico, 169
  - reticulada, 338

Quirodáctilo esclerose e afinamento dos, *197*

R

Reação(ões)
- a droga com eosinofilia e sintomas sistêmicos, 397
- cutâneas por drogas, 396
- de floculação, 77
- de hipersensibilidade, 226
- de Jarisch-Herxheimer, 78
- em cadeia da polimerase, 226, 451

Retroníquia
- apresentação clínica, 553
- diagnósticos diferenciais, 553
- epidemiologia, 552
- exames diagnósticos, 553
- patogênese, 552
- tratamento, 553

Rhizopus, **42**

RICH (*rapid involuting congenital hemangioma*), 293

Roda de leme, 510

Rosácea
- conduta, 106
- diagnóstico diferencial, 105
- epidemiologia, 104

- exames laboratoriais diagnósticos, 105
- *fulminans*, 105
- manifestação clínica dermatológica, 105
- patogênese, 104
- quadro clínico ocular, 105
- tratamento,106
Rubor, 131

S

S. aureus, 437
S. pyogenes, 437
"Sal e pimenta", aspecto em, 198
Sarcoma, *178*
Sarcoptes scabiei, 518
Sarna, 518
- crostosa, 519, 21
Saucerização, 338
Score de atividade da urticária, **53**
Sensibilização às terapêuticas tópicas, 242
Shavings, 29
Sífilis
- diagnóstico diferencial, 465
- epidemiologia, 463
- exames laboratoriais e histopatológico, 465
- fase de latência, 464
- histopatologia, 465
- manifestações clínicas, 463
- patogênese, 463
- primária, 463
- secundária, 464
  - conduta, 78
  - diagnóstico diferencial, 77
  - epidemiologia, 76
  - exame(s)
    - histopatológico, 78
    - laboratoriais diagnósticos, 77
  - manifestação clínica dermatológica, 76
  - patogênese, 76
  - quadro clínico, 77
- tardia, 464
- terciária, 464
- tratamento, 466
Simulium nigrimanum, 85

- foliáceo endêmico, patogenia do, 85
Sinal(is)
- da unha, 495
- de Gottron, 215, 308
- de Hutchinson, 549
- de insuficiência hepática, 260,
- de Leser-Trélat, 170
- de Nikolsky, *84*, 406
- de vela, 250
- de Widy, 536
- de Zileri, 491, *493*
- do coldre, 307
- do orvalho sangrante, 250
- do triângulo, 549
- do v, 423
- do xale, *213*, 215, 307
Síndrome(s)
- antifosfolípide**, 21, 42**
- carcinoide, 105
- da imunodeficiência adquirida, 461
- da reconstituição imune, 477
- de Alezzandrini, 6
- de Budd-Chiari, **42**
- de Diamond-Gardner, **24**
- de Ehlers-Danlos, **24**
- de Ekbom, 425
- de Goltz, 208
- de Kindler, 282
- de McDuffie, 55
- de Morgellons, 426
- de Rothmund-Thomson
  - conduta e prognóstico, 221
  - diagnóstico diferencial, 221
  - epidemiologia, 220
  - exames laboratoriais, 221
  - histopatologia, 221
  - manifestações dermatológicas, 220
  - patogênese, 220
  - quadro clínico, 221
- de Sézary
  - diagnóstico diferencial, 255
  - epidemiologia, 255
  - manifestação clínica dermatológica, 255

- patogênese, 255
- de Sézary, *256*, 370
  - exame
    - conduta, 257
    - histopatológico, 256
    - laboratoriais diagnósticos, 256
  - face leonina, *256*
- de Stevens-Johnson, 81
  - conduta, 406
  - diagnósticos diferenciais, 405
  - epidemiologia, 404
  - exames laboratoriais e histopatológico, 405
  - manifestação clínica, 405
  - patogênese, 404
- de Sweet, 390
  - paraneoplásica, 391
- de Vogt-Koyanagi-Harada, 6
- de Wells, *60*
  - definição, 61
  - diferencial, 62
  - epidemiologia, 61
  - exame(s)
    - anatomopatológico, 62
    - complementares, 62
  - fisiopatologia, 61
  - manifestações clínicas, 61
  - tratamento, 62
- do nevo epidérmico, 173
- DRESS
  - conduta, 400
  - diagnósticos diferenciais, 400
  - epidemiologia, 397
  - exame(s)
    - histopatológico, 400
    - laboratoriais diagnósticos, 400
  - manifestação clínica dermatológica, 399
  - patogênese, 399
- DRESS (*drug rash with eosinophilia and systemic symptoms*), 253, *254*
- hipereosinofílica, 43
- oro-vulvo-vaginal, 562
  - conduta, 564

- diagnósticos diferenciais, 563
- epidemiologia, 562
- exames laboratoriais, 564
- manifestação clínica dermatológica, 563
- patogênese, 563
- retroviral aguda, 475
- vasculares oclusivas, **23, 24**

Sine materia, conceito, 259

Sistema nervoso autônomo, desregulação do, 235

Staphylococcus aureus, 81

T

Talon noir, 164

Tampões córneos, 196

Telangectasias, 212, *306*
- periungueais, *214*

Tempo de sangramento, exame, **20**

Teoria de colisão, 336

Terapia(s)
- antimicrobiana, 238
- antirretroviral, 474
- compressivas, 181
- crônica supressiva, 482
- fotodinâmica, 71

Teste(s)
- com monofilamento de *nylon*, 183
- de contato positivo para níquel, *239*
- de Hess, **20**
- de pressão negativa, **20**
- de resistência capilar, **20**
- de sensibilidade cutânea, 450
- não treponêmicos, 77
- sorológicos, 465
- treponêmicos, 465

Tinea capitis, 424

Tinha
- do couro cabeludo
  - diagnóstico diferencial, 503
  - epidemiologia, 502
  - exames laboratoriais diagnósticos, 503
  - manifestação clínica dermatológica, 503
  - patogênese, 502
  - tratamento, 503

- negra, *496*
  - diagnóstico diferencial, 498
  - epidemiologia, 497
  - exame(s)
    - histopatológico, 498
    - laboratoriais diagnósticos, 498
  - manifestação clínica dermatológica, 497
  - patogênese, 497
  - tratamento, 498
- TPHA (*treponema pallidum haemagglutination*), 77
- Trauma cutâneo, 27
- *Treponema pallidum*, 76, 463
- *immobilization*, 77
- *Trichosporon beigelii*, 500
- cultura de, *501*
- Tricobezoar, 423
- Tricofagia, 423
- Tricograma, 423, 534
- Tricoscopia, *537*
- Tricotilomania, 419, *422*
- diagnóstico, 424
- epidemiologia, 423
- exames complementares, 423
- manifestações clínicas, 423
- tratamento, 424
- Tríplice reação de Lewis, 45
- Trombocitopenia, **21**
- Trombocitose, **21**
- essencial, 42
- Tromboflebite superficial, **24**
- Tubercúlides, 226
- Tuberculose
  - cutânea, 224, 225
    - diagnósticos diferenciais, 455
    - epidemiologia, 454
    - etiologia, 455
    - exames laboratoriais e diagnóstico, 456
    - manifestações dermatológicas, 455
    - quadro clínico associado, 455
    - tratamento, 456
  - endógena, 226
  - exames empregados no diagnóstico da, 226

- exógena, 226
- formas de contágio, 225
- incidência no Brasil, 225
- manifestações cutâneas, 226
- patogenia, 225
- tratamento, 227
- Tumor(es)
  - benignos
    - cisto epidermoide, 339
    - conceito, 331
    - lipoma, 341
    - nevo melanocítico, 332
    - queracetose seborreica, 336
  - de Ackerman, 486
  - de anexo, *119*
  - de Köenen, 274
  - de tecido adiposo, *119*
  - de tecido conectivo, *119*
  - de tecido muscular, *119*
  - epiteliais, *119*
  - malignos
    - de linhagem hematológica, 363
    - sólidos, 345
  - neurais, 119
  - pré-malignos, 345
  - vasculares, *119*
- Tumoração vegetante sobre cicatriz de queimadura prévia, 151
- *Tunga penetrans*, 523
- Tungíase
  - complicações, 524
  - diagnóstico diferencial, 524
  - epidemiologia, 523
  - manifestação clínica dermatológica, 523
  - quadro clínico, 524
  - tratamento, 524

U

- Úlcera, 177
- com bordas hiperqueratósicas, *182*
- com bordas infiltradas, *184*
- conceito, 177
- de borda emoldurada, 506

- de bordas subminadas eritematovioláceas, *186*
- de bordas irregulares e fundo hemorrágico, *179*
- de córnea, 105
- de estase, 179
  - conduta, 181
  - diagnósticos diferenciais, 181
  - epidemiologia, 179
  - exame(s)
    - histopatológico, 181
    - laboratoriais, 180
  - manifestação clínica dermatológica, 180
  - patogênese, 179
- de pressão, *178*
- fluxograma para diagnóstico de, 178
- recoberta por espessa marrom-amarelada, *437*
- verrucosa com pontilhado hemorrágico, 509

Ulceração(ões)
- justa-articulares, *197*
- recobertas por escaras necróticas, *316*
- reticuladas nas pernas e/ou pés, diagnóstico diferencial nos pacientes com, **312 -315**

Unha(s), 547
- avulsão da, *552*
- conceito, 547
- das mãos com tendência a anoníquia, *556*
- de Bidet, 557
- deslocamento a partir da dobra proximal, 552
- encravada, 552

Uretrite
- gonocócica, tratamento, 467
- não gonocócicas, 467
  - diagnóstico diferencial, 467
  - exames laboratoriais, 467
  - tratamento, 467
- por clamídia, tratamento, 467

URO-D (uroporfirinogênio descarboxilase), 410

Urtica
- conceito, 45
- doenças podem cursar com surgimento de, 46
- mecanismo básico de formação da, 45

Urticária
- crônica
  - definição, 47
- diagnósticos diferenciais, 50
- epidemiologia, 47
- espontânea
  - exames laboratoriais na, **49**
  - tratamento segundo o consenso europeu de 2018, *51*
- exames laboratoriais, 48
- manifestações clínicas, 48
- seguimento, 53
- tratamento, 51
- vasculite, 39

V

Varicela, 479

Vasculite(s), *178*
- associada a artrite reumatoide, **43**
- associadas ao Anca, *43*
- com acometimento cutâneo, avaliação propedêutica clínica e laboratorial para doentes com, **38**
- cutâneas, **23**
- de órgão único, 35
- leucocitoclástica com necrose fibrinoide, histopatologia, 36
- nodular, 118
- pela associação de cocaína e levamisol, **43**
- sistêmicas, 33
- urticariforme, *54*
  - classificação, 55
  - epidemiologia, 54
  - exame(s)
    - histopatológico, 56
    - laboratoriais, 55, 56
  - fisiopatologia, 55
  - manifestações clínicas, 55
  - tratamento, 56

Vasculopatia
- hialinizante segmentar, 318
- livenoide, 318, 319
  - desafio na diagnose histopatológica da, 323
  - imunofluorescência direta na, 323
  - pela trombose dos vasos da derme
  - superficial, *324*

Vasculopatia, **23**, *178*, 311
Vasos da derme, imunorreagentes nos, *324*
VDRL (*venereal disease research laboratory*), 77
Vegetação, conceito, 149
Verrucosidade, 161
– conceito, 161
– possíveis diagnósticos de lesões verrucosas, *162*
Verruga(s), *162*, 163
– conduta, 164
– cutâneas, 163
– diagnóstico, 164
– "em mosaico", 485
– epidemiologia, 163
– filiformes nas narinas, *163*
– filiforme, *167*
– genital(is), 155
– múltiplas em paciente imunossuprimido, *476*
– periungueais, malignização de, 70
– planas, 165, 167
– plantares, 165, 485
– quadro clínico dermatológico, 163
– refratária, 166
– transmissão, 163
– vulgar, 165, *484*
– – conduta, 487, 19
– – diagnóstico diferencial, 70, 486
– – epidemiologia, 69, 485
– – exames laboratoriais diagnósticos, 71
– – exames laboratoriais e histopatológico, 486, 19
– – manifestação(ões) clínica(s), 70, 485
– – patogênese, 70, 485
– – quadro clínico, 70
– – regressão espontânea, 71
– – tratamento, 71
Vesícula, 81, *412*
– de conteúdo sero-hemático na face, *403*
Vírus, 479
– da imunodeficiência humana, 474

– do molusco contagioso, 488
– Hantaan, **21**
– herpes-zóster, 483
– HPV, 336
Vitiligo, *5*, 195
– conduta, 7
– definição, 5
– diagnósticos, 7
– epidemiologia, 5
– fatores implicados
– – estresse oxidativo, 6
– – extrínsecos, 6
– – genéticos, 6
– – imunidade adaptativa, 6
– – imunidade inata, 6
– manifestação clínica dermatológica, 6
– patogênese, 5
– segmentar, 6
–

X

Xantelasma, *414*
– conduta, 415
– epidemiologia, 414
– exames laboratoriais, 415
– histopatologia, 415
– manifestações clínicas, 415
– patogênese, 415
Xantoníquia, 553

Y

Yellow dots, 536

Z

Zica vírus, **21**
Zigomicose, 505